U0320722

中老年自我治病奇效方大全

张清 / 编著

天津出版传媒集团

天津科学技术出版社

图书在版编目（CIP）数据

中老年自我治病奇效方大全 / 张清编著 . -- 天津：
天津科学技术出版社，2018.11

ISBN 978-7-5576-5817-5

Ⅰ . ①中… Ⅱ . ①张… Ⅲ . ①中年人－疾病－土方－
汇编②老年病－土方－汇编 Ⅳ . ① R289-2

中国版本图书馆 CIP 数据核字（2018）第 259688 号

中老年自我治病奇效方大全

ZHONGLAONIAN ZIWOZHIBING QIXIAOFANG DAQUAN

责任编辑：王朝闻　刘丽燕

责任印制：兰　毅

出　　　版：天津出版传媒集团
　　　　　　天津科学技术出版社

地　　　址：天津市西康路 35 号

邮　　　编：300051

电　　　话：（022）23332490

网　　　址：www.tjkjcbs.com.cn

发　　　行：新华书店经销

印　　　刷：北京德富泰印务有限公司

开本 889×1 194　1/32　印张 21　字数 600 000

2018 年 11 月第 1 版第 1 次印刷

定价：39.80 元

前言

　　人到中年疾病多，老来更是病缠身。中老年时期，人体功能逐渐衰弱，精力、体力大不如前，免疫力和抵抗力下降，大病小病接踵而来，有的人甚至同时患有多种慢性病，常年往医院跑。而医院的现状并不尽如人意：小病上医院动辄花费上千元，大病上医院花钱多有时还治不好，对慢性病医院更是无能为力，只能常年靠药物维持，不少中老年人都成了"药罐子"，用药后的副作用又增添了新的痛苦。凡此种种，令中老年人不堪重负。于是，越来越多的人开始将目光转向祖国传统的中医药，希望能从民间偏方、秘方中寻求一线曙光，重获健康。

　　绵延数千年的中医药学为我们留下了大量珍贵的奇方、偏方、验方、秘方和妙方，其中不乏组合精当、构思奇特、疗效显著的奇效良方。奇效方用药极为简洁，贵在出奇制胜，往往选择人们常用却未想到的药材配伍，甚至以单味药取效，如冬青叶治感冒等，可谓"单方一味，气煞名医"。这些奇效方不但能够治疗各种病症、疑难杂症，在关键时刻还能帮大忙，救人于危难之际，解决某些突发情况，如利用胡萝卜缨解砒毒，用蚕豆、韭菜治误吞针入腹等。更令人称奇的是，一些药方中的药材看似与所治疾病无关，却有药到病除之效，这实际上是运用了中医五脏相生相克的原理，通过调养其他相关脏器，来达到患病脏器痊愈的目的。因此，中医治病奇效方一直以来都颇受老百姓的信赖和欢迎。

由此可见，古今奇效方对现代人来说有着极大的挖掘潜力，对易患病的中老年人而言更是如此。为使广大中老年患者能够利用中医奇效方摆脱疾病，我们搜集了历代名医草药良方，挖掘古今医籍、文献和报刊中的奇效验方，遍寻民间广泛流传的老偏方，广罗各民族独特的治病秘方，取其精华、弃其糟粕，精选出3000多个最有效、最简便、最经济、最实用的奇效方，编写了这部《中老年自我治病奇效方大全》。它内容丰富，药源广泛，制取简便，是一部适合中老年患者自我治病和保健的方药大全。

根据奇效方的主治疾病，本书按传染性疾病、呼吸系统疾病、消化系统疾病、皮肤外科疾病、五官科疾病等分类，涉及疾病300余种。每种疾病都提供了多种治病奇效方，有的多达十几种，既有内服方，也有外敷方，还有食疗方，便于中老年患者根据自身健康状况和疾病性质选择采用。每种药方都不同程度地介绍了其荐方由来、配方及用法、功效、禁忌事项、验证、出处和荐方人。

本书内容丰富，通俗易懂，可供广大中老年患者自学自用，无论有无医学知识，均能一看就懂，一学就会，亦可供基层医务人员、中医院学生、中医药爱好者和临床工作者借鉴使用。说明的是，中医讲究辨证施治，书中所录奇效方仅供参考，未必适合所有人，在采用时应尊重个体生理和病理的差异性，须配合医院的诊断并征求医生意见后再行使用。尤其对患有危重疾病的中老年朋友，一定要及时就医，在医生的指导下使用此类奇效方，以期取得更好的治疗效果。

目录

第二篇

中老年自我治病奇效方

第八章　皮肤外科疾病 / 293

第一篇

求医不如求己——中老年自我治病

第一章

中老年人为什么易生病

感觉器官功能老化

视觉

人的视力一般随年龄的增大而下降，正常人20岁以前为1.5；20 ~ 50岁为1.0 ~ 1.25；60 ~ 65岁为0.9；70岁为0.6 ~ 0.8；80岁0.4 ~ 0.6；90岁为0.2 ~ 0.4。

中老年人眼眶内脂肪减少，眼压会降低，眼球缩小和内陷，这一现象随年龄的增长会日益明显。

中老年人泪腺结缔组织增生，泪液分泌减少，泪液中所含溶菌

▲ 老了更要保护视力

酶（可以杀死细菌或抑制细菌的生长）的量及活性均会降低，使结膜和角膜变得干燥并易发生炎症。

晶状体是位于角膜后的凸透镜，其构成90%为蛋白质，随着年龄的增加，晶状体中非水溶性蛋白质逐渐增多，青年时仅占晶状体的1%，70岁时则占5%左右。这使晶状体的透光度减弱，增

加了发生白内障的可能性。

眼球中的玻璃体是透明的胶状物，随着年龄的增加，玻璃体逐渐液化，20岁以下有玻璃体液化者仅占9%，而40~80岁则可达92%，同时液化区随着年龄的增长而持续扩大，80~90岁时，液化区可占玻璃体的50%以上。随着年龄的增长，视网膜基底膜逐渐增厚，加之玻璃体液化范围不断扩大，玻璃体胶质收缩及胶原纤维凝聚，致使玻璃体从视网膜基底分离，被称为玻璃体后脱离，在45~60岁发病率为20%，64~81岁为49%，增加了失明的可能性。

此外，随着年龄的增长，视网膜细胞数逐渐减少，视神经纤维束间结缔组织增生，视野逐渐缩小，红、绿颜色分辨能力会下降等。

听力

由于外耳道、中耳和内耳有可能发生全面退行性病变，60岁以上的老年人听力减退者占27.4%，男性的发病率高于女性。同时，中老年人鉴别语音的能力也会下降，听觉反应时间会延长。

嗅觉

人在50岁以后鼻黏膜逐渐萎缩，嗅觉开始迟钝，60岁以后大约丧失嗅觉20%，70岁以后嗅觉衰退加剧，80岁以后仅有22%的老年人嗅觉仍在正常范围内。

味觉

由于中老年人舌黏膜上的舌乳头逐渐消失，同时感觉味道的神经末梢味蕾的数量减少，因而味觉反应也越来越迟钝。75岁以上的老年人味觉约丧失80%。

痛觉

伴随着神经系统的老化，老年人对疼痛的感觉也日见迟钝，对某些创伤如骨折，可能无明显疼痛感，以至于患某些急腹症如阑尾炎时都不觉而因此漏诊。

内脏器官功能下降

心血管系统

随着年龄的增长，心肌纤维逐渐萎缩，心肌细胞内老年色素（脂褐素）沉积，心瓣膜变得肥厚硬化、弹性降低，这些变化可使心脏收缩能力减弱，心输出量降低，尤其是动脉管壁中的胶原纤维逐渐增多，管壁增厚，并发生纤维化和钙质沉淀，造成钙化，使动脉管壁弹性降低导致动脉硬化。

呼吸系统

中老年人肺泡总数减少，肺脏的弹性纤维变性，使肺脏的柔韧性和弹性减低，膨胀和回缩能力减小，加上中老年人骨质疏松，使脊柱变得向后突出，而肋骨则向前突起，胸廓形成筒状变形。另外，呼吸肌的衰弱和肋软骨的骨化，造成肺通气不畅，肺活量下降，因而容易发生肺气肿和呼吸道并发症。

消化系统

随着年龄的增长，舌和口腔的黏膜逐渐变薄，舌肌发生萎缩，体积减小，舌的运动能力减弱；牙龈萎缩，牙齿脱落，影响咀嚼能力；加之中老年人胃肠黏膜萎缩，消化酶分泌减少，胃肠运动减弱，使消化能力减弱，容易发生消化不良和便秘。

泌尿系统

肾动脉硬化，过滤功能减退，导致体内排钠量减少。中老年男性前列腺增生、肥大，使中老年男性夜尿增多，易发生水肿、高血压及前列腺肥大症。

运动系统的生理变化

随着年龄的不断增长，人体的运动器官必然发生衰老和退化，表现为骨质疏松、肌肉松弛、关节僵硬、四肢屈伸不便、全身行动迟缓、应激能力减退等衰老现象。

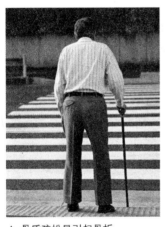

▲ 骨质疏松易引起骨折

骨骼

一是骨钙出现负平衡，故骨骼开始萎缩，骨皮质变薄，骨小梁变细，数量减少，出现骨质疏松。这种现象是从中年以后开始的，在50～80岁之间，每增加10岁，男性骨皮质厚度会减少5%，女性会减少7%。但不同的骨骼，骨皮质变化出现的时间也不一样，掌骨从45～50岁时骨皮质就开始变薄，而肋骨要到70岁时才开始萎缩。

二是骨骼内的化学成分也发生了变化，骨内的有机质如胶原、黏蛋白等减少，无机盐如碳酸钙、磷酸钙、硫酸钙等增多。青年人的骨骼中无机盐含量只占50%，而老年人则达80%。无机盐含量越高，骨的弹性和韧性也越差，骨质疏松性、脆性就增加，也更容易骨折。

三是椎间盘收缩变薄，背呈弓状，身材变矮，称为老缩。男性老人平均缩短身长的 2.25%，而女性老人为 2.5%。

关节

关节的变化表现为：滑膜萎缩，分泌滑液减少；关节软骨变薄，弹性降低，增生而骨化；关节囊及周围软组织老化，易引起疼痛及功能障碍，形成慢性老年性关节炎。

肌肉

肌肉的变化主要表现为肌肉在体重中所占的比例逐渐降低，如成年人肌肉重量占体重的 43%，而 60 岁以上的老年人肌肉重量仅占体重的 25%。

老年人神经、肌肉的兴奋性降低，绝对或相对不应期延长，神经传导速度减慢，肌肉的工作能力下降，必须经过较长的发动时间，才能达到其最高能力。

内分泌系统发生变化

甲状腺功能下降

一般 50 岁以后，甲状腺重量减轻，滤泡变小，血管变窄，结缔组织增多，易发生萎缩和纤维化，加之垂体前叶分泌的促甲状腺素数量减少，因而使老年人的甲状腺利用碘的能力减弱。另外，老年人血清中甲状腺自身抗体也会增多，这在一定程度上影响着甲状腺的功能。这些因素共同决定了老年人的甲状腺功能低下，基础代谢率降低。

机体应激能力降低

当人体发育成熟后，随着年龄的增长，肾上腺皮质和髓质的细胞均逐渐减少，肾上腺中所含的结缔组织和脂褐素增多，重量开始减轻，70 岁以后减轻会更明显。同时，老年人的肾上腺皮质对脑垂体分泌的促皮质素的反应性也降低。因此，老年人保持机体内环境稳定的能力及应激能力也降低。

性激素分泌减少

随着年龄的增高而老化，最明显的内分泌腺莫过于性腺。男性 50 岁以后睾酮分泌量下降，血中游离睾酮水平降低。同时，睾酮受体数目减少或受体敏感性下降，致使性功能逐渐减退。女性雌激素水平在 30 ~ 40 岁急剧下降，60 岁降到最低水平，60 岁以后稳定于低水平。中年以后，女性卵泡逐渐丧失，性激素分泌明显减少，导致性功能与生殖能力逐渐减退。

松果体调节功能减退

松果体对维系脑、下丘脑、脑垂体、甲状腺、肾上腺、性腺间的相互协调、保持机体内环境的稳定、调节昼夜节律和生殖活动等都起着重要作用。随着年龄的增长，松果体血管变得狭窄，细胞减少，脂肪增多，致使其产生的激素减少，诸多调节功能减退。

免疫系统发生改变

胸腺

胸腺是免疫系统中的核心器官。胸腺是最早发生老化的，在 12 岁时就会迅速变小，到老年期胸腺更是明显萎缩，其重量仅为儿童时的 1/10。所以，老年人血液中的胸腺激素浓度明显下降。

T 细胞

由于老年人胸腺激素水平低下，并且白细胞介素 –2 产生减少，所以使 T 细胞分化、成熟和功能表达均相应大幅度降低，T 淋巴细胞在抗原刺激下转化为致敏淋巴细胞的能力减弱，同时抑制性 T 淋巴细胞增加，辅助性 T 淋巴细胞减少，并且巨噬细胞功能下降。这些现象都会致使老年人细胞免疫功能低下。

B 细胞

B 淋巴细胞对抗原刺激的反应能力，随年龄的增长而下降。抗原和抗体间的亲和力下降，需要 T 细胞协助的体液免疫反应也随年龄增长而下降。这是因为 B 细胞的免疫功能在很大程度上受 T 细胞的调节和控制。

自身免疫

老年人虽然自身免疫功能会随年龄增长而增强，但免疫细胞（T 和 B）则随年龄增长而减弱，白细胞介素 –3 等淋巴因子也随年龄增长而下降。这样一来，自身免疫力除攻击外来病原体外，还会攻击自身组织，导致机体衰老和死亡。

第二章
中老年疾病可防可治

养生胜于治病，年老不代表体弱多病

《黄帝内经》中有一句话："是故圣人不治已病治未病，不治已乱治未乱，此之谓也。大病已成而后药之，乱已成而后治之，譬犹渴而穿井，斗而铸锥，不亦晚乎！"意思是说，聪明的人不会生病了才想着去治疗，而是未雨绸缪，预防在先，防病于未然，这在中医上叫作"治未病"。

"治未病"是中医理论的精髓，就是当疾病尚未发生时，能提前预测到疾病的发展趋势，并采取相应的防治方法，提高人体的自愈能力，以杜绝或减少疾病的发生。比如春季万物萌生，细菌、病毒等致病微生物也相应活跃，感冒之类的疾病就有可能流行开来，所以中医提出"正月葱、二月韭"的饮食，以提高人们的抗病能力。夏季天气炎热，中暑发生的可能性相对就大，中医就强调"饮食清淡""夜卧早起，无厌于日"的养生方案，使中暑的发病率减少。秋季气候干燥，咳嗽一类疾病的发病率相对较高，所以，中医强调秋季以"养肺除燥"为主，多吃梨以生津解渴，从而使一些时令病的发生降到最低限度。冬季要收藏体内的阳气，注意保暖，早卧晚起，好好休息等。

中医"治未病"还体现在一个方面，就是在疾病的潜伏期及时发现，调动自身的能力扼杀它的滋长，使人体恢复真正的健康。不过，相对而言，如今的医疗水平却只停留在应付"已病"的人群上。我们可以用这样的比喻来说明"治未病"和"治已病"的区别，治未病就像是洪水暴发之前筑堤坝、泄洪的各项防护措施，而治已病就像在洪水泛滥以后再去堵窟窿一样，按下葫芦浮起瓢，根本没有更多精力谈预防。

很多人就是由于不注意预防导致上了岁数后疾病缠身，因此，只有我们提早防微杜渐，防患于未然，把健康掌握在自己手中，人生才会充满自信与快乐。这也是中医治未病的最大意义。

提高中老年人的免疫力，阻挡疾病入侵

人体的免疫系统是人体最重要的保卫系统，这是因为我们的身体每时每刻都面临着细菌、病毒的侵袭，而身体内的免疫系统就像一支军队一样，帮助我们抵抗着外来物的侵袭，使机体处于一个相对稳定和动态平衡的状态，保障身体的自愈力得以发挥，从而使我们的身体免受疾病之苦。可以说，免疫系统是我们人体自愈的第一道关卡。

人体内的免疫系统主要分为中枢免疫器官与周边淋巴组织两部分，中枢免疫器官包括骨髓和胸腺。骨髓主要负责制造免疫细胞，制造出来的免疫细胞会被送到胸腺接受训练，经过训练后，免疫细胞就会被运送到淋巴、扁桃体、脾脏、淋巴结以及盲肠，这个过程就像是把训练好的新兵送到各地军营一样。正是靠着这些器官所组成的免疫系统，人体才有自愈的潜能，而人体自愈力的发挥在很大程度上取决于免疫细胞的功能。打个比方，衰老的细胞能被免疫细胞视为异物并通过酶素加以溶解，这就是机体自愈力的表现。

人体的免疫系统时刻处于警戒状态，它对人体的保护功能可

以使人体免于病毒、细菌、污染物质以及疾病的攻击；它的免疫细胞可以清除机体新陈代谢后产生的废物以及免疫细胞与"敌人"战斗遗留下来的病毒尸体和残骸；它的修补功能能够修补受损的组织和器官，使其恢复原来的功能。

可以说，在防病、抗病上，任何外在疗法都无法和人体自身的免疫系统相媲美。但是，身体免疫系统的功能会随人的饮食习惯、行为习惯等加强或减弱，比如营养适当会增强免疫系统的功能，营养失衡就会使免疫功能削弱，饮食不节则会使免疫功能失调，从而引发慢性疾病。因此，为了增加防病、抗病毒资本，我们要做到合理饮食、适当运动、有效睡眠等，以此来保证免疫系统处于最佳状态。

是药三分毒，有病不可乱吃药

世界上没有灵丹妙药

我们在影视作品或武侠、神怪、玄幻小说中经常会看到这样的场景：某主角奄奄一息，正在与生命告别时，某神医以来或某人终于取来解药，结果本该一命呜呼的主角在阎王殿上盘桓片刻又起死回生了。应该说，这些文学或影视作品折射着人类的某种美好愿望，我们总是希望在绝望时盼来救世主，在困境中能抓到救命稻草，在罹患绝症时找到灵丹妙药，然后转危为安，否极泰来。然而，作品毕竟是虚构的，现实往往是残酷无情的，无数事实告诉我们，世界上根本没有什么灵丹妙药！

我们应该认识到，这个世界上不仅没有起死回生的灵丹妙药，而且也不存在长生不老的良药仙丹。历代帝王对长生不老孜孜以求，到头来不是被骗去钱财就是被骗去性命，反倒不如从不求仙服丹药的平民百姓活得长久。其实皇宫大内，应有尽有，吃穿不愁，住行更是无忧，而帝王们之所以会短命，其中很重要的一条原因就是滥用所谓的仙丹妙药，致使身体慢性中毒。

历代医者早就认识到世间是没有灵丹妙药的，他们认为，服食药物轻身益气，颇有效果，倘若要长生不老，世间是没有特效药的。他们还用了一个形象的比喻：人的生命犹如冰一样，水凝结为冰，气积聚成为人，冰总会融化的，人也总会死亡的，如果人能够做到不死的话，那么冰岂不就可以做到永不融化吗？由此看来，众多学仙求不死药的人，一定不会成功的，犹如不能使冰永不融化一样。古人的认识尚且如此深刻，处于新世纪的我们再迷信什么灵丹妙药岂不可笑！

乱吃药会摧毁人体的自愈潜能

很多人认为养生就是吃补药，冬虫夏草、六味地黄丸……总之什么东西宣传得厉害就吃什么。其实，这种盲目进食补药的办法根本不是养生之道，是药三分毒，时间一长，待药的毒性积累到一定程度而发作时，身体就会遭殃。

现代人家里一般都备有常用药，一碰到头疼就吃止疼片，遇到感冒就吃白加黑、感冒通，殊不知乱吃药可能会在短时间内缓解你的病痛，长期下来却可能危害健康，甚至生命。据国家卫生部门的统计，中国平均每年因用药失误而致死的人多达 19 万。

小李夫妇年过 30 才生下一个大胖儿子，这让早就想抱孙子的李奶奶看在眼里，喜上心头，每天都宝贝似的把孙子抱在怀里。孩子快到 1 岁的时候，李奶奶不知从哪里听说鱼肝油可以预防佝偻病，便买了两瓶回家，每天喂给孙子吃。李奶奶对小李夫妇说："每天都要多喂几滴，这样孩子将来才不会患佝偻病。"小两口连连点头称是。

不久后的一天夜里，孩子突然发起烧来。这可急坏了李奶奶，连忙和小李夫妇一起把孩子送到了医院。医生仔细地给孩子做了检查，又询问了孩子最近的饮食情况，最后下结论说："这是鱼肝油中毒。"

由此，我们应该警醒：药不可乱吃。即使不得不用的药也一定要在医生指导下进行，自己不可凭着"经验"随意吃药。

有位姓张的老先生，为了能尽快治好自己的老年性关节炎，就将芬必得等几种药物与常服的阿司匹林一起服用。不到半月，关节果然不痛了。可没过几天，他就感到全身疲乏，食欲不振，上腹部胀满，肝区疼痛，小便发黄。惊恐万分的张先生急忙前往医院求诊。经抽血化验，肝功能及病原学检测报告显示：胆红素、血清谷丙转氨酶升高，病原学检测为阴性，医生诊断他得了药源性肝炎。张先生糊涂了："吃药怎么吃出了肝炎呢？"

据专家介绍："肝脏是药物进入人体后最重要的代谢场所。当药物的用量过大或用药时间过长，即会对肝脏造成伤害。特别是不恰当地合用两种或两种以上药物时，损害更甚，会造成部分肝细胞坏死、出现黄疸、血清谷丙转氨酶升高等肝功能异常情况。这在临床上被称为药源性肝炎。张先生就是这种情况。"

要知道，人体是一部设计精密的机器，它有自己的自愈系统和复原系统，如果你遇到个头疼脑热的就吃药，那么人体这种自愈和复原能力就会被搁置。"业精于勤荒于嬉"，久而久之人体的这些功能就会衰退、丧失。

所以说，药物只是人体战胜疾病的一种武器，真正的灵丹妙药还是"我的健康我做主"的观念。对于健康来说，轻松愉快的精神状态，良好的生活方式，适当的体育锻炼，比任何昂贵的药品都更为重要。

全面认识医药，当心惹"祸"上身

我国每年有近20万人属于"药源性致死"，就是死于药品的不良反应。换言之，他们不是病死的，而是吃药吃死的。而产生药品不良反应的人更是高达250万人。我们服药本为治病，结果反为药所害，原因何在？是我们滥用药物，还是药物在愚弄我们？要回答这些疑问，我们需要对药物有一个全面、彻底而清醒的认识。

首先，无论是中药还是西药，之所以称为药，而不叫食物或其他，是因为它们有药性。什么是药性？中医认为无论是食物还是药物，都有其性味，但药性猛烈，如刀似兵，而食性缓和，如水似气。所以神农氏才煞费苦心辨别食药，为的就是将刚与柔、猛与缓区别运用。我国自古就有"药性刚猛，用药如用兵，岂可妄发"的说法。至于西药，由于是化学药物，属于自然与身体的异类，对身体损伤更大。

其次，我们要用"一分为二"的观点看待药物与药性，既要看到其有益的一面，又要看到有害的一面。因为药与毒、药性与毒性的界限是很模糊的，很多时候，它们只是同一事物的两个侧面。使用得当毒也可以为药治病，使用不当则药也可以变毒致病。只不过对于已称为药的事物来说，其毒性换了个无奈的称呼——"副作用"，而对于已称为毒的事物，其药性则被形象地称为"以毒攻毒"。这就犹如两国交战互为敌一样，双方均称己为我，称对方为敌，其实己方之我就是对方之敌，对方之敌就是己方之我，究竟到底谁是敌谁是我，只要自己心中有数就可以了。

再次，所谓的新药、贵药、进口药与好药之间并不能画等号。其实，世界上不存在什么好药和坏药，只有贵药和贱药，使用得当，多贱多坏的药照样能治病，这便是好药；使用不当，多好多贵的药也能致病，这便是坏药。

最后，还有一个药物纯度与污染的问题，这在中药材中尤为突出。就药物纯度而言，有的药农为了逃避国家税收，还没到药材采集期就进行采收。比如，麻黄在10月份生物碱的含量最高，应在此时采收，但药农为逃避国家税收，9月就开始采收，导致药材太青，生物碱含量太低，形成劣品。甘草应在春季采收，而药农往往在夏、秋季收，导致质量明显下降。再比如薄荷应在花期采收，因为此时挥发油含量高，而有些药农偏在果实即将成熟时采收，原因是此时产量高。金银花应是分期采集花蕾，但有人却不分期采，而是将花蕾和刚开放的花及开放多时已变黄色的花一同采收。同时，由于大量化肥、农药的使用，一方面使药材产生大量淀粉，如柴胡根直径粗达5～10厘米，这在以前是不可思议的；另一方面也使得药物毒性增大。这都大大影响了药材质量。对病人而言，由于无法分辨真假药材，若不遵医嘱自行服用极易发生药物中毒事件。

"好"药滥用也会变成"坏"药

我们习惯简单地把药分为"好"药和"坏"药，治得好病、对身体有益的就是"好"药，治不好病、对身体无益的就是"坏"药。事实上，药本无好坏之分，用药得当，"坏"药也是"好"药，用得不当，"好"药也会变成致病甚至致命的"坏"药，而滥用药物恰恰是把"好"药变成"坏"药的最主要途径。在日常生活中，我们对药物的滥用主要体现在以下几个方面。

1.抗生素滥用成了抗"生"素

抗生素是由微生物（包括细菌、真菌、放线菌属）产生、能抑制或杀灭其他微生物的物质，但却不可滥用，否则就会带来严重的危害。据专家介绍，滥用抗生素有两个危害：一是长期过量使用抗生素所产生的毒副反应，包括药物过敏反应和各种不同程度的肝肾功能损伤、神经听力损害甚至心脏毒性，如小儿长期过量食用卡那霉素、新霉素、万古霉素、链霉素和庆大霉素等易引起听力和肾脏损害；二是身体产生耐药性后引起的不良后果。事实证明，大量使用新一代广谱抗生素不但易造成真菌感染，而且会促使细菌、病毒产生更大的耐药性，使得它们更难以被消灭。

2. 把激素当成了救命稻草

激素又称"荷尔蒙"，它对机体的代谢、生长、发育和繁殖等起着重要的调节作用，对关节炎等引起的几种疼痛有较好的止痛功效，但有效不等于特效，更不能滥用。激素是一种免疫抑制剂，虽然它既不降低细胞免疫，也不降低体液免疫反应，但它却抑制了免疫反应的表现，其原因主要是抑制了免疫细胞间的信息传递作用，因而使机体免疫反应受到抑制。若应用不当，可降低机体的防御功能，使细菌扩散得更快，使原有的病情加重，有时还会掩盖发病实质，使病情得不到明确诊断，错失治疗机会。

总之，激素类药物使用有严格的适应证，药效选择应该遵循由弱至强的原则，不可一上来就使用最强的激素。激素药物有抗炎、免疫抑制的作用，但没有抗菌作用，一般性的细菌性感染不应常规使用激素。只有在发生严重感染时，为了迅速缓解症状，才与大量抗生素联合使用。而病毒类感染，如带状疱疹、水痘等皮肤病，一般不宜使用激素治疗。

3. 滥用让维生素成了"危生素"

维生素又名维他命，是维持人体生命活动必需的一类有机物质，现在已经发现的维生素有20多种，它们都是维持人体组织细胞正常功能必不可少的物质。维生素一般不能在人体内直接合成，主要从膳食中获得。然而，许多人偏偏舍弃安全无副作用的膳食摄取方式，而倾向于直接补充维生素药品，把维生素当作一种"补药"，认为维生素多多益善。其实不然，维生素是化学药品，不可滥用。药物维生素的主要适应证是维生素缺乏症。要做到合理使用，就要了解各种维生素的作用、用途及维生素缺乏症的特点，以便做到对症下药，缺什么补什么，避免滥用。尤其不能把它作为补品长期服用，以免使维生素变成"危生素"。其实，补充维生素最好的方法是吃蔬菜水果。因此，只要全面均衡饮食，根本不必补充维生素。

4. 把补钙当成了一种潮流

如今"补钙"可谓是最流行的保健观念，老少明星轮番上阵，各类补钙广告铺天盖地，轰炸着人们的听觉和视觉：儿童要补钙，孕妇要补钙，老人要补钙……人人都要补钙。与广告相对应，各种各样的钙制剂充斥着药品市场，如活性钙、离子钙等多达200多种。每种补钙产品都宣称其他钙制剂难吸收、副作用大，标榜自己的钙产品如何如何好，令消费者眼花缭乱。

为了骨骼健康发育，人体确实需要补钙，关键是在什么时候什么情况下补钙。一个人是否缺钙，有科学的判断标准，成年人每克头发中含有900 ~ 3200微克的钙都属于正常范围，低于900微克为缺钙；儿童每克头发中正常的含钙量应在500 ~ 2000微克之间，含量低于250微克为严重缺钙，含量在350微克左右为中度缺钙，含量在450微克左右的为一般性缺钙。每个人需不需要补钙，要根据自己的实际情况而定，千万不要把补钙当成一种养生方法，滥补一通，否则身体就要提出抗议了。

养护身体，远离疾病

郑幅中是当代著名的中医保健大师，在他的养生作品中有这样一段话："对待自己的身体就要像对待自己的孩子一样，应该关心它、帮助它、引导它、锻炼它，不要漠视它、压抑它、强制它、仇视它。如果孩子犯了错误，我们就要去倾听他的诉说，而不要一棒打死，或者交给警察、送进监狱，当然也不可放任自流。身体是自己的，犹如孩子是自己的一样，疾病就是孩子的恶作剧，是孩子野性的一种宣泄，它是一种巨大的能量，可以转化为成长的动力。但我们往往敌视和恐惧这种能量，不惜耗费更多的能量来清除它，这无异于一种疯狂的自相残杀。当淘气的孩子被打折了一条腿，他还会坐在轮椅上大声哭嚎，惹得你还想揍他，可他已经残疾了。"

的确，身体就像我们的孩子，当孩子淘气不听话，犯了错误时，我们不能采用暴力，拳打脚踢，而是要循循善诱，悉心教导。同样，身体不舒服，生病时我们也不能随便使用"暴力"，打针吃药动手术，不管身体接受不接受，都强加给它，这是不妥的。

上文讲过，身体自身有很强的自我修复能力——自愈力，有些小病小痛，不用医药，利用身体的自愈力就会治愈。我们可能都有过类似的经验：不小心把皮肤蹭破流血了，但等你发现的时候出血已经止住了，过了几天，伤口结痂，再过几天，痂脱了，皮肤恢复成原来的样子，一点痕迹都没有，这时你已找到破损的地方了。

出血之所以能自行停止，就是因为人体有自愈能力。人体本来就是一个完善的系统，一般情况下，"矛盾"都可以内部解决，万不得已时才需要借助药物。

所以，不管是有病还是无病，对待身体就要像对待孩子一样，要用温和的方法，要懂得利用人体的自愈力。

当然，自愈力的作用也不是绝对的，我们不可能在任何情况下都依赖人体自愈力解决问题。自愈力和免疫力有关，当免疫细胞抵挡不住病毒时，就需要借助药物，不过最好的药物是食物。一般情况下，通过营养素的补充，可以对抗大多数疾病。中医就是通过倡导顺时养生、补养气血、食疗等科学的养生方法来增强人体免疫力，在疾病尚未到来之时就筑起一道坚固的屏障，让疾病无孔可入。

第三章
健康可以不求医

中老年人的健康掌握在自己手中

很多人都只关注疾病，不关注健康

健康对人的重要性谁都明白，但是很多人只关注疾病，不关注健康，该吃饭时不吃饭，该睡觉时加班、看电视、泡吧或整天目不转睛地对着电脑，身体动也不动，吃饭时胡吃海塞等。为了票子、房子、车子、孩子和心仪的人，透支着自己的身体，而只在生病时才着急忙慌地吃药、看医生，也只有这时候才想起要关心一下自己的身体，让它不生病。

我们要的是健康，而不是疾病。《孟子·告子上》中说："拱把之桐梓，人苟欲生之，皆知所以养之者。至于身，而不知所以养之者，岂爱身不若桐梓哉？"意思是说对于一棵树，人们还要照顾它，适时地修剪、浇灌，而对于自己的身体，却不知道爱惜和保养，这是不对的。我们要做的是在平时多关注身体的健康状况，在未病时注重保健，而不是等到生病了才想方设法消除疾病。

还有些人，他们也关注健康，注重保健，但就是关注的时间晚了些。有位知名的企业家说："我只有真正得了这个严重的病，躺在手术台上，把自己的命交给手拿手术刀的医生的那一刻，才真正体会到了健康的重要性，生命是那样的脆弱，人在生病的时候是那么的无助。……我以前没有真正体会到病来如山倒的可怕，现在，我终于知道了，所以现在我做得比谁都好。可惜的是，身体经过这场浩劫，永远也不可能回到过去那个生龙活虎的状态了，我知道的还是太迟了。"之所以会出现这种情况，是因为他们总是错误地认为，养生是老年人的事情，自己现在还年轻，身体壮，应该先忙事业，等老了退了休再去养生。殊不知，养生是没有年龄界限的，人老时应该保养身体，年轻时、中年时，即使是幼年，也应该珍惜身体，真正到了老年，再去研究和遵循养生之道就为时太晚了。

一个人的健康，就像雪山一样，看上去巍峨伟岸，却随时有崩塌的可能。所以，我们平时要多关注自己的身体，越是工作忙，越要保健，而不要等到失去健康甚至生命时空留遗憾。

维护好身体的大环境，谨防"坏人"作乱

没有人会否认健康的重要性，但是怎样做才能保证健康呢？有人说健康在于运动，多做运动就可以保证健康，但事实证明那些长寿之人往往不是驰骋在竞赛场上的运动员；有人说不吸烟、不喝酒，规规矩矩就能健康长寿，但看看那些年逾百岁的老寿星，吸烟喝酒的大有人在；甚至那些捡破烂的人或者以乞讨为生的人，他们整天跟细菌打交道，但健康长寿者也屡见不鲜……这到底是怎么回事呢？

其实，在我们的周围有太多的细菌和病毒，甚至在身体内部也有细菌相伴，但是你没有权利把病菌赶尽杀绝。因为人和病菌一样是大自然的产物，大自然给了我们生存的权利，同时也给细菌和病毒生存的权利，存在就是合理的。在一般情况下，我们每个人和病菌或者说是致病因子可以处于一种和平共处相安无事的状态，在这种状态下，你活你的，他活他的，各自相安无事。这

也应了那句话"正气存内，邪不可干"，如果我们把身体维持在一个阴阳平衡的状态下，致病因子是无法让你生病的。

所以，只要我们的身体保持一种和谐、阴阳平衡的状态，任何病菌都不会对我们的身体造成很大的伤害，但是如果我们外受"六淫"和内受"七情"的影响，使你身体的内环境发生了变化，那便给了病菌兴风作浪的机会，我们的身体就会患病。这也给那些困惑的人找到了答案：那些抽烟喝酒的人照样活得健康长寿，就是因为他们能使自己的身体达到一种内外和谐的状态，他们觉得这样很舒心，即使有"邪"也不能兴风作浪；但是有些特别注意生活品质的人照样得病短命，就是因为他们把自己身体内部的大环境搞糟了，身心都不和谐了，吃什么喝什么都不舒心，这样稍微有"邪"来侵袭，身体就招架不住，从而被疾病缠身，甚至夺去了宝贵的生命。

那么，到底怎样做才能保持身体的平衡呢？其实，人体是一个很有灵性的机体，在漫长的进化过程中，已经形成了一套完善的生理平衡系统，它会自发地调节呼吸、饮食等活动，来适应环境的需要，进而维持人体内部和人体与外界环境的动态平衡。所以，只要我们遵循机体平衡系统的运行规律，在生活细节中顺应身体的平衡需求，即该睡觉时睡觉，该起床时起床，春天要保养生机，冬天要注意收藏……

当然，一个人在追求平衡的时候，一定要牢记"因人而异""辨证施治"，仔细分析自己的具体情况，看看自己属于何种体质，然后再确定具体的养生方法，以及需要把握的度，而不可依葫芦画瓢，照搬他人的养生方法，否则不仅不会达到好的效果，还会让自己的身体偏离平衡，让健康脱轨并越偏越远。

从《黄帝内经》承袭中医的内求之道

《黄帝内经》是我国最早的医学典籍，而它的精神主旨都是注重内求，从人体自身寻找健康和长寿的奥秘。这种精神一直影响着中医的发展。它并不倡导有病就赶快吃药，求助于药物，而是告诉我们要把重点放在预防上，怎么做能够根本不生病，而不是有病了怎么去对付。所以，它讲内求，向内看，回归人体自身。

生命掌握在自己手里，健康长寿都要靠自求才能实现，这就是养生的要义所在。如皋的老人们没有一个是靠着四处求医问药长命百岁的，他们能够长寿都是通过顺应自然、颐养身心求来的，这就是内求。

也有人会说：内求，什么是内求？这太虚了，没有什么标准，没有什么界定，怎样就是内求呢？而且现代人都追求效率，内求看不到即时的效果，还不如病了就来点药，马上就不难受了，多有效多快啊。更遗憾的是，现在很多中医师也很浮躁，病人找他，他根本就不望闻问切，而是简单地问两句，就直接开药，完全偏离了中医的行医轨道。

当然，这并不是在教唆大家真的生病了之后不去看医生，也不吃药，而是告诉大家该做的事情要早点做好，在生病之前就懂得内求，好好养护自己。静下心来，真正地静下来，思考一下中医；思考一下中华上下五千年的历史，经历了无数次的战争、灾难、瘟疫，为什么没有灭亡，为什么能够一直延续下来；思考一下在西医还没有出现的时候，人们是怎样看病治病的。明白了这些，我们才能懂得内求对自己，甚至对整个国家有多么重要。

中老年人应充分利用人体的天然药库

中医对人体自愈能力的阐述让很多人感到好奇，那么人体能够自愈的根源究竟在哪里呢？根源其实很简单，因为我们每个人的体内都有一个百药齐全的药铺。当我们感到不适或患病时，我们的身体可以从自身的"药铺"中找到"大药"来对症治疗，据有关医学专家研究，人体自身完全有能力治愈 60% ~ 70% 的不适和疾病。

在古代，养生家把唾液称为琼浆玉液，告诫人们要经常吞咽唾液，以灌溉腑脏、滋润肢体。而李时珍也曾指出，唾液有明目退翳、消肿解毒的功效。现代医学经过研究发现，唾液富含水分、微量元素、电解质、激素、抗体等多种有益于人体健康的成分。口腔若能分泌丰盈的唾液，不但可以润滑、冲洗口腔、喉咙，保持它们的清洁，而且还能抗菌，减少上呼吸道感染的概率。此外，唾液还可以帮助消化、促进伤口愈合、抗衰防老及防癌。

另外，指甲入药早在唐代的《千金要方》中就有记载，算来已有 1000 多年的历史了。中医把指甲称为"筋退"，认为它有清热、解毒、化腐、生肌之功效。把指甲剪下，洗净晒干，炒成微黄色，研成细末后用黄酒送服，可治疗视物不清的角膜薄翳和手掌颤动的鸡爪风。著名成药"锡类散"中就含有指甲，可用来治疗口舌生疮、咽喉肿痛等。此外，将指甲烧成灰，与冰片一起研成粉末，然后吹入耳道中，能排脓、收敛和消炎，对治疗慢性化脓性中耳炎极为有效。

当我们感到压抑的时候，通常会通过痛哭来宣泄，而流出的眼泪其实就是一种药，泪水不仅能保护眼睛、排出异物、抵御病菌的感染，还能促进伤口愈合。更为奇妙的是，一旦我们的身体被不良情绪所控制，泪水就可以帮助我们把体内有害的化学物质排泄出去，从而减轻心理压力，因此，眼泪又被人们称为治疗身心疾病的"解毒剂"。

当婴儿哭闹的时候，母亲通常会把他抱在怀中，让他吮吸自己的乳头，过不了多久，婴儿就会显得睡意蒙蒙，这主要是因为人乳中有一种类似天然吗啡的催眠物质，可以起到镇静安神的作用。不仅如此，人乳中还含有多种抗体，其中的一种抗体，可以在 12 小时内将混入食物中的细菌全部"歼灭"掉。据《食疗本草》记载，用少许酒和乳汁混合灌服几次，可以让中风不语的病人逐渐开口说话。用梨汁、人乳炖服对治疗因痰火上升而引起的病症也很有效。李时珍对人乳治病的功效也非常赞赏，曾写过"清晨能饮一升余，返老还童天地久"的句子。

除了这些看得见的天然药库外，我们的人体内还有星罗棋布的经络穴位"翘首期盼"，等待着在你感到不适的时候去刺激、按摩它们，从而达到祛除疾病的目的。以耳穴为例：人体的耳朵内外共有200多个针灸穴位，按照中医的"生物全息律"理论，它们分别对应人体全身各个器官，200多个穴位就好比人体各处神经系统通向大脑不同部位的"开关"。因此，刺激某个耳穴时，就可以诊断和治疗体内相应部位的疾病，很多中医高手还可以通过观察耳部皮肤颜色的深浅变化，有无凸凹变形、脱屑、毛细血管是否充盈等现象来协助诊断疾病。其实，耳针疗法的适应证十分广泛，除了治疗风湿性关节炎、颈椎病、经前综合征、肝炎、皮肤过敏、哮喘、高血压、偏瘫、偏头痛等症状之外，还可以治疗肥胖症。

通过上面的介绍，我们已经知道，人体自身其实就是最值得信赖的天然药铺，无论是一般的头痛脑热，还是让医生为难的疑难杂症，都有对应的按钮等待着你的启动。当疾病猝不及防地降临到你的头上，你不必惊慌失措，因为你只需要关注一下自身，找到合适的按钮，咽咽唾液、按按头皮、压压脚心、动动手指，就可以将疾病消弭于无形。

激发自愈力，让中老年人不药而愈

中医治病有一个很重要的观点：三分治，七分养。就是说，对于身体我们的重点在于养护，不要太过依赖药物的作用，因为药物也只是起到激发调动元气的作用，从而帮助身体恢复健康，如果元气耗尽了，再好的药也没用了。而我们对身体的养护就是在养元气，因为元气是人生下来活下去的根本，元气充足人就能健康长寿，元气耗尽人的生命也就到头了。所以，我们要坚持健康的生活习惯，好好养元气养身体，这样就能很少生病，即使已经生病的人也会慢慢好起来。例如让患糖尿病的人天天去爬山，过一段时间他的血糖就正常了，因为糖尿病是脾湿造成的，常爬山能让脾的功能恢复正常，毛病也就好得差不多了。这就是把人体的自愈潜能激发出来了，如果你总是吃药，总是去调体内的那点元气，自愈力根本得不到发挥，慢慢它也就懒惰了，不起作用了。

其实，所谓人体的自愈功能，科学的解释就是生物依靠自身的内在生命力，修复肢体缺损和摆脱疾病与亚健康状态的一种依靠遗传获得的维持生命健康的能力。这看上去很深奥，其实就是生活中经常见到的现象。

譬如，糖尿病患者的血糖经常会因为饮食或者某种因素暂时性地升高，此时，胰腺大量地分泌胰岛素，促使血糖降低；一旦血糖过低时，肾上腺又会分泌肾上腺素，以提高过低的血糖。另外，天冷时，血管会自然收缩，毛孔也会同时收缩，减少散热面积，以便阻止热量散失；天热时血管壁又会自动扩张，毛孔也会同时张开，汗腺大量分泌，以加速散热，自动调整身体的温度。

日常的保健或许不会在短期内让我们的身体状况有非常明显的改善，但是只要长期坚持下去，你会发现，身体的抵抗力越来越好了，以前从来不会"缺席"的流行病也离自己越来越远了，即使有些小病痛自己也能"扛"过去了，爬几层楼不再像以前那样气喘吁吁了……这就是保健的重要意义所在。

第四章
一学就会自诊法

手诊法

学会手诊，让你轻松当医生

　　大家一定在街头看见过算命先生，在地上铺一张发黄的纸，或者是发黑的布，上面写着"麻衣神相"，告诉你前知五百年，后知五百载。相信现在上当的人已经不多了，都知道这是骗人的玩意。这里我们要告诉大家如何通过看手来看健康。这次可不是骗人的把戏了，人体的双手的确可以透露身体的秘密。手不仅通过皮、脉、肉、筋、骨与肢体连接，而且根据中医理论，手指位于人体的末端，是手三阴经和手三阳经经脉气血交接起始的部位，而全身经络气血的运行"如环无端"，不论哪个环节出了问题，都会影响到其他脏腑。当人体受到外邪侵袭或饮食起居失节，生理的相对平衡被打破而处于病态时，经络与腧穴有传递病邪和病证的作用。因此，临床上有些病证可以通过手部腧穴出现的压痛或感觉异常反映出来，以及手的气、色、形、态，可帮助辨别疾病的所在。

　　在手诊的时候，要从以下几方面入手。

1. 望虎口脉络

虎口脉络即孩子示指络脉，在古书里称此脉络为指纹，三岁以下的孩子诊脉很困难，所以常以指纹代替，主要观察的是孩子示指掌面靠拇指一侧的浅表静脉。孩子指纹分风、气、命三关，手指第一节以上为风关，第二指节为气关，第三节为命关。观察的时候，医生用右手拇指从下向上推孩子示指，来观察脉络主病。《幼幼集成》中记载有：浮沉分表里，红紫辨寒热，淡滞定虚实，三关测轻重。正常指纹，黄红相兼，隐现于风关之内。指纹浮现明显者，多为表证；指纹沉而不显者，多为里证。色鲜红者，多外感风寒；色紫红者，多为热证；色青者主风、主惊、主痛；色紫黑者，多为血络郁闭，病情危重。指纹细而浅淡者，多属虚证；粗而浓滞者，多属实证。指纹显于风关，表示病邪轻浅；过风关至气关者，为邪已深入，病情较重；过气关达命关者，为邪陷病深；若指纹透过风、气、命三关，一直延伸指端者，中医称其为"透关射甲"，说明病情危重。

2. 观察指甲

中医认为指甲为筋之余，肝主筋，通过看指甲不仅可以测知肝胆病，还可以反映全身的其他情况。正常人体应气血充足，经脉流畅，这时指甲应该色泽淡红，平滑光亮，以手压之，放松后血色立即恢复。如果指甲苍白无华，为肝血不足、脾肾阳虚的表现。指甲乌黑，说明体内有瘀血而且伴有疼痛的症状；如果不但颜色黑而且没有光泽，那患者的情况恐怕是凶多吉少。如果指甲看上去很红，说明身体里面有热；红而紫主热毒炽盛，或有风湿；红紫且暗或绛色为热病伤阴，多发生在热病后期。要是指甲呈黄色，多为湿热熏蒸造成的，见于黄疸患者，如果黄色色泽鲜明，表示预后较好，如果黯滞者，一般生病比较久，为阴黄。青色的指甲多见于寒证和瘀血者；如果要是久病而见指甲发青，提示预后不良。

3. 望鱼际络脉

鱼际为手掌大拇指本节后肌肉之丰满处，也就是我们常说的大鱼际。手太阴肺经循行于此，为寸口脉的延续，足阳明胃经气血亦随肺经而至于此。鱼际部的望诊主要观察其颜色，青黑多为寒凝或有疼痛；黄赤多热；淡白无华多血虚，可见于贫血患者；如果这里发青也可能是有腹泻或便秘。

4. 察五指形态、色泽

健康人五指丰满、圆润、有力，长短搭配比例适当。拇指应当圆而长，比较强壮。示指圆秀强壮，而且外形直。中指圆长健壮，三个指节等长。无名指圆秀挺直。小指细长且直。

指尖呈四方形，指形粗壮饱满，掌肌丰满发达，这叫作方型指。这种指型的人，身体抗病能力较强，一般较健康，患病后易于康复。

手指细长，指关节粗大，形如竹节，称为竹节型指。这样的人一般体质较弱，易患消化系统疾病。

手指圆长，尖细，形似圆锥，所以叫作圆锥形指。此型人一般健康状况尚可，有的人易患胸肋部及胸腔内的疾病。

指端形如鼓槌，指根相对较细，掌肌瘦弱，属于杵状型指。这样的人多患有血液循环系统或呼吸系统慢性疾病。

混合型指：5个手指形态各异。对疾病的抵抗能力较强。要是指端呈汤匙型，多提示患有糖尿病或高血压。

5. 切合谷、阳溪动脉

合谷穴和阳溪穴都属于阳明大肠经，阳明为多气多血之经，摸这两个穴位的搏动，也可以帮助诊断全身的气血，尤其是胃与大肠的气血情况。一般来说，如果浮数有力，多为体内有热，气血旺盛，属实证；如果细小无力，说明身体气血虚弱。具体来讲，这两穴处的动脉搏动浮大，主面瘫、牙齿肿痛、咽喉痛等；合谷、阳溪的动脉沉，主腹痛、泄泻、便秘等；合谷、阳溪的动脉数，主唇口干燥、肛门灼热、大便秘结等；合谷、阳溪动脉迟，主腹病，如肠鸣、大便稀溏、完谷不化等；合谷、阳溪动脉实，主肠痛、腹痛拒按、肠风下血等。

6. 切劳宫动脉

劳宫穴在我们的手心，属于厥阴心包经，通过切按这里的动脉，主要可以了解心神的情况。如果劳宫动脉浮，多有胸胁支满、肘臂挛急、丹毒等；劳宫动脉沉者，多有胸痹心痛、心悸等；劳宫动脉数者，多主心烦、心中痛、掌中热、目黄等；劳宫动脉迟者，多主心痛、心下痞、心中寒冷等；劳宫动脉虚者，多主心下空虚、怔忡、失眠等；劳宫动脉实者，多有神昏谵语、喜笑不休等。

7. 手掌辨病证

正常健康人手掌呈淡红色，色泽光润，手掌肌肉富有弹性。假如手掌发白，提示肺部出现疾病；手掌晦暗无华，提示肾脏有病变；手掌呈黄色，提示肝脏有病；手掌呈深红色，提示心火过盛；手掌发青发绿，提示患有脾胃病或贫血；手掌大小鱼际出现片状红赤，为肝掌，多提示患有慢性肝炎、肝硬化；手掌呈土黄色，双侧掌指黧黑，提示可能患有癌症；掌心冒汗，提示可能为神经衰弱，或精神过度紧张；掌心出现瘀血状紫色，掌心肉软，缺乏弹性，手压后迟迟不平复，为危急信号，提示心肾功能衰竭。如果自己觉得手心发热而摸上去并不烫手，提示体内阴津不足，阴虚火旺。

上面这些内容只是在手诊的时候需要观察的内容，以及常见情况和可能出现的问题，后面还会详细介绍指甲、手指、手掌、手纹的情况，帮你进一步来了解病情，自己轻松做医生。

防病从看手、摸手开始

前面我们已经讲过了，从看手、摸手就可以来诊断疾病，正常情况下，双手呈淡红色，而且红润有光泽，富有弹性，说明身体功能良好。

要是双手暗而枯燥，多数是久病之人、危重病人、身体极度虚弱的人，也包括各种癌症晚期的病人，这些人的手掌最常出现此种暗淡、没有光泽的颜色。出现这种偏暗掌色的人，说明肾气已经非常虚弱了，要想纠正，唯一的办法就是食疗，选择性平或者性温的食物，打成稀糊状，少量多餐。等到身体的阳气逐渐恢复，双手的颜色也会逐渐趋于正常。

要是手过分红润光泽，则说明营养有点过剩了，血脂、血糖、血黏度可能会偏高。手掌出现这种颜色，一是少吃各种辛辣、上火的温性食物如辣椒、葱、姜、蒜、羊肉、鱼、虾，不要吃油炸、油腻的食品；二是不要吃补气的人参、黄芪等，只吃性平的食物。只要体内的火热没有那么旺了，手的颜色也就会逐渐恢复正常了。

要是双手偏白意味着身体气血不足，比较虚弱，这样的人很容易受凉感冒，因此平时要注意保暖，多吃温暖的、易消化的食物，手掌的苍白会逐渐消失，慢慢变得红润起来。

平时吃饭不规律，经常饥一顿饱一顿的人，他们手掌的颜色多数偏黄，说明这类人身体内血少、血稀，同时也说明这类人胃肠对营养的消化吸收能力也弱。手掌颜色偏黄的人，一定要注意对胃肠的保护，吃饭要定时定量，不要吃那些过硬、过黏、过冷、过热的食物，这样才能保护好胃肠。

以全息疗法为基础，通过观察反应区，我们也能看出身体出现了什么状况。

肝脏手诊部位呈较重的暗红色、暗紫色，并伴有凸起的微小血管显露，这可能是肝硬化的表现；胃、肠相应手诊部位有一个或数个圆形斑点，这提示有胃或肠的溃疡；如果某个反射区有暗黄色、暗棕色凸起的斑点，这提示相应部位有慢性炎症；如果某反射区有白色或黄色的凸起斑点，有时呈椭圆形，边界清楚，这可能在相应部位有肿瘤，应该引起重视。

手瘦的人，身体也一定瘦。出现这种情况，和常年消化不良有关。如果手指间出现漏缝，整个手掌像乌贼爪样，提示消化功能实在是太弱了。这种手多见于女性或年幼的人。如果及早发现，及早治疗，还来得及改善体质。

人胖手自然也会胖，这是正常现象。但如果人瘦手胖就有问题。手胖首先要看手是不是水肿。如果是水肿引起的，首先要检查肾脏和心脏。假如是因为脂肪堆积引起的手胖，手指都被挤得不漏缝，就要考虑这个人是不是有高血压和高血脂。还要记得在大小鱼际上压一下，看会不会有深深的凹陷。如果这个凹陷迟迟不消失，说明心肌有缺血现象，微循环不好，要吃一些补养心脏的药，还要注意不要过于劳累和激动。如果手胖的同时还有掌色发红，就要赶紧检查血压，还应防中风。

在知道身体出现了什么样的问题之后，接下来我们应该做的，就是用按手来预防和治疗疾病了，把手上的病给按回去，揉回去。你是不是会问：按按手掌就能治病？答案是肯定的。一起来看看吧。

方法：牙签、笔头等作为刺激物，或左右手交互刺激；全掌刺激则以双掌用力拍打、拍红。

选择方法：通常，单种疾病或疼痛性疾病，可选择刺激手掌上与之对应的部位，多种疾病则整掌刺激。

时间：每次 15 ~ 30 分钟。

禁忌：手部有外伤、皮肤病、各种严重出血的病人、冠心病、心衰，及妇女妊娠、月经期不宜。

这种拍手疗法，可以刺激手上的腧穴经络以及反射区，从而使身体得到刺激信号，调整内在组织器官的功能，使其恢复正常，从而逐步改善身体状况。

没有牙签等刺激物的话，也可以直接用手指揉搓、点按手上的腧穴、反射区等，来达到刺激的目的，同样是有效果的。

平时还可以做做手部体操，不仅能纤细手指，锻炼手臂，更能轻松健大脑，同时拥有健康、美丽与智慧。

（1）指尖用力向前伸直，保持几秒后收回，用力握拳。反复做 8 ~ 10 次。

（2）手臂伸直，手背面对自己，一只手把另一只的手指向后掰动，胳膊和手指不要弯曲，坚持 10 秒，两手交替进行。

（3）手臂伸直，手掌向上，一只手抓住另一只的指尖向下掰动，坚持 10 秒，放松后换另一只手。

有了这些防病治病的好方法，你可以自己在家轻松享受健康了，再也不用为生病上医院而烦恼了。

第二掌骨会最直观地告诉你身体的好坏

第二掌骨全息反射区是人体的一个最重要的反射区，它是由原山东大学全息生物研究所所长张颖清教授发现的。通过触诊来诊病，首先就是摸这个人的第二掌骨。面诊、舌诊、耳诊、手纹等都是针对具体的脏器，而当摸到第二掌骨的时候，一个人的整体状况及身体本质就会全部清晰地显现在面前。

一般是这样来判断的，沿着示指指背的根部轻轻往下推至靠近腕部，就能非常清晰地摸到一根很硬的骨头，这就是第二掌骨。在这根骨头上分别对应着全身的重要脏器，简单地说，头穴与足穴连线的中点是胃穴，胃穴与头穴连线的中点是肺心穴，肺心穴与头穴连线分 3 等份，从头穴端算起的中间两个分点依次是颈穴和上肢穴，肺心穴与胃穴连线的中点为肝穴。胃穴与足穴的连线分为 6 等份，从胃穴端算起的 5 个分点依次是十二指肠穴、肾穴、腰穴、下腹穴、腿穴。

根据第二掌骨所对应的位置去找，看看全息反射对应的是哪个脏器，一摸就知道是哪个器官有病了，而且在这些凸起的地方使劲按压，马上会感到非常疼痛。沿着第二掌骨一边按压一边往下推，如果某处有明显的麻、胀、重、酸、痛的感觉，都代表此处对应的脏器有病。同时两个手的第二掌骨都要摸，当左手第二掌骨穴位的压痛感较右手的相同对应点强时，表明左侧病重或病在左侧；当右手第二掌骨骨侧相应穴位压痛反应较左手的相同对应点强时，表明右侧的病重或病在右侧。

触摸一个人的第二掌骨，如果这根骨头上没有多余的肉，没有疙疙瘩瘩的凸起与凹陷，而且不缺钙，骨质很强硬，说明这个人小的时候很注重身体锻炼，而且现在身体素质也很棒。如果这一类的人身体出现了不适，因其身体的底子很好，所以身上的症状只是外在的因素对身体造成了干扰，例如抽烟、喝酒、夜生活不规律等。也有可能是最近工作比较忙，严重缺少睡眠。所以这个时候只要提醒他排除这些不良的干扰，同时给予一些饮食和按摩的调理，多进行一些室外的有氧运动，那么身体的不适很快就能纠正过来。

如果感觉第二掌骨骨头上到处疙疙瘩瘩的，就说明这是一个从小就多病的人。这样的人如果身体出现了不适，先不要管是哪个病重，哪个病轻，都要去调理脾胃的功能，不仅要安排好营养丰富的一日三餐，还要将食物尽量做得软、细、烂，以便于更好地消化吸收。除了一日三餐，每天晚上临睡前要用热水泡脚，通过足底的反射，来增加血液的循环。只有及时地补足气血，将脾胃的功能调理好，才能让其他的疾病都更好地进行治疗，这也是这种人治疗疾病的根本方法。而且这种人千万不能过多地锻炼身体，散散步就可以了，在睡觉前做一些简单的能够帮助睡眠的按摩，如耳部的按摩、梳梳头、拍拍肩、拍拍膀子，将气血往上提升，这对身体虚弱的人是最实用的。慢慢气血补足了，睡眠好了，许多毛病都在不知不觉中消失了。其实并没有单独去治哪个病，而是提高了身体的各个方面的素质，增强了对疾病的抵抗力。只要将这样的按摩以及保养方法坚持下去，就能够保持身体健康。

更多的人还是介于以上这两者之间的，这种人大概占所有人的百分之八九十。第二掌骨的骨头摸上去还算清晰，但仍会摸到一处或几处的凸起。这些人的体质都是中等的水平，所以治疗的时候，既要注意脾胃的调养，也可以适当地运动，各种不同的方法结合在一起。

想要了解第二掌骨的初学者最好多摸一下身体健康的年轻人的第二掌骨体会一下，再找一些老年人摸一下，然后去找体弱多病的人去摸，慢慢地就能体会到不同的体质特点，然后根据不一样的疾病，去找第二掌骨的压痛点，反复揣摸。

这种最简单的诊病法很容易学会，这时再去学其他的诊断方法，如手诊、耳诊、面诊等，来进行综合判断，就更准确了。第二掌骨骨质的软硬，与人在骨骼发育时期的体育锻炼有很大的关系，那些爱运动的人，骨质都很强硬，不同地域的人的第二掌骨骨质也有很大区别。在南方，很少能摸到强硬的骨头，而在北方，强硬的骨头则较多，地区的差异是有关系的。北方长年日照充足，利于钙的吸收，从而使骨骼强硬。

第二掌骨反射区还有一个非常实用的好处，就是不但能诊病，而且还能治病。只要摸到自己的第二掌骨处有压痛或有凸起，就说明身体相应的部位有病，那么经常按一按、揉一揉，就可以治病。但是不要用手指的指腹去按压，因为这个反射区的区域比较小，用手指指腹按压时面积太大，不容易按准。要用拇指的关节处去拨，这样刺激的力量集中，还可以用硬物的钝处去按压有痛点的部位，都能起到很好的效果。

如果突然胃疼，就在第二掌骨的中点按压100下，左右手都要按，很快胃就不痛了；常对着电脑的人要是颈椎不舒服，随时点压第二掌骨对应颈椎的穴位，就能放松和缓解；头痛时直接按压掌骨对应头部的穴位；如果得了妇科病，可以有空时按压第二掌骨上腰、下腹的穴位，每次最少也要上百下，还要有足够的刺激量；血压高的人，可以在第二掌骨处从头穴往足穴推，两只手各推200次后就有明显的降压作用，但是一般不用于应急。

第二掌骨的应用现在越来越广泛，既能进行自我诊断，也能够辅助治疗身体的疾病，当然预防疾病也是它的重要作用。所以掌握了第二掌骨的反射区，就最直接地得知了身体的状况。

十指连心——透过手指看健康

从中医的阴阳理论来讲，人的一只手就是一个阴阳俱全的小宇宙，手掌为阴，手背为阳，五个手指刚好是阴阳交错。手指一般代表头，手掌一般代表内脏，手背一般代表我们的背部。人内脏经脉的气出来首先到手指，所以手指非常敏感，一个人内脏的问题很快就可以在手上看出来。

1. 看手指

（1）拇指：关联肺脾，主全头痛

指节过分粗壮，气有余便是火，心情偏激，易动肝火；扁平薄弱，体质较差，神经衰弱；拇指指关节缝出现青筋，容易发生冠心病或冠状动脉硬化；拇指指掌关节缝纹乱，容易早期发生心脏疾病；拇指掌节上粗下细者吸收功能差，身体一般较瘦弱，上粗下粗者则吸收功能好，减肥较难；拇指中间有横纹的，吸收功能较差，横纹越多对人的干扰越大。

（2）示指：关联肠胃，主前头痛

示指处是大肠经所过，正常的指尖应该是越来越小，如果相反则是吸收转换功能比较差；如果示指很清白、弯曲、没有力，一般是脾胃的功能弱，容易疲劳、精神不振；如果在示指根部与拇指之间有青筋，则要注意可能会有肩周炎。

（3）中指：关联心脏，主头顶痛

中指处是心包经所过，主要管人的情志、神志。如果中指细且横纹较多，说明生活没有规律，往往提示心脑血管方面的疾病；中指根部有青筋要注意脑动脉硬化，青筋很多者可能有中风倾向。

（4）无名指：关联肝胆、内分泌，主偏头痛

无名指太短说明先天元气不足。

（5）小指：关联心肾，主后头痛

小指长且粗直比较好，一定要过无名指的第三个关节或者与第三关节平齐。如果短于第三关节或者弯曲，说明先天的肾脏和心脏都不是很好；如果小指细小且短，女性很容易出现妇科问题，如月经不调等；如果小指特别小，生育功能会出现障碍，男性就容易出现肾亏、腰酸膝软等；如果其他四指都非常好，就是小指不好，说明先天不足。所以人的身体素质的保养很关键的是看小指，平常应多揉小指。

2. 观指形

（1）指力强弱：哪个手指指力比较差就说明与其相关联的脏腑有问题。

（2）指的曲直：手指直而有力，说明这个人脾气比较直。而我们经常说的"漏财手"，则是消化和吸收系统不好。

（3）指的长度：手指细长的人多从事脑力劳动，手指粗短的人多从事体力劳动。

（4）指的软硬：拇指直的人比较自信，但容易火气盛；拇指弯的人容易失眠多梦。

（5）指的血色：手指颜色较白说明人气血不足，身体瘦弱，手脚比较怕冷；较红则说明人血气充足，但太红反而血气不畅，人容易疲劳；手指头自我对比特别红说明这个人特别累，而且血黏稠度高，血脂高；红得发紫发黑说明脑动脉供血不足，可能罹患心肌梗死，非常危险；如果延升到整个手掌都发暗、没有血色，就要注意肿瘤的问题；手指中间特别青的人说明消化功能非常差。

了解了这些，看一下你的手指，再对照你身体经常出现的一些症状，中医"看手相"是不是很有道理呢？

指甲上的半月形——人体疾病的报警器

别小看我们手指甲上那小小的半月形，它可是人体疾病的报警器。手指端是人体的末梢，如果人体气血旺盛，能够到达末端，形成这个指甲根部发白的半月形，就说明他的身体健康，精力充沛。因为它能反映出身体的健康状况，所以也被称作"健康圈"。又因为它如同太阳升起在地平线上，所以，还有一个很形象的名字叫作"小太阳"。

一般情况下，健康人的大拇指的半月形应占到整个指甲的1/4，示指、中指、无名指这几个手指上的半月形应占整个指甲的1/6～1/5，小指的半月形多半没有，如果半月形大反倒属于不正常。半月痕以奶白色为好，越白越好，表示精力越壮。

从中医来讲，一个人手指甲上的月牙如果弧度大、光泽好，就表明此人的气血比较旺盛；如果月牙变小或逐渐消失，说明人体的气血衰退，身体状况不如从前。中医认为肝藏血，其华在甲，说明肝血的盛衰可影响爪甲的枯荣。从西医角度来讲，心脏是人体的发动机，血管就是能量管道，如果哪个环节出了问题，血液的运行就会受到影响，作为末梢的指甲肯定是首当其冲，最先发生病变。所以，一般来说，有白月牙的人心气足，血液循环比较通畅；白月牙比较小的或是根本没有的，心气则要弱一些，血液循环可能不是很好。

有人认为指甲上的半月痕是阴阳经脉界线，是人体精气的代表。如果阴阳失去平衡，就会导致半月痕的过大或者过小，甚至消失。半月痕的状况，可以显示出人体健康状况的信息。

1. 不正常半月痕的三种类型

（1）寒底型——半月痕越小越寒，无半月痕为寒型。半月痕越小，表示精力越差，体质越寒，也就是免疫力弱。这种人一般脏腑功能低下，气血运行迟缓，容易疲劳、乏力、精神不振、胃肠吸收功能差、面色苍白、手脚怕冷、嗜睡、容易感冒，慢慢就精力衰退、体质下降，甚至引起痰湿停滞、气滞血瘀。夜生活、性生活过多，半月痕也会消失。如果半月痕突然晦暗、缩细、消失，往往会患有消耗性的疾病如肿瘤或出血等。

（2）热底型——其半月痕都大于指甲的1/5，或小指也有半月痕者，均属热型。半月痕大，表示人体内阳气较旺盛，脏腑功能强壮，身体素质较好。但如果半月痕面积过大，则是阳气偏旺，这类型的人脏腑功能比较亢进，可见面红目赤、爱上火、烦躁易怒、便秘、口干、食量大、不怕冷、好动，甚至会得高血压、糖尿病、中风等疾病。

（3）寒热交错型——凡半月痕的边界模糊不清、颜色逐渐接近甲体颜色者，属寒热交错型。初期半月痕边缘开始不清，如放光芒状；中期半月痕开始缩小；后期半月痕逐渐减少并消失。

2. 半月痕的颜色提示身体的状态

（1）奶白——表示正常，这类人精力强壮，体质好，身心健康。

（2）灰色——表示精力较差，影响到了脾胃的消化吸收功能，容易出现贫血，疲倦乏力。

（3）粉红——与甲体颜色分不清，表示脏腑功能下降，体力消耗过大，容易患糖尿病、甲亢等病症。

（4）紫色——表示末梢循环不好，供血供氧不足，这样的人容易出现心脑血管疾病，如头晕、头痛、脑动脉硬化等。

（5）黑色——多见于严重的心脏病、肿瘤或长期服药引起药物和重金属中毒。

3. 不同手指上的半月痕代表不同的意义

拇指上的半月痕主要关联肺脾两脏，呈粉红色时表示肺气不足，容易感冒、疲劳、没有精神等。

示指上的半月痕主要关联肠胃，呈粉红色时表示胃肠的血液循环不良，食欲减退等。

中指上的半月痕主要关联心包经和神志，呈粉红色时表示精神过度紧张，易头晕、头痛、思路不清、失眠、多梦等。

无名指上的半月痕主要关联内分泌，呈粉红色时表示体质下降、阴阳失调，女性会得月经不调等妇科病。

小指上的半月痕主要关联心肾。小指一般很难长出半月痕，出现时多为热证，呈红色时易患严重的心脏病。

除了以上这几方面外，还要看指甲上有无纵纹。如果你先看看小孩子的指甲，再去看看老年人的指甲，就会发现两者之间有多么大的区别。小孩子的指甲基本上都很光滑、平整，而且很有光泽，没有什么沟、棱、纹。再看看老年人的指甲，很少有平整光滑、有光泽的，这是因为人越老，手指甲上就越缺乏营养，纵纹也就会越长越多、越长越深。因此，在某种程度上，纵纹的多少与深浅反映了你身体的衰老程度。我们如果对身体进行全方位的调理，注意休息，适当按摩，就会发现手指甲上的纵纹能够逐渐变浅，只要坚持，就会有明显好转。

如果你手上的半月形已经发生了改变，说明您的身体已经不够健康了。不用过于担心，只要这时开始调理，还是来得及的。首先，要加强身体的营养，多食用一些高蛋白的食物，比如蛋类、牛奶、豆制品等，还可以多摄入一些黑色的食物和植物种子，有利于补肾。第二，养成良好的生活习惯。不要熬夜，保证在夜里11点之前睡觉。第三，坚持每晚用温开水泡脚，直到身体微微出汗为止，以帮助排出体内的湿气。最后，注意保暖，不能让身体受凉，也不要过于贪凉饮冷。

手掌是人体健康的晴雨表

人的双手是非常敏感的，当人感到舒服高兴的时候，血液流向手使其更温暖柔软。而压力会让手变得稍冷稍僵硬。当感觉强壮自信的时候，手指之间的空隙会扩大。当感到不安全的时候，间隙会消失，实际上，当发现压力很大的时候，会把大拇指塞到其他手指下面。所以说手掌是人体的晴雨表是一点都没有错的。

看手掌也就是指通过人体手的纹路形态、变化、规律等方式，对内部的器官做出推理的一种辅助手段。可以从视觉、触觉等，对手上的掌纹进行有目的的观察，人体健康或疾病状况就会被了解。如根据人的手形、指甲、掌纹、指纹、指节纹、手掌、软硬及手掌气色等，采取望、摸、推、压、点、掐、按等方式。掌纹最主要就是要区分气色形态、手纹和手形三大类，最后能得到一个非常准确的答案，所以掌纹也可以称为"掌部的诊病学"。

健康人的手掌应该是白里透着粉红、润泽、有弹性。当你看到一个毫无光泽、干巴巴的手掌，颜色偏黄或偏白时，就提示气血两亏、营养不良；手心区域明显发白，说明这个人平时贪食寒凉之物，体内寒重；如果手掌的颜色明显偏红，说明这是一个阴虚火旺、内热重、脾气急、易怒的人；如果只是偶尔发红，多因为吃的食物热量大或补品吃得多，内热大、营养过剩；如果只是大拇指根部区域的大鱼际发红，一般说明上半身火旺，易患高血压、心脏病，脾气也比较急躁；如果是小鱼际偏红，多是胃肠体内的虚火大，易患糖尿病；如果手伸出来，过一会儿手指头的颜色变得比手掌的颜色深，发紫、发暗时，说明这人身体内寒重，血液运行已变得缓慢，血液的黏稠度高。

1. 全手掌的颜色

淡红：是健康人手掌的颜色，白里透着粉红，润泽而富有弹性。

暗红：红色代表着身体的内热大，如果吃的食物热量大，手掌只是会偶尔发红，如果整个手总是偏红，说明这人体内肝火旺，是阴虚火旺而引起的内热重，真正的原因是体内的血液少，肝脏得不到充足血液的滋润而引发的燥火。

红色里出现暗色：也就是整个手掌是暗红色，说明身体内除了内热重，阴湿之气同样也较重，身体内的血液较污浊，运行比较缓慢，因此才呈现出暗红色。手掌出现这种颜色，一是少吃各种辛辣食物，只吃性平的食物，同时少吃寒凉的食物，用全身熏艾条的方法祛除寒湿，让血液流动顺畅，暗色是会很快退去的。当血液补足了，肝脏得到滋润，燥火也会随之消退。

偏白：白色，代表着缺血，代表着身体经常受凉。肺气虚的人，容易感冒、咳嗽，脸色容易发白。肺主皮毛，只要身体外部不断受寒凉的侵袭，肺气自然虚弱。皮肤遇冷最直接的反应就是收缩，收缩的不只是汗毛孔，还有皮肤下的血管，这样皮肤因缺血而变得苍白了。所以只要发现手总是苍白的，说明身体总受到寒凉的侵袭，这时只要能注意穿衣、注意脚部的保暖，并注重多吃温暖的、易消化的食物，手掌的苍白会很快消失，慢慢变得红润起来。

偏黄：贫血的人、营养不良的人、平时饮食吃得太马虎的人、饥一顿饱一顿的人，手掌的颜色多数偏黄，这类人胃肠对营养的消化吸收能力也弱。所以手掌颜色偏黄的人一定要注意对胃肠的保护，多吃性平、性温、易于消化吸收的各种补血、补肾的食物，保证充足的睡眠。当全身的血液质量和数量都明显改善后，发黄、不滋润、干巴巴的手掌会慢慢发生变化，黄色逐渐消退，整个手掌开始变得红润，更重要的是，这时整体的身体素质、精神状态都会随之明显改善。

偏暗：这里所说的手掌偏暗是没有血色的发暗。没有了血色，全掌偏暗，代表着气血两亏。有这种手掌颜色的多数是久病之人、危重病人、身体极度虚弱的人，也包括各种癌症晚期的病人，这些人的手掌最常出现此种偏暗、毫无光泽的颜色。

2. 青筋

青筋是手掌上非常常见的一种现象，它能很好地说明身体的健康问题，需要及时地进行纠正和改善。

手指、手掌上都能见到数条青筋，说明长期排便不畅。大拇指侧有青筋，代表头部供血不足，经常头痛、头晕。大拇指根部有青筋，代表冠状动脉硬化。青筋越粗，代表病程越长、越重。

青筋较细、浅，代表患病时间短。这时病人的心脏不会有明显不适，只是在劳累和心情不好时会有些胸闷，休息过后就会好转。

大鱼际外侧有青筋，代表心律不齐，心脏跳得快慢不一，有时会有期前收缩、心悸、心慌的现象。大拇指底部有青筋，代表体内寒湿重，已对心脏造成影响，而且还将伴有腰酸背痛、关节痛的症状。示指外侧有青筋，青筋越长、颜色越深，说明病人在小时候身体不好，饮食上有问题，消化功能弱，营养不良，常常生病，体质很弱。

中指中部有青筋，代表常常头痛、头晕，如果这人大拇指的外侧也有青筋，说明该病人从小就患有头痛、头晕了，是由于脑部供血少所造成的。中指根部有青筋，代表脑动脉硬化，如果只是出现在左侧，是左侧脑动脉硬化及经络不通比较严重，左侧的头部常常会出现不适；如果出现在右侧，说明右侧的脑动脉硬化及经络不通比较严重，右侧容易出现头部不适；如果两侧都有而且青筋的颜色重，说明脑部的动脉硬化已非常明显。

小指外侧出现青筋，代表先天的肾气不足。小的时候容易遗尿，大了以后同样会出现肾脏方面的毛病，而且腰腿无力、酸软。同样是青筋越长、越深，病情就较重。这样的人衰老也比较明显。

大鱼际处生命线内出现青筋，表明此人是过敏体质，易出现药物过敏和食物过敏，易患湿疹、牛皮癣等皮肤病。皮肤等地方非常容易出现瘢痕，或者就是经常被称之为瘢痕体质的人群。

中医的望闻问切中望诊是排在第一位的，所以通过观察就可以了解到很多疾病的情况，而手部又是诊病的一个很重要的方面。如果能够很好地掌握手掌的变化，那么疾病的走向也就完全被控制在预期的范围中，想要治好疾病当然也会非常容易了。

手纹里的秘密地图

人的手上有很多纹路，有粗有细，密密麻麻的，一般人们知道指纹能帮助识别身份，殊不知手纹里还隐藏着健康的秘密。

1. 生命线、头脑线、感情线

摊开手掌，仔细看看，会发现有几条纹路比较粗，其中最明显的是3条，这是在人体还未成形的时候，也就是胚胎时期就形成了的。

（1）生命线

源于示指与拇指之间，呈抛物线形，一直延伸到手腕处。生命线是诊断遗传性疾病的一条重要纹线。它的状态、走向和人体健康息息相关。什么样的生命线好呢？应该说要长、粗、深，纹路不乱，起点、终点正确适中，弧度较大，纹线清晰、颜色呈现淡淡的粉红色。这样的生命线说明身体健康，精力充沛，脏腑气血调和。若颜色、形态异常，生命线纤细、短浅、纹路散乱，反映体质比较柔弱，缺少活力。生命线包绕的大鱼际多，则身体健康，充满活力，预示此人寿命长；包绕面积小，提示体质虚弱，缺乏魄力，且易患不育症。

（2）头脑线

又称智慧线，起点与生命线在一起，是走在手掌中间止于小鱼际上的一条线。智慧线表示人的才能、性格的特征，故与大脑皮层和神经系统密切相关。正常的智慧线纹粗、深，线条清晰，无毛边，前端略微下垂，颜色红润。近掌心处可有分支，其分支线会随着年龄的变化呈现不同的变化。如果智慧线不是起于示指根下与拇指根线中点，斜向下，成小鱼际的抛物线，而是横贯整个手掌，多为智能低下、反应迟钝的先天愚型，不过正常人也可出现此种手纹，但这些人多会患有严重的偏头痛。另外，智慧线过长过短都不好。如果智慧线太短，仅从起点行至中指下方即突然消失，提示脑部出现障碍，或可能出现脑部占位性病变。如智慧线过长，提示可能患有五官科疾病，例如结膜炎、色盲、中耳炎、鼻炎等。而且很多弱智、痴呆的人，这条纹都很浅、很细、很乱，不能成为一条清晰的线。

（3）感情线

感情线是从小指侧的掌边开始，弯向示指方向，以到达示指和中指指缝之间为标准。这条线主要反应心脏、呼吸及五官科的情况，和前两条线一样，也以纹路清晰深刻，头尾连带无间断为好。刘剑锋在《手诊》中指出："感情线寸断，或纹线零乱，或呈链状和波浪状者，易患心脑血管疾病。感情线末端出现箭羽状线，这种人体质不足，性格软弱而消沉。如果支线只在上方，而下方则没有，提示精力充沛，且心灵手巧。……感情线在无名指下方有岛，是眼疾的征兆。感情线有2条，且出现晦暗色者须注意耳病和肾脏病。"

还有一条线叫作健康线，其实这条线并不是人人都有的，出现了反而是不健康的表现。因此手掌中没有健康线并不是什么坏事。健康线起于大鱼际，斜行向小指方向一直延伸到小指根部的感情线上。健康线和生命线、智慧线、感情线相反，细浅者相对较好。当然，有了健康线，也不意味着疾病已发生。一般说来，在身体状况较差时，健康线会加深，待身体恢复健康，又变浅了。它是给人们提个醒，告诉人们疾病可能发生，以做到早期预防。

2. 疾病都藏在手纹里

两只手上的手纹，一般是左手代表从出生到40岁之前的身体信息，右手代表40岁以后的身体信息，如果在两只手上都有相同的信息，说明这种病的病程已很长了，也有的手纹分男左女右，或分人的左边和右边，不论怎样分，只要出现下面所列的手纹都代表有病。

（1）先天不足的手纹

在头脑线分叉，无论出现在左手还是右手都代表先天不足，心脏功能弱，不适宜剧烈运动。这种人因为先天的体质弱，心脏功能不强，于是更喜欢做一些手工的工作，因此心灵手巧，聪慧、细腻。

头脑线出现岛形纹。在手纹的主要纹路上出现梭状、橄榄状、蛋壳状等中空的线纹都称为岛形纹，岛形纹越完整，越是对健康不利。如果是在左手出现，多代表先天的脑部发育受到一些影响，如母亲在怀孕的早期的生理反应比较厉害，或者摔过跤，或小时候头部受过外伤；在右手出现也说明头部会出现明显的头痛、头晕等不适。

在感情线出现的岛形纹代表先天的头部供血不足，大多都说明母亲在怀孕时营养状况不好，孩子的头面部各器官发育并不完善，长大后极易患上近视、耳鸣、中耳炎、鼻炎。左手感情线的无名指下出现岛形纹，说明左眼容易患近视或各种眼疾，右手相同部位出现岛形纹代表右眼容易患近视或各种眼疾，两只手的无名指下的感情线都有岛形纹，则代表两只眼睛都有近视或各种眼疾。在感情线的小指下出现岛形纹也是一样，出现在左手，左边耳朵易患中耳炎或耳鸣，出现在右手，右边耳朵容易患中耳炎或耳鸣。有的人容易出现听力下降、幻听。

（2）后天营养不良的手纹

如果在手掌的下方出现纹路，大多代表幼年时营养不良、消化吸收功能不好。在男性手上出现，说明他容易得痛风、前列腺的毛病；在女性手上出现，容易患妇科病，纹路重，说明这位女士极不容易受孕，纹路粗重，代表病程长，病转重，而纹路细、乱的话，代表病情比较轻。如果再有示指外侧的青筋出现，这人的营养不良是小时候多病造成，如果没有明显的青筋出现，这人的营养不良是小时候生活条件差所造成的。

（3）风湿纹

在生命线下端有开叉，代表身体内寒湿重，如果两只手都有，说明小时候体内寒湿就很重了，如果只在右手出现，则说明只是后天贪凉造成的。

（4）体质虚弱的手纹

如果在生命线的下端有一条斜线插在生命线或穿过了生命线，代表此人身体虚弱、抵抗力很差。

（5）心肌缺血的手纹

在生命线下端出现三角纹，代表此人心肌缺血。如果左右手都有，说明这人患病的时间已经很长了。如果只是右手有，说明这人是在中年后才出现心肌缺血的症状，而当人经过祛寒和补足气血后，这三角形的纹路会变浅，最后会断开不再合上，而随着身体变差，它又会加深，重新合上，所以有这种手纹的人，通过观察这个三角纹的变化就可以随时知道自己最近心脏是否缺血。

（6）易患妇科病的手纹

女性在生命线下端出现明显的岛形纹，或在手腕上端的中间出现岛形纹，说明易患妇科病，如子宫肌瘤等。

（7）小时候常患感冒、咳嗽的手纹

在生命线与头脑线交接的部位出现乱纹，代表小的时候呼吸系统经常出现问题，易感冒、咳嗽，并患有鼻炎。

（8）颈椎病的手纹

在示指、中指根部之间向下的部位出现纹路，代表颈椎不好，常常会出现颈肩酸痛、头痛、头晕等症状。纹路越重，病情越重。

（9）腰背痛的手纹

在小指侧的掌边，感情线以下的这个区域代表着整个背、腰、骶部，可以通过这个区域纹路出现的多少来判断人大致哪个地方有病，如出现的位置偏上为背痛，出现在中下部为腰痛，出现在偏下部位为腰骶部，纹路只是细、浅，说明只是酸痛、疲劳，而纹路较深，代表你已有非常明显的腰痛或腰骶部疼痛了。这个部位在手掌的侧面，要侧过来才能看准确。

（10）疲劳纹

在示指根部、生命线起端以上的这个区域如果出现纹路，代表此人身体的抵抗力弱，易疲劳，没精神。如果是"井"字纹，则说明疲劳的时间已很长了。另外，这个部位低平但是有纹路的人，一般不会超负荷地工作和娱乐，因为他们没这个精力，所以身体的消耗也相对要少。这类人虽然总是病病歪歪，但也能长寿。

而这个区域肉质饱满的人，整天干劲十足，不知疲倦，能吃能睡，往往都是在体检中才发现身体有病，而他们自己还没有察觉。这类人身体内的警报系统已经反应迟钝，不能及时提醒他们。如果说他身体哪个部位已出现了问题时，他多数是回答没有或者是不可能。这类人最好经常去医院体检，只有这样才会很好地预防身体出现疾病，以免发生意外。

（11）肾虚的手纹

在小指下、感情线以上这个区域，如果有低平、细小的纹路就代表肾虚、肾气不足。一般都是年纪比较大的人会出现这样的手纹，这些人会经常有腰酸腿软的症状。

（12）内分泌紊乱的手纹

在大拇指靠近根部的指节上纹路多、乱，代表此人内分泌紊乱。患糖尿病、更年期综合征的人，在此处都有不少乱纹。女性如果有这样的手纹也需要注意，因为很多妇科的疾病都与内分泌的紊乱有很大的关系。

（13）通过手纹看肺活量的大小

一般来说，感情线与头脑线之间的距离有1厘米或超过1厘米，都代表肺活量大，而明显小于1厘米的人，肺活量小，身体体质和体能都差，极易患感冒、咳嗽、哮喘。肺活量小的人也就说明肺脏的功能比较弱，所以很容易出现肺脏的疾病。

面诊法

学会面诊，自己当医生

1. 中医中的"望诊"究竟是如何诊断疾病的

望诊是诊断学名词，系四诊之一。是指运用视觉观察病人的神色、形态、体表各部、舌体与舌苔、大小便和其他分泌物等，从而获取与疾病有关的辨证资料。一般以望神色为重点。

望其神色，可知五脏荣枯。《内经》将面色分为青、黄、赤、白、黑五色以内应五脏，青色属肝，黄色属脾，赤色属心，白色属肺，黑色属肾，若由正常颜色变成异常颜色，就是病态。《素问·脉要精微论》说："五色者，气之华也。赤欲如白裹朱，不欲如赭；白欲如鹅羽，不欲如盐；青欲如苍壁之泽，不欲如蓝；黄欲如罗裹雄黄，不欲如黄土；黑欲如重漆色，不欲如地苍。"这一论述是对面部五种正常颜色和异常病色的高度概括。正常五色的共同特征是色泽明润，异常五色的共同特征是晦暗不鲜。临床辨证不必拘泥五色对应五脏之说，应以气血津液的盈虚通滞为其依据，才能揭示病变本质。

2. 望面诊病的重点及临床意义是什么

望面诊病的说法，主要是观察面部的气色，中医说："看病必察色，察色必观面"。正常人的面色微黄，略红润而有光泽。患病时色泽异常，即是疾病变化的表现，称为病色。在临床上，望诊的重点就是观察五色，观察色相，即浮沉、泽夭、散抟及颜色的变化。

望面诊病不单是中医的重要诊病手段之一，对于我们现代医学临床来说，仍然具有重要的意义和价值。比如在测知人体正气的盛衰与疾病的性质、测知病变的部位、测知病因等，望面诊病皆是最简洁、迅速、有效的诊断手法。

通过观察面部色相诊病，则以色相浮为病浅，色相沉为病重；面色润泽则预示良好，面色夭枯则预示不良。

通过观察面部五色诊病，则黄赤色为风，黑青色为痛，白色为寒，黄而膏润为脓。

根据色域分布，还可判断出病患处所。脏腑在头面上的大体分布是：五脏一般分布在鼻，六腑分布于鼻子的两侧。

透过眼睛这扇窗看身体

人们常说，眼睛是心灵的窗户，因为从这里可以看出一个人内心的欢喜与悲伤。其实，不仅仅如此，眼睛还是健康的窗户，从这里也可以看出一个人的身体是否健康，如果有问题究竟问题出在什么地方。很神奇吧？赶快一起来了解一下吧。

看一个人的眼睛就首先要看这个人的眼睛有没有神，这是望诊中很重要的一部分。有个名词叫"炯炯有神"，这样的眼睛视物清楚，精采内含，神光充沛，这就是有神；如果白睛混浊，黑睛晦滞，没有精采，浮光暴露，是眼无神的表现。

如果眼睑微微有些肿，看上去好像有个蚕蛹卧在上面，这是水肿初起的表现。要是老年人出现下眼睑水肿，多为肾气虚衰的表现。如果眼眶凹陷，说明体内阴液被耗损，发热、久吐久泻导致脱水，就会出现这样的情况，不过也有可能是精气衰竭所导致的。如果眼球突起，同时伴有喘息，多是患有多年肺病，病情已经逐渐深入，发展成了肺心病，中医则认为这和肺胀有关；如果眼突，同时脖子有肿块，这要考虑甲状腺是不是有问题。

看完眼睛的形状，还要看眼睛的动态。目睛上视，不能转动，称戴眼反折，多见于惊风、痉厥或精脱神衰之重证。横目斜视是肝风内动的表现。眼睑下垂，称"睑废"。双睑下垂，多为先天性睑废，属先天不足，脾肾双亏。单睑下垂或双睑下垂不一，多为后天性睑废，因脾气虚或外伤后气血不和，脉络失于宣通所致。瞳仁扩大，多属肾精耗竭，为濒死危象。

下面要隆重推出关于眼睛的很重要的一个理论，它将眼睛的解剖位置和体内的脏腑结合了起来，可以帮助诊断、定位究竟是哪个脏腑出了问题，可以说也具备了"全息理论"的一个雏形。这就是"五轮学说"。

中医的"五轮学说"起源于《内经》。在《灵枢·大惑论》中说道："五脏六腑之精气，皆上注于目而为之精。精之窠为眼，骨之精为瞳子，筋之精为黑眼，血之精为络，其窠气之精为白眼，肌肉之精为约束，裹撷筋骨血气之精而与脉并为系，上属于脑，后出于项中。"大体指出了眼的各个部分与脏腑的关系。后代医家在此论述的基础上发展出将眼局部划分为五轮，分属于五脏，借以说明眼的解剖与生理、病理，并用于指导临床辨证论治，这就是五轮学说。之所以称为"轮"，是取其形圆如车轮，能灵活运动之意。目为肝之窍，心之使，五脏六腑之精气皆上注于目。中医有这样一句话：天之精气宿于星月，人之精气在于两目。可见，古代人是非常看重眼睛的。

风轮，指黑睛，也就是我们常说的黑眼珠，和人体的肝相对应。这是由于肝属风主筋，筋之精为黑睛。肝与胆相表里，风轮病变多与肝或胆有关。在正常情况下，肝气和顺，肝阴充足，则黑睛色青而有光泽。一般来说角膜病变均属风轮范畴。比如说病毒性角膜炎，最常见的病因为肝胆湿热，治疗就应该从肝胆论治。如果角膜出现溃疡，其中表面白色者为肝热，带黄色者为肝脾湿热，角膜溃疡表面较清洁，或呈灰色，为气虚或肝阴不足，后者常伴有淡红色的角膜新生血管。

水轮，就是指瞳子，因为肾属水，主骨生髓，骨之精为瞳仁，所以水轮和肾相对应。肾与膀胱相表里，故水轮病变多与肾或膀胱有关。正常人的瞳孔应该色黑有神，目光炯炯有神，这说明体内肾阴肾阳肾精都很充足。在中医学中，瞳神疾病范围比较广，病种多，疾病的变化也很复杂。所以，有的时候应该把病史、症状、体征都搞清楚，将全身与眼局部的变化紧密结合起来，四诊合参，才能得出可靠的结论。

气轮，指白睛，就是指白眼珠，因为肺主气，气之精为白睛，和人体的肺相对应。肺与大肠相表里，气轮病变多与肺或大肠有关。身体健康的时候，肺气充沛调顺，外邪不易侵入，则白睛色白而润泽。白睛疾病以急性发病多见，中医认为这是由于风热外袭所致，临证时常见结膜红、分泌物多，治疗以祛风清热为原则。如果眼分泌物深黄而干结，说明肺有实热；如果眼部分泌物淡黄而稀薄，则说明为肺有虚热。要是白睛出现充血肿胀，多属于肺热郁结或郁火上犯于肺。

血轮，就是指眼睛的内外眼角的血络，对应人体的心。这是因为心主血，血之精为络。心与小肠相表里，血轮的病变一般与心或小肠有关系。在正常的情况下，血脉流畅，则内眦部血管红活而有光采。如果眼睛内眦部充血、刺痛，多为心火上炎所致。要是眼睛的内眦部红肿流脓，多为心火炽盛，兼有瘀滞引起的。

肉轮，是指上下眼睑，对应人体的脾。这是因为脾主肌肉，肌肉之精为约束（眼睑）。脾与胃相表里，故肉轮病变多与脾胃关系密切。正常情况下，脾胃消化吸收与运化的功能正常，那么眼睑也就色黄丰润而有光泽。如果眼睑下垂，或者是发红、肿胀等，就说明脾胃的功能出问题了。比如说老年人很多有眼睑下垂的现象，这是由于年老体衰，脏腑阴精不足，脾气虚，中阳不足，脾阳不升，睑肌失养，所以才会有眼睑松弛下垂的现象。如果眼睑有红肿热的现象，说明脾胃有积热。要是眼睑湿烂、痒痛，多为脾有风湿热。睑结膜颜色变淡，多为脾虚血少，可见于各种原因的贫血患者。

中医认为"轮属标，脏属本，轮之有病，多由脏失调所致"，五轮分属五脏，如果五脏有病必然会表现于五轮。也就是说如果我们在五轮部位发现病变，那说明相应的五脏也必然有病。在五轮学说里，我们不难找到生物全息理论的影子，这可是两千多年前就发现的。所以说，五轮学说是中国古代医家给我们留下的宝贵学术遗产，我们应该让它不断传承和发展下去，继续为人类的健康事业做出贡献。

眉毛可以反映五脏盛衰

很多人只知道眉毛对外貌的影响非常大，不同的眉形会让一个人的气质发生很大的变化，却很少有人知道眉毛对于健康的意义。中医认为，眉毛能反映五脏六腑的盛衰。《黄帝内经》中有这样的记载："美眉者，足太阳之脉，气血多；恶眉者，血气少；其肥而泽者，血气有余；肥而不泽者，气有余，血不足；瘦而无泽者，气血俱不足。"这就是说，眉毛属于足太阳膀胱经，其盛衰依靠足太阳经的血气。眉毛长粗、浓密、润泽，反映了足太阳经血气旺盛；眉毛稀短、细淡、脱落，则是足太阳经血气不足的象征。眉又与肾对应，为"肾之外候"，眉毛浓密，则说明肾气充沛、身强力壮；眉毛稀淡恶少，则说明肾气虚亏、体弱多病。

我们经常会看到一些老年人的眉毛非常稀疏甚至几乎没有，这就是气血不足、肾气虚弱的表现，也有的老人眉毛比较浓密，这样的老人一般身体也比较硬朗。如果年轻人眉毛过早脱落，就说明气血早衰，是很多病证的反应，其中最为严重的要数麻风病了。瘤型麻风病的先兆就是眉毛脱落，开始是双眉呈对称型稀疏，最后全部脱落。

另外，两眉之间的部位叫印堂，又称"阙中"，在疾病的诊断和治疗上也特别有价值。我们看电视的时候经常看到有算命先生说"你印堂发黑，近日必有大祸"，就是指的这个地方。民间也认为印堂发黑是不好的征兆。《黄帝内经·灵枢·五色》中说"阙上者，咽喉也；阙中者，肺也"。可见，印堂可以反映肺部和咽喉疾病。肺气不足的病人，印堂部位呈现白色；而气血郁滞的人，则会变为青紫色。

耳朵颜色与疾病的关系

中医认为，耳为肾所主，肾开窍于耳，心气也通于耳。耳部为宗脉之所聚，胃、膀胱、三焦、胆等经气皆上通于耳，其病候也皆反映于耳，所以，耳诊已成为中医诊断学体系中的重要组成部分。

有些医学专家把耳朵喻为微型人体，人体的每一个组织器官均可在耳朵上找到相应的穴位，当这些组织器官发生病变时，这些穴位也必然产生相应的改变。就是说，望耳可以断病，耳朵能告诉人们很多疾病的信号。耳朵的正常颜色微黄而红润，与面部肤色大体一致。若其颜色发生异常，则可能是由某种疾病所致。

（1）色白，耳郭淡白无血色，为寒证、虚证。可见于感受风寒，或寒邪内伤脏腑，或气血亏虚，或肾气虚衰等证。多见于贫血、失血症及慢性消耗性疾病。

耳朵局部见到点状或片状白色隆起，光泽发亮，或边缘红，多为慢性疾病在耳穴上的反应。如胃区呈不规则的白色隆起，可能有慢性浅表性胃炎；耳郭肺区色白疑为肺气肿；支气管区色白，可能为慢性支气管炎；心区水肿色白，伴有心区生理凹陷度消失，多为冠心病、风湿性心脏病；胆区片状色白，可能为慢性胆囊炎、胆石症；肝区呈色白片状隆起，可能为慢性肝炎、肝大；肾区色白肿胀，多为肾积水；肾区位置下移，肾与输尿管区见白色隆起，多为肾下垂；阑尾穴呈片状色白隆起，多为慢性阑尾炎；附件区见白色条片状隆起，可能为附件炎；三角窝色白水肿，可能为功能性子宫出血；内鼻区呈白色片状隆起，疑为过敏性鼻炎。

（2）色红，耳郭颜色加深，呈鲜红或暗红色，为热证，如各种急性热病。如果伴有红肿疼痛，则为肝胆热盛，或火毒上攻，可见于耳郭炎症、疖肿、湿疹或中耳炎等。

耳朵局部区域呈点状、片状或不规则红润，如果颜色鲜红多见于急性病症、痛证疾病；如果颜色暗红或淡红，则多见于疾病的恢复期或病史较长的疾病。例如，胃区呈现点状或片状红润，界限不清，多为急性胃炎，如果界限清楚则多见于胃溃疡活动期；胃区片状白色隆起中有点、片状红润，多为慢性胃炎急性发作；十二指肠穴上如果见点状红润，边缘整齐，或侵及耳轮脚中缘，可能为十二指肠溃疡活动期；若见片状红润，边缘不清，不侵及耳轮脚上缘，则多为十二指肠球炎；大肠区呈片状充血，可能为肺结核活动期；心区大片不规则凹凸不平，颜色暗红，可见于风湿性心脏病；腰肌部位片状红润，可能为腰肌劳损；腰椎区片状红润或暗红色，多为腰棘间韧带、椎旁韧带劳损；扁桃体穴片状隆起，红润或暗紫，可能有慢性扁桃体炎；三角窝处红润，可能为白带过多。

（3）耳背上见到红色脉络，并伴耳根发凉多为麻疹先兆。

（4）耳轮焦黑、干枯为肾精亏极的征象。

（5）耳垂经常潮红为多血质体质者。由于受寒，耳垂变为紫红色，就会肿胀发展为溃疡，还容易生痂皮，这是体内糖过剩的表现，易患糖尿病。

（6）耳垂青色为房事过多的表现。

鼻子告诉我们的秘密

大家都知道，鼻子是人的嗅觉器官，同时也是呼吸器官的一部分。但是鼻子还有些小秘密，这可不是人人都知道的。

我们先来看看鼻子的组成吧。鼻子由外鼻、鼻腔和鼻窦三部分组成。其中外鼻就是突出于面部的那部分，由鼻骨、鼻软骨和软组织构成，因为突起于面部，所以很容易受到外伤。在鼻尖与鼻翼的软组织部分，是痤疮、酒渣鼻的好发部位，如果发炎的话是会很疼的。有些人在脸上长痘痘的时候，很喜欢去挤，千万不要这样做，因为这样很容易造成感染，面部的血管很丰富，尤其是在"危险三角区"，更不能随便乱挤，弄不好的话，这些细菌会进入颅内，严重的还会危及生命。所以千万不要再随便挤痘痘了。所以把它叫作"危险三角区"是有一定道理的。

说完外鼻，再来说说鼻腔。鼻腔的前部称鼻前庭，有鼻毛，并富有汗腺和皮脂腺，如果毛孔堵塞，就很容易生疖子。鼻腔的顶部是颅前窝底部一部分，较薄，与硬脑膜相连甚紧，有嗅神经通过。鼻的内侧为鼻中隔，其下前方有丰富的血管网，鼻腔外侧壁表面不规则，有3个垂向下方的突出部，分别称为上鼻甲、中鼻甲和下鼻甲。各鼻甲的下方的空隙称为鼻道，即上、中、下鼻道。鼻甲内侧与鼻中隔之间的空隙称总鼻道。在下鼻道有鼻泪管开口，在中鼻道有额窦、前筛窦及上颌窦开口，在上鼻道有后筛窦和蝶窦的开口。在这里想告诉大家的是，平时不要总挖鼻孔，这不是说由于不雅的原因，更重要的是这会影响身体健康。鼻子作为呼吸器官，一刻不停地在工作，在吸进氧气的同时，存在于空气中的细菌、病毒、微生物也统统混了进来。鼻毛就是我们身体的第一道防线，会自动清理异物，然后排出。虽然这种功能是有限的，但毕竟也是一个屏障。如果总挖鼻孔，很容易损伤毛囊，造成鼻毛脱落。另外在这个过程中，如果碰到了毛细血管，或者是小血管，还会引起鼻子出血。所以大家一定要改掉总挖鼻孔这个坏习惯。

开口闭口都能知健康

首先，来一起看看嘴唇能告诉我们一些什么样的健康秘密。嘴唇的黏膜薄而透明，因此，这里更容易观察色泽的变化。虽然说当体内有什么改变的时候，这里的色泽变化应该与面部的变化是一致的，但是这里的变化会比面色更为明显。

正常情况下的嘴唇应该是红而鲜润的。如果不是这种情况，说明什么问题呢？

如果唇色变得深红，说明体内可能有实证、热证，比如说胃火太旺的时候，就会出现嘴唇变成深红色，而且会伴有口渴、欲饮冷饮、大便干燥等症状。如果嘴唇的颜色是淡红的，那说明身体比较虚，或者是比较寒，这样的人一般还会比较怕冷，经常是手脚冰凉的，女性相对来说多见一些。如果唇色深红而且看上去似乎又干又焦的，说明体内的邪热太盛了，已经损伤了身体的津液。如果唇色嫩红，代表身体内部阴虚火旺。如果口唇颜色变成淡白色了，说明身体气血两虚，部分贫血的患者可以出现这种情况。如果口唇变成青紫色，说明阳气虚衰，血行郁滞。

假如嘴唇干枯皲裂，这是由于津液已伤，唇失滋润造成的，可以见于发热的患者，急性肠炎的患者由于腹泻脱水也会出现这种情况，或者处于高温环境中的人，没有及时补充水分，也会出现嘴唇干枯皲裂的现象。

对于口唇糜烂者，多是由脾胃积热，热邪灼伤口唇造成的。唇内溃烂，颜色淡红，疼痛不是很明显，多为虚火上炎。唇边生疮，红肿疼痛，为心脾积热引起的。舌头上长溃疡的话，一般情况和嘴上的一样。

看完了嘴唇的颜色，接下来还要看看口唇的形态。正常人的是什么样子自然不必说了，下面介绍几种比较特殊的情况。

口噤是指口闭而难张。如口闭不语，兼四肢抽搐，多为痉病或惊风；如果伴有半身不遂者，为中风入脏，属于重证。

口撮是指上下口唇紧聚之形。常见于孩子脐风或成人破伤风。

口僻是指口角或左或右歪斜之状，为中风，包括现代医学所说的周围性面神经麻痹，也包括脑出血、脑梗死等脑血管疾病。

口张是指口开而不闭。如口张而气但出不返者，是肺气将绝的表现，有些患者在临终之前会有这样的表现。

张开嘴以后，牙齿和牙龈的变化也能告诉我们身体的健康状况。

首先来说说牙齿。如果牙齿润泽，说明体内的津液没有受到损伤。如果牙齿干燥，说明胃津受伤，不能滋润牙齿；假如牙齿很干燥，看上去就像是石头，没有润泽的感觉，那就说明胃肠热太盛，对津液的损伤很严重；要是牙齿看上去极为干燥，就好像是干枯的骨头一样，一点润泽的感觉也没有，这说明人体的肾精已经枯竭，根本不能上荣于牙齿了。如果牙齿松动或者稀疏，牙根都露出来了，多是属于肾虚或虚火上炎造成的。如果患者出现咬牙磨牙，是肝风内动之征。如果孩子在梦中磨牙，多为胃热或虫积引起的。

再来看看牙龈，正常的牙龈应该是颜色鲜红而有润泽感。如果牙龈变成淡白，是血虚不荣的表现，可见于贫血的患者；如果红肿、疼痛，或者伴有出血多，属于胃火太旺，胃火上炎所致。如果牙龈只是稍微有点红，微微有点肿，可能有一点牙缝出血，但是不痛，这多为肾阴不足，虚火上炎引起的；如果牙龈颜色淡白而不肿痛，牙缝出血者，为脾虚不能统摄血液而造成出血。要是牙龈腐烂，流腐臭血水者，是牙疳病，需到医院就诊。

有的人深受口臭的困扰，因为一张口说话，嘴里的臭味就会散发出来，不仅让对方觉得很难闻，而且让自己也觉得很尴尬。口臭多见于口腔本身的病变或胃肠有热之人。口腔疾病能引起口臭的，有牙疳、龋齿或口腔不洁等。胃肠有热引起口臭的，多见胃火上炎、宿食内停或脾胃湿热之证。胃火比较旺的人一般食欲比较好，吃得比较多，但是还总会觉得饿，胃中有烧灼感，有的还有牙龈肿痛、大便干燥秘结、小便短赤等现象。这样的朋友，平时可以适当吃些黄瓜、苦瓜这些能清胃火的食物，不要吃那些辛辣油炸的食物，才有助于改善症状。

有的时候嘴里明明没吃什么东西，但是会觉得有味，这就属于口中的异常味觉。如果觉得嘴里甜甜的，多见于脾胃湿热证，这时可能还会伴有脘腹痞闷、纳呆呕恶、便溏尿黄、肢体困重等症状。如果嘴里觉得黏腻，多属湿困脾胃，同时可能伴有脘腹痞闷胀痛、食欲差、便溏、不想喝水、头身困重等症状。如果口中泛酸，可见于肝胆蕴热证，多伴有胁肋胀痛，或有痞块，腹胀，食欲差，大便不调，小便短赤等。假如口中觉得有酸腐味道，多见于伤食证，也就是食积。如果嘴里觉得苦，这是热证的表现，可见于火邪为病和肝胆郁热之证。如果嘴里觉得有咸味，多属肾病及寒证。要是吃什么都觉得没味，这叫作"口淡乏味"，多是由于脾胃气虚导致的。

咽喉疾患的症状比较多，这里仅介绍一些常见表现。比如咽喉红肿，同时伴有疼痛，多属肺胃积热，熏蒸咽喉所致，急性咽炎的时候可以出现这种情况；假如咽喉不但红肿，而且出现溃烂，有黄白脓点，是热毒极深的表现，常见于化脓性扁桃体炎；若嗓子鲜红娇嫩，但是肿痛不明显，说明阴虚火旺，由于虚火上灼咽喉引起。

如果咽部两侧红肿突起，形似乳头，状如蚕蛾，中医称为"乳蛾"，是肺胃热盛，外感风邪，凝滞咽喉而成，治疗的时候要用清热解毒的药物来治疗。假如嘴里靠近嗓子的部位有灰白色假膜，擦之不去，重擦出血，随即复生者，是白喉，因其有传染性，故又称"疫喉"。

如果你去看中医大夫，大夫经常会问你渴不渴啊？想不想喝水啊？这也是有原因的，因为，通过口渴与饮水的情况，可以反映身体内部津液的盛衰和输布情况以及病症的寒热虚实。这到底是怎么回事呢？一起来看看吧。

如果口不渴，这说明体内的津液未伤，一般见于寒证或无明显热邪之证。

如果总是口渴，这说明体内的津液不足或输布障碍所致。临床可见以下几种情况。

（1）口渴多饮：就是说病人口渴明显，饮水量多。多见于实热证，消渴病，以及发汗、呕吐、腹泻后。由于这些疾病使得津液大伤，因此出现口渴多饮的表现。

（2）渴不多饮：意思是说病人虽有口干或口渴的感觉，但又不想喝水，就算喝水也喝不了多少。这是津液轻度损伤或津液输布障碍的表现。可见于阴虚、湿热、痰饮、瘀血等证。一般体内有痰饮的患者口渴喜欢喝热水，但是也喝不了多少，或者一喝水就会吐。有瘀血存在体内的患者喝水的时候就像是漱口，只想湿润一下口腔，根本不想咽下去。

中医还很看重患者的食欲与食量，因为这和脾胃的功能密切相关，中医把脾看作是后天之本，脾胃是气血生化之源，通过问饮食，可以判断患者脾胃功能的强弱、疾病的轻重及预后。

食欲减退，中医称为"纳呆""纳少"，意思是说患者不思进食。厌食又称恶食，即厌恶食物。不思饮食与厌恶食物，大体上有两种情况，一是不觉得饥饿，所以不想吃；二是虽然觉得饿，但是不想吃或厌恶食物。不管是食欲减退还是厌食，都是由于脾胃不和，消化吸收功能减弱所引起的。具体来说，如果食欲减退，患者不想吃东西，食量减少，多见于脾胃气虚、湿邪困脾等证。如果是厌食，多是由于伤食导致的。如果女性在怀孕初期出现厌食呕吐，中医称其为"妊娠恶阻"。再有就是饥不欲食，是患者感觉饥饿而又不想进食，或进食很少，亦属食欲减退范畴。一般胃阴不足的患者会出现这种情况。

多食易饥，是指患者食欲亢进，食量较大，刚吃完不长时间又觉得饥饿，中医称其为"消谷善饥"，临床多伴有身体逐渐消瘦等症状。这是由于胃的腐熟功能太过导致的。可见于胃火亢盛、胃强脾弱等证。亦可见于消渴病。甲亢患者、糖尿病患者可能会有这样的表现。

饮食偏嗜，是指嗜食某种食物或某种异物。其中偏嗜异物者，又称异嗜，若孩子喜吃泥土、生米等异物，可能是体内有寄生虫了。若已婚女性出现停经而且嗜食酸味，要考虑可能怀孕了。

此外，还应注意进食情况如何。如病人喜进热食，多属寒证；喜进冷食，多属热证。进食后症状有所缓解，多是虚证的表现；如果进食后症状反而加重，多属实证或虚中夹实证。疾病过程中食欲渐复，表示胃气渐复，预后良好；反之，食欲渐退，食量渐减，表示胃气渐衰，预后多不良。如果病人病情危重，已经有一段时间不怎么吃东西了，突然有一天能吃东西了，而且还比较能吃，其实这并不是好现象，是脾胃之气将绝的危象，中医称"除中"。实际上是中气衰败，死亡前兆，属"回光返照"的一种表现。

舌头——最灵敏的探测仪

舌头不仅仅能起到搅拌食物，品尝美味的作用，舌头的形态色泽还能提示人体的身体状况，这是怎么回事呢？

中医认为，舌与内脏的联系，主要是通过经脉的循行来实现的。心、肝、脾、肾等脏及膀胱、三焦、胃等腑均通过经脉、经别或经筋与舌直接联系。至于肺、小肠、大肠、胆等，虽与舌无直接联系，但通过表里经相配，这些脏腑的经气也可以间接通于舌。所以说，在生理上，脏腑的精气可通过经脉联系上达于舌，发挥其营养舌体并维持舌的正常功能活动的作用。在病理上，脏腑的病变也必须影响精气的变化而反映于舌。

古人通过实践总结，认为舌体和内脏之间是有相互对应的关系的。具体划分法有下列三种。

以脏腑分属诊舌部位：心肺位于躯干上部，所以舌尖主心肺；脾胃居于中部，故以舌中部主脾胃；肾在下部，因此舌根部主肾；肝胆位居躯体之侧，故以舌边主肝胆，左边属肝，右边属胆。这种说法，一般用于内伤杂病，也就是除了感冒、中暑等感受外邪引起的外感病之外，都可以用这个方法来定位。这也是中医大夫看舌头最常用的定位方法。

以三焦分属诊舌部位：以三焦位置上下次序来分属诊舌部位，舌尖主上焦，舌中部主中焦，舌根部主下焦。这种分法常用于外感病变。

以胃脘分属诊舌部位：以舌尖部主上脘，舌中部主中脘，舌根部主下脘。这种分法，一般用于胃肠病变。

观察舌头主要包括两部分内容，一为舌质，二为舌苔。

正常情况下的舌头应该是"淡红舌、薄白苔"。具体来讲，就是舌体柔软，运动灵活自如，颜色淡红而红活鲜明；其胖瘦、老嫩、大小适中，无异常形态；舌苔薄白润泽，颗粒均匀，薄薄地铺于舌面，揩之不去，其下有根与舌如同一体，干湿适中，不黏不腻等。这便是正常的舌象。

1. 望舌质

（1）舌神

舌神反映了脏腑、气血、津液的盛衰，关系到疾病预后。如果舌的运动灵活，舌色红润，鲜明有光泽、富有生气，是谓有神，即使有病也说明身体基本状况还好。舌的运动不灵，舌质干枯，晦暗无光，就属于无神，说明病情凶险。

（2）舌色

淡红舌：舌色白里透红，淡红适中，不深不浅，说明心气充足，阳气布化，气血上荣于舌，为正常舌色。

淡白舌：如果舌色浅淡，甚至全无血色，称为淡白舌。主虚寒或气血双亏。由于阳虚生化阴血的功能减退，推动血液运行的力量也会随之减弱，以致血液不能营运于舌中，故而舌色浅淡而白。

红舌：舌色鲜红，较淡红舌为深，称为红舌。这是由于体内热盛，导致气血沸涌、舌体脉络充盈，则舌色鲜红，可见于实热证或虚热证。

绛舌：绛为深红色，较红舌颜色更深浓，称为绛舌。热入营血或阴虚火旺均可引起绛舌，热度较红舌者更为严重。

紫舌：紫舌是由于血液运行不畅，体内形成瘀血所造成的。热盛伤津，气血壅滞，多表现为绛紫而干枯少津。寒凝血瘀或阳虚生寒，舌淡紫或青紫湿润。

青舌：舌色如皮肤暴露之"青筋"，全无红色，称为青舌，古书形容如水牛之舌。这是由于阴寒邪盛，阳气不宣，血液瘀滞，所以才出现舌色发青。寒凝阳郁，或阳虚寒凝，或内有瘀血者，都可以出现青舌。

（3）舌形

是指舌体的形状，包括老嫩、胖瘦、胀瘪、裂纹、芒刺、齿痕等异常变化。

苍老舌：舌质纹理粗糙，形色坚敛，谓苍老舌，属实证。

娇嫩舌：舌质纹理细腻，其色娇嫩，其形多浮胖，称为娇嫩舌，多主虚证。

胀大舌：分胖大和肿胀两种。舌体较正常舌大，甚至伸舌满口，或有齿痕，称胖大舌，多因水饮痰湿阻滞所致。舌体肿大，胀塞满口，不能缩回闭口，称肿胀舌，多因热毒、酒毒致气血上壅，致舌体肿胀，多为热证或中毒病证。

瘦薄：舌体瘦小枯薄者，称为瘦薄舌。总由气血阴液不足，不能充盈舌体所致。出现瘦薄舌，为气血两虚或阴虚火旺。

芒刺：舌面上有软刺（即舌乳头），是正常状态，但是如果舌面软刺增大，高起如刺，摸之刺手，称为芒刺舌。多因邪热亢盛所致。芒刺越多，邪热越甚。根据芒刺出现的部位，可分辨热在哪个内脏，比如舌尖有芒刺，多为心火亢盛；舌边有芒刺，多属肝胆火盛；舌中有芒刺，主胃肠热盛。

裂纹：舌面上有裂沟，而裂沟中无舌苔覆盖者，称裂纹舌。

多因精血亏损，津液耗伤，舌体失养所致。故多主精血亏损。但是，大概有 5% 的健康人在舌面上有纵横向深沟，其裂纹中多有舌苔覆盖，这是先天性舌裂，身体无其他不适，与裂纹舌不同。

齿痕：舌体边缘有牙齿压印的痕迹，故称齿痕舌，因为看上去像裙子的花边，所以也叫裙边舌。其成因多由脾虚不能运化水湿，以致湿阻于舌而舌体胖大，受齿列挤压而形成齿痕。齿痕常与胖嫩舌同见，主脾虚或湿盛。

（4）舌态

指舌体运动时的状态。正常舌态是舌体活动灵敏，伸缩自如，病理舌态主要有以下几种。

强硬：舌体板硬强直，运动不灵，以致语言謇涩不清，称为强硬舌。多是由于热扰心神、舌无所主或高热伤阴、筋脉失养，或痰阻舌络所致。多见于热入心包，高热伤津，痰浊内阻，中风或中风先兆等证。

痿软：舌体软弱、无力屈伸、痿废不灵，称为痿软舌。多因气血极虚，筋脉失养所致。可见于气血俱虚，热灼津伤，极度阴亏等证。

舌纵：舌伸出口外，内收困难，或不能回缩，称为舌纵。是由于舌的肌肉经筋松弛所致。可见于实热内盛、痰火扰心及气虚的患者。

短缩：舌体紧缩而不能伸长，称为短缩舌，是病情危重的征候。寒凝筋脉，舌收引挛缩；或内阻痰湿，引动肝风，风邪挟痰，梗阻舌根；或热盛伤津，筋脉拘挛；或气血俱虚，舌体失于濡养温煦等都可以引起舌体短缩。

麻痹：舌有麻木感而运动不灵的，叫舌麻痹。要是没有原因出现舌麻，时作时止，是心血虚的表现；若舌麻而时发颤动，或有中风症状，是肝风内动之候。也有些药物可能引起出现舌麻的现象。

颤动：舌体震颤抖动，不能自主，称为颤动舌。多因气血两虚、筋脉失养或热极伤津而生风所致。

歪斜：伸舌偏斜一侧，舌体不正，称为歪斜舌。多见于中风证或中风先兆。这是由于病邪阻滞一侧经络或经筋，使得病侧舌肌弛缓，所以舌向健侧偏斜。

吐弄：舌常伸出口外者为"吐舌"；舌不停舐上下左右口唇，或舌微出口外，立即收回，皆称为"弄舌"。二者合称为吐弄舌，这是由于心脾有热，灼伤津液，以致筋脉紧缩，频频动摇。弄舌常见于孩子智能发育不全。

2. 望舌苔

正常的舌苔是由胃气熏蒸而形成的，所以，舌苔的变化可以反映出胃气的盛衰。病理舌苔的形成，一是胃气夹饮食积滞之浊气上升而生，二是由邪气上升形成的。

（1）苔质

厚薄：厚薄以"见底"和"不见底"为标准。如果能透过舌苔隐约可见舌质的为见底，为薄苔，属正常舌苔。如果患者出现薄苔，说明为疾病初起或病邪在表，病情较轻。不能透过舌苔见到舌质的为不见底，即是厚苔。多为病邪入里，或胃肠积滞，病情较重。舌苔由薄而厚，多为正不胜邪，病邪由表入里，病情由轻转重，为病势发展的表现；舌苔由厚变薄，多为正气来复，病情由重转轻，病势退却的表现。

润燥：舌面润泽，干湿适中，是润苔，表示津液未伤；若水液过多，摸上去湿而滑利，甚至伸舌涎流欲滴，称为滑苔。说明体内有湿或有寒，多见于阳虚而痰饮水湿内停的患者。若望之干枯，摸上去没有津液，为燥苔，由津液不能上承所致。多见于热盛伤津，阴液不足，阳虚水不化津，燥气伤肺等证。舌苔由润变燥，多为燥邪伤津，或热甚耗津，表示病情加重；舌苔由燥变润，多为燥热渐退，津液渐复，说明病情好转。

腐腻：苔厚而颗粒粗大疏松，形如豆腐渣堆积舌面，可以揩去，称为"腐苔"。因体内阳热有余，蒸腾胃中腐浊之气上泛而成，常见于痰浊、食积，且有胃肠郁热之证。苔质颗粒细腻致密，揩之不去，刮之不脱，上面罩一层黏液，称为"腻苔"。多因脾失健运，湿浊内盛，阳气被阴邪所抑制而造成，多见于痰饮、湿浊内停等证。

剥落：患者舌本有苔，忽然全部或部分剥脱，可以见到舌体，称剥落苔。若全部剥脱，不生新苔，光洁如镜，称镜面舌、光滑舌。由于胃阴枯竭、胃气大伤、毫无生发之气所致，是属于胃气将绝的危险证候。若舌苔剥脱不全，剥处光滑，余处斑斑驳驳地残存舌苔，称花剥苔，也叫地图舌，是胃之气阴两伤所致。舌苔从有到无，是胃的气阴不足，正气渐衰的表现；舌苔剥落之后，再生薄白苔，为邪去正胜，胃气渐复的好现象。假如舌苔骤长骤退，多为病情突变的征象，需要引起注意。

有根苔与无根苔：无论苔之厚薄，若紧贴舌面，似从舌里生出者是为有根苔，又叫真苔；若苔不着实，似浮涂舌上，刮之即去，非如舌上生出者，称为无根苔，又叫假苔。有根苔表示病邪虽盛，但胃气未衰；无根苔表示胃气已衰。

总之，观察舌苔的厚薄可知病的深浅；舌苔的润燥，可知津液的盈亏；舌苔的腐腻，可知湿浊等情况；舌苔的剥落和有根、无根，可知气阴的盛衰及病情的发展趋势等。

（2）苔色

白苔：一般常见于表证、寒证。由于外感邪气还没有传到身体里面，舌苔还没有出现明显变化，仍为正常之薄白苔。若舌淡苔白而湿润，常是里寒证或寒湿证。但在特殊情况下，白苔也可以是热证的表现。如舌上满布白苔，如白粉堆积，但是不干燥，这为"积粉苔"，是由外感秽浊不正之气，毒热内盛所致。常见于温疫或内痈。如果苔白燥裂如砂石，摸上去有粗糙感，称"糙裂苔"，是由于湿病迅速化热，内热暴起，津液暴伤，苔还没来得及变黄而里热已经很盛了，常见于温病或误服温补之药。

黄苔：一般主里证、热证。由于热邪熏灼，所以苔现黄色。淡黄热轻，深黄热重，焦黄热结。外感病，舌苔由白转黄，是表邪入里化热的征象。若苔薄淡黄，为外感风热表证或风寒化热。如果舌淡胖嫩，而舌苔黄滑润，则多是阳虚水湿不化，而不是热证。

灰苔：灰苔即浅黑色。常由白苔晦暗转化而来，也可与黄苔同时并见。常见于里热证，但也可见于寒湿证。苔灰而干，多属热炽伤津，可见于外感热病，或阴虚火旺。苔灰而润，见于痰饮内停，或为寒湿内阻者。

黑苔：黑苔多由焦黄苔或灰苔发展而来，一般来讲，所主病证无论寒热，多属危重。苔色越黑，病情越重。如苔黑而燥裂，甚至有芒刺，为热极津枯；舌中苔黑而燥，是肠燥屎结，或胃将败坏之兆；舌根部出现黑苔，说明下焦热甚；黑苔见于舌尖者，是心火太旺；苔黑而滑润，舌质淡白，为阴寒内盛，水湿不化；如果苔黑而黏腻，为痰湿内阻。

以上这些，是关于舌诊的基本知识，但在观察舌的时候要注意以下几点。

伸舌姿势：望舌时要求患者把舌伸出口外，充分暴露舌体。口要尽量张开，伸舌要自然放松，毫不用力，舌面应平展舒张，舌尖自然下垂。望舌顺序：望舌应循一定顺序进行，一般先看舌苔，后看舌质，按舌尖、舌边、舌中、舌根的顺序进行。光线：望舌应以充足而柔和的自然光线为好，面向光亮处，使光线直射口内，要避开有色门窗和周围反光较强的有色物体，以免舌苔颜色产生假象。饮食：饮食对舌象影响也很大，常使舌苔发生变化。比如说刚吃完饭，由于咀嚼食物反复摩擦，可使厚苔转薄；刚刚喝完水，可使舌面湿润；过冷、过热的饮食以及辛辣等刺激性食物，常使舌色改变。此外，某些食物或药物会使舌苔染色，出现假象，这在中医学中称为"染苔"。

知道了这些方法，你也可以为自己和家人朋友诊断病情了，再也不用求助于他人了。

其他自诊法

皮肤——最直观的健康报表

皮肤作为我们身体的最外面的一层防御，经常风吹日晒，有时也会对皮肤用点润肤露或防晒霜，可能很少有人想过皮肤还能反映人体的健康状况。

中医是一种很神奇的疗法，这是因为自产生之初，中医就对人体、对自然、对周围的一切，进行着深入细致的观察，并总结其中的规律，以此来诊断、治疗和预防疾病。

古代医家总结出来我们皮肤的不同颜色和状态，说明身体里面有了不同的变化，虽然可能还没有什么症状，但是疾病已经开始萌芽了。下面不妨一起来了解一下吧。

观察皮肤的首要一点就是要观察皮肤的颜色与光泽。古人把颜色分为五种，即青、赤、黄、白、黑，称为五色诊。五色诊的部位既有面部，又包括全身，所以有面部五色诊和全身五色诊。但由于五色的变化在面部表现最明显，因此，常以望面色来阐述五色诊的内容。

看人面部颜色的时候，首先要注意识别常色与病色。

常色是人在正常生理状态时的面部色泽。常色又有主色、客色之分。所谓主色，是指人终身不改变的基本肤色、面色。由于民族、禀赋、体质不同，每个人的肤色不完全一致。我国人民属于黄色人种，一般肤色都是微黄的，所以古人以微黄为正色。在此基础上，有些人可有偏白、较黑、发红等差异。人生活在自然界中，必须与自然环境相适应，由于生活条件的变动，人的面色、肤色也相应变化，这就叫作客色。比如，随着四季、昼夜、天气等天时的变化，面色也会发生相应改变。再如，由于年龄、饮食、起居、寒暖、情绪等变化，也可引起面色变化，这些也属于客色。但是，不论主色还是客色，都是属于正常的，它们有共同的特征，那就是明亮润泽、隐然含蓄。中医一般认为健康人的肤色应该是红黄隐隐、明润含蓄的。

病色是指人体在生病时的面部颜色与光泽，可以认为除上述常色之外，其他一切反常的颜色都属于病色。病色有青、赤、黄、白、黑五种。现将五色主病分述如下。

1. 青色

青色为经脉阻滞、气血不通之象。中医认为寒邪主收引、凝滞，如果寒邪太盛而留于血脉，就会引起气滞血瘀，导致面色发青。经脉气血不通，不通则痛，故痛也可见青色。肝主疏泄，如果肝有病，气机失于疏泄，气滞血瘀，也会出现青色。肝病血不养筋，则肝风内动，故惊风（或欲作惊风），面色也会发青。

如果面色青黑或苍白淡青，多属阴寒内盛；面色青灰，口唇青紫，多属心血瘀阻，血行不畅；孩子高热的时候，如果出现面色青紫，以鼻柱、两眉间及口唇四周明显，这是惊风的先兆。

总之，青色一般是寒证、痛证、瘀血证、惊风证、肝病的表现。

2. 赤色

面色发赤，一般认为是身体里面有热。人体的气血得热则行，热盛而血脉充盈，气血上荣于面，故面色红赤。

不过，热证有虚实之别。实热证，满面通红，而且会伴有息粗声高、大便干燥、小便发黄等症状；虚热证，仅两颧嫩红，多会伴有口干口渴、五心烦热等症状。此外，如果在病情危重之时，面红如妆者，属于戴阳证，是精气衰竭，阴不敛阳，虚阳上越所致，是病情危重的表现。

3. 黄色

黄色是脾虚湿蕴的表现。中医认为脾主运化，运化的物质一为水湿，二为身体摄入的水谷的精华部分。如果脾虚，运化功能减弱，就会导致水湿不化，或者水谷精微不得化生气血，致使肌肤没有了气血的营养，所以出现黄色。简单地说，皮肤黄色有湿证和虚证两种。

面色淡黄憔悴，中医称为萎黄，多属脾胃气虚，是由于营血不能上荣于面部所致，可见于贫血、营养不良的患者。

面色发黄而且虚浮，称为黄胖，多属脾虚失运，湿邪内停所致。

面色黄而鲜明，好像是橘皮那种颜色，称为阳黄，为湿热熏蒸所致。有些黄疸患者会有这种面色。

面色黄而晦暗，好像是烟熏过的一样，称为阴黄，为寒湿郁阻所致。比如说肝硬化患者可能就会出现此种面色。

4. 白色

如果面色发白，一般认为有两种情况，一是虚寒，二是血虚。

白色为气血虚弱不能荣养机体的表现。阳气不足，气血运行无力，或耗气失血，致使气血不充，血脉空虚，均可呈现白色。

如果面色发白而虚浮，多属于阳气不足；面色淡白而消瘦，多属营血亏损；面色苍白，多为阳气虚脱，或失血过多造成的。

5. 黑色

黑色代表的病症比较多，有肾虚证、水饮证、寒证、痛证及瘀血证几种。按照五行理论，黑为阴寒水盛之色。由于肾阳虚衰，水饮不化，气化不行，阴寒内盛，经脉拘急，血失温养，气血不畅，所以面色黧黑。如果面色黑而且看上去感觉焦干，多是因为肾精久耗，虚火灼阴。要是眼眶周围发黑，多见于肾虚水泛的水饮证。面色又青又黑，且伴有身体剧烈疼痛的，多为寒凝瘀阻所致。

除了看面色之外，全身的皮肤颜色也可以参照上述内容。但有一点不同：如果皮肤忽然变红，如染脂涂丹，这叫作"丹毒"。可发于全身任何部位，初起鲜红如云片，往往游走不定。发于头面者称"抱头火丹"，发于躯干者称"丹毒"，发于胫踝者称"流火"。虽然名字不同，但总属心火偏旺，又遇风热恶毒所致。

看了皮肤的颜色之后，就要看皮肤的形态了。皮肤虚水肿胀，按之有压痕，多属于体内水湿泛滥所致。皮肤干瘪枯燥，多提示身体津液耗伤或精血亏损。假如皮肤干燥粗糙，状如鳞甲，中医学有个专门的名词叫"肌肤甲错"。多因体内瘀血阻滞，肌失所养而致。如果皮肤起了小水疱，那说明体内有湿邪。如果皮肤上出现了痈疽疮疔，说明体内的火热毒邪太盛。如果皮肤上有淡红色的斑，提示体内可能有热毒，或者有风，或者存在气虚等。

除了用眼睛看以外，还要用手摸摸，这样才能对皮肤有更全面的了解。一般来说，摸上去皮肤比较热的为热证，摸上去比较冷的属于寒证。手心比手背热的为内热，手背比手心热的为外感病。摸皮肤不仅能从冷暖以知寒热，更可从热的甚微程度而分表里虚实：凡身热初按甚热，久按热反转轻的，是热在表；若久按其热反甚，热自内向外蒸发者，为热在里。

皮肤干燥者，尚未出汗或津液不足；皮肤干瘪者，属于津液不足；皮肤湿润者，一般是正常情况，身体的津液没有受到损伤，但是刚刚出汗之后的皮肤湿润，又另当别论。皮肤甲错者，提示伤阴或体内有瘀血。

皮肤是我们身体的防护墙，也是我们健康的指示灯，平时应该学会看这个"健康报表"，时刻掌握自己的身体状况。

如何辨别头痛

头痛是很常见的一种现象，它甚至不能被称为一种病，只是许多疾病过程中伴随的一种症状。但是，就是这样一个小问题，也会让人痛苦不堪，尤其是那些找不出原因的头痛。

1. 头痛的两种情形

简单来说，头痛一般可分为脑部引起的头痛或脑部以外病变所引发的头痛。

所谓脑部引起的头痛，就是脑部有了病变引发头痛，如脑瘤或脑出血，它们压迫、牵引脑部血管，而引起头痛。此种状况比较严重，可能需要手术治疗，但这种情况引起的头痛在头痛中所占的比例极少。这种头痛通常是近期才发生，呈间歇性，每日持续数小时，并且可能随体位改变而出现或消失。这类型头痛的特点就是一天比一天疼得更厉害，比如存在脑瘤时，开始阶段，头痛可局限于肿瘤所在部位，但随着颅内压的增高头痛可呈弥漫性的。头痛会越来越严重，特别是早上起床的时候，吃止痛药也没什么效果，这是因为早晨颅内压最高。同时会有恶心呕吐的症状，随着病情的发展还会出现神经功能的受损，例如手脚无力、麻木、走路不稳等。如果颅内压很高，还会出现喷射状呕吐以及颈项强直等症状。出现这种情况时，一定要及时到医院就诊，以免颅内压过高，压迫脑组织形成脑疝，威胁生命。

而脑部以外病变所引发的头痛，一般问题较为单纯，主要是受到外在的影响，造成功能性的失调，而非脑内产生实质病变。其中又以紧张性头痛（张力型头痛）与偏头痛两种最为常见。

紧张性头痛：紧张性头痛的特点在于发作时头部肌肉紧绷，尤其是两侧太阳穴附近及颈部的肌肉紧绷，有点感觉像是孙悟空套着紧箍咒。紧张性头痛的原因一般跟工作压力与睡眠不足有关。

偏头痛：这类型头痛的特点就是一侧太阳穴会有跳动感或者

搏动感，感觉好像和心脏的搏动一样。也有部分患者两侧太阳穴都会跳痛。

偏头痛最主要的原因，是血管不正常的收缩与扩张，造成脑部压迫感。血管的收缩扩张，一般与自主神经系统有关。睡眠不足、天气变化、月经前后、情绪影响、刺激性饮食等都可能导致偏头痛的发生。偏头痛患者中大多数都是女性，尤其好发于十几岁到四十岁左右的女性身上，这与工作忙碌、家庭压力、月经周期、情绪不稳等有很大的关系。

有些偏头痛患者在发作前会有一些先兆症状，比如像是看到闪光或黑影、产生幻觉、嗅觉异常，局部身体或脸部会有暂时麻木等。偏头痛患者在发作期间，头部会感到剧烈的抽搐，严重者会伴随恶心、呕吐、怕光、怕吵，轻度活动也会让头痛程度加剧。发作时的疼痛程度，与个人体质以及当时的情绪有关，如果患者已经连续好几天没睡好，头痛将更为严重。

2. 几种引起头痛的疾病

很多疾病过程中都会伴有头痛的症状，下面简单介绍几个能引起头痛的疾病，希望能帮你从中找到头痛的原因。

高血压性头痛：中老年人因工作、家庭等问题，常常处在紧张不安的状态之中，致使身心憔悴，体力下降，再加上身体内部血管慢慢失去弹性，血脂逐渐沉积，致使高血压悄悄袭来而没有感觉。这时，患者往往自觉头脑不清、头晕头痛，或出现指尖乏力麻木，有时甚至还会出现晕倒，这些可能就是高血压在作怪，你需要量量血压，看看有没有问题。

（1）神经性头痛：一般是由于头部肌肉紧张收缩引起的，这时头部疼痛伴有紧束感或压迫感，或有沉重感，吸烟、饮酒过度时会加剧。这多是由于生活不规律、烟酒无度、睡眠不足引起的。

（2）更年期性头痛：人到了更年期由于内分泌的改变，人的生理功能受到影响，此时有的患者会出现头痛的症状，同时可能伴有急躁易怒、乏力懒言、焦虑、心烦失眠等症状。

（3）神经衰弱性头痛：多见于脑力劳动者，由于高速度、快节奏的工作，单调的生活方式，或是人际关系的紧张，都会造成精神上长期压抑、紧张和焦虑，从而诱发头痛。患者常有头痛、头胀、失眠、记忆力下降等表现。

科学家们研究发现，头痛的发生还与环境有关。环境因素具体包括以下几方面。

（1）地理环境：我国头痛的高发区主要位于西北、西南的大部分地区，东南沿海及东北、华南地区则为低发病区。

（2）气候环境：温度及湿度与头痛发生有极密切的关系。在我国南方春季及我国北方夏季均是患病高峰，恰好此时气候特点为温度高、湿度大。另外头痛常发生在一天中温度最高的白天。

（3）饮食结构：喜欢吃高脂性食物的人，特别是喜食动物脂肪如肥肉等易患头痛；喜欢吃甜食、咸食的人比淡食者容易患头痛。咖啡中含有咖啡因，如果喝的量多，也会使人出现头痛。但是，喜欢吃鱼虾者头痛发病率比较低，推荐有头痛症状的人可以适当吃一些。

（4）工作、职业：凡从事脑力劳动者，生活不规律者，精神高度紧张者，或是在高噪声、光线过强或过暗的环境中长时间工作者，头痛发病率相对较高。

（5）生活习惯：生活相对规律，按时起居者头痛发病率低，而长期睡眠不良者发病率高；工作劳累、用脑过度又得不到及时休息者易出现头痛。此外，生活不规律伴有不良嗜好（吸烟、酗酒）者，更容易诱发头痛。

以上因素常相互依赖和相互制约，甚至多种因素共同参与，在头痛发病中所起的作用不容忽视。所以在平时预防头痛的时候，就应该从以上几方面入手。虽然地理环境和天气变化人类目前还无法过多干预，但我们可以从调整饮食结构、改变生活习惯、调适心情等方面入手。

3. 对付头痛的小秘诀

如果出现了头痛，应该怎么办呢？

冰袋冷敷：将冰块放在冰袋里或用毛巾包好，敷在头痛部位。等头部的血管冷却收缩后，症状自然会减轻。

躺下来休息一会儿：可以在光线较暗、周围安静的房间里休息一会儿。一般来说，只要睡上半个小时，头痛就会有所缓解。

按摩头部：对头部进行力度适中的按摩，是缓解头痛的有效方法。太阳穴是头痛按摩的重要穴道，你可以用示指来按压，可以用拳头在太阳穴到发际处轻轻来回转动按摩。还可以按摩百会穴和合谷穴，来帮助治疗头痛。

饮用绿茶：绿茶中含有的某些物质对缓解头痛有效，所以，可以适量地饮用绿茶来克服严重的头痛。

如果平时经常有头痛的人，建议你还是到正规医院进行一下检查，以排除是否为脑部病变造成的头痛。切不可自己随便用药，以免影响病情，耽误治疗。

眼前发黑是怎么回事

大多数人都有这样的体会：蹲久了再猛地站起来，便会感觉头晕眼黑，金星乱冒。出现这种现象的背后难道是有什么病？

眼前发黑大多是一种正常的生理反应，是由于一个人体位的突然改变引起低血压所致。当人蹲着时，腰和腿都是曲折的，血液不能上下畅通。如果此时猛地站起来，血液便快速往下流去，造成上身局部缺血，但脑子和眼睛对氧气和养料的要求特别严格，来不得半点松懈，短暂的供应不足，也会使它们的工作发生故障，因而会有眼前发黑、天旋地转的感觉。如果本身身体就虚弱，情况会更严重些。不过，出现这种情况也不要惊慌，不必去医院。头部供血不足，心脏会马上加紧工作，把血液输送上去，用不了多久，人体就恢复正常了。当然，站起时，不要动作太猛，尽可能缓慢一些，让血液不要下流得过猛，心脏供血就能跟上，也就不会出现这种现象了。

另外，人在受到突然的感情打击、极度饥饿等情况下，也会出现眼前发黑。

其实，以上这些问题都不是很严重。可怕的是眼前发黑伴随其他相应的症状，如一侧肢体瘫痪或无力、剧烈的头痛、呕吐等，那就应该高度警惕，往往是大脑这个人体"司令部"出现了"内乱"，应及时到医院就诊。如果一到天黑眼前就昏暗一片，甚至什么都看不清，这就是夜盲症。这种病多是由一种称为先天性视网膜色素变性所致，其次因营养不良或偏食等原因造成维生素A缺乏导致。

捕捉脑瘤的蛛丝马迹

什么是脑瘤呢？生长于颅内的肿瘤通称为脑瘤。发生于脑组织、脑膜、颅神经、垂体、血管残余胚胎组织等的肿瘤，称为原发性肿瘤。由身体其他部位转移至颅内的肿瘤，则称为继发性脑瘤。原发性脑瘤又根据其生物特性而分良性和恶性。一般来说，良性脑瘤生长缓慢，包膜较完整，与周围组织界限清楚，分化良好；而恶性脑瘤生长较快，没有包膜，和周围组织界限不明显，呈浸润性生长，分化不良。但是，由于颅内空间有限，无论良性或恶性肿瘤，均能直接或间接造成颅内压升高，挤压、推移正常脑组织，损伤中枢神经系统，从而危及人的生命。

脑瘤的年发病率约为十万分之七，死亡率在12岁以下儿童为第1位，成人为第10位。在全身恶性肿瘤中，恶性脑瘤约占1.5%，男性稍多于女性，任何年龄均可发病，但2岁以下的婴儿及60岁以上的老年人发病较少。各个类型脑瘤的性别比例不尽相同，有随年龄增长而不断加大的趋势。在儿童，脑瘤所占比重较大，约为全身肿瘤的 7%，占全部脑瘤病例的 20%。从以上这些数据可以看出，脑瘤对人类健康的威胁还是很大的，需要引起我们的重视。相信大家一定很关心：究竟得了脑瘤会有什么表现呢？如何才能找到它的蛛丝马迹呢？马上为你揭晓答案。

颅内肿瘤的表现和其病理类型、发病部位等有很大关系，但它们也有共同的特征，主要有以下三个方面。

1. 颅内压增高

90% 以上脑瘤患者都会出现颅内压升高，表现为以下几种症状。

（1）头痛、恶心、呕吐：多为前额及颞部的疼痛，常在早上头痛更重，表现为持续性头痛阵发性加剧，间歇期可以正常。

（2）视盘水肿及视力减退，复视、视物模糊。

（3）精神及意识障碍及其他症状：头晕、一过性黑蒙、猝倒、精神不安或淡漠、意识模糊，可发生癫痫，甚至昏迷。

（4）生命体征变化：中重度急性颅内压增高时，常引起呼吸、心跳减慢以及血压升高等生命体征的变化。

2. 局部症状与体征

主要取决于肿瘤生长的部位，因此可以根据患者特有的症状和体征做出肿瘤的定位诊断。

（1）大脑半球肿瘤的临床症状

精神症状：多表现为反应迟钝，记忆力减退或者丧失，严重时丧失自知力及判断力，亦可表现为脾气暴躁，易激动或兴奋。

癫痫发作：包括全身大发作和局限性发作，以额叶最为多见，其次为颞叶和顶叶，枕叶最少见。颞叶肿瘤，癫痫发作前常有幻想、眩晕等先兆；顶叶肿瘤发作前可有肢体麻木等异常感觉。

锥体束损害症状：表现为肿瘤对侧半身或单一肢体力弱或瘫痪，病理反射阳性。

感觉障碍：表现为肿瘤对侧肢体的位置觉、两点分辨觉、图形觉、实体觉等的障碍。

失语：包括运动性失语和感觉性失语。

视野改变：表现为视野缺损，偏盲。

（2）蝶鞍区肿瘤的临床表现

视觉障碍：肿瘤向鞍上发展压迫视交叉，会引起视力减退及视野缺损，眼底检查可发现原发性视神经萎缩。

内分泌功能紊乱：如性腺功能低下，男性表现为阳痿、性欲减退，女性表现为经期延长或闭经，生长激素分泌过盛在发育成熟前可导致巨人症，发育成熟后表现为肢端肥大症。

（3）松果体区肿瘤临床症状

视障碍，瞳孔对光反应和调节反应障碍，耳鸣、听力下降，持物不稳，步态蹒跚，眼球水平震颤，肢体不全麻痹，尿崩症，嗜睡，肥胖，发育停顿，男性可见性早熟等。

（4）颅后窝肿瘤的临床症状

小脑半球症状：主要表现为患侧肢体共济失调，还可出现患侧肌张力减弱或消失，膝跳反射迟钝，眼球水平震颤，有时也可出现垂直或旋转性震颤。

小脑蚓部症状：主要表现为躯干性和下肢远端的共济失调，行走时两足分离过远，步态蹒跚，或左右摇晃如同醉酒状态。

脑干症状：特征性的临床表现为出现交叉性麻痹，如中脑病变多表现为患侧动眼神经麻痹；脑桥病变可表现为病变侧眼球外展及面肌麻痹，同侧面部感觉障碍以及听觉障碍；延髓病变可出现同侧舌肌麻痹、咽喉麻痹、舌后 1/3 味觉消失等。

小脑脑桥角症状：常表现为耳鸣，耳聋，眩晕，颜面麻木，面肌抽搐，面肌麻痹以及声音嘶哑，饮水呛咳，病侧共济失调及眼球水平眼震。

3.进行性病程

肿瘤早期可不出现压迫症状，随着瘤体的增大，临床常表现不同程度的压迫症状。由于肿瘤生长部位及恶性程度的高低，肿瘤增长的速度快慢不同，症状进展的程度亦有快有慢。

由于脑瘤会严重影响人的生命健康，所以一定要早发现、早诊断、早治疗。目前，国内外对颅内肿瘤的治疗多采用手术、化疗、放疗、X刀、γ刀等，但大部分患者手术后仍然会复发，难以治愈。所以预防脑瘤的发病就显得尤为重要了。

如何预防呢？可以从以下几方面入手。

养成良好的生活习惯，戒烟限酒，生活有规律；不要过多地吃辛辣刺激性的食物，不吃过热、过冷及过期变质的食物；年老体弱或有某种疾病遗传基因者酌情吃一些防癌食品和含碱量高的碱性食品，保持良好的精神状态；保持良好的心态，劳逸结合，不要过度疲劳；加强体育锻炼，增强体质；不要食用被污染的食物，如被污染的水、农作物、家禽鱼蛋、发霉的食品等，要吃一些绿色有机食品，要防止病从口入。

头发可以告诉我们这些健康秘密

现在的年轻人喜欢把头发弄得奇形怪状、五颜六色，认为这样很时尚。如果你有中医的朋友，那么她（他）肯定会劝你不要这么做，原因就是从头发我们可以知道身体的健康状况，一旦破坏了头发原有的颜色、形状，那就相当于关闭了观察疾病的窗口。

1. 头发变白

人老了以后，身体的各项功能都不如以前了，体内也没有多少元精可以消耗了，气血不足头发也逐渐变白，这属于正常的生理现象。但现在很多人，不到40岁头发已经白了不少，这预示着身体出现了状况，应引起重视。

前额的头发开始变白，说明胃气衰老，因为胃气走前额，所以这时颜面也会出现憔悴之相，比如长抬头纹和鱼尾纹。两鬓的头发开始变白，是胆气衰老的症状，在中医看来胆经是从人的外眼角开始，一直沿着人的头部两侧，然后顺着人体的侧面下来，一直走到脚的小趾、四趾，所以，胆气不足的时候，人两鬓的头发就慢慢地变白，这类还有个特征就是爱挠头（挠头的地方一般也是在两鬓，是胆经经过的地方）。膀胱经是一条可以走到脑部的经脉，而后脑勺的头发变白就是因为膀胱经气不足。

当然头发变白与心情和生活状态也有一定的关系。一个人如果把每根头发都梳得一丝不苟，那心情一定是愉快、悠闲的；倘使头发如乱草，像鸟窝一样，则很可能是生活窘迫、困顿，或心思迷茫、愁郁。

"白发三千丈，缘愁似个长。"愁生白发，人所共知。伍子胥过昭关，一夜尽白发，这与愁、忧伤、悲愤等不良心绪有关。所以希望自己拥有乌黑秀发的年轻人，一定要节制情绪。

2. 脱发

很多人都有掉头发的经历，尤其是早上起来梳头时，常发现头发脱落。头发生长有一个生长与衰老的周期，自然生理性的落发其实每天都在发生。但是有一些掉发是病态性因素所导致。以年轻人来说，比较常见的是秃顶，也就是俗称的"鬼剃头"。中医认为这主要有三种原因：一是血热伤阴，阴血不能上至巅顶濡养毛根，就会出现发虚脱落；二是脾胃湿热，脾虚运化无力，致使湿热上蒸巅顶，侵蚀发根，发根渐被腐蚀，头发则会脱落；三是食用了过多的甜食，甘类的东西是涣散的，经常吃甜食会影响肾的收敛功能，收敛气机减弱，就会造成头发脱落。

此外，秃顶与压力、情绪也密切有关，一个人如果思虑过多，心中苦闷，也可能会出现大把大把掉头发的现象。

3. 头发的生长速度

肝主生发，肝主藏血，头发的生长速度跟肝气相关。如果你的头发长得比较快，说明你的肝气充足，这类人一般显得很聪明，反应很敏捷，而且还是能够运筹帷幄的人。反之，头发长得非常慢，则说明肝气不足，常见的症状还有手脚冰凉、脸色苍白等。

4.头皮屑

中医认为头皮屑是阴盛阳虚导致的，当肾精敛不住虚火，虚火上炎，头皮上的精血就会慢慢变少，头皮得不到滋润，头皮屑也就产生了。我们知道用食醋洗头可以有效祛除头皮屑，这其实是利用了醋的收敛作用。酸是主收敛的，可以使虚火下降，敛阴护阳。所以，如果你正被头皮屑的问题困扰，那么不妨试试用醋洗头。另外，在洗头发时要把洗发水倒在手中搓起泡再搓在头发上，而不要将洗发水直接倒在头上。因为未起泡沫的洗发水会对头皮造成刺激，加剧头屑出现。

5.头发的浓密、颜色

发为肾之华，是肾的外在表现，而肾又主黑色，所以头发黑不黑与肾的好坏密切相关。另外，头发的滋润和浓密也与肾有关。肾主收敛，一个人肾气的收敛能力比较好的话，头发就又黑又浓，反之，肾虚的话，气机不能很好地收敛，就容易掉发。

你为什么会感到胸闷

胸闷是一种主观感觉，即呼吸费力或气不够用。轻者若无其事，重者则觉得难受，似乎被石头压住胸膛，甚至发生呼吸困难，它可能是身体器官的功能性表现，也可能是人体发生疾病的最早症状之一。不同年龄的人胸闷，其病因不一样，治疗不一样，后果也不一样。常见的胸闷有功能性胸闷和病理性胸闷两种。

功能性胸闷是指无器质性病变而产生的胸闷，常见的原因有以下几种。

（1）环境因素：例如，在门窗密闭、空气不流通的房间内逗留较长时间，会产生胸闷的感觉；或处于气压偏低的气候中也往往会产生胸闷、疲劳的感觉。

（2）精神因素：如遇到某些不愉快的事情，甚至与别人发生口角、争执等心情烦闷时就会产生胸闷。

功能性胸闷经过短时间的休息、开窗通风或到室外呼吸新鲜空气、思想放松、调节情绪，很快就能恢复正常不必紧张，也不必治疗。

病理性胸闷可见以下几种情况。

（1）呼吸道受阻：如气管或支气管内长肿瘤、气管狭窄；气管受外压，如邻近器官的肿瘤、甲状腺肿大、纵隔内长肿瘤等压迫所致。

（2）肺部疾病：如肺气肿、支气管炎、哮喘、肺不张、肺梗死、气胸等疾病均可出现胸闷症状。

（3）心脏疾病：如某些先天性心脏病、风湿性心脏病、冠心病等也可导致胸闷发生。

（4）膈肌病变：如膈肌膨升症、膈肌麻痹症。

（5）体液代谢和酸碱平衡失调等也会出现胸闷症状。

从胸闷出现的急慢来看，病理性胸闷可以突然发生，也可以缓慢发生。突然发生的多数是由于急性外伤性或自发性气胸、急性哮喘、急性气管内异物、心脏病急性发作、急性肺梗死等。缓慢性的胸闷则是随着病程的延长，症状逐渐加重。

从胸闷发生的年龄来看，儿童发生胸闷多数提示患有先天性心脏病或纵隔肿瘤；青年人发生胸闷多数提示患有自发性气胸、纵隔肿瘤、风湿性心脏病；老年人发生胸闷多数提示患有肺气肿、冠心病等。

一般情况下，如发现有胸闷的症状时，在排除功能性因素的情况下，或通过休息、放松仍没有改善症状的，就必须引起重视，应该到医院去进行胸部透视、心电图、超声心动图、血液生化等检查以及肺功能测定，以便临床医师进一步确诊，以免延误必要的治疗。

从放屁也可以预测疾病

人为什么会放屁？因为肠子总是在不断地蠕动着，只要肠蠕动存在，就会有气体从肛门排出，就会放屁。屁虽然是人体的废气，但是从放屁还可以检查出你的身体是否出了问题。

1. 放屁减少

如果长时间不放屁，说明问题严重。新生儿不放屁，要检查是否为无肛症或肛门发育不全。大人没有屁放，腹部发胀如鼓，说明腹部胀气，这就要考虑肛门直肠是否有病变，如炎症、肿瘤、便秘、痔疮等，必要时需肛门插管排气。患有肠套叠、肠扭转、肠梗阻无屁，是肠子堵住了。

如果无屁放出并伴有剧烈的肠绞痛者，必须紧急到医院求治，作为急诊进行抢救处理。此外，胃穿孔、阑尾炎穿孔形成的腹膜炎，腹部发硬，触之剧痛，也可无屁。

2. 放屁增多

这可能是消化系统出了问题。有时放屁过多，与吃了过多的淀粉类食物有关，如市场上出售的甜食、红薯、土豆等。多吃面食的人放屁也多，这类食物使肠腔产气过多，导致放屁增多，粪便量加大。此时应当减少淀粉类食物，增加蛋白质、蔬菜类食物，使饮食达到平衡。

3. 放屁很臭

一种是因常吃一些产气的食物，例如地瓜、洋葱、高丽菜、豆类及其他豆制品，所以会有放屁的情形，另外则有可能罹患"激躁性大肠症候群"。

足部望闻问切——健康自测

中医经络学认为，脚和身体整体的联系是很密切的，可以从这里反映出全身的气血阴阳的变化，能帮助我们诊断和治疗疾病。

下面介绍从观察双脚来判断疾病的一些知识。

1. 足趾甲

健康人的趾甲应该呈粉红色，表面平滑，有光泽，半透明，在趾甲根部有半月形的甲弧。当身体有疾病出现的时候，可以反映在脚趾甲上。

（1）趾甲苍白的人可能贫血。

（2）趾甲灰白的人可能有甲癣，也可能是脑血管病。

（3）趾甲半白半红的人可能有肾病。

（4）趾甲常呈青色的人可能是心血管病患者。

（5）趾甲发黄多见于肾病综合征、甲状腺功能减退、黄疸型肝炎等疾病。

（6）趾甲呈紫色往往是心肺有病的征象。

（7）趾甲变成蓝色或黑色可能是甲沟炎或服用了某些药物造成的。

（8）趾甲变得不平、薄软、有纵沟甚至剥落，说明可能是营养不良。

（9）趾甲横贯白色条纹的人，要警惕慢性肾炎或铅中毒。

（10）趾甲呈汤匙型的人，易患结核病，同时也可能是甲癣、钩虫病、甲状腺功能亢进。

（11）趾甲增厚的人，可能患有肺心病、银屑病、麻风、梅毒、外因性瘀血等病。

（12）趾甲扣嵌入肉或呈钩状的人，通常肝气郁滞，可能会有多发性神经炎、神经衰弱或脉管炎等症。

（12）趾甲凹凸不平的话，可能是肝肾有慢性疾患。

（13）趾甲动摇脱落的人，可能患有肝病。

（14）趾甲易变形脱落是静脉炎的表现。

（15）趾甲青紫透裂，直贯甲顶，常为中风先兆。

（16）足趾、趾甲变形提示头部和牙可能有疾患。

2. 足趾

（1）足大趾趾腹发紫，说明大脑缺血、低氧；有黑斑点，可能胆固醇偏高；如为暗红色，多为血脂偏高；呈暗紫色，提示患者脑血管有疾患，可能是中风的预兆。

（2）足大趾有出血点，可能有脑血管病变。

（3）足趾麻木，可能为心脑血管疾病的表现。

（4）足趾趾腹丰满，根部相对较细，提示食欲较旺盛。

（5）足趾的趾腹或趾根部位长出茧子，提示相应部位的功能受损。如足小趾根长茧，说明可能眼睛有问题，比如说白内障、花眼、飞蝇症等。

（6）双足大趾干瘪无力者，说明这个人可能长期患有神经衰弱、失眠等神经系统疾病。

3. 足体

（1）如果脚掌皮肤颜色发青，可能是气滞血瘀或外伤、静脉曲张，也有可能是中风先兆等。

（2）如果脚掌皮肤颜色发红，以实热证、炎症居多。

（3）如脚掌皮肤颜色苍白，为虚寒证，也可能是肺气虚。血液系统疾病可见此现象。

（4）如脚掌皮肤颜色发黑，为疼痛、瘀血，多见于脉管炎病人。起初多出现足趾发黑，即足趾皮肤或肌肉发黑症状，轻则为深红色，重则紫黑色。

（5）如脚掌皮肤颜色发黄，则肝炎、湿热、脾病居多。

（6）足部出现青绿色，是血液循环不良，表现为血黏稠度高，酸度高，血管弹性差。

（7）足部出现黄咖啡色、紫红咖啡色，应及时去医院进一步检查，看是否有恶性肿瘤。

（8）足部出现血点或瘀斑意义甚大，尤其出现在十个脚趾、心、肾、肝、腹腔神经丛等反射区都对相应的器官有判断价值。

出血点和瘀斑颜色为暗红色，压之不退色，一般不高出皮肤，常见于出血性疾病或流行性脑膜炎。陈旧性出血点或瘀斑呈青紫色或棕褐色。所以，由颜色的不同，可推测是目前发病还是过去发过病。中老年人足部瘀血一般可能与血栓闭塞性脉管炎有关。

除了用眼睛看以外，还可以用手来摸双脚，有病器官组织的相应反射区对痛觉敏感度明显高于其他无病部位的反射区，可以此来找出有问题的脏腑器官。

在检查的时候，和足部按摩的顺序一样，先检查患者的心脏反射区。手法要注意先轻后重，如果仅用轻手法患者已感到剧痛而不能忍受，说明心脏有严重问题，应停止使用有痛诊断，以免在进行中发生意外。如患者心脏无严重问题，接着可从左脚的肾上腺、肾、输尿管、膀胱四个反射区开始，按足底—足内侧—足外侧—足背的顺序，将所有反射区按摩一遍，然后再从右脚的肾上腺、肾、输尿管、膀胱四个反射区开始，按同样顺序按摩一遍。并记录下对痛觉异常敏感的反射区，这样就可以找出身体的什么部位有问题了。

需要注意的是，在这个过程中，反射区的位置要找准确，力度的大小要适当。也就是说要做到因人而异、因部位而异，比如说有的患者脚部皮层较厚，对痛觉不敏感，施力可以稍重些；但有的患者病情较重，对痛觉很敏感，施力就应当轻些；有的反射区敏感点在皮层深部，用力可重些；如果是在皮肤较嫩的部分，用力可轻些。力度要比较均匀，不能过轻过重，或时轻时重，这样都会影响检查的准确性。

术者在按摩过程中应集中精神，注意体会手下的感觉，随时询问患者的主观感受，并观察患者的反应，加以比较，有时还需要左脚与右脚对比，相关反射区对比。经过反复对比，再加上望问闻切的结果，才能最后做出判断。例如糖尿病患者会出现双足胰反射区的压痛异常，但仅仅根据胰反射区的压痛异常，是不能说明其患糖尿病的，因为胰腺本身的病变也可以使胰反射区压痛异常。这时可结合小腿内侧坐骨神经反射区中部的病理结节，以及患者的一些其他体征来做判断。

根据足反射理论，脚上反射区所出现的变化或异常，说明相应组织器官存在病变。而组织器官的病变轻重不同或症状不同，在反射区所出现的变化也不同，有时在皮下可摸到颗粒状或块状的结节，或条索状物，或有气泡的感觉或水流动的感觉，或有脚型和皮肤颜色的变化。根据这些变化，可推断相关器官（或部位）的健康状况。

脚部异常情况列举如下。

（1）有些脏器摘除患者，在相应反射区内有凹陷出现。

（2）胃肠病患者在相应反射区内可在皮下摸到颗粒状小结节，十二指肠溃疡患者在十二指肠反射区皮下可摸到条索状物。

（3）子宫、卵巢如有病变，触摸相应反射区时有水流动的感觉。

（4）小腿内侧坐骨神经反射区的中段皮下如有结节，提示可能有糖尿病。

（5）心脏不正常的患者，在心反射区可有明显的结节。

（6）脏器如有肿瘤，在其相应反射区皮下有时可摸到小硬块结节。

（7）泌尿生殖系统如果有问题，可以在双足第5足趾趾腹出现硬化，趾根部外侧长出肉块。

（8）脊椎有损伤史的患者，在反射区的相应部位皮下骨骼处可摸到类似骨质增生的结节或条索状物。

（9）足部反射区的鸡眼，往往表明相对应的器官有慢性病。

（10）因车祸受伤者，在出事 10 ~ 24 小时后，如在足部反射区出现瘀血状的蓝色斑点或蛛网状斑纹，提示所对应的脏器可能受了内伤。

总之，不同的反射区，不同的病变出现的病理特征也有所不同，不能一概而论，需要结合自身的其他症状和体征，做出综合判断，从而得出结论。

运用足部反射区健康法来检查诊断疾病，除了前述的可以早期发现病征之外，还有简单易行、迅速准确等优点。但我们也应该了解，由于这种检查方法是根据反射区对痛觉的敏感度或其他病理体征来做判断的，其结果很大程度上取决于术者的个人经验及患者的个体差异性，很难做到百分之百的准确，难免出现错诊、漏诊等情况。而且这种检查，只能提示某一脏器存在问题，还不能确切知道是什么病，对病变程度也不能给出定量的分析结果，只能是作为一种辅助诊断方法，而不是确诊。因此，当在检查足部反射区发现异常时，建议患者最好是到医院进一步检查，以明确诊断，了解病情。

没病，走两步

小品《卖拐》一经播出，立即传遍大江南北。其中，赵本山的"走两步，没病走两步"，也成为经典台词，被大家多处引用。确实，从走路可以看出身体到底有没有病。在这里，我们也要借这句话，和大家聊聊这个腿脚的问题。

走路时所表现的姿态，在医学上被称为步态，从人的步态可以看出得了什么病。

（1）保护性跛行：是指走路时，患侧足刚一点地则健侧足就赶快起步前移；健足触地时间长，患足点地时间短；患腿迈步小，健腿跨步大；患腿负重小，健腿负重大。这种保护性跛行，多见下肢受伤者。

（2）拖腿性跛行：走路时，健腿在前面，患腿拖在后面，患肢足前部着地，足跟提起表现为拖腿蹭地跛行。可见于儿童急性髋关节扭伤、早期髋关节结核或髋关节骨膜炎等。

（3）间歇性跛行：开始走路时步态正常，但走不了多远，甚至仅走几十米，患者就因小腿后外侧以及足底出现胀麻疼痛而被迫停下来，需蹲下休息片刻，待症状缓解后再重新起步。走路的时候走走歇歇，所以称为间歇性跛行。常见于腰椎管狭窄症、坐骨神经受累以及血栓闭塞性脉管炎，局部供血不足的患者。

（4）摇摆步态：走路时患者靠躯干两侧摇摆，使对侧骨盆抬高，来带动下肢提足向前行进。所以每向前走一步，躯干要向对侧摆动一下，看上去好像鸭子行走，所以又称"鸭行步态"。常见于孩子先天性髋关节双侧脱位、佝偻病、进行性肌营养不良、严重的"O"形腿，以及臀上神经损害患者。

（5）高抬腿步态：走路时，患腿高抬，而患足下垂，小跨步跛行，如跨越门槛之状，所以又称"跨越步态"。形成此步态，主要是由于小腿伸肌瘫痪，足不能背伸而成下垂状态，为避免走路时足尖蹭地而有意识将腿抬高。常见于坐骨神经、腓总神经麻痹或外伤等。

（6）足跟步态：走路时以足跟着地，步态不稳，使躯体表现出轻轻左右晃动，足背伸、足弓高。胫神经麻痹、跟腱断裂、遗传性共济失调等患者可出现此种步态。

（7）画圈步态：走路时表现为患腿膝僵直，足轻度内旋及下垂，足趾下勾。起步时，先向健侧转身，将患侧骨盆抬高以提起患肢，再以患侧髋关节为轴心，直腿蹭地并向外侧画一半圆前走一步。由于重心转移有困难，则转移很短促，又形成明显的跳跃步行，从侧面看，还会发现患者的头部交替向前方探出，因此称为鸡样步态或鸽样步态。由于多见于下肢痉挛性偏瘫患者及卒中后遗症患者，所以又称"偏瘫步态"。

（8）慌张步态：走路时身体前倾，开步困难，步距小，初行缓慢，越走越快，多见于帕金森病、脑动脉硬化、脑肿瘤、头部陈旧性外伤等。

（9）醉汉步态：抬脚缓慢，落地如跺脚，上肢前后摇晃，步态欠稳不能走直线。因步态不稳，步态蹒跚，站立时身体摇晃，形似喝醉状，因此被称为醉汉步态。醉汉似步态主要见于小脑或前庭疾患。

（10）剪刀步态：由于双下肢肌张力增高，尤以伸肌内张力增高明显，行走时，双腿僵硬，下肢内收过度，两腿交叉呈剪刀状，此步态多见于双侧大脑或脊髓的病变，如脑性瘫痪、截瘫等患者。

（11）踏地步态：行走时步距小，移动距离短，看似在踏步的样子，常见于多发性神经炎、髓型颈椎病以及脊髓痨等患者。

（12）公鸡步态：站立时两大腿靠近，而小腿略分开，行走时常脚尖踏地，看上去似跳芭蕾舞的样子，多见于脊髓病变，如脊髓灰质炎、截瘫等。

你发现了吧，人体在走路的时候不但可以反映出下肢的疾患，而且可以反映出中枢神经系统的疾病。也就是说，和行走有关的组织器官的病变，都可以通过走路步态有所表现。因此，要想知道有没有病，就走两步试试，一看就知道。

注意脚上的痴呆线

相信没有任何一个人会希望自己在晚年的时候出现老年痴呆的情况，但是，这种以智力减退为特征的病症却是无法预防的。

老年性痴呆是指老年期发生的慢性、进行性智能缺损，并有脑组织特征性病理改变的一种精神病，一般男性会多于女性，男性多在65岁以后出现，女性多在55岁以后发生。

老年痴呆的主要症状有哪些呢？早期表现为性格改变，如主观、急躁、易怒、固执等，继而出现记忆力减退，语言杂乱，注意力转移，一般性理解能力降低。此外，会重复相同的语言、行为及思想，缺乏原有的道德与伦理的标准，常有迫害妄想的人格异常等现象。到了晚期，会有语无伦次、不可理喻、行为幼稚愚蠢、丧失所有智力功能，而且逐渐不言不语、表情冷漠、肌肉僵硬、憔悴不堪，以及出现大小便失禁、容易感染等。

通俗一点讲，老年痴呆患者的日常生活能力下降，他们不认识家人、朋友，穿衣、吃饭、大小便等日常生活均不能自理；有的还有幻觉，这种幻听幻视给自己和周围的人带来无尽的痛苦和烦恼。但是由于人们对这个病的认识不多，因此，很多人把老年人健忘、变懒、有幻觉等表现，看作是"老糊涂"，并不在意。据调查显示，仅有20%的老年痴呆患者到医院看病，很多老年痴呆患者被发现时已处于晚期。研究表明，老年痴呆病人的平均生存期为5.5年，是继心血管病、脑血管病和癌症之后的老人健康的"第四大杀手"。

现在，痴呆已不是老年人的"专利"，有的人四五十岁就得了痴呆症，而且这种人群的数量也在逐年增加，老年痴呆逐步呈现年轻化趋势，血管性因素在发病中所起的作用也日益突出。究竟对于老年痴呆应该如何应对呢？难道坐视不理，让老年痴呆就出现在身边吗？

其实对于大脑的退化，在身上还是有迹可循的，足部就是最先出现症候的地方，只不过是大家往往都不知道从何处寻找痕迹，也就根本无法了解足部对于老年痴呆的作用了。在大脚趾紧挨着二脚趾的地方，有一根被称作痴呆线的纹理，只要是出现了这条线，基本上说明大脑的退化已经很严重了。

知道了痴呆线，究竟能不能让它不出现在身体上呢？或者说就不出现在脚上呢？首先平

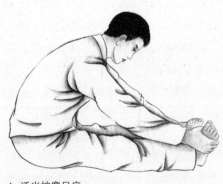

▲ 适当按摩足底

时的锻炼保健是必不可少的。因为大脑的退化是全身功能减退的标志，每天的锻炼和养生，都是防止衰老的措施，大脑当然也就不会变得呆呆的了。

每天在手部的反射区进行头部顺时针按揉59次，脑垂体点按81次，背上腺点按81次，肝用浮摸法逆时针旋转揉动49次，脾用浮摸法顺时针旋转揉动64次，颈项捻揉2分钟，颈椎、腰椎、胸椎、骶椎、尾骨离心各推揉59次，两肾相对按揉72次。

在足疗法反射区肾、输尿管各推按1分钟，膀胱点按1分钟，心脏轻按1分钟，大脑、小脑、脑干、脑垂体各点按3分钟，内耳迷路点按1分钟，颈椎、胸椎、腰椎、骶椎、尾骨、肝、脾、肾、肺、小肠、大肠各推按1分钟。

也可以借助耳穴的心、脑点，配穴皮质下，来预

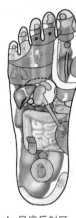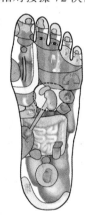

▲ 足底反射区

防和辅助治疗老年痴呆。这些反射区的方法都是为防止老年痴呆的出现。但是就像医生和学者所说的，老年痴呆的病因并未搞清楚，出现老年痴呆也无法及时地预防。那另外一个必须要做的就是，多观察脚部大脚趾和二脚趾之间的地方。一旦出现了痴呆线，先不要着急，每天在这个地方进行按摩，用力要大。逐渐地将痴呆线按回去，这并不是只改变足部的纹理，而是通过反射区的原理，让大脑受到刺激，恢复一定的功能。

其实不让足部出现痴呆线就是在预防老年人出现痴呆症，在没有更好的解决办法的时候，通过足部的反射区能先人一步的对老年痴呆进行预防和延缓。这里面的重要作用对老年人来讲是

不言而喻的。如果老人已经出现了老年痴呆的症状，除了上面这些按摩方法外，平时在生活上给予特别的关心照顾，加强护理，千万不要让患者独自外出。

随着医疗水平不断提高，人们的寿命也越来越长，随之带来的就是社会的老龄化。这对国家，对家庭来说，都是有负担的。所以，每一个人都应该学会上面这些方法，以度过健康幸福的老年生活。

第二篇

中老年自我治病奇效方

第一章
传染性疾病

感冒、发烧

神仙汤防治风寒感冒 >>>>

配方及用法：七个葱头七片姜，一把糯米熬成汤，食时兑入适量醋，防治感冒保健康。

糯米 100 克，葱白、生姜各 20 克，食醋 30 毫升。先将糯米煮成粥，再把葱姜捣烂下粥内沸后煮 5 分钟，然后倒入醋，立即起锅。趁热服下，上床覆被以助药力。15 分钟后便觉胃中热气升腾，遍体微热而出小汗。每日早晚各 1 次，连服 4 次即愈。

功效：现代药理研究证实，米醋有杀灭流行性感冒病毒的作用，既能治疗感冒，又能预防流感，安全有效。生姜含姜辣素、芳香醇、姜烯、氨基酸等成分，性味甘辛而温，是一味芳香性健胃药，有暖胃止呕、发汗解表、散寒驱邪、解毒镇痛的功效，主治风寒感冒、胃寒呕吐等症。大葱性味温辛，主要成分是葱蒜辣素，能杀菌健胃、刺激呼吸道和汗腺管壁分泌，起发汗解表作用，主治外感风寒、头痛寒热等症。糯米能健胃和中，益气扶正，有"多食使人贪睡"的作用。因此，此验方是防治伤风感冒的良方，素有"神仙汤"之称。

备注：风热感冒不宜服用。

【荐方人】王安民。

【出处】《陕西老年报》（1996 年 12 月 16 日）。

蒜瓣、葱白等治感冒 >>>>

荐方由来：在过去漫长的岁月里，我几乎每年的夏秋两个季节总要患上几次感冒，每次都伴有严重鼻塞，特别是进入花甲之年后更为频繁。饮食起居等方面只要稍有疏忽，病魔就乘虚而入，而且还常常碰到"封冻性"的鼻塞，双鼻孔完全受阻，使得我终日张着嘴巴呼吸，非常难受。

一次，为联系一件小事到老友家串门，只见满头白发的老友把剥好的蒜瓣、葱白、鲜姜放进一个小罐里，用一根小擀面杖把三味组合物捣拌得烂如泥浆。一问方知其奥秘，原来老友正在制作治疗感冒鼻塞的便方。

从此，每逢感冒鼻塞，我就用老友传授的方法自我治疗。几次医治，都收到了药到病除的理想效果。

配方及用法：蒜瓣 25 ~ 30 克，葱白 25 ~ 30 克，鲜生姜 25 ~ 30 克。分别洗净晾干后放入一个合适的器皿里，捣研成糨糊状（切成片或块亦可，但效果稍差），加水 250 毫升煎煮，煎好后将成品分成 3/5 和 2/5 两份。首次温服 3/5，服后需注意保暖，用不了 1 小时，即会满身大汗湿透，立感两鼻畅通，全身舒爽，时隔五六小时后再服 2/5。两份为 1 剂，一般连服 2 剂即可痊愈；初患者服 1 剂即可解决问题。此方一般无副作用，服后如有短暂的不适感，喝些醋或冷开水即可缓解。

验证：湖北罗春莲，女，51 岁，工人。她说："我一年要患好几次感冒，经常到职工医院打针抓药，不但给我带来了病痛，还耽误了我许多宝贵时间。用本方治疗后，已过去两个季节，未再患感冒。"

核桃、银花等治感冒咳嗽 >>>>

荐方由来： 1989年冬，我患感冒咳嗽半月有余，就医吃药花钱不少而病情无减。后来，我根据药物性能自配一方试治，服用2剂病就好了。1990年冬，我将自配的方剂介绍给6位患感冒咳嗽的患者试用，皆收到了良好效果。

配方及用法： 核桃10个，银花10克，生姜20克，冰糖30克。将核桃去壳取仁，与银花、生姜、冰糖一起加水煎熬，熬至冰糖全部溶化为止，然后取药汁服用。每日1剂，分2次服，连服1～2剂。

验证： 重庆市邓明材，男，81岁，退休教师。他说："邓经于（51岁）患重感冒，用本条方只1剂就治好了。"

【荐方人】四川袁太江。

【出处】广西科技情报研究所《老病号治病绝招》。

冰糖鸡蛋治感冒 >>>>

配方及用法： 鸡蛋1个，冰糖30克。将鸡蛋打入碗中，同捣碎的冰糖混合调匀。临睡前用开水冲服，取微汗。

功效： 养阴润燥，清肺止咳。治感冒，症见流清涕、咳嗽、发冷等。

大白萝卜汁治感冒头痛 >>>>

配方及用法： 大白萝卜。将大白萝卜洗净，捣烂取汁。滴入鼻内，治各种头痛；饮用治中风。

功效： 治感冒头痛、火热头痛、中暑头痛及中风头痛等。

验证： 据《新中医》介绍，本方曾治愈感冒患者23例，收效良好。

西瓜番茄汁治夏季感冒 >>>>

配方及用法：西瓜、番茄各适量。西瓜取瓤，去子，用纱布绞挤汁液。番茄先用沸水烫，剥去皮，也用纱布绞挤汁液。二汁合并，代茶饮用。

功效：清热解毒，祛暑化湿。治夏季感冒，症见发热、口渴、烦躁、小便赤热、食欲不佳、消化不良等。

验证：据《卫生报》介绍，本方治疗感冒可获良效。

板蓝根、金银花等治感冒发烧 >>>>

配方及用法：板蓝根 20 ~ 30 克，金银花、黄芪各 10 克，连翘、桔梗、黄芩各 12 克，蒲公英 30 克，芦根 40 克，虎杖、玄参各 15 克，甘草 6 克。将上药用温水浸泡 20 分钟，煎 2 次共约 40 分钟，滤得药液 200 毫升，分 3 次 1 日内服完。

验证：用本方治疗流行性感冒患者 324 例，其中 24 小时内服药 1 剂，体温降至正常者 45 例，服药 2 剂体温降至正常者 105 例，服药 3 剂体温降至正常者 174 例。1 个疗程为 1 ~ 3 天。

鹅不食草治伤风感冒 >>>>

配方及用法：鹅不食草适量，晒干，研成细末，贮瓶备用，勿泄气。头痛、牙痛取本散少许，交替吹入左右鼻中，即刻打喷嚏，令其涕泪俱出。若不应，隔 1 ~ 2 小时再吹 1 次。赤眼（急性结膜炎）、暴翳用药棉裹药塞鼻（塞入健侧鼻中或交替塞鼻），或用鲜鹅不食草搓成药绒塞鼻。每次 6 小时，每日 2 次。

功效：本方用于外感引起的伤风、头痛、牙痛、目赤、暴翳等病初起之轻症，用之多验。

验证：经治风寒头痛 29 例，牙痛 20 例，每日 3 次，均在 1 ~ 2 日内痊愈。

【出处】《中药鼻脐疗法》。

茵陈蒿防流感 >>>>

配方及用法：茵陈蒿全草6~10克（1人用量），加水熬至药液相当于生药量的3~4倍时即成。每次口服20~30毫升，每日1次，连服3~5日。如作治疗用，每日2次。

验证：甘肃胥毅说："我母亲每年冬季都患感冒，住院花药费近千元。后来用本条方治愈，再未住过医院，节省了大量的医药费。"

【出处】《新医药通讯》（1973年第27期）。

痢疾

山楂可治痢 >>>>

配方及用法：取市售糖水山楂罐头或生山楂30~50克，水煎加食糖适量。每次少则服150毫升，多则可服500毫升。一般1次即可止痛止泻。孕妇慎用，泻止则停服。

功效：温脏止痛、止泻，对多种原因所致的腹泻及菌痢均有奇效。

验证：贵州李元发，男，52岁，工人。他说："我叔叔李龙义患痢疾，日泻8次，吃了很多药也不顶事，随后又到医院打针输液观察，花去医疗费400多元仍无好转。后来用本条方治疗，服药2剂立见奇效，痢疾停止了，一共才花了10余元钱。"

【出处】《四川中医》（1990年第12期）、《单味中药治病大全》。

用扁眉豆花治红白痢疾 >>>>

配方及用法：扁眉豆花、黄砂糖各50克。将扁眉豆花捣成蒜汁形，用白开水一碗冲沏，再将花渣滤出，然后加上黄砂糖，半温可服用。

备注：若是白痢疾，可用扁眉豆白花；若是红白痢疾，可用扁眉豆的红白花各半。

【荐方人】河南尚殿华。

葡萄汁红糖治赤痢 >>>>

配方及用法： 鲜葡萄 250 克，红糖适量。将葡萄洗净，绞取汁，放入红糖调匀。顿服，数次即愈。

功效： 消炎止痢。治赤痢疾。

验证： 据《食物疗法精萃》介绍，某人患血痢日夜十余次，里急后重，身有微热，食欲不振，服用此方 1 剂而愈。

红枣汤治久痢不止 >>>>

配方及用法： 红糖 60 克，红枣 5 枚。煎汤服。

功效： 本方健脾温中，大建中气，并有活血之功。用此方治久痢不止的虚寒痢甚效。

吡哌酸治阿米巴痢疾 >>>>

配方及用法： 吡哌酸。成人每天 1.5 ~ 2 克，均分 3 ~ 4 次服。7 天为 1 个疗程。有混合感染者不必加用其他抗生素。

验证： 泰州市第二人民医院传染科收治 60 例患者，结果临床全部治愈，症状在用药后 1 ~ 3 天全部消失，效果优于甲硝唑。适于急性阿米巴痢疾。

用上肉桂等可治菌痢 >>>>

配方及用法： 上肉桂 1 克，用玻璃片或小刀刮去粗皮，研为细末，先取一半，用开水送下，1 小时后再服剩下的一半。稍停片刻，再取生川军 15 克，搓粗末，分作 3 次服，每隔 2 ~ 4 小时服 1 次。服后片刻即觉腹鸣，旋即泻下较多恶秽稀粪，或杂少量黏液脓便。泻后腹内即觉轻松。注意忌食生冷，休息一两天即愈。

功效： 见菌痢初起即投以上方，均获速效。

【荐方人】山西蔺振玉。
【出处】广西医学情报研究所《医学文选》。

芝糖灵治痢 >>>>

配方及用法：芝麻（食用芝麻）、白糖各等量。将芝麻炒至焦黄色，与白糖拌匀，口嚼顿服，每日 2～4 次，连服 1～5 天。

备注：该方尤适于中老年患者，不论轻重，止痢捷，恢复体力快。服药期间禁食，可饮白开水。

验证：治疗 51 例，均愈。

【荐方人】辽宁刘维盐。
【出处】《当代中医师灵验奇方真传》。

烧大蒜治痢疾 >>>>

配方及用法：将紫皮大蒜埋在柴炭火中，烧熟扒皮吃饱，1 次即愈。用其他蒜蒸食也可。

验证：河南李树彬，男，74 岁，离休。他说："我和儿子均患了痢疾，用本条方治疗，1 次均愈。"

【荐方人】黑龙江苑光利。

鲜桦柏树皮可治菌痢 >>>>

配方及用法：取鲜桦柏树（又名马尾松树）去上层粗皮，取第二层白皮 30～60 克，切碎，加水煎至半碗，加糖少许，每天早晚空腹各服 1 次，连服 2～4 剂。

【荐方人】福建陈祖恩。
【出处】广西医学情报研究所《医学文选》。

乌龙煎剂治菌痢 >>>>

配方及用法：乌梅 30 克，龙胆草 15 克，山楂 20 克，地榆 12克。上药加水 500 毫升，浓煎，去渣取汁 400 毫升，每天服 4 次，每次 100 毫升，连服 5 剂为 1 个疗程。

验证：此方治疗急性细菌性痢疾 76 例，一般在 2 ~ 4 天内痊愈。

【出处】《湖北中医杂志》（1988 年第 5 期）、《单方偏方精选》。

利福定加小檗碱治疗菌痢 >>>>

荐方由来：内科医师吴大军、李喜成采用利福定加小檗碱治疗急性顽固性菌痢 96 例，取得了良好的效果。他们的方法是：利福定 150 毫克／次，上午 8 时、下午 4 时各服 1 次；小檗碱 0.3 克／次，日服 3 次，连服 3 天。

利福定原是抗结核药，用于治疗菌痢是一新发现，而且是治疗菌痢的特效药。药物敏感试验的结果表明，痢疾杆菌对利福定的敏感率为 100％。

【荐方人】陈光。

【出处】《医药信息报》、广西医学情报研究所《医学文选》。

复方马齿苋治痢疾 >>>>

配方及用法：鲜马齿苋 90 克，当归、白芍、榔片、乌梅、黄柏、地榆炭、厚朴、茯苓、陈皮各 9 克，木香 5 克，黄芩、白头翁各 12 克，甘草 6 克，水煎服。

验证：治疗痢疾 120 例，疗效颇佳。

【荐方人】河北许国瑞。

【出处】广西医学情报研究所《医学文选》。

炒白芍、当归等可治痢 >>>>

配方及用法：炒白芍 30 克，当归 30 克，车前子（单包）15 克，萝卜子 9 克，槟榔 6 克，枳壳 15 克，粉甘草 6 克。上药水煎服。

【荐方人】河南底世东。

鱼腥草治痢 >>>>

配方及用法：取新鲜鱼腥草一小把，洗净晾干，用木棍捣烂，放入洗净拧干的纱布或毛巾中包好，拧汁服用。白痢在汁中加适量白糖，红痢在汁中加适量红糖，3 小时服 1 次，连服 3 次见效。

备注：平日就餐时，将鲜鱼腥草用调料凉拌食用，可消胀化食，预防腹泻和痢疾病发生。

【荐方人】江西傅鹤鸣。

枣茶可治久泻难止 >>>>

配方及用法：大枣 5 枚，绿茶 3 ~ 5 克，红糖适量。先把绿茶、大枣放入锅中，加清水 200 毫升，煎沸 5 分钟，加红糖搅匀，分 4 次温热饮用，每隔 6 小时 1 次，对久泻难止者有良效。

备注：菌痢初期不宜使用。

【出处】《辽宁老年报》（1996 年 6 月 5 日）。

生附子烘热敷脐治噤口痢 >>>>

配方及用法：生大附子（切片）1 枚，放在无根火上（即生石灰，用冷水洒之，自有热气冒出），烘热后敷于脐上。冷则再烘。

【出处】《中药鼻脐疗法》。

霜黄瓜藤烧灰敷脐治噤口痢 >>>>

配方及用法：霜黄瓜藤（烧灰存性）研末，用香油调敷脐中，每日换药 1 次。

【出处】《中药鼻脐疗法》。

田螺敷脐治噤口痢 >>>>

配方及用法：田螺 20 枚，或加麝香 0.5 ~ 1.5 克，共捣烂如泥，填敷脐中，每日换药 1 次。

【出处】《中药鼻脐疗法》。

疟疾、霍乱

二甘散贴脐治疟疾 >>>>

配方及用法： 甘草、甘遂各等份。共研细末，贮瓶备用。每次取本散 0.5 ~ 1 克，用药棉裹之如球状，于疟疾发作前 2 小时放置肚脐内，外盖纱布，以胶布固定，贴紧，勿泄气。每次贴 1 ~ 2 天。当时即可抑制症状，个别亦显著减轻症状。

验证： 经治 500 例，均获满意效果。

【出处】《新中医》（1982 年第 7 期）、《中药鼻脐疗法》。

指天椒贴敷治疟疾 >>>>

配方及用法： 指天椒适量，将其捣烂如泥，摊于棉垫上如铜钱大，贮存备用。于疟疾发作前 4 ~ 6 小时，取药丸贴在神阙（肚脐）、大椎两穴，以胶布固定。每次贴 4 ~ 6 小时后除去。每日 1 次，3 ~ 4 次为 1 个疗程。

验证： 治恶性疟疾和间日疟疾 100 例，治愈 85 例，有效 15 例。

【出处】《穴位贴药与熨洗浸疗法》《中药鼻脐疗法》。

丁香末治疟疾 >>>>

配方及用法： 丁香研为细末，取两小撮，发病前将细末填入肚脐中，用膏药盖上，即愈。

【荐方人】姜吉昌。

【出处】广西医学情报研究所《医学文选》。

辣椒、大茴香可治疟疾 >>>>

配方及用法： 辣椒、大茴香等份研末，于疟疾发作前 2 小时用膏药贴大椎穴。

【荐方人】陈德馨。

【出处】广西医学情报研究所《医学文选》。

巴豆雄黄贴耳郭可治疟疾 >>>>

配方及用法： 巴豆、雄黄等份。将巴豆去壳、去油制成巴豆霜，研末，雄黄亦研末，均匀拌和，贮瓶中备用。取绿豆大小的药粉放在 1.5 平方厘米的胶布中心，于疟疾发作前 5 ~ 6 小时贴于耳郭处上方乳突部位，7 ~ 8 小时后撕下，可见小水疱，是正常反应，不用处理。

验证： 治疗 5000 例疟疾发作病人，随访 250 例，一次控制症状发作者 210 例。

【出处】《新医学》（1972 年第 12 期）、《单味中药治病大全》。

木瓜、扁豆等可治霍乱 >>>>

配方及用法： 木瓜、扁豆各 31 克，广皮 9 克。清水煎，分 2 次服，每隔 5 小时 1 次。病重的可 1 次服，甚至每日 2 剂，其中木瓜可用至 62 克。

备注： 痢症勿用。

【荐方人】广西黎克忠。

【出处】广西医学情报研究所《医学文选》。

真川连、黄芩等可治霍乱 >>>>

配方及用法： 真川连（酒炒之）、黄芩、老干姜各 120 克，真川贝 30 克（去心），车前草 30 克，荆芥穗、真广皮、炒麦芽、丁香、砂仁（去壳）各 15 克，荜茇 30 克。以上各味必须为地道药材，并称准分量，共研为细末，用荷叶自然汁（必须是新鲜荷叶自然汁，切不可用蜂蜜或者其他物汁之类取代）一并配制为药丸。

每剂药料共制作药丸 200 粒。每次服 1 丸，用开水送服。如属病重者，加服 1 丸。服药期间，禁忌荤腥食物入口。

功效：对霍乱患者中的上吐下泻、泻出物如同米汤者，以及腹不痛、鸣响如雷者，疗效颇佳。

【出处】《神医奇功秘方录》。

败血症、破伤风

治败血症秘方数则 >>>>

我国中医治疗败血症的妙方不少，这里简单介绍几种。

【秘方一】银花 50 克，连翘 50 克，大青叶 55 克，蒲公英 55 克，一见喜 55 克，鸭跖草 60 克，鱼腥草 80 克，板蓝根 100 克，半枝莲 80 克，紫花地丁 70 克，鲜生地 60 克，野菊花 100 克。以上各味药置砂锅中，加水适量煎服，每日 2 次，每日 1 剂服用。

【秘方二】取鲜漆姑草（又名珍珠草）150 克，水煎之，每日 1 剂，每剂分 3 次服完。

【秘方三】取南星、防风、白芷、天麻、白附子、羌活，各味分量相等，共研为细末，每次取 10 克药末，热酒一盏送服。病症严重者，可取药末 15 克，以儿童小便热而调药服之，其效甚佳。

【出处】《神医奇功秘方录》。

蝉衣黄酒治破伤风 >>>>

荐方由来：晁某，63 岁，农民，山西省新弓县人。1963 年 6 月用火柴棍掏耳朵，不慎将火柴棍折断在耳内，家人用剪子将火柴棍从耳内取出。次日晨，患者感到牙关紧，张口困难，继则出现苦笑面容，项背强直，四肢抽搐，角弓反张，反复发作。进食饮水困难，患者痛不欲生。发病后注射过"破伤风抗毒血清"，针刺合谷、太冲、大椎、风池等穴，并服中药玉真散等，病情依旧。遂予蝉衣15克，黄酒250毫升，将蝉衣入黄酒内同煎（若酒少淹没不了蝉衣，兑少量水同煎），煎后去蝉衣，饮酒（若患者酒量小，可分2～3次饮完）。临睡前服药酒，夜间果出黏汗（汗液出如丝线状）甚多，并感胃中有烧灼感。次日晨，患者首先感到牙关已不紧，可张口饮水，继之项背已不强硬，脖子可转动，抽搐亦止。

【出处】《陕西中医函授》（1984年第3期）、《中医单药奇效真传》。

地龙、蝉衣等治破伤风 >>>>

配方及用法： 地龙、蝉衣、天麻、羌活、防风、荆芥、胆南星各9克，钩藤、赤芍、明矾各10克，蜈蚣、全虫各5克。将上药共研为极细末，过120目筛后，装入干净瓶内备用。用时，以凉开水冲服。每日2～3次。3天为1个疗程，直至痊愈为止。

验证： 用本方治疗破伤风患者24例，服药2～3个疗程后，均获治愈。

蒲公英、金银花等治破伤风 >>>>

配方及用法： 蒲公英、金银花、当归、败酱草各30克，连翘20克，僵蚕、钩藤、防风、川芎、羌活各15克，红花、桃仁、全蝎各10克，栀子12克，蜈蚣3条。若大便秘结者，加生大黄（后下）、火麻仁各10克；若兼有痰盛者，加天竺黄15克，上药水煎3次后合并药液，分早、中、晚3次口服，每日1剂。

验证： 用本方治疗破伤风患者6例，经服药5～7剂，均获治愈。

麻根等可治破伤风 >>>>

荐方由来： 我弟弟因修房不慎被房瓦将脚刺破，得了破伤风，到医院治疗，医生说已晚，让其回去准备后事。在返回家的途中，走访了当地一位老中医，用此方 1 剂治愈。这位老中医用此方已经治愈近百名破伤风患者。

配方及用法：麻根（麻苣）6 个，虫蛀的桃树末 40 克，水煎，趁热冲红糖 100 克，放凉后去渣，一次饮完，喝后 5 分钟就满头大汗。

【荐方人】河南马朝。

防治破伤风秘方两则 >>>>

【秘方一】用蝉蜕 60 克，研为细末装入布袋内，放入砂锅中以适量水煎之，加白酒少许冲服。每日 1 剂，每剂分 3 次服用，连服 3 ~ 5 天，即可起预防作用。

【秘方二】取红蓖麻根 400 克，蝉蜕 50 克，九里香 100 克，加水 1000 毫升，煎至 200 毫升，分 3 次服之，每日 1 剂。体弱者、老人、小孩服之，药量减半。疗效颇佳。

【出处】《神医奇功秘方录》。

黑疸肝病、黄疸型肝炎

蒲公英可治黑疸肝病 >>>>

荐方由来：某中年妇女，病由黄疸后变成黑疸，面目青褐色，胸满腹胀，大便秘结，邻人悄悄说："黄病变成鼓胀，怕是不治之症了吧！"患者呻吟病床已年余，因长期负担医药费用，家中已变卖一空，寡女孤儿，情殊堪怜。故给予免费诊治，并送了几剂药，稍稍好转。于是，教给其儿子自挖蒲公英（当地农民叫"奶汁草"），每天大量（90 ~ 120 克或更多）煮汤喝，服用 1 个月，竟把慢性肝胆病治愈了。

黑疸多因疸证经久不愈所致，表现为目青，面额色黑，心中懊丧，肤燥，搔之不觉，大便黑，膀胱急，足下热，脉浮弱，甚则腹胀，如有水状，面浮，脊痛不能正立。

【出处】《名中医治病绝招》《中医单药奇效真传》。

芜菁子治黄疸型肝炎 >>>>

配方及用法：芜菁子。晾干，研末。以开水调服，每次服10 ~ 15克。

功效：清热，祛湿，润肠。用治黄疸、便秘。

【出处】《全国名老中医秘方》。

用大黄麦芽汤治急慢性黄疸型肝炎 >>>>

配方及用法：酒蒸大黄40克，生麦芽30克。上药水煎服。

验证：此方治疗急性黄疸型肝炎11例，一般服药当天尿量即增加，黄疸在6 ~ 8天内消退，肝功能在3周内恢复正常。

【出处】《浙江中医杂志》（1985年第5期）、《单方偏方精选》。

消毒丹治疗急性黄疸型肝炎 >>>>

配方及用法：茵陈、苡米、板蓝根各20克，田基黄30克，泽泻、楂肉、猪苓、云苓各15克，木贼、丹参、泽兰、陈皮各10克，甘草5克。将上药入罐用清水盖药面，浸泡10 ~ 15分钟，然后煎15 ~ 30分钟取汁，每次约25毫升，日服2次。若腹痛甚加厚朴10克，白蔻5克；呕吐剧加法半夏6克，竹茹10克；便结难行加大黄、枳壳各10克；全身酸痛加秦艽、柴胡各10克；目赤，舌质红赤加胆草、生地各10克。

备注：忌食肥肉猪油、酒类、酸辣、腌菜，以及油炸、煎炒、辛燥之物。

验证：一般服药3 ~ 5剂，临床症状明显改善，20剂痊愈。曾治208例，痊愈（临床症状完全消失，肝功能复查正常）204例，显效（临床症状完全消失，肝功能复查有单项指数不正常）3例，好转（黄疸消退，症状改善，肝功能复查不正常）1例。

【荐方人】湖南谢光辉。
【出处】《当代中医师灵验奇方真传》。

用茵陈蒿汤加减治黄疸 >>>>

配方及用法：茵陈蒿30克，栀子、黄柏各12克，党参、苍术、香附各15克，郁金12克，干姜6克，五味子10克，灵仙脾15克，甘草6克，大枣6枚（31克）。上药入水（约500毫升）煎服，每日1剂，分2次服下。呕吐者加半夏9克；有热、两胁不舒者加柴胡9克，黄芩12克，白芍12克。

验证：江苏吕健华，男，55岁，干部。他说："我爱人有一段时间感觉浑身乏力，食欲不振，常有恶心呕吐之感，且小便发黄，手上也有明显的黄色素，并且日趋严重。我发现此症状与急性黄疸型肝炎相似，就选用了本条方，1剂吃下后就感觉有效，人也舒服多了，吃完3剂后到了厂卫生所化验，结果一切正常。后又连服2剂，以巩固疗效，半月病人完全康复。"

【荐方人】山东王荣亮。
【出处】《当代中医师灵验奇方真传》。

夏枯草治急慢性黄疸型肝炎 >>>>

配方及用法：夏枯草62克，大枣31克。上药加水1500毫升，文火煨煎，捣枣成泥，煎至300毫升，去渣，分3次服。

【出处】《山东医刊》（1964年第11期）、《单味中药治病大全》。

根治急性黄疸型肝炎特效方 >>>>

配方及用法：①外用方：鲜野芹菜（石龙芮）。将鲜野芹菜根茎30克捣成泥状，敷于上肢内关或肘弯内、外、侧及肩髎下肌肉丰厚部，男左女右。每次只敷一个部位，可换部位多次使用，至症状减退为止。敷药6～12小时出现黄液疱，刺破放出黄水涂上紫药水即可。下肢也可敷药。②内服方：鲜金钱草。鲜金钱草洗净与鸡蛋煮熟，即成药蛋，食蛋喝汤（淡食）。每日3次，每次1枚。药汤当茶频饮。

备注：本方有明显退热退黄作用，治急性黄疸型肝炎颇为灵验，兼具根治效果。病未愈期间，禁食荤、腥、油腻及辛辣食物。

验证：教师石某，男，51岁。1991年12月28日就诊，市医院诊断为急性黄疸型肝炎，服中西药一星期无效，吃喝即吐，面黄、身黄、目黄、尿黄诸症未减。用此外用内服方治疗1次，出现明显效果。连续治疗4次，一星期后诸症消失，未服其他药物治愈。随访未复发。

【荐方人】湖北汪升阶。

【出处】《当代中医师灵验奇方真传》。

糯稻草煎服治黄疸型肝炎 >>>>

配方及用法：糯稻草45克，用水洗净，切成3厘米长，加水500毫升，煎取300毫升呈淡黄色味微甜的汤液，过滤即成。分2次服，1日服完（成人量）。

验证：治疗30余例，均于用药7～10天后，黄疸指数降至正常范围。

【出处】《中医杂志》（1960年第4期）、《单味中药治病大全》。

用瓜香散治各种黄疸疾病 >>>>

配方及用法：甜瓜蒂、茵陈各15克，白丁香10克，广郁金9克。上药共研极细末，贮瓶备用，勿泄气。取本散少许，交替吹入两鼻孔中，每日3次，以鼻中流尽黄水为度，或用本散擦牙，使口流涎水，效果亦佳。

验证：浙江唐日珍，男，62岁。他说："我的堂弟患胆囊炎，服过很多药不见好转，后来我用本条方为他治疗，2剂痊愈。"

【出处】《中药鼻脐疗法》。

中西医结合治疗黄疸型肝炎 >>>>

配方及用法：茵陈 30 克，黄芩 10 克，胆草 10 克，大黄 10 ~ 30 克，虎杖 10 克，柴胡 10 克，金钱草 15 克，蛇舌草 15 克，板蓝根 15 克。上药放入大罐头瓶中，开水冲泡后取汁内服，每日 3 次。

验证：观察 50 例病人，服药量最少 16 剂，最多 34 剂，平均 24 剂，临床症状消退，肝功能检查正常。服上药后均有不同程度的泄泻。

【荐方人】山西郭晓中。

【出处】《当代中医师灵验奇方真传》。

肺结核

南瓜藤汤治肺结核病 >>>>

配方及用法：南瓜藤（即瓜蔓）100 克，白糖少许。加水共煎成浓汁。每次服 60 克，每日 2 次。

功效：清肺，和胃，通络。用于肺结核之潮热。

【出处】《卫生报》。

鳗鲡、大蒜治肺结核 >>>>

配方及用法：鳗鲡（白鳝）150 克，大蒜 2 头，葱、姜、油、盐各适量。将鳗鲡开膛洗净，切段，大蒜去皮，洗净。将锅置于旺火上，加油烧热，放入鳗鲡煎炸至呈金黄色，下大蒜及调料，加水 1 碗煮至鱼熟即成。

功效：补虚羸，祛风湿，杀菌。有抑制结核病菌的作用。

备注：鳗鲡烧存性（中药炮制方法之一，即把药烧至外部焦黑，里面焦黄为度，使药物表面部分炭化，里层部分还能尝出原有的气叶，即存性），研细（或做成丸剂），每服 5 ~ 10 克，每日

2 次，亦有治疗肺结核、淋巴结核之功效。

【出处】《新中医》。

吸蒜气疗肺结核 >>>>

配方及用法： 紫皮大蒜 2 ~ 3 头。蒜去皮，捣烂。置瓶中插两管接入鼻内，呼气用口，吸气用鼻。每日 2 次，每次 30 ~ 60 分钟，连用 3 个月。

功效： 止咳祛痰，宣窍通闭。

【出处】《广东中医》（1963 年第 5 期）。

四汁丸可治肺结核 >>>>

配方及用法： 生藕汁、大梨汁、白萝卜汁、鲜姜汁、蜂蜜、香油、飞箩面各 120 克，川贝 18 克。将川贝研细面，和各药共置瓷盆内，以竹箸搅匀，再置大瓷碗或砂锅内，笼中蒸熟，为丸如红枣大。每服 3 丸，日 3 次夜 3 次，不可间断。

功效： 散癖止血、养阴清热、化痰润肺。主治肺结核之喘咳、吐痰吐血等。

备注： 服药后如厌食油味、恶心，急食咸物可止。忌食葱、蒜。

【出处】《中医验方汇编·内科》。

健肺宝可治空洞型肺结核 >>>>

配方及用法： 白及、浙贝母、天冬、百部（炙）、百合（蜜炙）各 30 克，童鸡（去毛及内脏洗净）1 只。上药共为粗末，装入洗净鸡肚内扎好，放入锅内文火炖煮，加作料、食盐、生姜少许，每周炖食 1 只药鸡，汤可饮，连续服食 3 个月为 1 个疗程。一般服食 2 ~ 3 个疗程可基本痊愈，空洞闭合。

功效： 本方药精力专，疗效确切。方中白及一味为君，有逐瘀生新、补肺损疗咯血之功；天冬、百部二味抗结核抑菌；贝母、百合清肺化痰、解郁助肺而司清肃之令；尤妙在用童鸡一味血肉有情之品，鸡药合用培土生金，能增强机体免疫能力。

验证：临床观察 10 余例，效果可靠。

【荐方人】甘肃赵炎声。

【出处】《当代中医师灵验奇方真传》。

蛤蚧、黄连可治空洞型肺结核 >>>>

配方及用法：蛤蚧 3 对，黄连 500 克，百部、白及各 1000 克。先将蛤蚧去头切成长条，用黄酒浸后，焙干，研粉。再将另 3 味以水洗净，晒干，粉碎过 100 ~ 120 目筛，与蛤蚧粉混合均匀，用开水泛为水丸（将药物细粉用冷开水、药汁或其他液体为黏合剂制成的小球形丸剂），干燥即得。分装成 300 袋，每袋约 9 克。每次 1 袋，每日 3 次，饭后温开水送服。

功效：适用于肺结核、慢性纤维空洞型肺结核。

【出处】《中草药通讯》（1978 年第 5 期）、广西中医学院《广西中医药》增刊（1981 年）。

白及、蜂蜜可治浸润型肺结核 >>>>

配方及用法：白及 500 克，蜂蜜 250 克，先以清河水将白及煎熬，去渣澄清，后入蜂蜜收膏（中药的一种制法，即用蜂蜜煎制形成膏状，如同果冻样），每日 50 克。

【出处】《任继然临床经验录》、《中医单药奇效真传》。

猪肝白及粉治肺结核 >>>>

配方及用法：猪肝、白及。将猪肝切片，晒干，研成细粉，与白及粉相等量调匀。每服 15 克，每日 3 次，开水送下。

功效：敛肺止血，消肿生肌。

【出处】《卫生报》。

肺康宝治肺结核 >>>>

配方及用法： 穿破石、铁包金、白及、百部各30克，生甘草10克。上药共为细末，每次6克，蒸白糖服，每日2次，早晚服用，中午每次吃异烟肼1粒。

验证： 治疗54例，用药1剂治愈37例，用药2剂治愈15例，用药3剂治愈2例。

【荐方人】贵州赵永海。

【出处】《当代中医师灵验奇方真传》。

大风子肉、乌梢蛇等可治肺结核 >>>>

配方及用法： 大风子肉93克（或油31克），乌梢蛇155克切片炒黄，黄连62克（如无，可用胡黄连93克），大黄31克，当归62克，龟板93克炙酥，川芎31克。上药共研细末，糊丸如梧桐子大。初服每次5粒，每日3次，以后每周增加2～3粒，但最多不得超过30粒。1个月为1个疗程。

验证： 多为1个疗程治愈，可续服1个疗程巩固。曾治百余人。

【荐方人】黑龙江张宏仁。

【出处】广西医学情报研究所《医学文选》。

丁银夏枯丸可治肺结核 >>>>

配方及用法： 地丁草500克，夏枯草500克，金银花300克，山药300克，白及300克，麦冬300克，尖贝60克，黄连15克，红花150克，当归150克，茯苓150克，甘草150克。将上药研细末，以淡猪油500克，蜂蜜3000克，文火炼熟除去水分，注意掌握火候。然后将药末加入调匀，为丸300粒，封藏待服，勿令霉变。每日早饭前服3粒，3个月为1个疗程。咯血者加三七50克；盗汗加枣皮150克；潮热加白薇300克；空洞加蛤蚧2对，五倍子150克。

验证：治疗 200 例，治愈（用药 1 个疗程，临床症状消失，病灶吸收）138 例，好转（用药 2 个疗程，临床症状消失，病灶部分吸收）60 例，无效（用药 2 个疗程，临床症状部分消失，病灶未见吸收）2 例。

【荐方人】四川郑祥吉。

【出处】《当代中医师灵验奇方真传》。

用夏枯草膏可治浸润型肺结核 >>>>

配方及用法：夏枯草 120 克，百合 48 克，百部 48 克，白及 30 克，白蔹 12 克，白前 15 克，山药 60 克，田三七 15 克，鹿角胶 30 克，阿胶 30 克。除鹿胶、阿胶外，将余药共置于砂锅内，加入冷水至药面上 1/3 为度，用文火煎 3~4 次（每次 20 分钟左右），得药汁约 2500 毫升，然后入二胶以小火浓缩成半膏汁约 1000 毫升，密封备用。每次 20 毫升，每日 3 次，早、中、晚饭后服。每剂为 1 个疗程（约半个月），忌辛腥之味。

【荐方人】湖北彭代谷。

【出处】《当代中医师灵验奇方真传》。

白果、菜油治肺结核很有效 >>>>

配方及用法：白果、菜油。在 7~8 月份白果将黄的时候，最好是在白露前后两三天内采摘白果，摘时连柄子一起用剪刀剪下，选用没有外伤和柄子没掉的白果入药。将选好的白果轻放于罐子内，再放入菜油浸泡（以淹没白果为度）。至少浸泡 80 天，泡至两三年的更好。每天吃 2 枚，即在早饭前和晚上睡觉前各吃 1 枚。吃时取出 1 枚放在碗里，用筷子将白果（主要是核外软内层，核仁煮熟了也可以吃）捣成小块，像黄豆粒大小，然后一块块地用温开水送下（勿用牙嚼，勿用手撕），菜油不必服用，但白果上的油可以一同吃下去。1 个月为 1 个疗程。

【出处】《新中医》、广西中医学院《广西中医药》增刊（1981年）。

用马钱子鸡蛋治肺结核 >>>>

配方及用法：取马钱子 12 克，砸碎，用开水浸泡 1 小时，再放入鸡蛋 7 个，文火煮 1 小时，将鸡蛋捞出，用冷水浸泡片刻，然后放回药液中泡 1 小时，即成马钱子鸡蛋。捞出鸡蛋放凉备用。煮鸡蛋过程中谨防弄破鸡蛋，破鸡蛋应弃去，绝对不可食，因马钱子有毒。每日早晨空腹吃 1 个马钱子鸡蛋，7 天为 1 个疗程。间隔 7 天，再继续下 1 个疗程。

【出处】《偏方治大病》。

用鸭子炖黄精治肺结核 >>>>

配方及用法：宰杀家鸭（不分雌雄）1 只，加黄精 10 克，不得加盐，清炖吃肉喝汤，每天吃 1 次，分 7 次于 1 周内吃完。坚持连续服食 2 ~ 3 个月，此症便可明显好转或痊愈。此方经济、简便、易行且无副作用。

验证：广西卢任送，男，67 岁，退休。他说："朋友之父患肺结核多年，曾到县医院住院治疗，花医疗费 3000 多元不见好转，由于经济困难没有再治疗。我得知后用本条方为他治疗 2 个多月，取得了满意的效果。"

【荐方人】高云阁。

【出处】《老年报》（1997 年 7 月 10 日）。

单用蒜泥敷足心可止肺结核咯血 >>>>

配方及用法：将大蒜捣烂成泥，先用凡士林在足心（涌泉穴）皮肤上薄薄涂一层，再把蒜泥涂在穴位上，外面盖上消毒纱布，用橡皮膏或绷带固定。可同时敷双足心，一般敷 10 ~ 20 分钟。蒜泥敷足心，对肺结核、支气管扩张、肺癌引起的咯血均有疗效。

【出处】《晚霞报》（1996 年 12 月 26 日）。

骨结核

骨结核又称骨痨，为临床上顽固性疑难病症。目前，虽有一些治疗骨结核的中西药和方法，但临床疗效不佳。该病是一种慢性疾病，部分患者伴有其他部位的结核病，一旦发病，难以很快治愈。国内外西医常规疗法有两种：一是常规抗结核疗法。早期有效，但多数病人确诊时已进晚期，骨关节病灶破坏严重。由于局部气血凝滞不通，微循环严重受阻，有效的抗结核药物难以通过循环达到病灶处，所以多数病人疗效很差；同时，抗结核西药均对肝、肾、胃、肠及神经系统的毒副作用大，以致部分患者难以坚持按期用药。二是手术治疗。这种治疗不仅耗资多，且难以根治。现在很多专家学者认为此手术属破坏性手术，一般不主张采用。

乌龟粉可治骨结核 >>>>

荐方由来：20 世纪 50 年代，我的一位婶娘不幸患了骨结核，全身浮肿得起不了炕，眼看快不行了。这时，我想起曾收集的一个偏方，服用后，她竟获痊愈。

配方及用法：取乌龟 1 只，将其埋在谷糠内，并点燃将龟烧死后，烤干研面，用黄酒冲服 3 天即可。

【出处】《老年报》（1997 年 3 月 25 日）。

壁虎可治骨结核 >>>>

配方及用法：壁虎，焙干，研为细末，储瓶备用。每次口服 1 克，每日 3 次，长期服用。

【出处】广西中医学院《广西中医药》增刊（1981 年）。

鳖甲粉可治溃疡性骨结核 >>>>

配方及用法：鳖甲 50 克，研成细粉。先在清洁的铝饭盒底层放适量医用白凡士林，上撒少许鳖甲粉，然后放上纱布条 100 块，再将剩余的鳖甲粉撒在上面，盖好饭盒盖蒸沸灭菌 30 分钟即得。病灶常规消毒，清除坏死组织，然后将鳖甲油纱条用探针轻轻填塞到病灶底部，隔日换药一次。对结核性脓肿未溃而有波动感者，切开后，处置如上法。

【出处】《辽宁中医杂志》（1982 年第 3 期）、《单味中药治病大全》。

乌龟壳红枣可治骨结核 >>>>

配方及用法：生乌龟壳 2500 克，红枣 1500 克（去核）。将龟壳烧存性，研细末，放入煮熟枣肉内，捣烂做丸。每次 100 克，每日 3 次，开水送服。一般连服 10 ~ 15 天痊愈。

【出处】《实用民间土单验秘方一千首》

淋巴结核（鼠疮瘰疬）

用蛇油可治鼠疮 >>>>

配方及用法：活蛇 1 条，上等豆油 500 毫升。二者装入瓶中密封，待蛇化成油后，用蛇油涂患处，每日数次。

【出处】《健康生活报》（1995 年 7 月 14 日）。

用乌蛇皮贴敷可治鼠疮 >>>>

荐方由来：黄某，素有肺结核。颈部右侧胸锁乳突肌的前后缘有 6 个瘰疬，大似甜杏，小如白果，表面光滑如串珠状，推之移动，质地坚韧，压痛明显，胀痛不适日趋加重。遂取与肿核大小适度乌蛇皮，用淘米水浸泡软化后贴于肿核上，胶布固定。皮干即另换一块，外贴半个月后告愈。

【出处】《浙江中医杂志》（1983 年第 4 期）、《中医单药奇效真传》。

用猪胆陈醋敷患处可治鼠疮 >>>>

配方及用法：猪苦胆 10 个（用胆汁）、陈醋 500 毫升，放新砂锅慢火熬至稀稠适度如膏药状。先用花椒熬水洗患处，然后将药膏摊黑布上贴患处，每日换 1 次。

【出处】《中医验方汇选》《中医单药奇效真传》。

火硝、白矾等可治淋巴结核溃疡瘘管 >>>>

配方及用法：火硝 21 克，白矾 24 克，水银 15 克，轻粉 6 克，为 1 剂量。制前准备铁勺一个，平口碗一个，棉花一块，木炭 1.5 千克，石膏和黄泥适量。先将铁勺擦净烤干，于勺底中央按顺序铺上药物（一下火硝，二下轻粉，三下白矾，四下水银），置于平口碗中，然后扣上平口碗，用石膏泥封闭碗与勺间空隙，再用黄土泥糊上，但必须露出碗底，并在碗底中央放块小棉花，用铜钱压上，以观察火力。先用文火，后用武火。当棉花发黄时，证明药物已升好，时间 1 小时左右。升好后去火炭，冷却后取掉封的黄泥、石膏和平口碗。勺底药物上层白色是白降丹，下层红色为红升丹，是治疗本病的药物。

用药前将溃疡周围用碘酒好好消毒，再用生理盐水洗净溃疡面脓汁，然后把少许红升丹撒于溃疡表面，盖无菌纱布。3 ~ 5 天更换一次，至溃疡瘘管愈合为止。

备注：禁酒，禁房事，禁食刺激和生冷食物。

验证：曾治愈百例长达 6 个月至 3 年不等的淋巴结核溃疡瘘

管，治愈时间平均为 15 ~ 60 天。

【荐方人】黑龙江冯继武。

【出处】广西医学情报研究所《医学文选》。

猪胆、生南星等可治淋巴结核 >>>>>

配方及用法： 猪胆 10 个（去皮取汁），上好陈醋 400 毫升，生南星细面 15 克，生半夏细面 15 克。将胆汁、陈醋共熬至挑起成丝状，立即加入南星、半夏，然后文火收膏。药膏敷于患处。初起未溃者亦可敷。日久核大者先将疮蚀溃，再用本方收功。

【荐方人】杨立汉

【出处】广西医学情报研究所《医学文选》

猫眼草膏可治淋巴结核 >>>>>

配方及用法： 猫眼草 5 千克，洗净加水 15 千克，浸泡 3 天后，慢火熬 3 小时，去渣，再慢火熬至起泡似鱼眼时即成糊状，装瓶备用。根据疮口情况，在局麻下清除创面坏死组织及腐肉后，用涂有猫眼草膏的无菌纱布覆盖（有窦道者用刮匙刮除豆渣样物及脓汁后，取适量药膏纳入），包扎固定。视脓汁多少每天或隔天换药 1 次，直至疮口愈合。重者可加服抗结核药。

验证： 此方治疗破溃型颈淋巴结核 245 例，306 个疮口，均痊愈。

【出处】《河北中医》（1991 年第 3 期）、《单方偏方精选》

天龙散引流条可治淋巴结核形成的窦道 >>>>

配方及用法： 天龙 30 克，冰片 1 ~ 2 克，煅珍珠 3 克。配制时先将天龙用清水洗净，焙干研末，过筛（40 ~ 60 目），高压消毒，再将冰片、煅珍珠磨碎拌匀即得。用时根据窦道大小选适当引流条与"天龙散"搅拌，置入窦道，每日更换一次。

备注： 天龙即壁虎，本品栖于墙壁，善捕蝎蝇，故名"天龙"。

验证： 102例中，病程最短3个月，最长5年之久，其中颈淋巴结核形成窦道84例，其他结核形成者18例全部治愈。其中，颈淋巴结核形成的窦道治愈时间为20～30天，其余18例治愈时间为1～3个月。

【荐方人】江苏陈学连。

【出处】《当代中医师灵验奇方真传》。

银耳膏可治颈淋巴结核 >>>>

配方及用法： 银耳适量，蓖麻50克。将银耳用温水洗净晾干，蓖麻去皮，共捣如泥，贮瓶备用。用时将疮口常规消毒，视疮面大小，取药膏摊于灭菌敷料上，贴患处，用胶布条固定，隔日换药一次。

验证： 用本方治疗颈淋巴结核61例，均在2～4周内痊愈。本方配服狼毒枣治疗骨结核37例，亦在百日内痊愈。

【荐方人】山西李藩。

【出处】《当代中医师灵验奇方真传》。

猪苦胆、松香等可治淋巴结核 >>>>

配方及用法： 猪苦胆（去皮）5000克，食醋6500克，松香50克。将胆汁与食醋混匀后置铁锅中，文火煎熬，时时搅拌以防糊底，熬3～4小时成膏状，兑入松香末和匀即可，装瓶备用。外敷时药膏应与所触及的淋巴结大小相近，尽量不波及健康皮肤。最初应每日换药，以后每2～3日换药一次，有脓者应每天换药。在敷药同时可服用抗结核药物。

备注： 此膏外敷除个别病例局部发生皮疹（停药后即可消退）外，其余未见不良反应。

【出处】《中医杂志》（1980年第3期）、《实用专病专方临床大全》。

威灵仙根可治颈淋巴结核 >>>>

配方及用法：鲜威灵仙根适量，洗净砸破，除去根中硬基，捣烂成泥状。取 30 毫米见方的胶布，中央剪一直径约 15 毫米大小的圆孔，将孔对准内关穴位（男敷左，女敷右）或患处，在孔中放适量已捣烂的药后，再盖一层胶布。固定 24 小时后即将药渣取出，可见敷处起一水疱，用生理盐水将局部清洗干净，再用消毒针头将水疱轻轻挑破，抽去或溢出泡内液体，涂以甲紫或消炎药膏，用消毒敷料包扎即可。

验证：经治 50 例，痊愈 47 例，有效 3 例。

【出处】《新中医》（1990 年第 7 期）、《单味中药治病大全》。

用守宫鸡蛋可治颈淋巴结核 >>>>

配方及用法：生鸡蛋 1 个，活守宫（俗称"壁虎"）1 只。将生鸡蛋用镊子轻轻敲一个小圆孔，直径约 1 厘米，用镊子将活守宫放入鸡蛋内，外用蛋壳封住孔口，涂以泥土密封，烘干后去壳（以不枯焦为佳），研末装瓶备用。每日服活守宫鸡蛋 1 个（约粉末 30 克），10 日为 1 个疗程。

【荐方人】江苏夏晓川。

【出处】《当代中医师灵验奇方真传》。

壁虎酒可治淋巴结核 >>>>

配方及用法：壁虎 16 条，黄酒 500 毫升。将壁虎用小瓦焙黄，研细末加黄酒浸泡 7 天内服。每日 2 次，每次 15 毫升，连服半月。如破溃者长期不愈合，可将壁虎 3 条焙黄研细末，用蓖麻油 30 毫升浸泡 3 天敷患处。

【出处】《实用民间土单验秘方一千首》

收口汤可治瘰疬疮不收口 >>>>

配方及用法：黄芪、当归、首乌、夏枯草、猫爪草各30克，昆布、海藻、僵蚕、蜂房、白及各12克，没药、乳香、桔梗、生姜各10克，蜈蚣2条。每剂两煎兑在一处，分2次温服，每日1剂。上方各药按比例研细，用红霉素软膏调敷患处，隔日换药1次。

验证：治疗患者120例，治愈（用药1～18天疮面长平）83例，好转（用药30天以上，疮口明显缩小，未能完全收口）37例。

【荐方人】陕西王经通。

【出处】《当代中医师灵验奇方真传》。

消核散可治淋巴结核 >>>>

配方及用法：百部、大贝、元参、浮石、牡蛎各60克，蜈蚣10条，玫瑰花10克。上药共捣为面过筝，分成60包，每日2次，每次1包，温开水送服，黄酒引。

功效：百部杀虫，大贝消痰，元参清热，浮石软坚，牡蛎散结，蜈蚣解毒，玫瑰花调味。诸药合用，虫灭、痰消、热清、坚软、结散、毒解，结核自愈。

验证：共治疗300余例，疗效颇佳。

【荐方人】内蒙古石俊岳。

【出处】《当代中医师灵验奇方真传》。

蝼蛄可治淋巴结核 >>>>

配方及用法：蝼蛄1个，鸡蛋1个。先将鸡蛋的一端打个小孔，把蝼蛄放入鸡蛋内，用纸把小孔封闭，再用文火把鸡蛋烧熟，剥去鸡蛋皮，将鸡蛋和蝼蛄一同吃。每次吃1个，每天1次，轻者吃21个左右就能痊愈，重者可继续服用至痊愈为止。

验证：共治疗20例，女14例，男6例。溃疡型患病时间为7年的1例，2～3年的6例，1年以下的8例，初起未溃脓的5例。

通过服用上方均获痊愈。

【荐方人】辽宁刘广起。

【出处】《当代中医师灵验奇方真传》。

其他结核

马齿苋浸黄酒可治肾结核 >>>>

配方及用法： 马齿苋 1500 克，黄酒 1250 毫升。将马齿苋捣烂，用酒浸泡三昼夜后过滤。每日饭前饮 9 毫升，如病人有饮酒习惯可饮 12 ~ 15 毫升。

【荐方人】黑龙江张弘。

【出处】广西医学情报研究所《医学文选》。

用芥菜能治肾结核 >>>>

荐方由来： 某女，53 岁。诊断为双肾结核。经用抗结核药、止血剂、支持疗法及中药治疗 2 个月，病情时重时轻。诊见面色萎黄虚浮，舌质淡胖有齿痕，脉沉虚弱。每日用芥菜 250 克煎汤、煎鸡蛋、包饺子等治疗 1 年左右，静脉肾盂造影见双肾结核病灶愈合，放射性同位素肾图检查双肾功能正常，尿路通畅。

【出处】《新中医》（1986 年第 7 期）、《单味中药治病大全》。

鸡蛋半夏酒可治咽喉结核 >>>>

配方及用法： 先将生鸡蛋打一小孔，分别倒出蛋清、蛋黄，把 10 毫升酒稀释至 30 毫升，倒满蛋壳的 1/3，再放半夏 2 克，另以细铁丝制成环状，把鸡蛋壳置于其中，然后加火煮 3 ~ 4 分钟，取出半夏，随后加入该鸡蛋清的一半，加火煮二三沸备用。病人用上汁一口一口地漱口，慢慢地湿润咽喉。

功效： 鸡蛋半夏酒对咽喉部结核有特效，对喉头结节及声音嘶哑皆有良效，教师、播音员、演员经常服用可以保护嗓子，还对咽喉癌有治疗作用，亦可帮助喉癌术后的声音恢复。

【出处】《偏方治大病》。

单吃大蒜可治肠结核 >>>>

方法：紫皮蒜若干。第一个疗程10天，每天3次，每次25克，吃饭时一起服用（下同）；第二个疗程20天，每天3次，每次20克；第三个疗程30天，每天3次，每次15克；第四个疗程12个月，维持量每天2次，每次10克。若改用白皮蒜，用量加倍，用法不变。部分合并慢性肝炎的病人，配合应用口服保肝药物。

验证：共治愈30例病人，且多数病例远期疗效巩固。

【出处】《黑龙江中医药》（1989年第4期）、《单味中药治病大全》。

龙胆泻肝汤可治附睾结核 >>>>

配方及用法：龙胆草12克，黄芩15克，泽泻10克，栀子（炒）10克，木通10克，当归12克，生地15克，柴胡8克，夏枯草15克，浙贝12克。上药煎15～20分钟取汁，约200毫升。每日服2次，并配合仙人球捣碎局部外敷患处。肝郁有湿热者加牡蛎15克，炙鳖甲12克，橘核10克，玄胡10克，苦参12克，青皮10克，龙胆草减至9克，黄芩减至12克，去木通与泽泻。

验证：治疗患者40例，治愈（用药10次，临床症状消失，肿块消失）25例，好转（用药11～15次，临床症状改善，肿块明显缩小）15例。

【荐方人】湖南刘达仁。

【出处】《当代中医师灵验奇方真传》。

连翘、百部等可治结核性胸膜炎 >>>>

配方及用法： 连翘、百部、鱼腥草各等份。上药共研细粉，过箩，炼蜜为丸（中药制法，即将药物细粉以炼制过的蜂蜜为黏合剂制成可塑性的固体药剂。炼蜜即为熬蜂蜜）。每丸含药粉约4.6克，每次2丸，每天3次，温开水送服。临床治愈（症状消失，X线检查无胸水，血沉正常等）后再巩固治疗2个月。

【荐方人】河北冯国庆。

【出处】《当代中医师灵验奇方真传》。

用地蝎虎等可治结核性腹膜炎 >>>>

配方及用法： 用地蝎虎（又名地出）7个，从肛门把它肚内的东西弄出，放入胡椒一粒，用棉油炸焦，取出晾凉后，研末，开水冲服（寒者以姜为引，其他可选用芦根、串地芦、眉豆蔓、丝瓜络中的一种为引）。每次服7个。

【荐方人】河北杨何民。

【出处】广西医学情报研究所《医学文选》。

十枣汤可治结核渗出性胸膜炎 >>>>

配方及用法： 芫花、甘遂、大戟各等份（总量1～3克），大枣10枚（或30克）。芫花、甘遂、大戟共为末，每次1～3克，每日1次，于清晨空腹时以大枣熬汤调服。下泻后，糜粥自养。一般用药2～3天，检查症状，体征好转，胸水明显吸收，或用药后，下泻稀水便6～7次，失水较重，即可停用。若未达到如期效果则可继续使用，并稍增大剂量，每次最大量不超过3克，总疗程7日，无效者停用。每个病例均进行系统抗结核治疗。

验证： 治疗患者20例，治愈（症状、体征消失，胸水消失）16例，好转（症状、体征基本消失，胸水明显吸收或仅存少量积液）3例，无效（症状体征无变化者）1例。

【出处】《当代中医师灵验奇方真传》。

蛔虫病、绦虫病、囊虫病

安蛔下虫汤可治蛔虫腹痛 >>>>

配方及用法：茵陈（先煎）60克，槟榔、乌梅各30克，木香、枳壳、使君子、苦楝皮、生大黄（后下）各10克，花椒3克。以水3碗，先煎茵陈至2碗去渣，纳诸药，煎至1碗下大黄，再煎十数沸，放温服用。一般用药1剂痛止，再服蛔下。

功效：本方专治蛔虫所致的腹痛诸症（蛔虫性肠梗阻、胆道蛔虫症等）。

【荐方人】四川杨忠贵。

【出处】《当代中医师灵验奇方真传》。

槟榔片、南瓜子等可治绦虫病 >>>>

配方及用法：槟榔片150克，南瓜子（去皮取仁）125克，大黄（后下）、枳实各20克，贯众25克，雷丸（为末冲服）、二丑各10克，芜荑15克。上药煎煮30分钟取汁，煎煮2次，共计取汁约600毫升。药汁分2次服，服完一次过2小时后再服第二次。

功效：方中槟榔、雷丸、贯众、南瓜子、二丑、芜荑杀虫驱虫，麻痹、瓦解虫体，大黄、枳实攻积导滞、泻下驱虫，能使被杀死、麻痹之虫排出体外。如用本方1剂不成功者，可过1个月以后继续服用本方，身体虚弱者酌情减量。

验证：用本方治疗绦虫病患者10余例，全部1剂成功。

【荐方人】黑龙江潘维信。

【出处】《当代中医师灵验奇方真传》。

姜半夏、雷丸等治囊虫病 >>>>

配方及用法：姜半夏、雷丸、陈皮各9克，茯苓、白芥子各12克，苡米15克。上药共研为细末，做成蜜丸，每服9克，每天3次。疗程1～5个月。

验证：治疗100例，痊愈80例，好转19例，无效1例。

【出处】《吉林医药》（1974年第2期）、广西中医学院《广西中医药》增刊（1981年）。

南瓜子仁、槟榔等可治肠内囊虫 >>>>

配方及用法：南瓜子仁、槟榔各100克，硫酸镁30克。上药混合水煎服。服药前的头天晚上宜少吃饭，于次日早晨每隔半小时吃一次药，共吃2次，服药1小时后，便可将囊虫打出体外。

【出处】《神医奇功秘方录》。

全蝎朱砂散治囊虫病 >>>>

配方及用法：全蝎50克，蝉蜕75克，甘草25克，朱砂15克，琥珀20克，冰片5克。将上药共研细末，过120目筛（朱砂、冰片待其他药物研细后，再合成）。每次3.5～5克，每日服2～3次，温开水送下。

【出处】《辽宁中医》（1978年第2期）、广西中医学院《广西中医药》增刊（1981年）。

用穴位贴敷法治脑囊虫 >>>>

配方及用法：砒石（信石、人言、红矾）10克，巴豆7个，斑蝥3个，珍珠1只（大），轻粉3克，银珠15克，狼毒50克（或蜂蜜适量）。先将斑蝥去头、足、翅；巴豆去皮，焙干研末；砒石、轻粉、银珠研细末；新鲜狼毒捣成泥状。诸药调和捣匀而成糊状即可外敷，分敷于双太阳穴（外眼角斜上方）、印堂穴（双眉中间）、神阙穴（肚脐上）。外敷 3 ~ 4 小时，察看皮肤，以出米粒状丘疹为度，然后除去外敷药贴，即可达到治疗效果。

备注：使用本方药外贴 1 次未愈者可于半个月后再敷贴 1 次。禁忌小米饭，荞面，辛、辣、甜食物，牛羊肉类 1 周以上。皮肤易起水疱、易感染者禁用。敷药用完后深埋土中。

【荐方人】山西孔梦庚。

【出处】《亲献中药外治偏方秘方》。

西洋参、黄芪等可治囊虫病 >>>>

配方及用法：西洋参 30 克，黄芪 60 克，鹿角胶 30 克，三七参 30 克，陈皮 25 克，半夏 20 克，茯苓 30 克，竹茹 20 克，雷丸 70 克，槟榔 90 克，全虫 60 克，三棱 15 克，蓬莪术 15 克，昆布 30 克，海藻 30 克，仙鹤草芽 60 克。上药精工各研细末，过 120 目筛。黄酒打为丸如绿豆大，晒干装瓶备用。每次 10 克，每日 2 次，饭前开水送下。3 个月为 1 个疗程，服 1 ~ 2 个疗程后观察其效果。

验证：本组 100 例中，痊愈（皮下囊虫结节消失，头脑清晰，观察 2 年无复发者）79 例，显效（皮下囊虫结节消失，症状基本消失，偶尔出现短暂的头晕）8 例，有效（皮下囊虫结节减少，或时有头晕、头疼、呕吐，但服药见轻者）11 例，无效（皮下囊虫结节、头疼、呕吐等均无明显好转）2 例。

【荐方人】河南吴振兴。

【出处】《当代中医师灵验奇方真传》。

第二章

呼吸系统疾病

肺气肿、肺痈、矽肺、肺炎

每天吹气球可减轻肺气肿 >>>>

荐方由来：不少中老年人患有肺气肿，而肺气肿又是肺源性心脏病的祸根。为阻断这一恶性进程，不妨采用美国专家推荐的吹气球法，每天吹 40 次，以保持肺细胞及细支气管的弹性，减轻肺气肿的症状。临床实验显示，吹气球的效果优于单纯的深呼吸锻炼，也可两者交替进行，值得一试。

【出处】《益寿文摘》（1997 年 9 月 4 日）。

用三子猪肺汤治老年肺气肿 >>>>

荐方由来：每年冬春季节，一些老年肺气肿患者的病情就一天天地加重起来，稍一活动就会出现胸闷、憋气、气急、呼吸困难、咳喘等症状。经过打针、吃药治疗后，诸症明显减轻，但稍不注意，又因受凉、劳累而重新发作。这样长期反复发作，不仅影响日常生活，还背上了沉重的思想包袱，认为自己的病没法治了。

近年来，我在临床上采用三子猪肺汤治疗老年性肺气肿，疗效较显著。一般服 1 ~ 2 剂后，胸闷、气急、咳喘等症状即可明显减轻，服 3 ~ 4 剂后症状基本消失。现介绍如下，患者不妨一试。

配方及用法： 鲜猪肺 1 个，五味子（捣碎）12 克，葶苈子 12 克，诃子（捣烂）9 克。先将猪肺洗净，切成条状，将以上 3 味中药用干净纱布包好，连同猪肺一起放入砂锅内，加水 600 毫升，用火煎煮。待猪肺熟烂，药液煎至 300 毫升时，取出药包，食猪肺喝汤（吃时不加盐或酱油，可加入适量香油）。1 剂可分 6 次服，每日 3 次，2 日内服完。每次服时都要加温后再服。每周可服 2 剂。如服 2 ~ 3 剂后症状未完全消失，可隔几天再服 1 ~ 2 剂，一般即可治愈。本方对慢性支气管炎也有较好疗效。

验证： 广西农宣芝，男，55 岁，工人。他说："我有一次患感冒咳嗽，到药店买伤风胶囊、止咳散等多种药，吃后都无效果，而且咳嗽越来越厉害，右脑部疼痛，连翻身都困难，手也不能上举。当时我很痛苦，到广西某医院拍片检查确诊为支气管炎和肺气肿。因无钱治疗，就回到家按本方自治，几天后症状就全消失了。为了巩固疗效，我又服用 1 个疗程，现在病已完全好了。"

【荐方人】广西李子云。

【出处】《老人报》（1996 年第 10 期）。

芦根、僵蚕等可治肺痈 >>>>

配方及用法： 芦根 20 克，僵蚕 10 克，薄荷 10 克，蝉蜕 5 克，银花 20 克，甘草 10 克。上药煎 15 分钟去渣取汁约 250 毫升，每日 1 剂，分 3 次服。咳嗽吐汁样脓痰者，加桔梗 10 克，黄芩 10 克，冬瓜仁 30 克；病重者每日服 2 剂。

验证： 治疗肺痈 48 例，服药 5 天病情缓解，大部分 10 天治愈。

【荐方人】湖南宁延尧。

【出处】《当代中医师灵验奇方真传》。

猪肺萝卜汤清热补肺 >>>>

配方及用法： 猪肺1具（去气管），青萝卜2个。洗净，切块，加水共煮熟，分次服食。

功效： 清补肺经，消肿散窟。用治肺脓肿。

【出处】《健康报》。

云母、焰硝等可治肺痛 >>>>

配方及用法： 云母、焰硝、甘草各128克，槐枝、桑白皮、柳枝、侧柏叶、橘皮各64克，川椒、白芷、没药、赤芍、肉桂、当归、黄芪、血竭、菖蒲、白及、川芎、白薇、木香、防风、厚朴、桔梗、柴胡、党参、苍术、黄芩、龙胆草、合欢皮、乳香、茯苓各15克。麻油熬，黄丹收，加松香32克搅匀。用时每取适量，贴敷患处，外以纱布盖上，胶布固定。每日换药1次。

功效： 清肺、化痰、清痕、排脓，兼以补虚。

【出处】《理瀹骈文》。

石上柏、桔梗治矽肺 >>>>

配方及用法： 石上柏（全草）20克，桔梗15克，鱼腥草12克，生甘草10克。临床应用本方时，可根据病情灵活加减。若气血两虚者，加党参、黄芪各20克；若咳嗽剧烈者，加川贝母、前胡、蝉衣、橘络各10克；若大便秘结者，加生川军（后下）10克。将上药水煎，每日1剂，分3~4次口服。两个月为1个疗程。可连服2~3个疗程，直至症状消失时为止。

验证： 用本方治疗矽肺患者135例，经用药1~2个疗程后，效果显著。个别患者出现一时性头晕加重，但在继续用药中自然消失，不必停药和惊慌。

萝卜三汁治矽肺 >>>>

配方及用法：大白萝卜、鲜茅根、荸荠各适量，鸡内金、麻黄、贝母、牛蒡子、桔梗、枳壳、石斛、枇杷叶（随症加减，请教医生）。将鲜萝卜、茅根、荸荠洗净，捣烂取汁，再将鸡内金等八味中药煎汤，然后与三汁混合一起饮用。

备注：如每日不拘量吃鲜萝卜及鲜荸荠，日久黑痰减少，咳嗽减轻。

【出处】《岭南草药志》。

天花粉、黄柏等治肺炎 >>>>

配方及用法：天花粉、黄柏、乳香、没药、樟脑、大黄、生天南星、白芷各等份。上药共研成细末，以温食醋调和成膏状，备用。将此膏（适量）平摊于纱布上，贴于胸部（上自胸骨上窝，下至剑突，左右以锁骨中线为界），外以胶布固定（或不用），每12～24小时更换一次。

功效：清热泻火，活血化痰。

【出处】《赤脚医生杂志》（1978年）。

栀子、雄黄、黄柏等外敷治肺炎 >>>>

配方及用法：①栀子30克，雄黄9克，细辛、没药各15克。②大黄、黄柏、泽兰、侧柏叶、薄荷各等份。上2方均为细末，贮瓶备用。随证选用，每取适量，方①用醋调，方②用茶水调，贴敷于膻中、肺俞（双）穴上，并经常滴醋，保持药层一定湿度，每日换药一次。

功效：①解毒泻火，活络散寒。②清热泻火，疏风活血。

【出处】《外治汇要》。

麻黄、甜杏仁等可治疗各种类型的肺炎 >>>>

配方及用法：麻黄 4 克，甜杏仁 12 克，冬花 12 克，紫菀 12 克，石膏 40～90 克，生甘草 6 克，桔梗 12 克，鱼腥草 30 克，地龙 12 克，半夏 12 克，细辛 3 克，五味子 6 克，凤凰衣 6 克，柴胡 12 克，黄芩 20 克，生姜 3 片。上药煎前先浸泡 40 分钟，文火水煎 30 分钟，头煎取汁 150 毫升，二煎取汁 150 毫升，二煎混合，分上下午服用。对麻疹合并肺炎者，可酌加薄荷、牛蒡子、蝉衣；对久咳不愈及咳剧者，加入米壳；对慢性支气管炎或顽固性咳嗽者，加用冬虫夏草 3～12 克；对高热不退者，可加用大黄 3～6 克（后下），羚羊角 1～3 克（冲服）。

【荐方人】河北李建桥。

【出处】《当代中医师灵验奇方真传》。

咳嗽

吃杏仁冰糖能治好剧烈咳嗽 >>>>

配方及用法：杏仁 100 克，化猪油 50 克，冰糖 100 克。将杏仁浸泡去皮捣细，在铁锅内加猪油炒成黄色，再加入冰糖，冰糖化完拌匀即起锅。日服 3 次，每次服指头大一块，一般服完 1 剂便愈。

【荐方人】四川刘方义。

【出处】广西科技情报研究所《老病号治病绝招》。

山楂根煎服治急性风寒咳嗽 >>>>

配方及用法：山楂根适量。将山楂根洗净，刮去表皮，切成薄片，置锅中用红糖炙炒，每次 50 克，加水 100 毫升、生姜 3 片煎煮 15 分钟即可服用。

功效：急慢性咳嗽均可应用，尤以治急性风寒性咳嗽疗效最佳。

验证：共治86例，临床治愈74例，好转12例。多数患者服药一次咳嗽即止，无一例失败。

【出处】《湖北中医杂志》（1987年第4期）、《单味中药治病大全》。

用生梨川贝冰糖可治愈肺热咳嗽 >>>>

荐方由来：据传，清代有一位上京赶考的书生，路过苏州，向名医叶天士求诊。书生诉说："我只是每天口渴，时日已久。"叶天士诊其脉，问其症，劝他不要继续上京赶考了。书生听后，心里惧怕，但应试心切，没有听从叶天士的劝告，继续北上。赶到镇江时，听说金山寺有个老僧医道高明，便去求治。老僧告诉书生，每天以梨为食，口渴吃梨，饿了也吃梨，连续一百天，病症自会消除。书生按老僧的嘱咐去做，果真治好宿疾。书生高中回家途中又去见叶天士，讲了金山寺老僧替他治病的全过程。叶天士觉得老僧的医术比自己高明，就改名换姓，到金山寺拜僧为师。

配方及用法：生梨1个，川贝母3克，冰糖10克。将梨洗净后连皮切碎，加冰糖炖水服；或用大生梨1个切去皮，挖去，加入川贝母3克盖好，放在碗内隔水蒸1～2小时，吃梨喝汤，每日1个。

验证：广西关彩文，男，63岁。他说："有一次我感冒咳嗽，到卫生所打针加服止咳糖浆就是不好。后来我用本条方很快就治好了，才花8元钱。"

【出处】《小偏方妙用》。

姜汁蜂蜜可治咳嗽 >>>>

配方及用法：生姜30～50克，捣烂取汁为1份，再取蜂蜜4份，即为成人一日量。按此比例混匀于碗中，再置锅内隔水蒸热约 10 分钟，早晚 2 次分服。

【荐方人】广东谢卫。

【出处】《新中医》（1987 年第 2 期）。

仙人掌加白糖可治久咳 >>>>

荐方由来：王某，男，56 岁，干部。咳嗽 10 余年，每年冬季加重，近 1 周来发热，黄痰黏稠不易咯出，舌红苔黄，脉浮数。磺胺甲唑及氨茶碱片无效，改用仙人掌 100 克（鲜品去刺），加白糖 30 克治疗，每日分 2 次口服，4 日痊愈。

验证：福建汤冬信，女，60 岁，退休。她说："我爱人经常咳嗽，并带有脓痰，多次到厂医院去治，都无济于事。后来我用本条方为他治疗 1 个多月，咳嗽治好了。"

【出处】《四川中医》（1987 年第 10 期）、《中药单药奇效真传》。

鲜橘皮当茶饮可治慢性气管炎咳嗽 >>>>

荐方由来：张某，女，40 岁。患慢性气管炎多年，每到冬季都要发作几次。初冬时，病情再次发作，咳嗽，痰多，呼吸时有明显的痰鸣音。嘱取鲜橘皮 1～2 个放入带盖杯中，倒入开水，待5～10 分钟后饮用。饮后将杯盖盖好，以免有效成分挥发而降低疗效，以后可随时饮用。鲜橘皮每日更换一次。服用后当日，痰鸣音消失，症状减轻，5 日后恢复正常。

【出处】《黑龙江中医药》（1990 年第 6 期）、《中医单药奇效真传》。

服花生白果可止咳祛痰 >>>>

配方及用法：花生米 15 克，白果 5 粒。将上二味捣烂分 2 次服，连用 1～2 周即可见效。

备注：花生有润肺和胃之功效，可治燥咳、反胃证。《纲目拾遗》载："人云服花生生痰，有一妇咳嗽痰多，医束手不治，劝服花生，每日食二三两（100～150克），咳渐觉稀少，不过半年服花生10余千克，咳嗽与痰喘皆除，想亦治之法也。"

【出处】《小偏方妙用》。

甜杏仁可治老年肺肾气虚咳嗽 >>>>

配方及用法：取甜杏仁（炒）250克，放在瓦锅内，加水适量，煮沸30分钟，煎至快干锅时，加蜂蜜500克，搅匀至沸即可取出，置瓷瓶或玻璃瓶内密封贮存。每次服1～2汤匙，每日3次。

功效：本方有补肾益肺、止咳平喘润燥之功。于夏季用其治疗老年肺肾气虚型久咳、久喘症百余例，效果显著。

【荐方人】江西钟久春。

橘红皮可治发烧咳嗽 >>>>

荐方由来：民间传说，清初有一官吏，性情暴躁，在广东化州为官时，曾患咳喘病，请遍当地名医诊治，服药效果不显。每遇季节、气候变化，或心情不好，则咳喘复发，甚是痛苦。一日夜间，大雨不止，咳喘骤发，咳声不止，张口喘促而坐，夜雨倾盆，不便延医，只有急叫使女取平日所取之药再煎服。使女因屋内无净水，准备到井中打清泉，但因雨急路滑，恐怕耽误时间遭到责骂，仓促间顺手悄悄取阶前缸中的雨水倒入药罐，以此水煎药。一会儿药煎成后，官吏服下自觉病情缓解。仍再服，咳喘大减，并能平卧熟睡。第二天，官吏一觉醒来，精神爽快，心中欢喜，但一转念思想，又感到十分奇怪，此药平日服用平平，昨夜显效，怪哉！遂把昨晚使女叫来细问情况，初时使女心胆战，不敢实说，后官吏软硬兼施，使女才实言相告。

大家议论纷纷，不得其解。后来，有一幕僚看到州衙瓦上有橘红之落花甚多，风雨把落花带入缸内，猜测可能是橘红治好了咳喘病，后试之果然应验。于是，橘红止咳化痰、平喘便驰名于世。

配方及用法： 橘红皮 9 克，川贝母 6 克，黄芩 12 克。将上药焙干研末，每次服 6 克，日服 3 次。

功效： 本方所治之咳嗽是由肺经郁热、灼津液为痰所致的咳嗽气粗、痰鸣气喘。方中橘红皮具有理气祛痰功能，川贝母具有清肺止咳功能，黄芩可清利肺经之虚热，三药相伍，共奏清肺止咳、除痰之功。

验证： 辽宁吴广明，男，28 岁，工人。他说："我母亲患感冒，发烧咳嗽很严重，到诊所输液，咳嗽却越来越厉害。于是我按本条方为她治疗，由于橘红皮不好研末，就用水煎了让母亲服下 1 剂，服药后咳嗽就减轻了，又服了 2 剂，咳嗽已基本好了。"

【出处】《小偏方妙用》。

枇杷叶可治咳嗽 >>>>

配方及用法： 采新鲜枇杷树叶 3～4 片，洗净后放入小锅中煮出汁，然后加糖，色淡红、无味。日服 4 次，三餐后、临睡前各服 3 匙。

【荐方人】安徽秋枫。

气管炎、支气管炎

用白凤仙花猪心治慢性气管炎 >>>>

配方及用法： 取白凤仙花一大把，用水洗净；用新鲜猪心一个，不要血；把白凤仙花从各条心脏血管中塞进猪心，用筷子捣实，直至装满到血管口，放清水和少量黄酒，盛在砂锅内煮熟。空腹服汤吃猪心，连吃 4～5 个即愈。

【荐方人】江苏蔡峰。

【出处】广西科技情报研究所《老病号治病绝招》。

用百部、全瓜等可治气管炎 >>>>

配方及用法：百部、全瓜、杏仁各200克，龙眼肉100克，川贝、猴姜各150克，金毛狗脊80克，竹油70克，板蓝根250克，共研末。每日2次，每次10克，开水冲服。忌吸烟、饮酒及食用产气食物。一般3天见效，4个月治愈。

验证：湖南刘清泉，男，22岁。他说："我父亲患气管炎，每年冬天就发作，还干咳。我试用本条方为他治疗，用药几天就见效了，也不再咳嗽了。"

【荐方人】河南揭海鹰。

贝蒌止咳梨膏糖可治支气管炎 >>>>

配方及用法：瓜蒌霜200克，百合、杏仁、远志、苏子、芥子、川贝、桑白皮、葶苈子各50克，菜籽、麦冬、黑虎、蛤蚧各40克，冬虫草30克，大红枣20克。上药共研极细末，先将药用黑砂糖300克，饴糖200克加入优质蜂蜜200克和鲜梨汁400克，用文火炖至糖溶化，加入全部药末，调匀，制成每块9克重的药膏。每次取5块，将其嚼碎用温开水送服，每日早晚饭后各1次。连服20～40天可愈。

功效：本品对急性支气管炎、支气管炎哮喘、支气管扩张并肺气肿等症具有显著疗效。

备注：服药期间，严禁喝酒、吸烟和吃辛、辣刺激性食物。

【荐方人】江西华伟东。

气管灵丸可治慢性气管炎 >>>>

配方及用法：川贝、蒌仁（去油）、黄芪各25克，枇杷叶、陈皮、乌梅各12克，杏仁（炒）、半夏、桔梗、百部、诃子肉、桑白皮、五味子、麦冬、天冬、地龙各9克，细辛、干姜、莱菔子、枳壳、葶苈子、黄芩、甘草各6克。以上药物混合，过120

目筛粉碎，用干热及射线方法消毒灭菌，制成重 6 克的蜜丸。每日 2 次，每次 2 丸，饭后半小时温开水送服。

验证：广东林顺余，男，62 岁，乡医。他说："黄坡镇林泽海，63 岁，每年冬天都咳嗽，感冒时加重。在个体诊所前后治疗 1 个月，花去 500 元，用了一些抗生素、激素类药品，病情反而加重。后来我用本条方为他治疗，5 天咳嗽即止，又服药 2 个疗程加以巩固，未再咳嗽，总共花了 60 元钱。"

【荐方人】辽宁刘志林。

【出处】《当代中医师灵验奇方真传》。

用露蜂房芝麻治气管炎 >>>>

配方及用法：露蜂房 1 个（树上或墙洞内），芝麻适量。用芝麻把露蜂房全部灌满，然后把蜂房放锅内焙干，研细备用。每日 3 次，每次 15 克，温开水冲服。

备注：服药期间，切忌服油腻食物。

【出处】《实用民间土单验秘方一千首》。

哮喘、打鼾

用木鳖子、桃仁敷足心治哮喘病 >>>>

荐方由来：我父亲患哮喘病 10 余年，中西药吃了不少，但一直无法断根，用此方很快治愈。

配方及用法：木鳖子、桃仁（炒）、杏仁各 10 克，白胡椒 7 粒，均研成粉末，用鸡蛋清调匀，敷在双脚心 15 小时。人静卧，将两脚平放。一般用药 1 剂即愈。

验证：山东衣玉德，男，60 岁，农民。他说："我表弟之妻患支气管哮喘多年，不能干活，活动多一点就喘得厉害，在寒冷的冬天更严重，常年靠吃百喘朋来缓解。后来我用本条方为她治好了，现在她身体强壮，并能干些体力活了。"

【荐方人】广西谭春文。

【出处】广西科技情报研究所《老病号治病绝招》。

喝蜂蜡治哮喘病 >>>>

配方及用法：蜂蜡、红皮鸡蛋、香油。将蜂蜡50克放在锅内，打入鸡蛋（根据自己的饭量能吃几个打几个），蛋熟马上放一勺香油（以防大便干燥），出锅即吃。每早空腹服用。

备注：服此药方不吃早饭。多喝开水，以免大便干燥。7天1个疗程，休息3天，再服。

验证：内蒙古徐荣生，男，75岁，退休。他说："邻居赵玉兰患哮喘几十年，经多次治疗，并吃了十几剂中药均不见好转。后来我让她用本条方治疗，现在她的哮喘已明显好转了。"

【出处】《老年保健报》。

丝瓜藤根炖白母鸡可治支气管哮喘 >>>>

配方及用法：成熟的丝瓜藤根300克，白母鸡（约750克）1只，白砂糖300克。上药加水700毫升，放入砂锅里密封，文火炖2小时，稍冷后即可食用。每日1剂，汤和鸡肉分2次食，一般5剂后即痊愈。

验证：治疗支气管哮喘25例，其中男15例，女10例；病程最短者2年，最长者7年。结果痊愈18例，好转5例，无效2例。

【荐方人】黑龙江王清贵。

【出处】《当代中医师灵验奇方真传》。

穴位敷药治哮喘 >>>>

配方及用法：麻绒、细辛、五味子、桂枝各3克。上药为细粉，以姜汁调膏备用。在夏季三伏天，选取定喘、肺俞、膈俞、肾俞穴（双侧穴位，定喘为单侧）同时用药，每伏1次。将药膏涂于适当大小的薄膜纸上贴于各穴位，然后用胶布固定。贴药时间以病人自觉局部灼热疼痛为宜。否则局部会起疱而影响下次治疗。如本次疗效不显著，次年可继续治疗。

验证：本组 20 例，病程 20～30 年。治疗结果：痊愈（咳嗽症状完全消失，或短暂偶发，症状较轻，完全恢复正常生活）5 例，显效（咳嗽症状基本消失，能坚持正常生活）10 例，好转（咳嗽减轻，时有发作，尚需一般治疗）5 例。

【荐方人】四川周清云。

【出处】《当代中医师灵验奇方真传》。

麻黄、杏仁等可治支气管哮喘 >>>>

配方及用法：麻黄 150 克，杏仁 200 克，净棉籽仁 500 克。杏仁、棉籽仁分别炒微黄，和麻黄共为细末，备用。成人日服 3 次，每次 10 克，开水冲服。

备注：对心源性哮喘无效。

【出处】《实用民间土单验秘方一千首》。

用蛤蟆肚装鸡蛋法治哮喘 >>>>

配方及用法：蛤蟆 1 个，鸡蛋（最好是白鸡下的）1 个。将鸡蛋从蛤蟆口内装入肚中，然后把蛤蟆用纸包上，取阴阳瓦 2 块（即瓦房上糟瓦 1 块，盖瓦 1 块）盖好，外用泥敷半指厚，置于火炉上烘烤，蛋熟取下。将瓦揭开，剖开蛤蟆，取出鸡蛋，去壳食之，随后饮黄酒适量。

验证：此方治疗哮喘 6 例，均获痊愈。

【出处】《四川中医》（1987 年第 2 期）、《单方偏方精选》。

用柚子皮、乌肉鸡治风寒哮喘 >>>>

配方及用法：柚子皮 1 个，乌肉鸡 1 只。鸡去毛及内脏，以柚子皮纳鸡肚内，用砂纸密封，黄泥包裹，烧熟，去黄泥、砂纸，取鸡食，食三四次即愈。

备注：热性哮喘不宜服。

验证：治愈多人，其中有患哮喘 17 年者，服此方亦愈。

【荐方人】龙赞深。

【出处】广西医学情报研究所《医学文选》。

用西瓜露可治哮喘 >>>>

配方及用法：挑选一个 2 ~ 3 千克重的西瓜，切开一个小口，把中间西瓜肉挖去，留瓜瓤约 3 厘米厚，然后放入 150 克蜂蜜，150 克香油，100 克鲜姜片，10 枚大红枣（去掉枣核），再把切下的小盖扣上，放进锅里固定好，锅内添水（水面应当低于西瓜切口部分），用火炖一个半小时左右。

趁热喝西瓜里的露汁，一边喝西瓜露，一边吃少许姜片，但不能吃西瓜里的大红枣，最好是一次喝完，然后睡半个小时。如果一次喝不完，下次再喝的时候必须炖热。

备注：一般来讲，夏天喝了西瓜露，当年冬天就能见效。如果病程较长，可在来年夏天再喝一次。这样连续服用 2 次，即使不断根也会大有好转。喝完西瓜露之后，不能吸烟，不能吃辛辣食物。

【荐方人】张裕兴。

【出处】《老年报》（1996 年 9 月 12 日）。

棉花根治哮喘 >>>>

配方及用法：用棉花根剥下的外皮 125 克，加入清水 5 千克于锅内熬制至棉花根皮成紫红色，过滤药液；再将此药液熬缩至 3.5 千克，放白糖 1 千克搅匀，冷后装入瓶内。每次服 2 匙，每天 3 次。

【出处】《佛门神奇示现录》。

用灵芝酒或糖浆治单纯顽固性哮喘 >>>>

配方及用法：灵芝酒或糖浆。灵芝酒：取灵芝实体50克粉碎，浸入500毫升的60度食用白酒中。在常温下放置1个月后，酒呈棕红色即可服用。每日3次，每次饭后服10毫升。灵芝糖浆：取灵芝实体50克粉碎，加单糖浆500毫升，混合煮沸，冷却后备用。每日3次，每次饭后服10毫升。上述两种剂型的选择，应视患者的病情和喜好情况而定。

验证：经治数十例，一般在15天左右即可见效。

【出处】《辽宁中医杂志》（1989年第2期）、《单味中药治病大全》。

麝香、紫皮蒜敷椎骨可治顽固性哮喘 >>>>

配方及用法：麝香1～1.5克，研成细末，紫皮蒜10～15头，捣碎成蒜泥。中午近12点时，让患者伏卧，以肥皂水、盐水清洁局部皮肤，12点时先将麝香末均匀地撒敷在第七颈椎棘突到第十二胸椎棘突宽2.6～3.3厘米的脊背正中线长方形区域内，然后将蒜泥覆于麝香上，60～70分钟后将麝香及蒜泥取下，清洗局部，涂以消毒硼酸软膏，再覆以塑料薄膜，并以胶布固定。

【出处】《陕西中医》（1983年第4期）、《中医单药奇效真传》。

支气管扩张咯血

用虎荞汤治支气管扩张咯血 >>>>

配方及用法：虎杖250克，金荞麦100克，猪肺1具，加水炖后去药渣，服汤和肺脏。每日2～3次，每剂服3天。一般服2～3剂可止血。为巩固疗效，可将虎杖200克，金荞麦900克，水煎服2～4周；也可按配量比例压片服，每次2克，每日3次，连服 1 ~ 2 个月。

备注：本方对急症、慢症均宜，急性咯血时配抗生素抗感染，止血效果更好；伴有其他症候者，可按辨证配伍服他药；没有猪肺时可用五花肉代替。

验证：治疗患者 85 例，治愈（临床症状消失，未见痰血，X 线检查肺纹理正常）82 例，显效（咳嗽消失，痰血明显减少）3 例。

【荐方人】四川龙会全。

【出处】《当代中医师灵验奇方真传》。

用秘红丹治支气管扩张咯血 >>>>

配方及用法：大黄 10 克，肉桂 10 克，山药 20 克，白及 15 克，川贝 10 克，生三七 10 克，生代赭石 50 克。诸药各研细末。前 6 味混匀，每用 4 ~ 6 克，以生赭石末煎汤送服（汤煎成倒出时无须澄清，微温，趁混浊状服。赭石末沉渣再服时另加水煎煮即可）。病情急重者每隔 2 小时服 1 次。一般服药两三次即见效。血止后酌情继续服药一两日（每隔 4 小时服 1 次），然后以养阴清热汤剂调理。

备注：秘红丹为近代名医张锡纯先生治疗吐血效方，原方由川大黄、油桂、生赭石三药组成。在原方基础上加川贝母、白及、山药、生三七诸品治疗咯血，扩大了原方的适应范围。全方具有清热降逆、止咳止血之功，药性平和，疗效可靠。

验证：湖南曾社祥，男，49 岁，教师。他说："我邻居张云祥患支气管扩张 5 年之久，病发时只觉得咽喉一热就出血，多次进行治疗，但只是当时生效，天凉受寒就再犯。我用本条方为他治疗，服 1 剂药见效，服 2 剂药就痊愈了。"

【荐方人】云南曾金铭。

【出处】《当代中医师灵验奇方真传》。

用莲子、茅根等治支气管扩张咯血 >>>>

配方及用法： 莲子20克，茅根、鲜藕各50克，大枣3枚（去核）。水煎服，日服1剂。

验证： 用该方10余年，治疗近百例病人，一般服2～3剂咯血即能停止。

【出处】《实用民间土单验秘方一千首》。

胸膜炎、胸腹疼痛

用银柴胡、淡黄芩等可治结核性胸膜炎 >>>>

荐方由来： 我曾于1969年5月患过结核性胸膜炎，经县医院治疗26天，虽有好转但未痊愈。后来请下放到此地劳动锻炼的湖南医学院的师生医治，开此药方，连服5剂，从此以后未见复发。用此方又治愈10多位胸膜炎患者。

配方及用法： 银柴胡15克，淡黄芩15克，牡蛎粉15克，瓜蒌皮9克。上药水煎服，每日3次，连服5剂。

【荐方人】 湖南王宗谈。

【出处】 广西科技情报研究所《老病号治病绝招》。

用檀香姜汤治胸腹疼痛 >>>>

荐方由来： 在近代蜀中名医郑钦安《医法圆通》中有这样一则病案：有一天，一位中年患者就诊，自诉以抬滑竿为生，经常长途跋涉，风吹雨淋，食凉饮冷，饥饱无定，患胸腹疼痛，嗳气呃逆，因家贫无力医治，病已数载，祈能赐一验便良方。郑氏诊毕，说道："街头有家富户正做家具，你去将所锯木屑讨来，每日服3次，每次服一小撮（3克左右），用生姜五片煎汤送下，10日后再来复诊。"患者半信半疑而去。10天后，患者满脸喜悦来谢医生，数年痼疾已霍然而愈。又请人写了"锯末姜汤饮，郑君医术精，小方治大病，有病快来医"几句话贴在郑医生的门前。

配方及用法： 檀香6克，生姜5片。将上2味加水适量，煎煮10～15分钟即可，撇药汁温服，每日2次。

功效： 檀香味辛性温，有理气散寒之功效。《本草求真》载："凡因冷气上结，饮食不进，气逆上吐，抑郁不舒，服之能引胃气上升，且能散风辟邪，消肿止痛，功专人脾，不似沉香力专主降，而能引气下行也。"配伍生姜温中散寒，相得益彰。

【出处】《小偏方妙用》。

十枣汤可治悬饮及渗出性胸膜炎 >>>>

配方及用法： 芫花、甘遂、大戟各10克，大枣10枚。前三味生用，研细末装入胶囊内，每粒重0.5克。剂量为1～3克，日服1次，晨起空腹用大枣10枚煎汤送服。每日量和间隔时间根据患者体质和胸腔积液多少而定，一般服4～8次。

备注： 多数患者服十枣汤后患侧胸胁感到有灼热感，随即泻下，说明芫花、甘遂、大戟泻水之性峻烈迅猛，可直达水寨，使水饮溃泻而下；1例患者服十枣汤后虽未泻下，但能起到宣行三焦水道的作用，使其水饮由上达下，从小便排出，同样也达到逐水祛饮的治疗目的。临床运用十枣汤时，一定要遵照"表解者，乃可攻之"的治疗法则，以免攻伐水邪而伤正气，招致表邪内陷之患。运用十枣汤时要视体质和胸腔积液多少而定量。通过泻下，胸腔积液减少后可减量服，直至完全消除为止。

验证： 20例患者经用十枣汤后胸腔积液均消除，最短者10天，最长者20天，无一例需胸腔穿刺抽液。经复查，仅1例胸膜轻度粘连。

【荐方人】山西常济公。

【出处】《当代中医师灵验奇方真传》。

第三章
消化系统疾病

消化不良、呃逆（打嗝）

胡萝卜炖羊肉治消化不良 >>>>

配方及用法：胡萝卜6个，羊肉250克，盐少许。炖熟食，后加盐。

功效：健脾，养胃，温肾。用于畏寒喜暖、消化不良、腹部隐痛、阳痿、口淡无味、小便频数之脾胃虚寒、脾肾阳虚患者，有较好的疗效。

【出处】《健康报》。

橘枣饮治消化不良 >>>>

配方及用法：橘皮10克（干品3克），大枣10枚。先将红枣用锅炒焦，然后同橘皮放于杯中，以沸水冲泡约10分钟后可饮。

功效：调中，醒胃。饭前饮可治食欲不振，饭后饮可治消化不良。

【出处】《老年报》。

茶膏糖治消化不良 >>>>

配方及用法：红茶50克，白砂糖500克。红茶加水煎煮。每

20分钟取煎液1次，加水再煎，共取煎液4次。合并煎液，再以小火煎煮浓缩，至煎液较浓时，加白砂糖调匀。再煎熬至用铲挑起呈丝状，到粘手时停火，趁热倒在表面涂过食油的大搪瓷盆中，待稍冷，将糖分割成块即可。每饭后含食1～2块。

功效：清神，化食。用治消化不良、膨闷胀饱、胃痛不适等。

验证：用上方治疗58例，痊愈50例，8例好转。

山楂丸开胃助消化 >>>>

配方及用法：山楂（山里红）、怀山药各250克，白糖100克。山药、山楂晒干研末，与白糖混合，炼蜜为丸，每丸15克，每日3次，温开水送服。

功效：补中，化积。用治脾胃虚弱所致的消化不良。

鸡肫皮治消化不良 >>>>

配方及用法：鸡肫皮（鸡内金）若干。将鸡肫皮晒干，捣碎，研末过筛。饭前1小时服3克，每日2次。

功效：消积化滞。治消化不良、积聚痞胀等。

双香、吴茱萸等治呃逆 >>>>

配方及用法：丁香、沉香、吴茱萸各15克，生姜汁、葱汁各5毫升。先将前3味药共研细末，加入姜汁、葱汁调匀如软膏状，装瓶备用。用时取药膏适量，敷于脐孔上，外以纱布覆盖，胶布固定。每日换药1次。屡用屡验，效佳。

功效：温胃散寒，降逆止呃。

【出处】《中医外治法奇方妙药》。

生赭石、沉香治呃逆 >>>>

配方及用法：生赭石30克，沉香、法半夏各15克。上药共研细末，装瓶备用。用时取药末20克，以生姜汁调匀成膏，贴敷中脘、肚脐上，外以纱布盖上，胶布固定。每日换药 1 次。

功效：降逆止呃。

按摩膻中穴治呃逆 >>>>

方法：让患者平卧床上，两腿屈曲，腹部放松，以中指点按其膻中穴（两乳头连线中点）。患者当即就会感到舒服，施术不到 2 分钟，便可恢复正常。

备注：膻中为任脉气会穴，又称上气海，具有宽胸理气、宁心安神之功。近年来，我在农村医疗实践中，按摩膻中穴治疗呃逆症 50 余例，均获速效、显效。

【荐方人】江西钟久春。

桂枝甘草龙骨牡蛎汤可治呃逆 >>>>

配方及用法：桂枝 15 克，甘草（炙或生）10 克，生龙骨、生牡蛎各 20 克。先将龙骨、牡蛎煎 20 分钟，再放入桂枝、甘草同煎 15 分钟取汁。每剂水煎 3 次，合计 200 毫升。每 6 小时服 1 次，每次 50 毫升。若服药困难，可酌情小量频饮。各药用量可根据患者病情、体质适当加减。如中阳虚弱较甚，桂枝可加至 20 克，甘草须炙用；肝逆阳亢较盛，宜重用龙骨、牡蛎至各 30 克或 40 克，甘草生用或减量。

验证：治疗患者 90 例，一般病例服药 1 剂即见效，3 剂痊愈；顽固性病例，平均服药 2 剂见效，6~10 剂痊愈。

【荐方人】辽宁孟繁志。

【出处】《当代中医师灵验奇方真传》。

用嚼咽砂仁法可治呃逆 >>>>

配方及用法：砂仁 2 克。将上药慢慢细嚼，嚼碎的药末随唾液咽下，每天嚼 3 次，每次 2 克。

验证：此方治疗呃逆 11 例，全部有效，病程短者一般 2 次即可见效。

【出处】《浙江中医杂志》（1988 年第 3 期）、《单方偏方精选》。

口服乙酰唑胺可治呃逆 >>>>

配方及用法：乙酰唑胺 0.25 ~ 0.5 克，每日 3 次，口服。呃逆症状消失后停药。

验证：此法不但对神经性呃逆效果好，且对继发于某些疾病的顽固性呃逆亦有显著疗效。

【出处】《实用西医验方》。

用高丽参、牛膝等可治呃逆 >>>>

配方及用法：高丽参、牛膝各 9 克，白术、云苓各 15 克，陈皮、丁香各 3 克，沉香 6 克。水煎服，重煎 2 次，空腹服用。

备注：忌恼怒。

【荐方人】黑龙江李保全。

【出处】广西医学情报研究所《医学文选》。

鸡毛可治不拘寒热突发性呃逆 >>>>

荐方由来：对突发打嗝不止（不分寒热引起），急寻一根鸡之细毛，以此毛探患者鼻内取嚏，则呃即止。如呃不止可再探之。

【出处】《医话奇方》。

按摩针刺可治顽固性呃逆 >>>>

方法：攒竹穴（眉头、眉毛内侧尽头）。①按摩：面对病人，用拇指对准穴位揉捻按压，其余四指在病人太阳穴部位固定头部。一般按压 2 ~ 10 分钟即可见效，双侧穴位可同时按揉。②针刺：用 1 寸针，向外平针刺 0.5 ~ 0.8 寸，留针 10 ~ 30 分钟。

备注： 攒竹穴属足太阳膀胱经穴位，按压及针刺攒竹能调节肺胃，平静膈肌，有止呃降逆作用。

验证： 一般 1 次即愈，呃逆重者可隔日重复 1 次。

【荐方人】北京雷规化。

【出处】《当代中医师灵验奇方真传》。

咽部吸入鲜姜汁可治各种呃逆 >>>>

配方及用法： 新鲜生姜 50 克。将生姜洗净脱皮，切细捣烂，挤出姜汁；再用消毒棉花团扎于竹筷上（须固定，以防吸入气管），饱吸姜汁；然后令患者取半仰卧位，张开口腔，术者左手用压舌板压住其舌体，暴露其咽后壁，右手持竹筷与舌根成 45° 角，将姜汁棉团轻轻送入咽部，反复轻按咽后壁左右两侧（此时嘱患者大口呼吸，以免恶心呕吐），约半分钟至 1 分钟，呃逆可止；抽出竹筷，让患者静卧 30 分钟，不可饮水进食。如有复发，多在重复上法后即可止呃。

验证： 此方治疗顽固性呃逆 5 例，均获止呃之效。其中，中风后呃逆 14 天 1 例，治 2 次后痊愈；胃癌呃逆 50 天 1 例，治 5 次痊愈；肺癌呃逆 18 天 1 例，肺心脏起搏器安装术后呃逆 3 天 1 例，均治 3 次痊愈；贲门癌术后呃逆 3 天 1 例，治 1 次痊愈。

【出处】《浙江中医杂志》（1988 年第 9 期）、《单方偏方精选》。

床头燃艾条可治顽固性呃逆 >>>>

配方及用法： 将艾条点燃后放在患者床头边，一般 3 ~ 5 分钟呃逆即止，继续燃 10 分钟，可治顽固性呃逆。

【荐方人】鲁达。

【出处】《老年报》（1996 年 12 月 19 日）。

口服山楂汁可治顽固性呃逆 >>>>

配方及用法： 生山楂汁。口服，每次 15 毫升，每日 3 次。

验证：共治 85 例顽固性呃逆，均获良效。一般服用 1 ～ 3 日即可见效。

【出处】《中西医结合杂志》（1984 年第 5 期）、《单味中药治病大全》。

镇逆汤可治顽固性呃逆 >>>>

荐方由来：多年来，我自拟"镇逆汤"治疗顽固性呃逆 56 例，轻者 1 剂治愈，重者亦不过 5 剂。

配方及用法：代赭石 30 克，竹茹 15 克，枇杷叶 15 克，生姜 10 克，大枣 10 枚。上药水煎，每日 1 剂，早晚分服。

【荐方人】山东梁兆松。

益气止呃汤可治癌嗝 >>>>

配方及用法：人参、高良姜、干姜、柿蒂各 6 ～ 9 克，旋覆花（包煎）、代赭石、吴茱萸、丁香、炙甘草各 6 ～ 12 克，炒白术 9 ～ 20 克。每天 1 剂，水煎，分早晚 2 次服。进食困难者，可分数次服。

验证：郝某，男，52 岁。因饮食稍寒，情志不畅致呃逆 2 天，服西药无效。患者 1 年前经某医院确诊为胃癌，并行手术切除，半年后逐渐消瘦，四肢酸软，胃脘胀满，经医院复查，胃癌已转移至肝。症见呃声连连，呃声无力，舌红、苔薄，脉沉细弦。治宜益气止呃，健脾温中。服益气止呃汤 1 剂，呃逆减轻，2 剂呃逆消失。

【出处】《山东中医杂志》（1993 年第 1 期）、《单方偏方精选》。

针灸膈俞穴呃逆立止 >>>>

方法：横膈膜异常痉挛的情况，谓之呃逆，表现为打嗝。此时欲使之停止，最有效的就是膈俞穴位（在第七胸椎棘突下旁开

1.5 寸）。在此穴针灸，可立刻停止打嗝。

【出处】《穴位刺激祛病奇术》。

上消化道出血

胃出血用红糖核桃能治好 >>>>

荐方由来：我于 1992 年患了胃病，1993 年大便变成黑色，经检查，结论是胃出血。《晚晴报》登载"红糖炒核桃治胃病"，我半信半疑，但又想到此方是营养物质，不治病也能进补，便按此方制作食用。吃到 10 天，大便变成灰色，接着又吃 7 天，大便变成正常的黄色，胃出血停止，胃胀痛也减轻了。5 年多来服过多种药，病也没好，真没想到，吃 17 天红糖炒核桃病就见好了，我非常高兴。

【荐方人】张进镒。

【出处】《晚晴报》（1996 年 8 月 7 日）。

黄土汤可治上消化道出血 >>>>

配方及用法：灶心土 30 克，熟附块 6 ~ 10 克，炒白术、阿胶（烊化）各 10 克，生地 12 克，黄芩 10 克，海螵蛸 15 克，白及 15 克。呕血加半夏、旋覆花（包）各 10 克，代赭石（先下）15 ~ 30 克；气虚甚加党参 10 克，黄芪 15 克；出血多加地榆 15 克，参三七粉（吞服）3 克；有热象去熟附块。每天 1 剂，煎浓汁，分 2 ~ 3 次服下。

验证：治疗 113 例，全部取得止血效果。

【出处】《四川中医》（1987 年第 2 期）、《实用专病专方临床大全》。

止血煎可治上消化道出血 >>>>

配方及用法：马勃 100 克，大黄 50 克。用水浸泡马勃 2 小时，然后加水 1000 毫升，煎煮至 300 毫升时放入大黄，再煎煮至 200 毫升时倒出药液，用 4 层纱布滤过，加入甘油 15 毫升以延缓鞣酸分解，置冰箱内贮存。分口服和内窥镜下给药两种：口服一次 50 毫升，24 小时后做内窥镜检查，观察止血情况；在内窥镜下，于活检钳孔插入塑料管，将止血煎注于出血病灶处，一次用量 20 ~ 40 毫升。

备注：在内窥镜下喷洒时，最后需用生理盐水 20 毫升冲洗塑料管，可防止药液滴入活检管道，损伤内窥镜。

【出处】《中医杂志》（1989 年第 4 期）、《实用专病专方临床大全》。

二乌大黄散治急性肠胃出血 >>>>

配方及用法：乌贼骨、乌梅炭、大黄各等份。上药共研细末，日服 3 次，每次 10 ~ 20 克；或大黄剂量增加 1 ~ 2 倍，开水浸泡后，吞服二乌粉。

验证：治疗 44 例，其中胃出血 18 例，胃肠出血 10 例，均治愈。追访半年，未见复发。

【出处】《黑龙江中医药》（1993 年第 1 期）、《实用专病专方临床大全》。

止血万灵奇方治上消化道出血和鼻衄 >>>>

配方及用法：党参、仙鹤叶各 24 克，白术、白芍、茯苓、生地、黄连、黄芩、黄柏、银花、山栀（炒炭）、蒲黄（炒炭）、地榆、陈皮各 12 克，甘草 3 克。每日 1 剂，连续 1 周服完 7 剂后改用 4：1 的藕节大枣饮。即大枣每日用 80 克，藕节 20 克，先加水煮藕节至水成黏液状，再放入大枣同煮，煮好后分 3 次吃大枣，连服 7 天即可痊愈。

验证：服药宜冷后服，忌食燥火之食物。

验证：治疗上消化道出血和鼻衄 200 例，痊愈 190 例，明显好转 10 例。

【荐方人】云南周德明。

【出处】《当代中医师灵验奇方真传》。

单味虎杖治疗上消化道出血 >>>>

配方及用法： 虎杖。以单味虎杖研粉口服，每次 4 克，每日 2 ~ 3 次。

【出处】《陕西中医》（1980 年第 6 期）、《单味中药治病大全》。

仙鹤止血汤治吐血 >>>>

配方及用法： 仙鹤草 30 克，紫珠草 15 克，白及 10 克，藕节 30 克，白茅根 30 克，茜草 15 克（生、炒各半），侧柏叶（炭）10 克，薏苡仁 10 克，生甘草 6 克，红枣 3 枚，三七（另包）1 克。上药煎 30 分钟取汁约 200 毫升，早晚各服 1 次，病情重的服 3 ~ 4 次。三七研细末冲服。胃呕血加入乌贼骨 30 克。

验证： 临床治疗 104 例，治愈 99 例（其中用药 2 ~ 6 剂，临床症状消失，未见出血现象 79 例，用药 10 剂以上者 20 例），好转（用药后症状改善，吐血、咯血大为减少）5 例。

【荐方人】山西周永锐。

【出处】《当代中医师灵验奇方真传》。

益气凉血汤治疗上消化道出血 >>>>

配方及用法： 党参、黄芪、当归、地榆（炒炭）、槐花（炒炭）各 12 克，紫贝齿 30 克，蒲黄、炒阿胶各 20 克，乌贼骨（研粉）30 克，参三七（研末）6 克，生军（研末）3 克。以上 3 种药末和匀分 3 次温开水冲服，其余药物煎 20 分钟取汁 200 毫升，日煎服 3 次。

验证：治疗上消化道出血 62 例，其中 60 例大便隐血试验转阴，症状改善。多数患者服药后第 3 天大便转黄，第 4 天大便隐血试验转阴性。最短者 2 天半，最长者 12 天，平均 4 天左右转阴。

【荐方人】江苏刘杏鑫。

【出处】《当代中医师灵验奇方真传》。

倍降汤治上消化道出血 >>>>

配方及用法：五倍子、真降香、乌梅炭各 10 克，白及、地榆炭、侧柏炭各 15 克。每日 1 剂，水煎 20 ~ 30 分钟后取汁约 200 毫升，分 2 ~ 3 次口服。重者可每日服 2 ~ 3 剂。若伴腹痛，加炒白芍 15 克，炙甘草 5 克；虚寒者加黄芪 30 克，炮姜炭 5 克；有热象者加黄芩 10 克，大黄炭 6 克。

验证：治疗上消化道出血 72 例，1 周内大便隐血转阴者 65 例，2 周内大便隐血转阴者 7 例。

【荐方人】安徽窦金发。

【出处】《当代中医师灵验奇方真传》。

止血合剂治疗上消化道出血 >>>>

配方及用法：地榆炭 30 克，仙鹤草 30 克，瓦楞子（煅）3 克，田三七 2 克，甘草 3 克。药物煎好，浓缩为每剂 60 毫升，加防腐剂消毒保存。每日服 2 次，每次 60 毫升，大便隐血试验连续 3 天阴性后停药。

验证：用本方治疗 34 例，痊愈 34 例，全部有效。隐血转阴时间最快者 1 天，最长者 3 天。

【荐方人】湖南李耀钧。

【出处】《当代中医师灵验奇方真传》。

用酸枣根治胃出血 >>>>

荐方由来： 四川 81 岁的刘学坤是一名老胃病患者。1995 年 3 月，他的胃又出血，而且大便颜色像墨水似的，吃了近半个月的中西药，仍不见好转。后听人介绍酸枣根（又名酸汤根）能治胃出血，照法服用 3 天便好了。

配方及用法： 将挖来的酸枣根洗净，剖去表面的黑色粗皮，去掉木质部分，烘干切碎，取 30 克，用 400 毫升水煎至约 200 毫升，去渣取汁，降温后喝下。

【荐方人】四川尹有江。

单味大黄治脑溢血合并上消化道出血 >>>>

配方及用法： 大黄粉（或片）每次 3 克，每日 2 ~ 4 次，温开水吞服。

验证： 平均止血时间为 2.1 天，平均用大黄 19.1 克，其疗效可靠，适应证广泛。凡可用内科保守止血者，均可用单味大黄止血（肝硬化食管静脉曲张所致的出血患者除外），对脑血栓形成或脑溢血合并上消化道出血的患者最为适宜。

【出处】《陕西中医》（1983 年第 6 期）、《单味中药治病大全》。

四黄汤偏方可治胃轻型出血 >>>>

配方及用法： 黄芪 15 份，黄连 9 份，生地黄 30 份，大黄 15 份。上述四味药研末，过 200 目筛后混合，分为每包 30 克，备用。用时取四黄粉 30 克，加水 200 毫升，煮沸 25 分钟，过滤去渣凉服，每天 2 包，分 4 次服。

功效： 四黄汤具有清热凉血、补气活血、化瘀止血的作用。大黄清热下瘀血，黄连、生地凉血止血，黄芪补气摄血。

备注： 此方对胃出血有疗效，而对食管静脉曲张破裂和胃癌引起的出血无效；对 400 毫升以下出血有效，而对大量的出血无效。

【出处】《偏方治大病》。

胃炎、食管炎

生食大蒜治萎缩性胃炎 >>>>

荐方由来：我患胃病已 30 余年，胃镜检查诊断为萎缩性胃窦炎（上皮细胞增生），多年来求治于中、西医仍缠绵不愈。最近试食生大蒜两月余，胃病竟获康复。胃胀、胃痛消失，食欲大增，胃镜生化检查均正常，困扰我几十年的胃疾就这样痊愈了。

【荐方人】金玉华。

【出处】《老年报》（1997 年 7 月 10 日）。

服苡仁粉可治慢性萎缩性胃炎 >>>>

配方及用法：将薏苡仁洗净晒干，碾成细粉，每次取苡仁粉 50 克，同粳米 100 克煮粥，熟后加入饴糖 30 克，每天 2 次。

备注：薏苡仁健脾、补肺、利尿、清热、排脓，饴糖益气补中、缓急止痛，两药合用，药性缓和，味甘而无毒性，又是一种清补健胃的食品。慢性萎缩性胃炎属虚、寒、热者，均可服用。

验证：广西韦保凡，男，68 岁。他说："村民韦建章患胃痛有 10 余年，经医院检查为萎缩性胃炎，长期服用胃药，疗效不明显，花药费很多。后来我用本条方为他治疗，收到了明显的效果，并且花钱不多。"

【出处】《中医药奇效 180 招》。

愈胃汤可治萎缩性胃炎 >>>>

配方及用法：丹参 30 克，白芍 50 克，龙葵 50 克，拔葜 30 克，炙甘草 5 克，细辛 3 克，砂仁（后下）3 克，制乳香 3 克，失笑散（包）18 克。水煎服，每日 1 剂。胃脘痛甚者加服三七片，每天 3 次，每次 5 片；腹胀甚者加陈皮、厚朴、大腹皮等；纳食呆滞者加楂曲、蔻仁等；嗳气频作者加沉香粉、制半夏、枸杞等；嘈杂口干者加煅瓦楞、乌梅等。

验证： 共治疗 41 例，临床痊愈 11 例，21 例显效，9 例改善。

【出处】《云南中医杂志》（1986 年 7 月第 1 期）、《实用专病专方临床大全》。

用肉苁蓉治慢性浅表性胃炎 >>>>

荐方由来： 张某，52 岁。纳少不知饥多年，时感脘部灼热痛，不吐酸，不嗳气。数月前经胃镜检查是慢性浅表性胃炎。用中西药治疗，初期症状有好转，后效果不显。形瘦色悴，脘部按之稍痛，脉弦数，苔薄白，舌质红微干，辨证为水亏火旺，肝气犯胃，治宜崇本抑末。遂取肉苁蓉若干，洗净、晒干为末，每次服 5 克，每日 3 次。服用 500 克后，食欲大振，脘部灼痛已除，并告意外收获，10 余年阳痿已愈。遂投原方 500 克，如前法，再服 1 个月，巩固疗效。

验证： 河北郝占魁，说："村民陈某患浅表性胃炎，到处医治，疼痛难忍，一年多的时间不能正常吃饭，体重下降，花许多钱也不见效。后来用本条方经过 20 天的治疗，病症已基本根除。"

【出处】《中医杂志》（1989 年第 6 期）、《中医单药奇效真传》。

用苍术、人参等治愈胃病 >>>>

荐方由来： 我患慢性胃炎多年，食欲不振，身体消瘦，后经人介绍用下方治疗：苍术 4 克，人参 4 克，半夏 4 克，茯苓 4 克，大枣 2 克，陈皮 2 克，甘草 1 克，生姜 0.5 克，将以上生药混合研碎，用开水冲服，每次服 5 克，每天 2 次。服药 2 周后，胃病就好了。

【荐方人】福建刘兆福。

【出处】广西科技情报研究所《老病号治病绝招》。

用蒲公英治疗慢性胃炎 >>>>

配方及用法：蒲公英（全草）25克，白及10克。水煎2次混合，分早、中、晚3次饭后服。

验证：湖北余国富，男，干部。他说："我患浅表性胃炎，胃部很不舒服，疼痛，而且饭量减少。用西药奥美拉唑治疗2个疗程，疼痛缓解，但是没有过多长时间，胃部疼痛又恢复到治疗前的状态。后来我用本条方治疗，现在胃痛基本消失了，而且饭量也正常了。"

【荐方人】黑龙江牟井有。

【出处】《当代中医师灵验奇方真传》。

用呋喃唑酮甘油治食管炎 >>>>

配方及用法：呋喃唑酮、甘油。将呋喃唑酮片剂0.1～0.15克磨成粉状，加在100毫升甘油中调匀，于饭前将5毫升药油含于口中，徐徐咽下，饭后再将余下的5毫升按同样方法咽下。每日4次，分别于早、中、晚和睡前服用，直至临床症状消失。一般15天为1个疗程。若为反流性食管炎应同时加用甲氧氯普胺（胃复安）10毫克，每日4次，口服。

验证：经江苏常州市第二医院内科临床观察，用药最短3天，最长15天见效。经第一疗程治疗全部有效。

【出处】《实用西医验方》。

胃脘痛、胃寒痛

用黄芩莱菔汤治胃脘痛 >>>>

配方及用法：黄芩、炒莱菔子（杵）、姜半夏、陈皮、土炒白术、炙甘草、柴胡各10克，党参、茯苓各15克，水煎服。酸水过多加煅瓦楞子 10 克，白芍 15 克；苦水过多加生军 6 克；清水、甜水多者加鲜生姜 10 克，大枣 7 枚；兼有轻度溃疡者加白及 20 克，乌贼骨 10 克（杵）。临床症状缓解改服维酶素善后。

验证：治疗 100 例，其中痊愈 84 例，好转 16 例。

【出处】《江苏中医》（1991 年第 7 期）、《实用专病专方临床大全》。

用三穗、莪术等治胃脘痛 >>>>

配方及用法：三穗 6 克，莪术 6 克，血竭 9 克，姜黄 6 克，灵脂 9 克，蒲黄 6 克，安息香 4.5 克，檀香 4.5 克，沉香 4.5 克，广木香 6 克，鸡内金 9 克，丁香 4.5 克，吴萸 9 克，乳香 6 克，没药 6 克，川朴 9 克，元胡 9 克，砂仁 4.5 克，草果仁 4.5 克，香附 9 克，青皮 6 克，肉蔻 1.5 克，海螵蛸 12 克，神曲 9 克，小茴香 6 克，甘松 6 克，共为末。每日 3 次，每次 4.5 克，每隔 4 小时服 1 次，温开水送服。

【荐方人】广西壮族自治区李兆祥。

【出处】广西医学情报研究所《医学文选》。

单药郁金治胃脘痛 >>>>

配方及用法：郁金 30 克。将郁金研极细粉末，贮入瓶中，密封备用。用时取药末 6 克，以水调成糊状，涂于患者脐窝内，外以纱布覆盖，胶布固定。每天换药 1 次。

功效：本方适于肝气犯胃型胃痛。胃脘胀闷，脘痛连胁，嗳气频繁，大便不畅症状者正好对症，用之收效甚佳。

【出处】《敷脐妙法治百病》。

茶叶生姜治胃寒痛 >>>>

配方及用法：茶叶 50 克，生姜 20 克，水煎服。每日 2 次，2 天为 1 个疗程。

功效：此方有温中散寒、理气止痛之功效。适用于胃脘隐隐作痛、喜按，得暖则舒，胃部有冷感，四肢不温，大便溏薄，脉细、苔白、舌淡等症状的胃寒痛患者。

【荐方人】樊常宝。

胃及十二指肠溃疡

黄老母鸡、大茴香等可治严重胃溃疡 >>>>

荐方由来：我于 1954 年患了胃病，经医院检查为胃溃疡。到 1966 年发展更为严重，经多方治疗效果不佳。后来得一个偏方，我食用 4 次（1 只鸡为 1 次）就痊愈了，30 年来未再犯病。另外，患有此症的 10 多人用了此方效果都很好。

配方及用法：黄老母鸡 1 只，大茴香、小茴香、黄蜡各 100 克，青盐适量。鸡收拾好后，整鸡和其他配料一起放入砂锅煮。注意：黄蜡待鸡熟了再放入，以防煮老了失效。汤里的鸡油和黄蜡凝固在一起时，把锅中物分成 5 份，下细面条吃。最好晚饭吃，5 天吃完。冬季服用为佳（鸡肉不能扔，食之有益）。

【荐方人】河南刘长庚。

【出处】《老人春秋》（1997 年第 7 期）。

用黄芪、白及等治疗胃溃疡 >>>>

配方及用法：黄芪、白及、三七各 60 克，没药、硼砂、重楼各 30 克，象皮、血竭各 15 克。将药物烘干，研成细末，过筛，每包 12 克。加水适量煮成稀糊状，饭前空腹服，每日早晚各服 1 包，20 天为 1 个疗程。

备注：服药后，胃溃疡患者采取左侧卧位休息 20～30 分钟，十二指肠溃疡患者采取右侧卧位休息 20～30 分钟，以利药物充分敷于溃疡面，起到局部保护作用，余药又被消化吸收，发挥内治作用。此外，服药期间严禁食荤油及生冷、刺激性食物。

【荐方人】江西华勇继。

【出处】《农村百事通》（1997年第9期）。

鸡蛋壳乌贼粉可治胃及十二指肠溃疡 >>>>

配方及用法：鸡蛋壳2份，乌贼骨1份，微火烘干研细，过细粉筛，装瓶备用。每次服1匙，每天服2次，以温开水送服。

验证：广西沈宣耀，男，医生。他说："患者吕禾民，69岁，患胃溃疡，疼痛泛酸纳食少，用本条方治疗10天后，胃痛减轻，酸水消失，能进食一碗饭。又继续服药10天，胃痛基本消失。"

【荐方人】浙江郭振东。

【出处】《农家科技》（1997年第7期）。

胃下垂、胃结石

蓖麻子、五倍子等可治胃下垂 >>>>

配方及用法：蓖麻子仁10克，五倍子5克，共捣烂如泥成膏，备用。取本膏适量敷于脐中，外加关节镇痛膏6~8贴固定，每日早、中、晚各热敷1次。一般4天取下，以连敷6次为度。

备注：采用此法时，以气温不超过20℃疗效较好。吐血者忌用。

验证：新疆朱义臣，男，72岁，离休。他说："我患有胃下垂，经常胃痛胃胀，吃饭后胃部有下垂感，有时消化不良，大便次数增多。用本条方治疗10个疗程；1个月后去医院复查胃部已上升，以上症状也都消失了。"

【出处】《中医杂志》（1986年）、《中药鼻脐疗法》。

枳实、葛根等可治胃下垂 >>>>

配方及用法：炒枳实 15 克，煨葛根 12 克，炙黄芪 120 克，防风 3 克，炒白术 9 克，山茱萸 15 克。水煎服，每日 1 剂。病重加柴胡 6 克，升麻 6 克；脾胃泄泻加煨肉蔻 6 克，罂粟壳 6 克；便秘加肉苁蓉 15 克；兼脾胃不和者加木香 6 克，砂仁 9 克，鸡内金 9 克；兼脾胃虚寒者加炮姜 9 克，川附子 12 克；肝脾不和者枳实 3 倍于白术，柴胡改为 9 克，加麦芽 15 克。

验证：治疗 30 例，痊愈 23 例，基本痊愈 4 例，显效 3 例。

【出处】《山东中医杂志》（1985 年第 3 期）、《实用专病专方临床大全》。

苍术、川朴等可治胃结石 >>>>

配方及用法：苍术 12 克，川朴 15 克，神曲 30 克，香附 25 克，川芎 10 克，栀子 10 克，莪术 20 克，大黄（后下）15 克，枳实 15 克，鸡内金 10 克，莱菔子 20 克。上药煎 20 分钟取汁约 250 毫升，加水再煎，取汁约 200 毫升，两次汁混合分 3 次服，每日服 3 次。疼痛者加玄胡 15 克，川楝子 12 克；泛吐酸水者加浙贝 10 克，海螵蛸 30 克；痞闷者加槟榔 15 克；体虚者加党参 15 克。

验证：治疗 8 例，临床症状均除，钡餐复查结石影均消失，服药最多者 15 剂，最少者 4 剂，平均服药 7 剂。

【荐方人】山东秦修成。

【出处】《当代中医师灵验奇方真传》。

棱莪化积汤治胃柿石 >>>>

配方及用法：三棱、莪术、枳实、青皮、陈皮、山楂、神曲、麦芽、砂仁、木香、槟榔、鸡内金、瓦楞子各 9 克。每天 1 剂，水煎，分 2～3 次服。

验证：此方治疗胃柿石 10 例，均获痊愈。

【出处】《陕西中医》（1986 年第 7 期）、《单方偏方精选》。

用党参、当归等治疗胃柿石 >>>>

配方及用法： 党参 15 克，当归 9 克，干姜 6 克，制附子 6 克，炙甘草 6 克，大黄 9 克，川朴 12 克，枳实 9 克，桃仁 9 克，鸡内金 9 克，建曲 9 克，丁香 2 克，煅牡蛎（先煎）30 克，芒硝（冲）10 克。用开水煎服，每日早晚各 1 次。同时用鸡内金 15 克，焦山楂 30 克，桃仁 12 克，冲红糖不拘时服。

【荐方人】甘肃王建德。

【出处】《当代中医师灵验奇方真传》。

鸡内金、白术等可治胃石症 >>>>

配方及用法： 鸡内金（研细末冲服）30 克，白术 15 克，三棱 10 克，莪术 10 克，焦山楂 20 克，炒莱菔子 20 克，焦槟榔 10 克，青陈皮各 10 克，枳壳 10 克。水煎服，每日 1 剂，早晨空腹 1 次服下。

【荐方人】河北傅贵余。

【出处】《当代中医师灵验奇方真传》。

用广木香、砂仁等治愈巨大胃结石 >>>>

配方及用法： 广木香 10 克，砂仁（后下）5 克，制军（后下）10 克，枳实 10 克，川朴 10 克，芒硝（冲）10 克，炒白芍 30 克，鸡内金 10 克，炙甘草 10 克。每日 1 剂，水煎服。服完 3 剂后大便溏泄；第 4 天夜间突发剧烈腹痛，大便不通，历时数分钟后便意陡增，临厕一挣，泻下一物，顿觉满腹轻松，余症亦愈；第 7 天胃镜检查发现胃石消失。

【荐方人】田耀洲。

【出处】《江苏中医》（1995 年第 4 期）。

胃肠炎、胃肠紊乱

龙眼核治急性胃肠炎 >>>>

配方及用法：龙眼核（即桂圆核）适量。将龙眼核焙干研成细粉。每次 25 克，每日 2 次，白开水送服。

功效：补脾和胃。治急性胃肠炎。

番泻叶可治胃肠功能紊乱 >>>>

配方及用法：取番泻叶 10 ~ 20 克，放入茶缸或茶壶内，沸水浸泡 15 分钟左右后代茶饮。一般用药 2 ~ 3 小时后，腹胀消失，大便通畅。

功效：番泻叶具有泻热消积、导滞通便、行气健胃、促进消化等作用。用之浸泡代茶饮，服用方便，无副作用。

【荐方人】山东梁兆松。

梅连平胃汤治胃肠炎 >>>>

配方及用法：乌梅 15 克、黄连 10 克、秦皮 30 克、苍术 10 克、厚朴 10 克、陈皮 10 克、炙甘草 5 克、生姜 10 克、大枣 5 枚。泄泻次数多，日久不减者加罂粟壳 10 克同煎。每天 1 剂煎 2 遍和匀，每日 3 次分服。

功效：乌梅收敛涩肠；黄连、秦皮清热燥湿；苍术健脾胃，厚朴导滞、消除胀满；陈皮理气和中；炙甘草、姜、枣调和脾胃。本方苦寒清热燥湿、芳香理气健脾同用，故肠炎久延、脾虚而湿热留恋者宜之。

备注：脾胃虚寒者不宜用此。

腹泻、呕吐

用榛子仁治大便稀溏 >>>>

荐方由来： 我老伴大便稀溏，不成形，每天最多便 6 次，历时将近 20 年，天天如此。检验大便常规正常，其他脏腑也无病变。常服归脾丸、健脾丸、补脾益肠丸、肠炎灵、洛哌丁胺等药，仍不能根治。最近我从书中得一偏方，采用榛子仁治好了此病。

配方及用法： 将榛子仁（大个质优）炒焦黄，研面，每次一汤匙，每日早晚各 1 次，空腹以红枣汤送下。我老伴服到第 4 天，奇迹出现了，一天大便一次，而且成形，肠胃也不胀不响了。又连服 10 天，大便完全恢复正常，精神也不疲乏了。

【荐方人】李奠川。

【出处】《晚晴报》（1996 年 12 月 14 日）。

炮姜粥治腹泻 >>>>

配方及用法： 炮姜 6 克，白术 15 克，花椒和大料少许，糯米 30 克。前四味共装在纱布包里，先煮 20 分钟，然后下糯米煮作粥。每日分 3 次服食，连服 1 ~ 2 周。

功效： 用于因受寒湿而引致的腹泻，症见大便清稀如水、脘腹胀满、四肢无力。

验证：《老年报》介绍，效果颇佳。

焦米粥益脾胃止腹泻 >>>>

配方及用法： 白粳米 100 克。将米炒焦，加水煮作粥。可任意食用。

功效： 用治脾虚腹泻，水泻或稀便日达数次且不思饮食。

备注：白粳米饭锅巴（焦饭）再炒成炭，研细，每服5克，温水送服，亦有上述功效。

【出处】《家庭医学》。

山药糯米粥治慢性腹泻 >>>>

配方及用法：山药30克，糯米30克，大枣10枚，薏苡仁2克，干姜3片，红糖15克。按常法共煮成粥。每日分3次服下，连续服用半月至愈。

功效：补益脾胃。用治脾胃虚弱引起的慢性腹泻，症见久泻不愈、时发时止、大便溏稀、四肢乏力。

烤馒头治胃酸腹泻 >>>>

配方及用法：馒头1个。将馒头置于烤架上，放在炉上慢烤，烤至焦黄色，只吃馒头的焦外皮。早晚各吃1次。

功效：用治胃酸多、消化不良的腹泻。其道理和某些胃肠道疾病患者服用活性炭相同。

验证：《家庭保健》杂志介绍疗效理想。

用薏苡仁煮锅巴可治五更泻 >>>>

配方及用法：薏苡仁、饭锅巴（以焦黄黑色为佳）各60克。上药加清水适量，放入锅内同煮，待薏苡仁煮烂成稀粥服用，每日3次，连服1～2次。

备注：用量可按患者食量大小酌情增减；煮时不放油盐；用药者忌荤腥、油腻、黏食1个月。

验证：河南李树彬，男，74岁，离休。他说："本人患腹泻，用本条方治疗，连服3天，大便成形痊愈，仅花2元钱。"

【荐方人】江苏薛其祚。

【出处】《当代中医师灵验奇方真传》。

破故纸、吴萸等可治五更泻 >>>>

配方及用法: 破故纸（又名补骨脂）6克，吴萸9克，肉豆蔻6克，五味子9克，党参18克，白术24克，干姜5克，附子5克，茯苓18克，枸杞12克，茯神15克，赤石脂30克。生姜5片、大枣7枚为引，水煎服，每日1剂。

【荐方人】河南陈居常。

【出处】《老人春秋》（1999年第2期）。

用连苏饮治疗各种原因的呕吐 >>>>

配方及用法: 黄连3克，紫苏5克，煎10～20分钟，或用滚开水浸泡（加盖）15～30分钟，取药汁50～100毫升，分少量多次频频呷服。若湿热重者倍用黄连。

验证: 治疗腹腔内脏炎症（胃炎、肝炎、胆囊炎、腹膜炎、胆石症等）、颅内压增高（脑炎、高血压脑病、脑震荡等）、代谢与内分泌疾病（尿毒症、电解质紊乱、早期妊娠等）、周围感觉器官病变（急性迷路炎、内耳眩晕症等）所致的呕吐200余例，均能在服药后2小时内停止呕吐或呕吐症状减轻。

【荐方人】湖南罗飞。

【出处】《当代中医师灵验奇方真传》。

吴茱萸、蒜头贴穴治疗呕吐 >>>>

配方及用法: 吴茱萸（研末）10克，大蒜头（鲜品）3瓣。大蒜头去衣捣烂，并配吴茱萸拌湿为度，再揉成形似5分硬币之药饼，贴在两足心（涌泉穴）处即可。

【荐方人】浙江沈文娇。

【出处】《当代中医师灵验奇方真传》。

水臌腹胀（腹水症）

巴豆、小枣等可治腹水症 >>>>

配方及用法： 巴豆2个，小枣2个，黑胡椒7个，绿豆7个。巴豆去皮去油，胡椒、绿豆用砂锅炒成黄色为末，小枣去核，将上药分在2个枣内，打烂为丸（为1剂）。一般用药1剂见轻，2剂即愈。

备注： 身体虚弱者2～3天吃1次。

【荐方人】河北李振台。

【出处】广西医学情报研究所《医学文选》。

人参、大枣等可治臌胀 >>>>

配方及用法： 人参10克，大枣30枚，柴胡15克，白芍10克，枳实10克，厚朴10克，土鳖虫10克，水蛭10克，巴豆6克，芫花10克，甘遂10克，玄明粉10克，大黄15克，滑石15克。上药共研细末为散，每次5～8克，温开水送服。服后恶心呕吐，腹痛腹泻，腹水渐消，急症缓解后，止服。如无上述效应可再服。

备注： 体弱者慎服，且一定要病好即止，及时调理。

【荐方人】湖北卢明。

【出处】《当代中医师灵验奇方真传》。

防己、牛膝等可治各种腹水症 >>>>

配方及用法： 防己60克，牛膝30克，苍术30克，白术30克，女贞子30克，旱莲草30克，加水600毫升，文火煎成300毫升，每次温服150毫升，每日晨起空腹和临睡前各服1次，30天为1个疗程。

验证： 治疗49例，全部缓解（临床主要症状及体征消失，腹水消退，B超检查腹水消失）22例，部分缓解（临床主要症状部分消失，腹水明显减少，服药后腹围减少10厘米以上，B超复查腹水大部分吸收）19例，无效（症状及体征无改善，B超检查腹水未见减少或增加）8例。

【出处】《河北中医》（1990年第2期）、《实用专病专方临床大全》。

老虎草、大蒜可治肝腹水顽症 >>>>

配方及用法：取9棵鲜老虎草，5瓣大蒜捣烂敷于左手寸脉上，腹水渐渐消退。

【荐方人】新疆朱召法。

【出处】《老年报》（1997年6月17日）。

茯苓青皮治腹胀 >>>>

配方及用法：茯苓31克，青皮、陈皮、枳壳、木香、川朴、槟榔片、大腹皮各9克，大戟、甘遂（面裹煨好）各适量，水煎服。方内大戟、甘遂分四等剂量，按情况可分用1.5克、3克、4.5克、6克，最好先用小剂量。

验证：治愈百例，有特效。

【荐方人】湖北陈栋。

【出处】广西医学情报研究所《医学文选》。

结肠炎

银榆归薏汤治溃疡性结肠炎 >>>>

配方及用法：金银花90克，地榆炭30克，玄参30克，生甘草9克，当归60克，麦冬30克，薏苡仁45克，黄芩6克。上药煎15～20分钟取汁约300毫升。每日服2次，早晚分服。小腹痛甚者加没药 9 克，防风 18 克。

验证：治疗溃疡性结肠炎 30 例，全部治愈。

【荐方人】山东何本武。

【出处】《当代中医师灵验奇方真传》。

用固肠胶囊治疗慢性结肠炎 >>>>

配方及用法：补骨脂 30 克，鸡内金 15 克，川连 10 克，干姜 15 克，广木香 10 克。将上药烘干后，研成极细末，装入空心胶囊，每日服 3 次，每次 2～3 粒，温开水送下。

验证：江苏朱其文说："本村许洪荣患慢性结肠炎，长期畏寒，每天拉稀五六次并带黏液，遇冷或食凉物加重，曾到大小医院治疗过，花费近千元，仍未治愈。后经我用本条方治疗，仅服药 4 剂就痊愈了。往年不能吃瓜果冷饮类食品，现在什么都敢吃，大便成形，每天 1 次，生活恢复了正常。"

【荐方人】江苏杨陵麟。

【出处】《当代中医师灵验奇方真传》。

乌梅治慢性结肠炎 >>>>

配方及用法：乌梅 15 克，加水 1500 毫升，煎至 1000 毫升，加适量糖，每日 1 剂当茶饮，25 天为 1 个疗程。

验证：治疗 18 例中，15 例治愈，3 例好转。治愈病例中，用药最长者 3 个疗程（75 天），最短者 1 个疗程（25 天），平均 2 个疗程（50 天）。

【出处】《黑龙江中医药》（1991 年第 4 期）、《单味中药治病大全》。

筋骨草治小肠瘘 >>>>

配方及用法：鲜筋骨草 30 克，每日 1 剂，煎后分 2 次服。同时取鲜筋骨草若干，洗净晾干水分后捣成糊状，先将瘘口用酒精棉球常规消毒，然后敷上适量筋骨草糊，再用薄料覆盖，绷带包扎，每日换药 1 次。用药 14 天，瘘口闭合而愈。至今已 22 年，经多次随访未复发。用上方又曾治回盲部结核术后肠瘘、化脓性阑尾炎术后肠瘘各 1 例，亦均治愈。

备注：筋骨草味苦性寒，有较好的清热凉血、解毒消肿作用。用其治疗肠瘘，鲜草入药疗效尤佳，内服与外敷结合使用，疗程可缩短。

【出处】《新中医》（1987 年第 5 期）、《中医单药奇效真传》。

肠梗阻

生姜汁皂角末可治愈急性肠梗阻 >>>>

配方及用法：生姜汁沉淀 5 克，皂角末 15 克，蜂蜜 20 克。先将蜂蜜煎滴成珠，后下姜汁沉淀和皂角末捣匀制成坚硬环状如小手指大，长 3 ~ 4 厘米的导便条。将导便条插进肛门。

备注：急性肠梗阻类似于祖国医学的"关格"和"肠结症"。肛门给药，不受上消化道的影响，使用方便，药物吸收快，是治疗急性肠梗阻的上策。

【荐方人】广东陈培桂。

【出处】《当代中医师灵验奇方真传》。

附子、炒山楂等治瘀结型肠梗阻 >>>>

配方及用法：附子、炒山楂各 9 克，细辛 6 克，大黄 15 克，代赭石、莱菔子（炒）各 30 克，枳壳、川朴各 12 克，水煎，待肠胃减压后服，每日 2 ~ 3 剂。

验证：观察 154 例，全部治愈，一般 3 ~ 4 小时症状开始缓解，8 ~ 12 小时症状明显改善，12 ~ 24 小时症状及体征全部消失。平均住院时间 5 天左右。

【出处】《陕西中医》（1988 年 9 月 4 日）、《实用专病专方临床大全》。

芦荟、牙皂等治肠梗阻 >>>>

配方及用法：芦荟 6 克，牙皂 6 克，木香 6 克，牵牛 18 克，滑石 9 克，大戟 6 克（醋炒），芫花 6 克（醋炒），槟榔片 9 克，甘遂 6 克（面裹煨干，研末，分 2 次冲服），生姜 15 克，大枣 10 枚，水煎服。

备注：以上方剂为成人剂量，用时应按患者身体强弱、年龄大小以及疾病属于寒热虚实调整剂量。

验证：治愈四五百人。

【荐方人】河北张润波。

【出处】广西医学情报研究所《医学文选》。

大黄治不完全性肠梗阻 >>>>

配方及用法：大黄 15 克研极细末，糯米 50 克炒黄研末，二者混合均匀后加入 100 克蜂蜜，调成糊状一次服用。

验证：芦某，男，60 岁。因食大量韭菜及生冷黏滞之品而出现腹部疼痛，脐周尤甚，恶心、口干、嗳气，无排便排气，腹痛拒按。查腹部压痛，无肌紧张与反跳痛，肠鸣音减弱。腹部透视，右上肠可见 3 个大小不等的气液面。5 年前曾行胃癌切除手术。诊断为：胃癌术后不完全肠梗阻。以上法治疗，10 小时后开始腹泻，继而排气，泻下 10 余次后症状体征消失，腹部透视未见异常。

【出处】《吉林中医药》（1991 年 2 月 15 日）、《单味中药治病大全》。

当归、生地等治肠梗阻 >>>>

配方及用法：当归、生地、桃仁、红花、川芎、白芍、牛膝各 10 克，枳壳、桔梗、柴胡各 6 克，甘草 8 克。上药水煎，每日

1 剂，早晚各服 1 次。病情严重者每 4 ~ 6 小时服药 1 次，缓解后可将本方加黄芪制成丸服用。

验证：52 例患者中，服药 5 ~ 10 剂治愈 16 例，占 30.8%；服药 11 ~ 15 剂治愈 12 例，占 23.1%；服药 16 ~ 25 剂治愈 16 例，占 30.8%；服药 26 ~ 40 剂治愈 8 例，占 15.4%。

【出处】《中医杂志》（1985 年第 7 期）。

乌黄姜蜜饮可治蛔虫性肠梗阻 >>>>

配方及用法：乌梅、大黄各 30 克，干姜 20 克，蜂蜜 100 克。先将干姜、乌梅用清水 300 毫升煎 10 分钟左右，再入大黄、蜂蜜煎 2 ~ 3 分钟即可，将药汁少量频频喂服。

【出处】《浙江中医杂志》（1988 年第 3 期）、《实用专病专方临床大全》。

姜蜜汤可治单纯蛔虫性肠梗阻 >>>>

配方及用法："姜蜜汤"用鲜姜汁和蜂蜜按 1 ：2 比例配制而成。把生姜捣烂、榨汁、去渣，姜汁加入蜂蜜中调匀合成液体。用量每次 20 毫升，每 1 ~ 2 小时 1 次。病情重者可适当增量，直至排气、腹胀、腹痛和包块消失为止。部分病人在梗阻解除后，继续给药 2 ~ 4 次，以巩固疗效。

验证：本组 314 例患者中，服姜蜜汤后 309 例治愈，排气、腹胀、腹痛及腹部包块消失。并发肠扭转和肠穿孔者 5 例，均进行了手术治疗，无一例死亡。

【荐方人】河北金桂田。

【出处】《当代中医师灵验奇方真传》。

豆油白糖口服治蛔虫性肠梗阻 >>>>

配方及用法：豆油 75 克，白糖 50 克。将豆油放在锅里文火炸熟，与白糖拌和即成，待微温后一次口服。如 4 小时后症状不缓解，可再服 1 ~ 2 剂；有脱水酸中毒者，给予静脉补液；如排出蛔虫，症状缓解，即可口服少量流食。

备注： 蛔虫对肠壁机械性刺激或损伤可引起机械性肠梗阻、肠扭转或肠套叠。蛔虫病患儿因高热或驱虫不当，可致蛔虫躁动不安，相互缠绕，聚结成团，使病情加重。中医常用甘、苦、酸、咸等味安蛔，缓解症状，诱虫排出体外。此外，本疗法只适用于单纯性肠梗阻，无肠壁血运障碍者。在诊断和治疗过程中，要注意症状和体征的变化，如果蛔虫性肠梗阻并发肠坏死、穿孔，或发展为完全性肠梗阻以及出现腹膜炎者则应及时手术治疗，不可耽误。

验证： 治疗患儿 72 例。口服 1 次治愈 54 例，口服 2 次治愈 14 例，口服 3 次治愈 4 例。4 小时内治愈 54 例，8 小时内治愈 12 例，12 小时内治愈 6 例。

【荐方人】江苏姜松。

【出处】《当代中医师灵验奇方真传》。

生杭芍汤治术后肠粘连 >>>>

配方及用法： 生杭芍 24 ~ 31 克，金银花、连翘、蒲公英、地丁草各 15 ~ 24 克，生甘草、大腹皮各 15 克，丝瓜络、石菖蒲各 12 克，乳香、没药、广木香、青皮、枳壳各 9 克。上药水煎，每日 1 剂，分 2 次服。便秘加冬瓜仁 31 克；腹泻加茯苓、苡米各 15 克；脓血便加吴茱萸 4.5 克，川黄连 6 克，将盐炒热，用布包好，热敷腹部，每次 2 小时，每日 2 ~ 3 次。

验证： 治疗 2 例，一例因腹部手术后肠粘连又曾二次手术治疗，但又发生粘连，服药 8 剂治愈，随访 14 个月未见复发；另一例术后肠粘连经多方治疗无效，服药 30 余剂加食盐热敷治愈，随访 20 个月未见复发。

【出处】《常见病特效疗法荟萃》。

阑尾炎及阑尾脓肿

金蒲汤治急性阑尾炎 >>>>

配方及用法： 金银花、蒲公英、冬瓜子各 30～60 克，六活血 15～30 克，木香 6～10 克，生大黄 10～20 克（后下）。热盛便秘者加芒硝，气滞痛甚者加川楝子、炒枳壳，湿盛苔腻者加白花蛇舌草、薏苡仁，合并有脓肿者加败酱草、桔梗，或赤芍、桃仁，甚至三棱、莪术。病重者每日 2 剂，水煎，分 4 次服，每 6 小时 1 次；轻者每日 1 剂，水煎，分 2 次服。

验证： 本组病人 25 例，全部临床治愈。其中 2 例在临床治愈后曾有复发，仍用本法治愈。

【出处】《实用专病专方临床大全》。

地榆、当归治急性阑尾炎 >>>>

配方及用法： 地榆 20 克，当归 20 克，黄芩 20 克，金银花 20 克，生薏苡仁 30 克，玄参 20 克，麦冬 12 克，水煎服。急性患者 1 剂即愈，慢性患者多在 4～6 剂痊愈。

验证： 广东黄耀辉，男，68 岁，离休干部。他说："我的亲戚黄玉东突然肚子疼痛，血压升高，到市人民医院确诊为阑尾炎，需手术治疗。为免受动刀之苦，按本条方配药服用 9 剂，疼痛全部消失而愈，至今未见复发。"

【荐方人】潘摘。

【出处】《益寿文摘》（1996 年 8 月 29 日）。

用阑尾炎冲剂治疗急慢性阑尾炎 >>>>

配方及用法： 一号冲剂：川楝子 15 克，丹皮、木香、银花、公英各 25 克，大黄 12 克。二号冲剂：银花 25 克，公英 25 克，大黄 15 克，败酱草 15 克，生薏仁 25 克，元胡 12 克，川楝 12 克，丹皮 15 克，桃仁 15 克，生石膏 25 克。以上两方研粉末冲服或煎服，每剂服 3 次。轻者服一号冲剂，日服 2 次；重者服二号冲剂，每日 1 剂。

验证：治患者 80 例，随访有 6 例复发，其中 3 例因患阑尾穿孔并腹膜炎而手术，另外 3 例又服本方剂治愈。80 例中住院治疗 3 例，77 例为门诊治疗。一般服药 4～12 剂治愈。

【荐方人】湖南冉克茂。

【出处】《当代中医师灵奇方真传》。

内服外敷治阑尾脓肿 >>>>

配方及用法：内服药配方：薏苡仁 30～50 克，丹皮 15 克，赤芍 12 克，桃仁 12 克，大黄（后下）15～30 克，芒硝（冲服）10 克，银花 15～30 克，蒲公英 15 克，广木香 10 克，生甘草 6 克。外敷药配方：大黄 30 克，没药 10 克，陈皮 10 克，冰片 5 克。内服药每日 2 剂，水煎分 4 次服。外敷药共研细末，按脓肿大小加入适量凡士林调成膏状，摊于塑料薄膜上（厚约 0.5 厘米），敷于患处，外加纱布敷盖固定，每日换 1 次。

验证：治疗 110 例，治愈（右下腹包块消失，腹壁柔软）98 例，好转（包块明显缩小）12 例。用药天数：最短 15 天，最长 36 天，平均 26 天。少数病例配合 3 次穿刺抽脓。

【荐方人】湖南周沛君。

【出处】《当代中医师灵验奇方真传》。

用千里红根治阑尾脓肿 >>>>

配方及用法：鲜千里红根 120 克。每日 1 剂，水煎，分 2 次服。

验证：共治 60 例，全部治愈。

【出处】《单味中药治病大全》。

便血、便秘

用仙鹤草汤止便血 >>>>

配方及用法： 仙鹤草 20 克，大小蓟 20 克，地榆炭 20 克，荆芥炭 15 克，黄芪 30 克，当归 20 克，枳壳 10 克，水煎温服。

【出处】《开卷有益》（1996 年第 3 期）

用黑芝麻、核桃仁可治便秘 >>>>

荐方由来： 我老伴现年 80 岁，患大便干结 20 多年，吃中西药不计其数，仍然反复发作。后经一中医介绍，用黑芝麻、核桃仁、大槐豆、蜂蜜混合熬汤喝，喝了 3 个月治好了。迄今已 3 年有余，大便稳定正常。

配方及用法： 每天中午饭前，把一羹匙黑芝麻、3 个核桃仁、6 个大槐豆（最好是九蒸九晒的槐豆）在石蒜臼内捣成糊状，放在沙（铁）锅中，倒一碗水用文火熬 20 分钟，喝时再加蜂蜜一羹匙。

【荐方人】 河南冀树梅。

【出处】《老人春秋》（1997 年第 8 期）。

用苁蓉当茶饮能治愈便秘 >>>>

荐方由来： 我时有两三日大便不通，服泻药反而又拉稀不止，后经中医师指点，用中药苁蓉（草苁蓉或肉苁蓉均可），每次 10 克左右，放入茶杯内，将滚开的水倒入泡 1 ~ 2 小时，茶水呈红褐色即饮。每 100 克苁蓉可饮 1 个月。用此方数月，疗效显著，且无副作用。

【荐方人】 马步升。

【出处】《中国老年报》（1996 年 3 月 27 日）。

吃芝麻酱治便秘 >>>>

荐方由来： 便秘困扰了我多年，虽多方治疗，但效果都不理想。后来听人说，芝麻酱可以治便秘，而且还可软化血管。于是，我就在每次吃饭时吃一汤匙芝麻酱（不需加水和盐懈开），结果很见效。我坚持半年多，再没出现便秘现象。如果因某种原因，偶尔出现轻微便秘现象，可配合一下水疗，即在便前于专用的盆里放适量温水，坐一会儿，大便即可顺利排出。

【荐方人】辽宁解玉钧。

【出处】《老人春秋》（1997年第9期）。

用麻油治便秘 >>>>

配方及用法： 麻油1～2汤匙，口服，连服1～2次。

【荐方人】江西万桂华。

用蜂蜜豆浆治便结 >>>>

荐方由来： 我患过肺结核，已痊愈。但又患便结，饮食不振，营养不足，自然影响病体康复。于是我每日采用蜂蜜泡茶，以收润肺化痰通肠之功；外加豆浆一碗，以收降火清补之效。因为长年累月坚持，不但巩固了肺病治愈的效果，而且通畅了大便，降低了心火，增加了食欲，提高了身体健康水平。

【荐方人】柯仲俊。

【出处】《安徽老年报》（1996年11月20日）。

用通便汤治便秘 >>>>

配方及用法： 藿香、法半夏、厚朴、炒枳壳各10克，白蔻仁6克，桔梗、杏仁泥各10克，瓜蒌仁15克，当归、郁李仁、桃仁泥各10克。水煎服，每日或2日1剂，分3次服。甚者加服半硫丸（每日2次，每服10克）以温运中阳。

【出处】《秘方求真》。

麻仁、李仁等治便秘 >>>>

荐方由来：我今年60多岁了，身体健康，但常便秘，大便时非常困难，有时因用力过猛，肛门便血，精神负担较重。听别人说，吃番薯、薯叶等可以解决便秘，这些东西我吃过不少次，但都没有效果。后来我请一位老中医看病，服了1剂中药后有了好转，服第二剂就好了。

配方及用法：麻仁、李仁、黄柏、生地、栀子、天冬各20克，元参、知母、牛膝、防风、银花各15克，甘草3克，水煎服。

【荐方人】苏匡才。

【出处】《老人报》（1995年12月12日）。

用胡萝卜白菜治便秘 >>>>

配方及用法：新鲜丁香萝卜（即胡萝卜）150克，新鲜大白菜（或青菜）150克，切成片或条，放在饭锅上蒸熟，分成3份。早、中、晚各食用1份。食用时不放盐，不放作料，可用适量水烧热，连汤一起淡食，也可放在粥里一起吃。

【出处】《家庭保健报》（1997年1月24日）。

生服黑豆治便秘 >>>>

配方及用法：每天早晨洗漱后，生吞（不嚼碎）黑豆49粒，温开水送服。

验证：广西何格元，男，71岁。他说："我从50岁以后就患大便秘结，这20年来吃过很多药都不见效，自用本条方治疗后，大便轻松，不再秘结了。"

【出处】《陕西老年报》（1995年12月18日）。

每天食用黄豆能治便秘 >>>>

配方及用法：黄豆 250 克，温水泡涨后放铁锅里加清水煮，煮时加少许醋和盐或糖，豆熟水干后捞起装碗。一般每天吃 50 克左右，也可多些或少些，能通大便就行。

【出处】《老年康乐报》（1995 年 4 月 14 日）。

用鲜番薯叶治便秘 >>>>

配方及用法：鲜嫩番薯叶（包括叶和叶柄）100 ~ 150 克，洗净后加水约 800 毫升，煮沸 10 分钟，去叶取水，温服，可加少许白糖调味。首次服 500 ~ 600 毫升。8 小时后未解大便者可重服一次。

验证：安徽刘建中，男，56 岁，医生。他说："我爱人患便秘，曾用果导、川军等药物治疗，停药后仍复发。后来按本条方治疗，服药 3 剂症状明显减轻，又用药 6 剂痊愈，现已有半年余未复发。"

【出处】《广西中医药》（1990 年第 1 期）、《单味中药治病大全》。

番泻叶治便秘 >>>>

配方及用法：用番泻叶 10 克，加沸水 150 毫升，浸泡 30 分钟即可服用。可根据排便次数掌握用量。加少量蜂蜜效果更佳。

验证：江苏徐族勤，男，60 岁。他说："我爱人患便秘达 8 年之久，时间长了很难治。用本条方治疗，只服药一星期就治好了。"

【出处】《实用医学杂志》（1990 年 6 月 1 日）、《单味中药治病大全》。

服生白术研粉可治便秘 >>>>

方法：生白术 30 克，研粉成极细末，每次 1 克，每日 3 次。

【出处】《浙江中医杂志》（1990 年第 8 期）、《中医单药奇效真传》。

黑塔子根治便秘 >>>>

方法：黑塔子根 150 克，水煎，取汁 250 毫升，每早起床后空腹服。

【出处】《四川中医》（1990 年第 2 期）、《中医单药奇效真传》。

芦根蜂蜜膏治便秘 >>>>

配方及用法：芦根 500 克，蜂蜜 750 克。将芦根放入煎锅中，加水 6000 毫升浸泡 4 小时，慢火煎煮 2 小时后去渣，得药液 1000 毫升，浓缩至 750 毫升，然后加入蜂蜜煎熬收膏，每天服 3 次，每次服 30 毫升，饭前服。

验证：此方治疗便秘 76 例，一般单纯性便秘，服药第 2 天大便即能正常排出；顽固性便秘服药 3 天后大便方能解出，服药 10 天左右大便可正常。

【出处】《山东中医杂志》（1991 年第 5 期）、《单方偏方精选》。

紫归散可治便秘 >>>>

荐方由来：北宋年间，蔡京还未成为大奸臣之时，有一次患了大便秘结的病证。有医要大黄攻下，蔡京惧药性猛烈而拒之。医只好改用他法，但总不见效验。痛苦异常，无可奈何，求之于皇上，皇上命国医替他治疗，但仍不见效。正巧四川有一医名叫史载之的在汴京听到此事，他凭着自己的医术，有把握治好蔡京的病，便想到蔡府去看看。遂来到了蔡府门口，门官见他衣着平平，貌不惊人，不让进去，等了很大一会儿，蔡京知道了，才得进去。史载之诊过脉后，心想这些人都是目中无人，今天，一定要来个出奇制胜的治法，使人们佩服。便向蔡京说道："此疾容易治疗，只须二十文钱即可。"蔡京忙问道："我病深日久，痛苦不堪，先生准备用何药，竟有如此价贱之品可以见效，莫非是戏言？"载之答道："医贵识别证候，药贵平中见奇，何得戏言相待？"遂开一味紫菀，嘱令研末服下，蔡京半信半疑，因苦无他法，勉强依法服用。谁知不久，果然大便通畅，痛苦皆去。

蔡京见载之药到病除，惊问其故。载之说："此理并不深奥，只是人们忽视而已。因为大便秘结是脏腑不通的缘故，肺为脏，大肠为腑，肺与大肠相表里，肺失肃降，影响大肠，致腑气不通，故大便秘结。紫菀能肃降肺气，为治咳嗽妙药，今借用其降肺通腑，故而大便也就得以通畅了，又有什么可奇怪的呢？"众人听了，无不点头称是。从此，史载之医名大振。

配方及用法：紫菀 60 克，当归 30 克。将上药共为细末，每日早晚各服 6 克，温开水送下。

【出处】《小偏方妙用》。

急性胰腺炎

白芍、甘草等可治愈胰腺炎 >>>>

配方及用法：白芍 30 克，甘草 10 克，半夏 12 克，茯苓 15 克，生姜 3 克，大枣 3 枚。上药水煎服，早晚各服 1 次。

【出处】《偏方治大病》。

番泻叶可治急性胰腺炎 >>>>

配方及用法：番泻叶 10 ~ 15 克。上药用白开水 200 毫升冲服，每日 2 ~ 3 次。病重者除口服外，再以上药保留灌肠，每日 1 ~ 2 次。

验证：治疗急性胰腺炎 130 例，全部治愈。平均住院 4.8 天，腹痛缓解平均 2.1 天，体温恢复正常平均 1.8 天，尿淀粉酶测定恢复正常平均 3.1 天。有不用胃肠减压、作用快、使用方便等优点。

【出处】《福建中医药》（1983 年第 3 期）、《单味中药治病大全》。

清热解郁汤可治急性胰腺炎 >>>>

配方及用法：川楝子、胡黄连、生大黄（后下）、白芍、栀子各 10 克，柴胡 15 克，玄明粉、木香各 6 克。每天 1 剂，水煎服。

验证：此方治疗急性胰腺炎 13 例，全部治愈。

【出处】《陕西中医》（1992 年第 8 期）、《单方偏方精选》。

用金银花、柴胡等治疗急性胰腺炎 >>>>

配方及用法：金银花、柴胡各 25 克，连翘、公英各 20 克，郁金、木香、川楝子、大黄、元胡各 15 克，牡蛎、莱菔子各 40 克。将上述诸药一煎加水 400 毫升，取汁 100 毫升，二煎加水 300 毫升，取汁 100 毫升，两煎混合，每日 1 剂，早晚分服。恶心呕吐者加制半夏 15 克，生姜 3 片。

验证：治疗 62 例，治愈（用药 3 ~ 5 天，症状体征消失，各项理化检查恢复正常）55 例，好转（症状体征基本消失，但上腹仍有轻度隐痛，各项理化检查恢复正常）7 例。

【荐方人】吉林韩曼娜。

【出处】《当代中医师灵验奇方真传》。

大黄可治水肿型急性胰腺炎 >>>>

配方及用法：大黄 30 ~ 60 克。水煎，用适量水煎沸后，可1 ~ 2 小时口服 1 次。直到腹痛减轻，尿淀粉酶、白细胞总数恢复正常后减量。呕吐或腹痛严重者用大黄水煎剂灌肠。

验证：治疗水肿型急性胰腺炎 100 例，全部有效。平均服药

2 天后，尿淀粉酶恢复正常。经对照，大黄组比中药复方和西药组
疗效好。

【出处】《中西医结合杂志》（1982 年第 2 期）、《单味中
药治病大全》。

肝脾大

羌活、牛蒡子等治肝脾肿大 >>>>

配方及用法：羌活 250 克，牛蒡子 250 克，僵蚕 250 克，蜈
蚣 20 条，威灵仙 250 克，三棱 250 克，硇砂 5 克，长春花 100 克，
山慈姑 350 克，黄药子 100 克，九节茶 100 克，蛇莓 100 克，天葵
100 克，白花蛇舌草 250 克，猕猴桃 100 克，补骨脂 250 克，女贞
子 250 克。上药研 120 目细粉，每日 3 次口服，每次 1 ~ 3 克。

【荐方人】吉林侯果圣。

【出处】《当代中医师灵验奇方真传》。

用肝降酶汤可治肝脾大 >>>>

配方及用法：柴胡、当归、泽泻、白芍各 9 克，黄精 32 克，
丹参 15 ~ 32 克，郁金 10 克，焦山楂 15 克，五味子 10 ~ 15 克，
田基黄 32 ~ 45 克，每天 1 剂，水煎服。

验证：用此方治疗慢性肝炎 50 例，痊愈 36 例，好转 14 例。
此方对肝脾大，胁肋胀闷不舒，肝功能 1 ~ 4 项不正常，麝香草
酚浊度试验及絮状试验阳性者，皆有满意疗效，特别是对转氨酶
增高者疗效更佳。

【荐方人】广西谭训智。

河南陈广泽。

【出处】《陕西中医》（1985 年第 2 期）、《单方偏方精选》。

肝硬化及肝硬化腹水

归芍六君子汤可治早期肝硬化 >>>>

配方及用法：当归12克，白术12克，白芍12克，党参12克，茯苓12克，陈皮9克，半夏9克，炙甘草4.5克。兼食积湿滞纳差、嗳气、脘腹胀满加莱菔子、旋覆花、枳实、厚朴、神曲；呕恶加竹茹、藿香、白豆蔻；便溏、乏力加扁豆、苡仁、葛根；兼气血瘀滞肝脾大加瓦楞子、牡蛎、丹参；胁痛加全蝎、郁金、川楝子；肝掌、蜘蛛痣加丹参、泽兰、红花；兼湿热内蕴胸闷、困倦、目黄、舌质红、苔黄加虎杖、茵陈、黄芩、连翘；小便短少、水肿腹满加赤小豆、栀子、泽漆、葫芦等。

【出处】《辽宁中医杂志》（1992年第11期）、《实用专病专方临床大全》。

消肝饮可治肝硬化腹水 >>>>

配方及用法：柴胡12克，白术12克，苍术9克，鸡内金15克，香附12克，郁金12克，制龟板15克，制鳖甲15克，枳壳15克，大腹皮15克，云茯苓15克，桂枝6克。上药加水煎煮两次，药液合在一起约500毫升，分3次服完。饭后服用，服2剂后小便量增加，见效后，可将上方制成散剂，每次服10克，直至痊愈。瘀血重加桃仁9克，红花6克，川芎6克；气滞胸满气喘加麻黄6克，杏仁9克，厚朴9克；腹水盛、小便少加泽泻9克，车前子9克（包）；气虚乏力纳呆加黄芪15克，党参12克；腹中癥瘕加水蛭6克，地龙9克。

备注：服用本方期间，应忌食辛辣滋腻厚味及生冷之物。

【荐方人】甘肃沈济人。

白术除胀汤治肝硬化腹胀 >>>>

配方及用法：白术 60 克，山萸肉 20 克，鸡内金 10 克。上药煎 30 ~ 40 分钟，取汁约 200 毫升。每日服 1 ~ 2 次。

验证：治疗患者 35 例，临床治愈（用药 1 ~ 2 次，腹胀减轻或消失）35 例。服药后患者排气增多，食欲好转，食量增加，7 ~ 10 剂后停药，无副作用。

【荐方人】河北樊雄飞。

丹参泻水蜜治疗肝硬化腹水 >>>>

配方及用法：蟾蜍大者 2 只，砂仁 20 克，丹参 60 克，黑、白丑 10 克，香油 250 克，蜂蜜 250 克。将蟾蜍剖腹去肠杂，把捣细的砂仁、丹参，及黑、白丑纳入缝合，放入香油、蜂蜜中用铝锅文火煎熬，煎至油成膏状，去掉蟾蜍。每次取膏 10 ~ 20 克，用适量开水调服，每日 2 ~ 3 次，3 周为 1 个疗程。

验证：治疗患者 35 例，治愈 28 例，显效 2 例，有效 4 例，无效 1 例。

【荐方人】福建郑培銮。

川、怀牛膝等可治肝硬化腹水 >>>>

配方及用法：川牛膝、怀牛膝、苍白术、汉防己各 30 克，生黄芪 60 克。上药共煎 20 分钟左右，分 2 次取汁 400 毫升，每日服 2 ~ 3 次。服药困难者可少量频服，服药期间忌盐忌碱。

验证：用本方治鼓胀 21 例，尤以肝硬化腹水、肾病性腹水效果最佳。

【荐方人】河北华玉淑。

【出处】《当代中医师灵验奇方真传》。

王不留行可治肝硬化腹水 >>>>

配方及用法：①王不留行30克，白通草100克，白茅根60克，丝瓜络20克，茵陈40克，车前子30克。②太子参30克，生黄芪3克，生白术3克，丹参30克，郁金10克，厚朴10克，枳壳10克，熟大黄5克，草河车15克，山栀10克，胡黄连10克，连翘10克。先将①方加水煎30分钟取汁，用①方药汁再煎②方，50分钟后取汁频服，每日1剂，连服2周。

功效：方中王不留行、丝瓜络、白通草通络利水；车前子、白茅根利水消肿；茵陈、郁金、山栀利胆退黄；太子参、生黄芪、生白术益气利水；厚朴、枳壳、熟大黄除胀气通大便；胡黄连、连翘、草河车恢复肝功能；丹参活血补血，消肝脾肿大。

【出处】《家用验方一佰二》。

茵陈汤可治肝炎、肝硬化 >>>>

配方及用法：茵陈30克，大黄（后下）9克，栀子9克，丹参18克，太子参24克，郁金12克，田基黄24克，紫珠草18克，内金10克，白芍12克，鳖甲（先煎）15克，白术15克。上药水煎15～20分钟取汁，约200毫升。早晚各服1次，忌油腻及辛辣饮食。

功效：本方具有清解湿毒、疏肝化瘀、益气健脾等功效。

【荐方人】福建唐金模。

【出处】《当代中医师灵验奇方真传》。

白芥子、麝香等可治腹水 >>>>

配方及用法：白芥子30粒，白胡椒15粒，麝香0.9克。先将白芥子10粒和白胡椒5粒研细，与麝香0.3克混匀，用蒸馏水调成膏状，放入患者洗净的肚脐中，用纱布覆盖，胶布贴两层固定之。10天后重新洗换药（方法同上），3次为1个疗程，间歇1周再行1个疗程。一般2个疗程即可。

功效：本方对各种原因引起的腹水均有效，尤其对肝性腹水和肾性腹水疗效较显著，对结核性和癌性腹水有利水作用。

【出处】《山东中医杂志》《全国名老中医验方选集》。

胆绞痛、胆道蛔虫

解痉止痛膏敷中脘穴可治胆绞痛 >>>>

配方及用法：白芷10克，花椒15克，苦楝子50克，葱白、韭菜兜各20个，白醋50毫升。先将白芷、花椒研成细末，再将韭菜兜、葱白、苦楝子捣烂如泥，用白醋将上述药物拌和均匀调成糊膏状即成。用时将解痉止痛膏敷于中脘穴周围处，外用透明薄膜覆盖，然后用胶布加固（用腹带加固更好），24小时换药1次，可连贴2～4次。

验证：此方治疗胆绞痛78例，除1例慢性胆囊炎急性发作并穿孔，贴敷药膏1剂无效即转手术外，其余77例全部有效。

【出处】《辽宁中医杂志》（1989年第1期）、《单方偏方精选》。

治愈万余例胆道蛔虫效方 >>>>

配方及用法：乌梅、党参各30克，细辛、黄连、附子（用开水洗去盐）、吴茱萸6克，川椒3克，桂枝、黄柏、甘草、大黄、枳实、厚朴各9克，当归、白芍、柴胡、麻仁各15克。上药入砂罐加水煎熬，每餐前后各服一次，每次服半茶杯。先服食醋30～100克，20～30分钟后再服药。

【荐方人】四川谬培生。

【出处】广西科技情报研究所《老病号治病绝招》。

乌梅、花椒等可治胆道蛔虫 >>>>

配方及用法：乌梅10克，花椒20克，豆油150克，葱白3根，白醋50克。先将豆油烧热，放入花椒、葱白，待有香味后倒入碗内；再将乌梅水煎取液，与白醋一起倒入上述碗内饮用，一次服完。

验证：治疗多例，均1次即愈。

【出处】《实用民间土单验秘方一千首》。

蒲公英、金钱草等可治胆道死蛔虫 >>>>

配方及用法：蒲公英30克，金钱草30克，丹参30克，川楝子12克，延胡索12克，广郁金12克，枳壳12克，广木香10克，生黄芪30～60克，当归10克。加减：气滞重者加青皮、陈皮、厚朴，血瘀重者加川芎、赤芍，痰湿重者加竹茹、半夏。每日1剂，连服7天为1个疗程。一般服药2个疗程。

验证：治疗32例，显效（临床症状消失，B超复查2次以上，胆管内无异常发现）31例，无效（B超复查胆管内仍有死蛔者）1例。用药时间最短7天，最长28天。

【荐方人】浙江陈永苗、何杨伟。

【出处】《浙江中西医结合杂志》（1997年第3期）。

胆囊炎

用四味汤治慢性胆囊炎 >>>>

荐方由来：我妻患慢性胆囊炎，时轻时重，缠绵日久。1992年偶得一秘方，服3剂即疼痛消失，服6剂后症状全无，至今未再患。

配方及用法：玉米须60克，茵陈30克，山栀子15克，广郁金 15 克，水煎服。

验证：湖北陈志明说："陈刚患胆囊炎 3 年多，虽住院治疗过，但一直未愈。后来，我用本条方为他治疗半个月而痊愈，至今未见复发。"

【荐方人】陕西刘泽民。

【出处】广西科技情报研究所《老病号治病绝招》。

黄连、龙胆草等可治慢性胆囊炎 >>>>

配方及用法：黄连、龙胆草、姜黄各 15 克，元胡、郁金、吴茱萸、当归、白芍各 10 克，甘草 5 克。上药煎 20 分钟，取汁 150 毫升，再煎一次，取汁 150 毫升，分早晚 2 次服下。忌油腻及辣物。肝郁甚者加柴胡、枳壳、莱菔子；兼有虚寒证者，吴茱萸加至 15 克，酌加焦术、山药、陈皮等。

验证：治疗患者 100 例，10 剂 1 个疗程。治愈（1 个疗程后，症状体征消失，舌脉正常）83 例；有效（1 个疗程后，症状好转，胆囊有轻度压痛，超声检查示透声欠佳）13 例；无效（1 个疗程后无明显变化）4 例。

【荐方人】黑龙江荣跃贵。

【出处】《当代中医师灵验奇方真传》。

用清胆合剂可治急慢性胆囊炎 >>>>

配方及用法：柴胡 12 克，枳壳 10 克，白芍 10 克，甘草 6 克，香橼 12 克，佛手 12 克，玫瑰花 10 克，郁金 10 克，元胡 12 克，栀子 12 克，川楝子 12 克，金钱草 30 克，茵陈 20 克。先水煎服，每日 1 剂，分早、中、晚 3 次服。服药 2 ~ 3 日病状好转时，可将上药煎剂改为散剂（诸药研末混合），每日 2 次，每次 5 克，直至治愈为止。

验证：四川吴永福，男，48 岁，干部。他说："朋友张大洪患胆囊炎多年，多次到医院打针输液，每次都花药费 400 ~ 500 元，苦不堪言。后来我按本条方为他治疗，服药 5 剂，花药费 48.60 元就将此病治愈，至今未复发。"

【荐方人】内蒙古王铎。

【出处】《当代中医师灵验奇方真传》。

广郁金煎汁可治胆囊炎 >>>>

荐方由来：崔某，男，1953 年 5 月发病，起初右侧肋骨弓处轻度疼痛，以后疼痛日增，发病 10 天左右即出现消化不良，大便灰白色，渐呈腹泻，但不呕吐，身体逐渐消瘦。经各种检查，诊为胆囊炎。服用多种中西药物效果不显。后改用广郁金，每日 60克，煎汁，分 3 次服。前后用药 13 天，完全治愈。

【出处】《实用经效单方》《中医单药奇效真传》。

芥子泥冷敷治胆囊痛 >>>>

配方及用法：芥子 5 克泡于 30℃温水中，搅拌成泥状，涂在一块 20 厘米长、15 厘米宽的布上，贴在患部，上面再盖上条干毛巾。冷敷时应贴在胆区和肩胛骨斜内方，切不要两处同时贴，按照顺序交替贴敷，贴敷时间 5 ~ 10 分钟。芥子泥刺激性强，贴 10分钟疼痛即可消失。若还继续疼痛，就不必再贴敷，以防形成皮肤炎。

【出处】《偏方治大病》。

胆结石

用香油核桃仁治胆结石 >>>>

配方及用法：先将 120 毫升香油放在锅里煮沸，再放入核桃仁 20 克，炸酥后捞出，加冰糖 100 克共同研细，加油调为糊状，置于容器内。每4小时服一汤匙，一般数天后即可排出结石。对慢性胆结石患者，可每天食生核桃仁10个，连食1个月后，如症状已消失，可减为每天7个；2个月如未发病，再减为每天4个，连食3个月。

验证： 黑龙江申玉海说："我患有胆结石和肾结石，疼痛不断，痛苦万分。后来用本条方治疗，效果特别好，疼痛消失，经医院检查胆内管结石已基本排除了。"

【荐方人】红伟。

【出处】《陕西老年报》（1996年7月1日）。

用排石汤治胆石症 >>>>

配方及用法： 金钱草30克，生大黄5克，木香15克，郁金20克。肋痛重者加白芍25克；腹胀者加枳壳15克，砂仁10克；伴有胆囊炎发烧者加黄柏15克，黄芩15克；食欲不振者加鸡内金15克，焦楂15克。每日1剂，水煎服。在服药期间，每天加食动物蛋白（猪蹄、牛蹄、羊蹄、肉皮或鸡蛋）50克，以增加胆汁分泌和胆囊蠕动。最好两餐中间做做跳绳活动，以促进结石排出。

【出处】《老年报》（1996年4月2日）。

酒炒龙胆草等可治胆道结石 >>>>

配方及用法： 酒炒龙胆草10克，金钱草60克，海藻15克，昆布15克，降香15克，夏枯草30克，蒲公英30克，紫花地丁30克，旋覆花（布包）10克，天葵子10克，煨三棱10克，红柴胡10克，硝石（即火硝，又名硝酸钾）15克。上药除硝石一味分5次另行冲服外，加水浓煎。水2200毫升，浓煎成900毫升，分2日5次服，15剂为1个疗程。痛止则停药，平时可每4日服药1剂（服药1剂，休息2日），5剂可服20天。

【出处】《安徽老年报》（1995 年 11 月 29 日）。

吃南瓜可治愈胆结石 >>>>

荐方由来： 山东马凤娟，自 1973 年患胆囊炎，1995 年冬突然感到胆区内疼痛难忍，做 B 超和 CT 检查，发现胆囊有些萎缩，内有一块 1.5 厘米 ×1.6 厘米的结石，医生建议手术取石。正在此时，她听说滨州有几个胆结石患者吃南瓜治好了病，遂抱着试试看的态度，从 1996 年 8 月 18 日开始吃南瓜。吃法是：蒸南瓜吃，炒南瓜吃，喝南瓜粥，一日三餐必有南瓜。同时，每天继续服用"胆乐胶囊" 3 次。连续吃了 40 天，症状消失了。连续 3 个月做了 3 次 B 超，检查报告一再证明胆囊正常，不见结石。

【出处】《辽宁老年报》（1997 年 11 月 26 日）。

用元明粉治胆结石 >>>>

配方及用法： 元明粉 10 克，大黄 10 克，龙胆草 6 ~ 10 克，开水浸泡 5 分钟，服上清液。重者每日 2 次。

验证： 治疗急症入院的胆囊炎、胆石症 116 例，结果临床全部治愈。其中 12 例加用自制胆胰汤（柴胡 3 克，茵陈 15 克，黄芩 10 克，木香 10 克，枳实 10 克，地丁草 30 克，白芍 10 克，水煎），每日 1 剂。

【出处】《江苏中医杂志》《实用专病专方临床大全》。

用九味木香散可治胆囊炎及胆石症 >>>>

配方及用法： 木香、柴胡、黄芩、红花各 15 克，大黄、枳壳、郁金、芒硝各 10 克，半夏 5 克。以上诸药研为细粉，过筛混匀，每次 5 克，每日 2 次，温开水送服。

【荐方人】内蒙古那达来。

【出处】《当代中医师灵验奇方真传》。

第四章
循环系统疾病

高血压

桃仁、杏仁等可治高血压 >>>>

配方及用法： 桃仁、杏仁各 12 克，栀子 3 克，胡椒 7 粒，糯米 14 粒。上药共捣烂，加 1 个鸡蛋清调成糊状，分 3 次用。于每晚临睡时贴敷于足心涌泉穴，白昼除去。每天 1 次，每次敷 1 足，两足交替贴敷，6 次为 1 个疗程。3 天测量 1 次血压，敷药处皮肤出现青紫色。

【**荐方人**】江西刘玉琴。

拌菠菜海蜇可降血压 >>>>

配方及用法： 菠菜根 100 克，海蜇皮 50 克，香油、盐、味精适量。先将海蜇洗净成丝，再用开水烫过，然后将用开水焯过的菠菜根与海蜇加调料同拌，即可食用。

功效： 平肝，清热，降压。可解除高血压之面赤、头痛。

验证： 郑某，女，57 岁。因患高血压平素常头痛不已，服用本方后明显好转，坚持服用未见复发。

生芹菜拌大蒜可治高血压 >>>>

配方及用法：将净芹菜 31 ~ 62 克切成细丝，再将两瓣新鲜大蒜切碎，加入少量食盐及醋，以微咸微酸为度，再放入芝麻油 2毫升、味精少许，拌匀后即可食用。

【荐方人】湖南邓冰浦。

【出处】《健康指导》（1997 年第 3 期）。

花椒鹅蛋可治高血压 >>>>

配方及用法：鹅蛋 1 个，花椒 1 粒。在鹅蛋顶端打一小孔，将花椒装入，面糊封口蒸熟。每日吃 1 个蛋，连吃 7 天。

功效：清热解毒。

验证：据《老年报》介绍，本方具有预防保健作用。

山楂白芍饮料可治愈高血压 >>>>

荐方由来：1982 年 3 月，我患了高血压病，虽经服药得到缓解，但未能治愈。从 1984 年 5 月开始，我饮用了一种疗效很好的保健饮料，经过 3 年的饮用，我的高血压被治愈了。

配方及用法：山楂 7 ~ 10 克，白芍 5 ~ 10 克，冰糖 3 ~ 5克（此为一天的干料量，若使用鲜料应适当增加用量。不喜欢吃甜味的，用山楂 10 ~ 15 克，白芍 5 ~ 10 克即可）。以上各味每日只用料 1 次，早、中、晚用大茶缸放在炉子上煮开，即可当茶饮用。煎服前，要用温水洗去山楂、白芍上的灰尘。

验证：广西冯巨峰，男，50 岁，税务员。他说："叶成光患高血压已 3 年多，曾多次到卫生院治疗，但总是不见有多大的好转。后来我用本条方为他治疗，用药 10 天，果然奏效。"

【荐方人】河南王忠魁。

【出处】广西科技情报研究所《老病号治病绝招》。

菊槐绿茶治高血压 >>>>

配方及用法：菊花、槐花、绿茶各 3 克，以沸水沏。待浓后频频饮用。平时可常饮。

功效：清热、散风。治高血压引起的头晕头痛。

醋浸花生米治高血压 >>>>

配方及用法：生花生米、醋各适量。生花生米（带衣者）半碗，用好醋倒至满碗，浸泡 7 天。每日早晚各吃 10 粒。血压下降后可隔数日服用 1 次。

功效：清热、活血。对保护血管壁、阻止血栓形成有较好的作用。

肉桂、吴茱萸等可治高血压 >>>>

配方及用法：肉桂、吴茱萸、磁石各等份。共研细末，密封备用。用时每次取上药末 5 克，用蜂蜜调匀，贴于涌泉穴，阳亢者加贴太冲穴，阴阳不足者加贴足三里。每次贴两穴，交替使用。贴后外以胶布固定。并用艾条悬灸 20 分钟。每天于临睡前换药 1 次。

功效：引火归原，降压止晕。

备注：临床观察，尤对病情不太严重者疗效满意。对老年患者还可起保健作用。

【出处】《外治汇要》。

金银菊花汤治高血压 >>>>

配方及用法：金银花、菊花各 24 ～ 30 克。若头晕明显者，加桑叶 12 克；若动脉硬化、血脂高者加山楂 24 ～ 30 克。本方为 1 日剂量。每日分 4 次，每次用沸水冲泡 10 ～ 15 分钟后当茶饮，冲泡 2 次弃掉另换。可连服 3 ～ 4 周或更长时间。

验证：用上药治疗高血压患者 46 例（其中单纯高血压病 27例，单纯动脉硬化症 5 例，高血压伴有动脉硬化 14 例）。服药3 ～ 7 天后头痛、眩晕、失眠等症状开始减轻，随之血压渐降至正常者 35 例，其余病例服药 10 ～ 30 天后均有不同程度的效果。

向日葵叶可降血压 >>>>

配方及用法：鲜向日葵叶 120 克。洗净煎汤。每日 3 次分服。

验证：一男性，年 67 岁，患高血压，头晕眼花、四肢瘫痪、神志不清、体温偏高。经连服本品煎剂 10 余天，血压、体温均恢复正常。

【出处】《江西中医药》。

用生绿豆治高血压 >>>>

配方及用法：取干燥绿色表皮的绿豆研成细末，装瓶内封存。每次 15 ～ 20 克，每日 3 次，于饭前温开水送服，随后再服白糖 1汤匙，持续服 2 个月。如停药后观察一段时间血压仍高，则再按上法服 1 ～ 2 个月，血压即会正常。

【荐方人】江西钟久春。

用蚕沙枕头治高血压 >>>>

配方及用法：取干燥蚕沙（蚕屎）2 千克左右装入长方形布袋中缝好，然后放入正常使用的枕头之中，但必须将蚕沙口袋放在枕头的内上方，便于接触患者头部。

【荐方人】江苏张锦栋。

用黄芪治疗高血压 >>>>

配方及用法：黄芪 30 克，葛根 15 克，枸杞子 25 克，首乌 25克，生地 25 克，女贞子 25 克，寄生 20 克，牛膝 10 克，泽泻 5克，钩藤 20 克，牡蛎 3 克。上药水煎服。

备注： 由于黄芪具有双向调节血压的作用，医生常虑其升压而怯用。荐方人认为重用黄芪则降压，黄芪量小则升压。临床治疗高血压，黄芪用量必须在 30 克以上，气虚兼血瘀症者还可适当加量。

【荐方人】熊文晖。

【出处】《中国医药报》（1995 年 12 月 20 日）。

用花生秧绿豆治高血压头晕 >>>>

配方及用法： 干花生秧一把（去根），绿豆一把，同放砂锅内添两碗水，用文火煎至绿豆熟滤出，趁温服用。每日 2 次，饭前服较好，连服数日就能见效。为了巩固效果，长期服用更佳。

【荐方人】桑培孝。

【出处】《老人春秋》（1997 年 3 月 5 日）。

糯米黑胡椒可使高血压恢复正常 >>>>

配方及用法： 糯米 3 克，黑胡椒 1.5 克，桃仁、杏仁、栀子各 3 克，鸡蛋清适量。将以上药物共研成细末后，用鸡蛋清调成糊状，外敷在涌泉穴上，用胶布固定。待血压下降后（半小时左右），再将外敷药取下。

【出处】《健康之友》（1997 年 11 月 13 日）。

桃仁蛋可治高血压 >>>>

荐方由来： 最近偶得一方，治疗高血压有效。具体方法如下：每次取 1 枚鸡蛋，将蛋倒出 1/3 份，然后将研成面的 7 克桃仁放入鸡蛋里，用筷子拌匀，再用黄豆秸火烧熟，待凉后一次吃下。每天早晚各吃 1 枚，2 周后即可治愈。

【荐方人】苏德录。

【出处】《家庭保健报》（1997 年 3 月 21 日）。

用决明粉可治高血压 >>>>

配方及用法： 决明子 500 克，白糖适量。将决明子炒黄捣碎，加白糖，每次 3 克，用开水泡开，每日 3 次。

验证： 四川赵季芳，女，60 岁。她说："我老伴患有高血压，整天两眼昏花，我用本条方为他治愈。"

【出处】《小偏方妙用》。

用玉米须煎水喝可降血压 >>>>

方法： 干玉米须煎水代茶饮，每天 3 次，5 天见效。

【荐方人】福建纪长球。

大蒜粥可治高血压 >>>>

配方及用法： 独头蒜 40 克，去皮洗净，切成两半，入沸水中焯 2 分钟；粳米 100 克，淘洗干净待用。砂锅置火上，加清水1000 毫升，下粳米用火烧开后，改用小火慢煮至半开花时放入大蒜。煮至米烂、蒜软、汤稠，表面有浮油时下精盐调味即成。

【荐方人】四川唐德江。

【出处】《老年报》（1997 年 10 月 21 日）。

按摩手指可降低血压 >>>>

方法： 左右两手互相交换来做。用拇指和食指在指甲部位的正面及反面按摩，用力要均匀，不能太大，一个一个做下去，一只手做完换另一只手。同样，脚趾亦可以做同样的按摩。

手指中，中指尖端的中冲穴尤其要重，它属于手厥阴心包经，主治心痛烦闷和中风不省人事。其次，小指的少泽穴、食指的商阳穴和无名指的关冲穴，都是要穴，经常按摩必有疗效。

按摩每一个手指大概只用 10 秒钟左右。假若有时间，做久一些也可以，不过必须天天坚持做，能形成习惯最好。降低血压或者控制血压，在治疗上有不少方法，按摩手指可以作为辅助治疗，对人体安全有益。

【出处】《国际气功报》（1996年12月25日）。

按摩耳穴防治高血压效果较好 >>>>

方法：1.全耳按摩

双手掌心摩擦发热后，同时按摩耳郭腹背面，先将耳郭向后按摩腹面，再将耳郭向前按摩背面，来回反复按摩10次。然后双手轻握拳，先以劳宫穴对准耳郭腹部按摩，再以劳宫穴对准耳背按摩，正反转各20～26次。这一按摩过程以使整个耳郭达皮肤充血、发热为目的。

2.耳郭穴位按摩

（1）双手拇指腹按摩耳背降压沟，从上到下缓慢进行，反复按摩15次。

（2）提掐耳尖穴。双手拇指掐住耳尖穴，轻轻向上、向外提拉15次。

（3）提拉耳垂，亦称双凤展翅法。双手拇、中、食指捏住耳垂向下、向外提拉，由轻到重，每次3～5分钟。

（4）点按肝穴。双手食指尖对准肝胆穴点压1～2分钟，压力由轻到重，以局部有胀热感为宜。

（5）点压心穴。方法同上。

（6）点小肠穴。方法同上。

（7）最后双掌同时对准耳郭轻压1分钟，整个按摩过程结束。每日早晚各1次，长期坚持，延年益寿。

【荐方人】翟纯花。

【出处】《中国保健报》（1997年第7期）。

低血压

黄芪、党参等治低血压 >>>>

配方及用法：生黄芪、党参各 20 ~ 30 克，白术、当归、柴胡各 10 ~ 15 克，升麻 10 ~ 12 克，枸杞子 25 ~ 35 克，附子 6 ~ 10 克，炙甘草 5 ~ 8 克。若心烦失眠、健忘多梦者，加远志、夜交藤各 10 克；若腰酸腿软者，加川续断、牛膝、杜仲各 10 ~ 15 克；若全身疼痛者，加鸡血藤、川芎、威灵仙各 10 ~ 12 克，细辛 3 克。将上药水煎，每日 1 剂，分 2 ~ 3 次口服。1 周为 1 个疗程。

验证：用本方治疗低血压患者 69 例，其中显效者 53 例（血压升至正常，临床症状消失）；好转者 12 例（血压上升接近正常，临床症状基本消失）；无效者 4 例（治疗前后无变化）。一般服药 1 ~ 2 周即可收效。

黄芪、官桂等治低血压 >>>>

配方及用法：生黄芪、党参各 15 克，黄精 20 克，官桂 8 克，大枣 10 枚，生甘草 6 克。将上药水煎 3 次后合并药液，分早、中、晚 3 次日服，每日 1 剂。20 天为 1 个疗程。可连服 2 ~ 3 个疗程，直至痊愈为止。

验证：用本方治疗低血压患者 57 例，经用药 1 个疗程后，症状基本消失，血压升至正常范围者 20 例；连服 2 个疗程后，症状基本消失，血压升至正常范围者 35 例；2 例因未坚持用药疗效不明，服药中未见不良反应。

党参、黄精等治低血压 >>>>

配方及用法：党参、黄精各 30 克，炙甘草 10 克。将上药水煎顿服，每日1剂。

验证：用上方治疗低血压症患者10例，均获痊愈。其中贫血性低血压5例，感染后低血压3例，直立性低血压1例，原因不明1例。一般服药2～3剂见效，如不治疗原发病则远期疗效欠佳。

人参、黄芪等治低血压 >>>>

配方及用法： 人参6克（或党参15克），黄芪、熟地黄、怀山药各25克，山茱萸、枸杞子各20克，牡丹皮、泽泻、麦门冬、茯苓、五味子各10克，生甘草6克。临床应用本方时，可随证加减。若气虚明显者，黄芪可重用至40～50克；若血虚者，加全当归、何首乌、鸡血藤各20～30克；若头晕甚者，加野菊花、天麻、钩藤各10～15克；若腰膝酸痛者，加杜仲、狗脊、川续断各10～15克；若阴虚火旺者，加川黄柏、知母、生地黄各8～12克。将上药水煎，每日1剂，分3～4次口服，半个月为1个疗程。

验证： 用本方治疗低血压患者55例，经用药1～2个疗程后，其中痊愈者（血压恢复到正常范围）48例；显效者（血压接近正常者）5例；无效者（治疗前后无明显变化）2例。

西洋参、桂枝等治低血压 >>>>

配方及用法： 西洋参5克，桂枝15克，制附子12克，生甘草10克。将上药用开水泡服，频频代茶饮。每日1剂。服至症状消失，血压恢复正常为止。

验证： 用本方治疗低血压病患者28例，经用药20～31天，血压均恢复到正常范围，追访3～5年，未见复发。

用当归、五味子等可治低血压 >>>>

荐方由来： 1975年春，我患了低血压病，头晕目眩，不能工作。求名医诊治，每天1剂中药，连服100多剂，又配合食疗，吃鸡蛋数百个、红糖数十斤，花了 700 多元钱，100 多天血压仍是上不来。

最后，我从一位近百岁的老人那里得到一祖传 7 代秘方，每天 1 剂，4 剂痊愈。

此消息传出，低血压病人及其家属登门求方者络绎不绝。迄今，用此方治愈了低血压病人近百例。

配方及用法：当归 25 克，五味子 25 克，甘草 25 克，茯苓 50 克，水煎服。每剂连煎 2 次，将第一次煎的药液滤出后，再添水煎第二次，把 2 次滤液混合后，每早空腹先服混合液的 1/2，剩下的 1/2 于晚睡前温热服下。每天 1 剂，连服 5 日。服药前，先测量一次准确的血压数，如服药后血压升得特别快，可隔日再服；若稳定上升，可连续服用，直到恢复正常，服药停止。

验证：福建李金祥说："彭松永全家族都是低血压，属于先天性的，到处治疗无效。用本条方试治，连服 5 天，患者就感到身体正常，血压也正常了。"

【荐方人】王承斌。

【出处】《老人春秋》（1997 年第 6 期）。

鬼针草可调节低血压 >>>>

荐方由来：我很长时间里自觉头晕、头重脚轻、全身乏力、睡眠欠佳，干点活上喘，尤其是夏天上述症状加重，医生诊断是原发性低血压。药用了不少，钱都白花了。自从我服用了鬼针草中药，半个月后，自觉全身有力，干活有劲头，头晕症状消失了，睡眠也好了，食欲增加了，血压恢复正常。

鬼针草不但治低血压，还能治高血压症。我老伴患高血压已 10 多年，头晕、头痛严重，活动困难，全身无力。她试着口服鬼针草，服药 1 周，血压即开始下降。半个月后非常惊奇地发现，血压由过去的 23.9/17.3 千帕（180/130 毫米汞柱）降到 17.3/10.6

千帕（130/80 毫为汞柱），血脂化验正常。我们老两口乐得几天合不上嘴，花钱不多，治好了我们老两口的病。10 多年的心病一招去掉了，血压平稳了。鬼针草真是稳定血压的良药。

验证：宁夏李秦虎说："我患低血压，当服用鬼针草后，我的血压升至正常。当我停服 3 个月后，血压又一次下降，我又开始服用，几天后低血压又恢复正常。实践证明，鬼针草是一种很好的特效药物。"

【荐方人】河北史恒秀。

【出处】《老年报》（1997 年 9 月 25 日）。

甘草、桂枝等可治低血压 >>>>

配方及用法：甘草 15 克，桂枝 30 克，肉桂 30 克。3 味药物混合，水煎当茶饮。

验证：吉林宋德才，男，68 岁，退休干部。他说："梁晶患低血压多年，经县医院治疗效果不明显。我用本条方为他治疗，仅服 3 剂药治愈。"

【出处】广西医学情报研究所《医学文选》《实用民间土单验秘方一千首》。

五味子、淫羊藿可使低血压恢复正常 >>>>

配方及用法：五味子、淫羊藿各 30 克，黄芪、当归、川芎各 20 克，白酒 40 毫升，水煎服。每天 1 剂，分早晚饭前服。

验证：此方治疗低血压综合征 58 例，痊愈 51 例，好转 6 例，无效 1 例。

【出处】《浙江中医杂志》（1993 年第 6 期）、《单方偏方精选》。

黄芪天麻鸡治低血压 >>>>

配方及用法：嫩母鸡 1 只，黄芪 30 克，天麻 15 克，葱、姜各 10 克，食盐 1.5 克，黄酒 10 克，陈皮 15 克。母鸡去毛、爪及内脏，入沸水中焯至皮伸，再用凉水冲洗。将黄芪、天麻装入鸡腔内。将鸡放于砂锅中，加入葱、姜、盐、酒及陈皮，加水适量，文火炖至鸡烂熟，加胡椒粉少许即可食用。

功效： 补益肺脾，益气补虚。用治低血压引起的食欲不振，腹胀腰酸，头昏乏力，头晕目眩，眼冒金花，久立久卧突然起身时出现眼前发黑，并伴有心悸、胸闷、面色苍白、出冷汗、失眠等。

验证： 用本方治疗低血压病患者50例，48例血压均恢复到正常范围，两例治疗期间中断用药。

脑动脉硬化、脑血管意外疾病

黄连、黄芩可治脑血管硬化 >>>>

配方及用法： 黄连、黄芩微炒，各50克研末，白芷25克，制蜜丸，每丸6克。日服1次，饭前服。一般3天后有效。

【荐方人】 河南刘学堂。

首乌、女贞子可治脑动脉硬化 >>>>

配方及用法： 首乌、女贞子、仙灵脾、丹参、当归各20～25克，川芎、山楂、玉竹各15克，枸杞子、红花、牛膝各10克，水煎服。每日1剂，上下午各1次，20～30天为1个疗程。如有改善（症状和脑血流图好转，血黏稠度、血脂降低），则再用1～2个疗程巩固。如见气虚加黄芪15～30克，党参10克；痰浊加胆南星5克，制半夏9克；四肢麻木不灵活者加地龙15克，僵蚕10克；肝阳上亢血压高加天麻6克（另炖服），钩藤12～15克，决明子15克。

验证： 新疆邢源恺，男，54岁，干部。他说："葛老汉的老伴患脑动脉硬化症，用本条方试治，当服药20天后，开始见效，1个月后头不晕了，各种症状消失了。为巩固疗效，又服用了2个疗程，随访 3 年未见复发。"

【荐方人】广西壮族自治区王书鸿。

石膏、滑石等可治脑血管意外 >>>>

配方及用法： 石膏 30 克，滑石 30 克，寒水石 30 克，磁石 30 克，牡蛎 30 克，石决明 30 克，羚羊角 4.5 克，钩藤 15 克，川贝 9 克，秦皮 15 克，草决明 18 克，蒺藜 18 克。上药水煎后冲竹沥 1 盅、姜汁少许，再化至宝丹 1 丸（3 克）急用。

【荐方人】何炎。

【出处】《千家妙方》。

当归、丹参等可治脑血栓偏瘫 >>>>

配方及用法： 生黄芪 80 克，当归 10 克，丹参 30 克，红花 10 克，鸡血藤 30 克，地龙 10 克，草决明 15 克，龙胆草 6 克，钩藤 15 克，全蝎 5 克，乌梢蛇 6 克。上药水煎服，每日 1 剂。若出现昏迷者，加石菖蒲、郁金各 10 克，以开窍；若痰多不利者，加清半夏、胆南星、天竺黄、竹沥水各 10 克，以化痰；若肝阳上亢，出现头晕、耳鸣、肢麻者，加天麻 10 克，珍珠母 15 克，木耳 15 克，以熄风治晕；若肢体瘫软无力者，加木瓜、桑寄生各 15 克，以补肾壮筋骨；若有火者，加生石膏 30 克，以清泄火热。

备注： 恢复后要不间断服药，预防复发。方中黄芪用量为 60 ~ 120 克才有较满意的效果。若患者有热象者，加生石膏 30 克，知母 20 克，控制其热邪，有益气之功。

【出处】《家用验方一佰二》

丹参、钩藤等可治脑血栓 >>>>

配方及用法： 丹参 30 ~ 60 克，钩藤 15 ~ 30 克，豨莶草 12 ~ 24 克，夏枯草 12 ~ 24 克，地龙 9 克，红花 6 克，桑枝 15 克，橘枝 15 克，松枝 15 克，桃枝 15 克，杉枝 15 克，竹枝 15

克，甘草 3 克，水煎服，每日 1 剂。痰涎壅盛加全瓜蒌 15 克、莱菔子 20 克；神昏加郁金 9 克，菖蒲 9 克；血压持续不降加代赭石 20 克，牛膝 20 克；久病营血不足、脉细弦加当归 15 克，何首乌 15 克；肾精不足，腰膝酸软，脉沉细弦加枸杞 15 克，山药 15 克。

【出处】《千家妙方》。

黄芪、血丹参可治脑血栓 >>>>

配方及用法： 黄芪 100 克，血丹参 20 克，当归 12 克，川芎 12 克，赤芍 15 克，地龙 5 克，桃仁 12 克，红花 12 克，全虫 15 克，蜈蚣 4 条，牛膝 12 克，杜仲 12 克，生地 12 克，菖蒲 12 克，木瓜 30 克，车前子 20 克。每日 1 剂，水煎服。30 天为 1 个疗程，连服 3 个疗程。颅内压减轻后，将车前子减量或停服。服上方同时，另将生水蛭 20 克捣碎成粉，每日 2 次，每次 10 克冲服。服 25 天停 1 周，然后服第 2 个疗程。第 2 个疗程服完后，每日 2 次，每次 5 克，再服 1 个疗程。

验证： 辽宁王安才，男，53 岁。他说："村里一高血压患者突患脑血栓，我先用本条方为他治疗，上午 11 时服药，下午 6 时就神志清醒了。然后又结合醋蛋液疗法治疗，仅 20 余天患者就能下地行走了，没留下任何后遗症。"

【出处】《当代中医师灵验奇方真传》。

丹参、川芎等可治脑栓塞 >>>>

配方及用法： 丹参、川芎、桃仁、归尾、赤芍、葛根、熟地、红花、穿心莲、山楂、鸡血藤各 30～50 克，黄芪 60～100 克，牛膝、瓜蒌、地龙、桑寄生、防风各 20～40 克，水蛭、大蒜提取液各 100～160 克，随症加减。药用酒浸，按常规制成口服液，每次服 20～30 毫升，每日 3 次，2 个月为 1 个疗程。血压高者配服降压药。

验证：治疗 10 例，用药 1 ~ 3 个疗程，疗效颇佳。

【荐方人】湖南王文安。

【出处】《当代中医师灵验奇方真传》。

用荆芥、防风可治老年偏瘫 >>>>

配方及用法： 荆芥 12 克（解表药），防风 12 克（祛风药），大枣 3 枚（和中药），猪蹄空壳 1 个（祛风消栓药），葱根 3 ~ 7 棵（发汗药），韭菜根 3 ~ 7 棵（升阳药）。左不遂者，葱、韭菜根各用 3 棵；右不遂者，葱、韭菜根各用 4 棵；全身不遂者，葱、韭菜根各用 7 棵。水煎服，每天 1 剂。早晚服，服药后盖被发汗，避风。

备注： 忌食高脂肪和含胆固醇的食物。如服第一剂后无汗，说明此方对该患者无效，应停用此药。偏瘫的一侧平时发凉无汗，第一次服药后，可使患处发热有汗，此时血栓已打通，连续服至病愈，不可间断。服此药无任何副作用。

验证： 河南汪元培，于 1996 年夏天突然脑血管破裂，手术后，医生认为他将终身残疾，右边偏瘫，不能走路。我按本条方为他治疗 1 个月后，不拄棍能上街了，至今痊愈未复发。

【荐方人】河南曾广洪。

【出处】《老人春秋》（1997 年第 4 期）。

白薇、泽兰可治脑出血半身不遂 >>>>

配方及用法： 白薇 15 克，泽兰 9 克，山甲 6 克。水煎服，每日 1 ~ 2 剂。

验证： 1 ~ 2 剂见效，多服几剂巩固效果。

【荐方人】广东谢亚道。

【出处】广西医学情报研究所《医学文选》。

仙茅、仙灵脾等可治卒中后遗症 >>>>

配方及用法： 仙茅 15 克，仙灵脾、巴戟天、川芎各 12 克，当归 18 克，知母 15 克，黄柏 12 克，牛膝 24 克。水煎服，每日 1 剂，日服 3 次。气虚加黄芪、党参；小便多加益智仁；肢体疼痛加鸡血藤、赤芍；肿胀加苡仁、防己；拘挛加龟板、鳖甲、白芍；语言不利加天竺黄、石菖蒲；血压增高加夏枯草、钩藤、石决明，或复方罗布麻片；舌苔变黄腻加竹茹，重用黄柏。

【出处】《秘方求真》。

各种心脏病

川芎、五味子等可治心脏病 >>>>

配方及用法： 川芎 20 克，五味子 10 克，党参 30 克，麦冬 20 克，黄芪 30 克，甘草 5 克。上药水煎，煮沸 15 ~ 30 分钟，取浓汁约 500 毫升，分 3 次温服，每日 1 剂。

功效： 对各种心脏病所引起的惊悸怔忡、心痛、头昏失眠、神疲乏力等症状具有较好的疗效，长期服用无毒副作用。

验证： 四川丁光文说："我的朋友因心脏病住院，治疗 10 天，花费 1000 多元未愈。后来我用本条方为他试治，连续服药 6 剂即完全康复。"

【荐方人】四川谢薇西。

【出处】《当代中医师灵验奇方真传》。

辽河参、夜交藤等治风湿性心脏病 >>>>

配方及用法： 辽河参 7.5 克，夜交藤 7.5 克，甘草粉 6 克，丹皮粉 7.5 克，当归 12 克，没药 6 克，琥珀 3 克，朱砂 1.5 克。前 6 味水煎后去渣，将琥珀、朱砂研为极细末，用药汁送服。隔日 1

剂，连用 4 剂大可减轻，一般严重患者吃不到 30 剂即愈。

备注：患者发高热时忌服。在服药时忌房事、生气以及食腥荤、生冷之物。

【荐方人】林健。

【出处】《老年报》（1996 年 12 月 17 日）。

黄瓜藤可治心脏病 >>>>

配方及用法：将黄瓜藤连根阴干，每次取适量水煎，代茶饮。每日服 5 ~ 6 杯。有特效。

【荐方人】辽宁李肃。

【出处】《辽宁老年报》（1997 年 7 月 30 日）。

海带松可治冠心病 >>>>

配方及用法：浸发海带 200 克，香油、绵白糖、精盐少许。先将浸软泡发洗净的海带放入锅内煮透捞出，再用清水洗去黏液，沥干水分后，即可把海带摆叠好切成细丝。然后在锅内放入香油，油七成热时，把海带丝稍加煸炒，盖上锅盖，略经油炸，揭开锅盖继续焙炸。当海带发硬、松脆时，便捞出沥去余油入盘，放入绵白糖、精盐拌匀即可食用。

功效：软坚化痰，利水泄热。对于预防高脂血症、高血压、冠心病、血管硬化等均有一定的作用。

备注：常食海带，对冠心病有辅助疗效。海带中含有大量的碘，有防止脂质在动脉壁沉着的作用，能使人体血管内胆固醇含量显著下降。

验证：史某，男，56 岁，常年患高血压、高脂血症、冠心病，在医学杂志上发现此方，服用半年，去医院检查以上病症均恢复正常。

香蕉茶防治冠心病 >>>>

配方及用法：香蕉50克，蜂蜜少许。香蕉去皮研碎，加入等量的茶水中，加蜜调匀当茶饮。

功效：降压，润燥，滑肠。用治冠心病、高血压、动脉硬化及便秘等。

备注：每日服蜂蜜2～3次，每次2～3匙，有营养心肌、保护肝脏、降血压、防止血管硬化的效果。

验证：李某，男，73岁，常年服用上方，身体强健，无高血压、冠心病等病史。

蜂蜜首乌丹参汤治冠心病 >>>>

配方及用法：蜂蜜25克，首乌、丹参各25克。先将两味中药水煎去渣取汁，再调入蜂蜜拌匀，每日1剂。

功效：益气补气，强心安神。治冠状动脉粥样硬化性心脏病。

验证：王某，男，66岁，常服用上方，冠心病痊愈。

陈氏冠心偏方膏可治冠心病 >>>>

配方及用法：党参200克，红花90克，苁蓉120克，茯苓120克，黄芪150克，鹿角片150克，杜仲100克，瓜蒌120克，紫河车100克，山药100克，丹参120克，五味子20克，红枣70克，当归120克，仙灵脾30克，枸杞150克，炙甘草50克，合欢皮30克，黄柏100克，赤、白芍各100克，冬虫夏草60克。上药浓煎3次，浓缩后用真阿胶90克，炼蜜250克，冰糖250克收膏。收膏后可加入人参粉50克，三七30克。每次服25克，每日服3次。服药每个月做1次心电图。

验证：龙某，男，某大学教授。10余年来患高血压病，常有心前区及左胸痛。半月前，因气候严寒，发生心前区疼痛，曾晕倒一次。心电图提示：冠状动脉供血不足。经治疗血压仍不稳定，自觉左胸痛甚，夜尿多、头闷、憋气，纳差少食，走路不稳，便溏，神疲，对硝酸甘油过敏。舌苔白腻，六脉虚而无力。中医辨证为气阴两虚。用陈氏冠心偏方膏，每日 3 次，每次 30 克。服 10 天后，自觉体力精神转佳，心前区疼痛大减。复查心电图 ST-T 段下降，有所好转。又服 12 天，患者已无不适症状，血压稳定。2 个月后，言一切正常，仍服陈氏冠心偏方膏。

【出处】《偏方治大病》。

当归、玄参等可治冠心病 >>>>

配方及用法：当归、玄参、金银花、丹参、甘草各 30 克。每日 1 剂，水煎服，日服 2 次。冠心病患者应在上方基础上加毛冬青、太阳草以扩张血管；若兼气虚者，加黄芪、生脉散以补益心气；若心血瘀阻甚者，加冠心二号以活血化瘀。

【出处】《秘方求真》。

党参川芎等治冠心病 >>>>

配方及用法：党参 20 克，黄芪 30 克，川芎、枸杞子、制何首乌、牡丹皮各 15 克，丹参 25 克，炒白术、茯苓、淫羊藿、桂枝各 10 克，全当归 20 克，炙甘草 8 克。将上药水煎，每日 1 剂，分 1 ~ 2 次口服，20 天为 1 个疗程。

验证：用本方治疗冠心病患者 8 例，经用药 1 ~ 2 个疗程后，显效者 5 例，有效者 3 例。

葡萄酒可预防冠心病 >>>>

荐方由来：葡萄酒含有黄酮类和多脂类有效物质成分，对血液中血小板凝集有抑制作用，最近一位美国科学家证明，每天饮 1 次陈酿葡萄酒（含葡萄汁 20 克），可以预防冠心病和脑栓塞的发生。

配方及用法： 在 20 升罐坛中，把洗净晾干的紫葡萄放在其中，先放进白糖 2500 克，再放入 2500 克 38 度高粱酒，以泡过葡萄为度，然后放在凉爽处，塑料布封顶保存。南方地区放在地下土里保存最好。3 个月后可以饮服。饮服时，勾兑 2 ~ 3 倍白开水。兑加白糖要甜度适宜。每次饮 30 ~ 60 克。此为防病、延年益寿的佳品。

【荐方人】陈永强。

【出处】《老年报》（1997 年 10 月 30 日）。

丹参、细辛等可治心绞痛 >>>>

配方及用法： 丹参 30 克，细辛 3 克，白芷 10 克，降香 10 克，檀香 10 克，荜茇 10 克，高良姜 10 克，元胡 10 克，徐长卿 10 克，薤白 15 克。每日 1 剂，水煎 2 次，早晚各服 1 次；或将上药共研为细末，每次冲服 3 克。

备注： 本方集辛温芳香之品为 1 剂。辛以理气行滞，温以温通血脉，芳以化浊辟秽，香以走窜通经。因而，通行心脉之力很强，可迅速缓解心绞痛。有些对硝酸甘油不能耐受者用本方尤为适宜。

【荐方人】天津王维澎。

【出处】《当代中医师灵验奇方真传》。

胡荽瓜蒌等可治心绞痛 >>>>

配方及用法： 胡荽 10 克，瓜蒌、柳枝、白杨枝、芦根、白茅根各 100 克，上药加水 1500 毫升，煎至 400 ~ 500 毫升。1 次全服，每日服 1 剂。

验证： 治疗 40 余例，一般 3 ~ 5 天心绞痛消失，1 个月后恢复正常。

【出处】《四川中医》（1992 年 10 月 7 日）、《实用专病专方临床大全》。

口服小檗碱治顽固性室性早搏 >>>>

配方及用法：每次口服小檗碱0.4 ~ 0.5克，每日3次，5 ~ 7天为1个疗程。

功效：此方适于顽固性室性早搏。

【出处】《实用西医验方》。

甘草、泽泻等可治室性早搏 >>>>

配方及用法：炙甘草、生甘草、泽泻各30克，黄芪15克。每天1剂，水煎服。自汗失眠者，先服桂枝加龙骨牡蛎汤，待症消退后再服本方。

备注：桂枝加龙骨牡蛎出自《金匮要略》，制法为取桂枝、芍药、生姜各9克，甘草6克，大枣12枚，龙骨、牡蛎各9克，以水700毫升，煮取300毫升，分3次温服。主治阴阳两虚，自汗盗汗。

验证：此方治疗室性早搏20例，均痊愈。

【出处】《陕西中医》（1989年第6期）、《单方偏方精选》。

太子参、麦门冬等可治病毒性心肌炎 >>>>

配方及用法：太子参20克（或党参15克，或人参8克），麦门冬12克，白芍10克，黄精20克，五味子10克，北五加皮12克，丹参20克，苦参10克，甘松10克，桑寄生20克，甘草12克。上药水煎服，每日1剂。失眠多梦、善惊者加生龙齿30克，炒枣仁20克，远志10克，大枣5枚；头晕倦怠、神疲乏力者加黄芪24克，白术15克，当归12克，何首乌10克；盗汗口渴、五心烦热者加生地20克，枸杞子20克，黄精10克，阿胶10克；胸闷、肢冷者加附子10克，桂枝8克，川芎10克；唇舌紫暗者加丹参 30 克，红花 10 克，赤芍 10 克，川芎 10 克；眩晕吐涎、胸脘痞满者加半夏 10 克，茯苓 12 克，菖蒲 10 克，苏梗 10 克。

【出处】《河北中医》（1990 年 12 月 4 日）、《实用专病专方临床大全》。

含服硝苯地平治慢性肺心病 >>>>

配方及用法： 硝苯地平。舌下含服硝苯地平 20 毫克，效果不好时，隔 5 分钟再含服 10 ~ 20 毫克，一般不超过 40 毫克。用药期间观察血压、心率变化，低血压者慎用此药。

功效： 此药对慢性肺心病急性发作期伴严重喘息者效果较好，一般用药 15 ~ 20 分钟内喘息明显减轻，呼吸平稳，能平卧或半卧，肺部喘鸣音减少。

验证： 1992 年第 1 期《临床荟萃》报道治疗 23 例，均有良效。少数患者出现心悸、头晕、血压下降，可随药物排除并适当补液而消失。

【出处】《实用西医验方》。

红参、淡附片等可治急性心力衰竭 >>>>

配方及用法： 红参 25 克（另炖服），淡附片 30 克，干姜 10 克，桂枝 3 克，煅龙骨、牡蛎各 30 克（先煎），五味子 16 克，丹参 30 克，炙甘草 6 克。煅龙骨、牡蛎煎汤代水，再纳其他药，每剂煎 3 次，将 3 次煎出药液混合取 300 毫升，日服 3 次。严重者两剂合一，水煎灌服，每隔 2 ~ 3 小时服 1 次。偏阴虚者加麦冬、生地、阿胶、熟枣仁，偏血瘀水阻者加川芎、桃仁、红花、茯苓、泽泻，偏阳虚水泛者加白术、猪苓。

【荐方人】浙江颜永潮。

【出处】《当代中医师灵验奇方真传》。

中风偏瘫

偏瘫属卒中后遗症，分为出血性和缺血性两大类。前者包括脑出血和蛛网膜下腔出血，后者包括脑血栓形成和脑栓塞。

香蕉花饮预防中风 >>>>

配方及用法：香蕉花5克。煎水。代茶饮。

功效：散热滞，活血脉。预防中风。

备注：香蕉花多见于我国南方，且受开花季节限制，取用多有不便，可用香蕉代替。香蕉花含有极丰富的钾，对预防中风，减少中风的发作危险很有作用。香蕉虽不及其花含钾量高，但每天坚持食用，同样具有一定的预防作用。

验证：据《家庭保健》杂志介绍多名读者反映上方对预防中风确有良效。

法半夏、制南星等可治中风 >>>>

配方及用法：法半夏、制南星各12克，茯苓15克，陈皮、枳实、菖蒲、栀子各9克，黄连、远志各6克，瓜蒌30克，生大黄9～15克，芒硝6～9克。水煎服，每日1剂，分2次服。有颅内压增高者，使用中药利水剂降颅压（茯苓30克，猪苓15克，泽泻、车前子各20克，白术12克）；血压偏高加服牛黄降压丸，每次服1丸，每日2次；痰热壅盛者加天竺黄12克；血瘀者加丹参30克，赤芍、鸡血藤各15克，桃仁10克，也可滴复方丹参注射液或川芎嗪注射液；胸闷纳呆者加神曲12克，炒谷、麦芽各30克；气虚者加黄芪20克，太子参20克，党参12克；阴虚者加生地、麦冬各15克。恢复期多采用综合治疗措施（针灸、理疗、功能锻炼），加快病情恢复。

验证：治疗中风 30 例，基本痊愈（偏瘫基本恢复，语言謇涩基本消失，生活能够自理）16 例，好转（偏瘫明显恢复，可依杖行走）10 例，有效（半身不遂 10 例全部有所好转，言语清楚，但不能行走）4 例。

【荐方人】河北王俊国。

【出处】《当代中医师灵验奇方真传》。

姜汁白矾治中风休克 >>>>

配方及用法：鲜姜汁（榨汁）1 杯，白矾 6 克。开水冲化白矾后兑姜汁。灌服。

功效：散风，温中，醒神。

【出处】《全国名老中医秘方》。

炒桑枝、当归等可治中风偏瘫 >>>>

荐方由来：1959 年，郭沫若患右侧肢体活动不便，影响正常工作。有人向他介绍著名医学家郑卓人。郑卓人老先生用桑枝酒为郭沫若治愈了右侧肢体活动不便。

配方及用法：炒桑枝 100 克，当归、菊花、五加皮各 60 克，苍术、地龙各 30 克，丝瓜络 15 克，炮附子 10 克，川牛膝 25 克，夜交藤 30 克，宣木瓜 12 克，木通 10 克。上药配黄酒 2500 克，密封于罐内 10 天后把黄酒分出。将药焙干，取药研末，装入胶囊，每粒 0.3 克。每日 3 次，每次服 3 粒，2 个月为 1 个疗程。每次用酒 15 ~ 20 毫升送服，以微醉为度。上半身瘫痪饭后服，下半身瘫痪饭前服。

【荐方人】刘志斌。

【出处】《健康之友》（1997 年 7 月 10 日）。

赤芍、川芎等可治中风偏瘫 >>>>

配方及用法：赤芍 15 克，川芎 10 克，当归尾 20 克，地龙 15

克，黄芪100克，桃仁10克，红花15克。黄芪桂枝五物汤配方：黄芪100克，桂枝15克，白芍20克，生姜10克，大枣15克。上二方药煎15～20分钟，取汁约200毫升，日服3次。可配再造丸之类同服，效果更佳。

验证：黑龙江耿发，男，58岁，退休。他说："我哥哥耿有患脑血栓半年多，双手麻木，左腿不听使唤，半个身子偏瘫，在县医院治疗1个多月，花钱2000多元不见效。后来用本条方治疗半个月，大部分症状消失，现在能干些轻活。在整个治疗过程中，仅花400多元钱。"

【荐方人】辽宁何美贤。

【出处】《当代中医师灵验奇方真传》。

麝香、冰片等可治中风偏瘫 >>>>

配方及用法：麝香1克，冰片5克，川牛膝15克，木瓜20克，樟脑50克，雄黄40克，桃仁15克，半夏6克。共研细末，分30等份。另备大活络丸（中成药）30粒，生姜90克。每次用热米饭捶饼2个，每饼放上药末1份，大活络1粒，生姜末3克，敷患侧上下肢各1穴位（上肢取肩髃、尺泽，下肢取环跳、委中，交替使用），晚敷早去，半个月为1个疗程。

【荐方人】湖北夏树槐。

【出处】《当代中医师灵验奇方真传》。

黄芪、威灵仙等敷脐可治中风 >>>>

配方及用法：黄芪、威灵仙、羌活各90克，乳香、没药、琥珀各40克，肉桂10克，共研极细末。于每晚睡前，用温水洗净脐窝，取上述药末6克用醋或黄酒调成糊状，炒温热，敷入脐中，加麝香风湿膏固定，然后再用热水袋（切勿过热，以防烫伤）置于脐部约30分钟，次日再将脐部药膏去之。第1周每日如法1

次，第 2 周起隔日 2 次。

【出处】安徽黄山书社《享其天年谈益寿》。

静脉曲张、静脉炎、脉管炎

红花、透骨草可治静脉曲张 >>>>

配方及用法： 红花、透骨草各 62 ~ 93 克，用等量的醋和温水把药拌潮湿，装入自制的布袋（布袋大小根据患部大小而定）。把药袋敷于患处，用热水袋使药袋保持一定温度。每次热敷半小时左右，每天 1 次，一般 1 个月左右痊愈。每剂药可用 10 多天，用完再换 1 剂。每次用后药会干，下次再用时，可用等量的温水和醋把药拌潮湿。

【荐方人】辽宁刘富久。

六神丸治输液后静脉炎 >>>>

配方及用法： 六神丸适量。六神丸研末，用酒调成糊状，均匀摊在消毒纱布上，敷于患部，胶布固定。24 小时换 1 次，干后滴酒以保持湿度，至局部痛消变软为止。

【出处】《四川中医》（1993 年第 4 期）、《单方偏方精选》。

七叶一枝花加醋汁外涂治静脉炎 >>>>

配方及用法： 七叶一枝花、醋。在平底瓦盘中放醋 20 毫升，将晒干的七叶一枝花根茎放在瓦盘中研磨成汁状（相当于粉状七叶一枝花根茎 5 克，置于 20 毫升白醋中），而后用棉签外涂患处，每天 3 ~ 4 次。

验证： 经治 30 例，全部治愈。

【出处】《新中医》（1987 年第 2 期）、《单味中药治病大全》。

仰卧举腿可治下肢静脉曲张 >>>>

荐方由来：我站讲台二十几年后患静脉曲张，左腿内侧静脉形成大结，有痛感。医院要给切除，但我无暇住院。自己仰卧，将腿抬起，1分钟后，曲张现象即消。于是早晚2次仰卧，将两足垫得比枕头还高，以便于静脉回流，日久天长曲张现象逐渐减轻。现在每天早晚仍坚持仰卧举腿几分钟，曲张现象已基本消失。

【荐方人】杨果著。

【出处】《辽宁老年报》（1997年4月7日）。

第五章
泌尿系统疾病

各类肾炎

白花蛇舌草、白茅根治肾炎 >>>>

配方及用法： 白花蛇舌草、白茅根、旱莲草、车前草各 9～15 克。将上药水煎，分 2 次口服，每日 1 剂。1 周为 1 个疗程。

验证： 用上药治疗急性肾炎患者 50 例，其中治愈 40 例，好转 10 例，浮肿一般在 2～7 天内完全消退。

金樱子、菟丝子等治慢性肾小球肾炎 >>>>

配方及用法： 金樱子、菟丝子、女贞子、枸杞子、车前子、丹参各 20 克，党参、公英、赤小豆各 30 克，草薢 15 克。上药水煎 2 遍，取汁 500～600 毫升，日服 2 次，每日 1 剂，20 天为 1 个疗程，连服 4～6 个疗程。气虚加黄芪 30～60 克；血虚加首乌 30 克，当归 10 克；浮肿加泽泻 20～30 克，大腹皮 15 克；阳虚加附子 6～12 克。

验证： 重庆邓明材，男，80 岁，退休教师。他说："周康琼患肾小球肾炎 4 年多，全身水肿，四处求医，花掉 1000 多元治疗无效，后来我用本条方为她治愈。"

【出处】《当代中医师灵验奇方真传》。

大戟煎汁顿服治肾小球肾炎 >>>>

配方及用法：取手指大小的大戟 2 ~ 3 枚（10 ~ 30 克），上药刮去外皮，以瓦罐煎汁，顿服，服后多出现呕吐及腹泻水液。间隔数天再服，剂量及间隔时间视患者体质及症状灵活掌握。个别气血虚衰患者，于水肿消退大半后，用大戟复方（大戟、锦鸡儿、丹参各 15 ~ 30 克）轻剂缓服，需 40 ~ 50 剂。

验证：此方治疗肾小球肾炎 6 例，4 例用上方，2 例服上方后再服复方，水肿均消退，尿检正常，症状好转，恢复劳动能力。

【出处】《浙江中医药》（1997 年第 5 期）、《单方偏方精选》。

刺梨、丝瓜根治急性肾小球肾炎 >>>>

配方及用法：刺梨根鲜品 200 克（干品 100 克），丝瓜根（干鲜均可，如无根，用丝瓜叶和丝瓜络代替）4 根，红糖 30 克，鲜瘦猪肉 100 克。先将丝瓜根、刺梨根放入砂锅内煎 30 分钟，再将红糖、瘦猪肉放入煎 30 分钟后取出，喝汤吃肉，每日 1 剂，连服 3 剂为 1 个疗程。

验证：治疗 10 例，均临床治愈。其中，1 个疗程痊愈者 7 例，2 个疗程痊愈者 3 例，治愈后随访 2 年未见复发。

【荐方人】四川杨从军。

【出处】《当代中医师灵验奇方真传》。

用猪胃大蒜治肾炎 >>>>

配方及用法：猪胃 1 个，紫皮独头大蒜 7 头。将猪胃洗净，紫皮独头大蒜剥皮后放猪胃内，然后将猪胃放锅中煮至烂熟，吃肉、蒜，喝汤，一次或多次吃完均可。

【荐方人】安徽王影。

用白茅根治肾炎 >>>>

荐方由来： 1961 年我患上肾炎，住院治疗几个月，病情有所控制，但未能根治。出院以后，长期服中药治疗，但小便化验总是有蛋白、红细胞、白细胞和颗粒管型。

听人说，此病是 富贵病，无特效药可治，只能吃中药慢慢调养。我真有些灰心了，认为病治不好，时间拖长了，可能会成尿毒症。后来，一位朋友告诉我，白茅根可以治肾炎，于是，我让住在乡下的弟弟替我挖了些白茅根，足有十多千克。

当时，我在一所省属重点高中教书，一个人，煎药不方便，于是我就在蒸饭罐里放 100 克白茅根另加 300 毫升水蒸制，每天将蒸制的汤分 2 次服下。这样服了 1 个月左右，效果出现了，水肿消退了。后来继续服了 3 个月，化验小便蛋白、颗粒管型消失了，病痊愈了。

很多年过去了，我的肾炎没有复发过。看来，白茅根真的能根治肾炎。

备注： 服药应当有耐心，应根据自己的病情决定服药的时间和剂量。

【荐方人】齐斌。

【出处】广西科技情报研究所《老病号治病绝招》。

水煎山楂可治肾炎 >>>>

配方及用法： 山楂 90 克（1 日量），水煎，分 3 次服，连服 7 日。

验证： 河北裴开田，男，53 岁，业务员。他说："我爱人患过 2 次尿道炎，吃了很多药也没有去根。有一次又突然发病，尿急、尿痛并带有血迹。我通过查阅相关资料，确定她患了肾炎。于是，用本条方试治，没想到连服 2 天，症状完全消失了，她的病彻底治愈，而且至今未犯。"

【出处】《陕西新医药》（1995年第1期）、《单味中药治病大全》。

商陆、泽泻治急慢性肾炎 >>>>

配方及用法：商陆15～30克，泽泻15～30克，生韭菜120～180克。用清水浓煎温热服。上药为一日量。急性肾炎可单用上方；亚急性肾炎于方内加茯苓皮31克，五加皮15克；慢性肾炎加黄芪31克，木瓜15克；营养性浮肿加薏米62克。一般服4～10剂即可愈。

【出处】广西医学情报研究所《医学文选》。

用活鲫鱼、大黄治急慢性肾炎 >>>>

配方及用法：活鲫鱼2条（每条30克以上），地榆15～30克，鲜土大黄9～15克。将鱼洗净，与上述中药同煮沸，睡前半小时或1小时吃鱼喝汤。每日1剂，3～5剂为1个疗程。

备注：愈后百日内不得吃公鸡、鲤鱼。

验证：治疗急性肾炎45例，轻者服3剂，重者服5剂而治愈；治疗慢性肾炎5例，痊愈3例，好转2例。

【出处】《四川中草药通讯》（1977年第1期）、广西中医学院《广西中医药》增刊（1981年）。

用翘芩四皮汤治急性肾炎 >>>>

配方及用法：连翘30克，黄芩10克，茯苓皮30克，桑白皮15克，大腹皮15克，冬瓜皮30克，桔梗10克，泽泻15克，车前子30克，益母草30克。每日1剂，水煎服。表征明显者去黄芩加二花30克，麻黄8克，浮萍10克；热重血尿者重用连翘、黄芩量，另加生地、元参、小蓟、白茅根；湿重浮肿严重者减黄芩、连翘量，重用四皮；血压高者加生地、元参，过高者加钩藤、夏枯草、珍珠母。

【荐方人】陕西钱嘉颖。

【出处】《当代中医师灵验奇方真传》。

猪苓、茯苓可治急慢性肾炎 >>>>

配方及用法：猪苓、茯苓、白术、泽泻、桂枝、桑皮、陈皮、大腹皮、茯苓皮各 10 ~ 15 克。水煎服，每日 1 剂。

功效：化气利水，健脾祛湿，理气消肿。

泽漆、泽泻等可治急性肾炎 >>>>

配方及用法：泽漆、泽泻各 30 克，半夏、紫菀、白前各 12 克，黄芩、茯苓、白术各 15 克，桂枝、甘草各 6 克，生姜 5 片。加减：浮肿明显者加大腹皮 15 克，茯苓皮 20 克；血尿严重者加白茅根、仙鹤草各 30 克；尿蛋白"+++"以上者加芡实、金樱子各 30 克；血压偏高者加石决明 30 克，钩藤 15 克；恢复期去黄芩加生黄芪、菟丝子各 30 克，枸杞、党参各 15 克。每日 1 剂，水煎服，2 周为 1 个疗程。

验证：治疗 80 例，痊愈 66 例，好转 14 例。

【出处】《四川中医》（1991 年第 11 期）、《实用专病专方临床大全》。

用蜈蚣粉鸡蛋治肾炎蛋白尿 >>>>

配方及用法：将新鲜鸡蛋打一小口，把蛋清和蛋黄搅匀，将 1 条蜈蚣捣末后放入有口的鸡蛋内再搅匀，蒸 15 分钟即可，取出食用。一天服 1 个蜈蚣鸡蛋。

【出处】《偏方治大病》。

芪玉汤治肾炎蛋白尿 >>>>

配方及用法：黄芪、玉米须、糯稻根各 30 克，炒糯米一撮。

上方煲水代茶饮，分数次服，每天 1 剂，切勿间断，连服 3 个月。蛋白消失后，第 4 个月开始可隔 1 ~ 2 天服 1 剂，忌食盐、油炸物。

验证：轻者服半年，重者服 1 年而愈。经治 100 例，疗效皆著。

【荐方人】广东梁泉健。

【出处】广西医学情报研究所《医学文选》。

玉米须煎汤治慢性肾炎 >>>>

配方及用法：玉米须 60 克，煎汤代茶饮，连服 6 个月。

【出处】《偏方治大病》。

青蛙、巴豆可治急慢性肾炎 >>>>

配方及用法：青蛙 1 只，巴豆（去皮）3 粒。将巴豆塞入青蛙肛门内，倒挂屋内通风处，待阴干后（一般需 7 天左右）以瓦焙青蛙至酥脆，研成面即可。每只青蛙经炮制后，可服 20 次。每日 2 次，白开水送服。

验证：共治急慢性肾炎 7 例，均近期治愈。

【出处】《辽宁医药》（1977 年第 6 期）、广西中医学院《广西中医药》增刊（1981 年）。

用西瓜和红皮蒜治急性肾炎 >>>>

配方及用法：大西瓜 1 个，红皮蒜 13 头，去皮。把西瓜挖一洞，将蒜放入洞内，用瓜皮塞住洞口，洞口向上，放锅内用水煮至蒜熟，吃蒜和西瓜。此方为 2 天用量。一般服用 14 个西瓜可治愈。

备注：防止瓜汁流出洞口。

【出处】《实用民间土单验秘方一千首》。

麻黄、浮萍等可治急性肾炎 >>>>

配方及用法：麻黄 3～6 克，浮萍 9 克，生石膏 18～30 克，茯苓皮、冬瓜皮各 30 克，陈皮 6 克，细辛 8 克。每日 1 剂，每剂可服 2～3 次。此方以麻黄解表发汗利尿，浮萍发汗行水，生石膏走阳明肌腠，监制麻黄之辛温，并解肌退热；茯苓皮、陈皮、冬瓜皮行气利水，与麻黄、浮萍内外分消、表里通彻；细辛入肾开关，使水下行。凡急性肾炎有发烧、浮肿者，用此祛风利水、内外分消之法，常获奇效。

【荐方人】马崇生。

【出处】《中医报》（1989 年 10 月 17 日）。

用西瓜可治急慢性肾炎浮肿 >>>>

配方及用法：西瓜汁 200 克，西瓜皮 200 克。将上二味加水适量，煎 15 分钟左右，去渣温服，每日 2 次。

备注：西瓜有清热解暑、除烦止渴、利小便的作用。现代药理研究证实：瓜肉中的瓜氨酸及精氨酸部分能利尿。《现代实用中药》载："西瓜为利尿剂。治肾脏炎浮肿、糖尿病、黄疸。"

【出处】《小偏方妙用》。

黑、白丑治慢性肾炎 >>>>

配方及用法：黑、白丑 130 克，红糖 124 克，老姜 500 克，大枣 62 克，共为 1 剂量。先将黑、白丑剔去杂质，用锅炒至有爆裂声，取出研细粉。老姜洗净去皮，捣碎用纱布压姜汁。大枣洗净后用针将枣两头各穿一孔后，放入冷水中浸约一小时拭去生水，干后再煮熟去皮与核，将枣捣成糊状。然后将红糖、枣泥及黑、白丑粉入姜汁中调匀成糊状蒸熟，先蒸半小时，取出捣匀后再蒸半小时取出，待干后制成丸剂。1 剂分两次半服完。每日 3 次，于饭前 1 小时空腹吞服。一般 1～2 剂恢复。此方还曾治愈 3 例肝硬化腹水患者。

　　备注：服完后 3 个月忌油、盐。

　　【出处】广西医学情报研究所《医学文选》。

尿痛、尿血、尿路感染

生山楂煎服治尿痛 >>>>

　　方法：生山楂 90 克，水煎服。

　　【出处】《浙江中医杂志》（1992 年第 5 期）、《中医单药奇效真传》。

鲜金钱草取汁服治尿道刺痛 >>>>

　　配方及用法：鲜金钱草 150 克。将鲜金钱草洗净，绞取汁服用，每日 2 次。

　　备注：金钱草以其颜色金黄，形似铜钱而得名，有清热利尿、消肿解毒之效用。据元朝《巴东志》记载，王村一老妇患了热淋证，小腹拘急疼痛，小便次数增多，尿道刺痛。有一民间草医，用新鲜金钱草一把绞汁，让老妇服下，每日 2 次，3 天而愈，人们皆谓其神药。后人也经常应用，确有效验。

　　【出处】《小偏方妙用》。

生地龙汁治尿血有特效 >>>>

　　配方及用法：活地龙（即从地里刚刨出来的活蚯蚓）40 条，生大蓟 150 克，白糖 150 克。把活蚯蚓洗去泥土，置清水内加入 3 ~ 5 滴食用油，让蚯蚓吐出腹中泥土，如此反复两次，至腹中黑线消失呈透明状为止，然后将蚯蚓放置干净钵子内，撒上白糖，不久蚯蚓即化成糖汁。另取生大蓟 150 克，加水煮沸 10 ~ 15 分钟，趁滚沸时倒入活蚯蚓化成的糖汁即成。让病人空腹服，趁热尽量多饮。

【出处】《偏方治大病》。

金银花、蒲公英等治血尿 >>>>

配方及用法：金银花、蒲公英各 30 克，马勃、漏芦、大蓟、小蓟各 15 克，白术、茯苓、泽泻各 10 克，红花、丹参、赤芍各 12 克，生甘草 8 克。将上药水煎 3 次后合并药液，分早、中、晚 3 次口服，每日 1 剂，5 剂为 1 个疗程。

验证：用本方治疗血尿患者 89 例，其中痊愈者 85 例，显效者 4 例。痊愈者中，服药 1 个疗程治愈者 46 例；2 个疗程治愈者 30 例；3 个疗程治愈者 9 例。愈后经随访 1～2 年，均未见复发。

生地、茯苓等可治尿血 >>>>

荐方由来：本方是家父梁燕楼（名老中医）传授的验方，用于治疗尿血症患者 24 人，均获显著疗效，随访 2 年无复发。

配方及用法：生地 50 克，茯苓 30 克，丹皮 12 克，泽泻 15 克，白芍 20 克，旱莲草 25 克，黄柏 10 克，阿胶 15 克（煎药去渣取汁，文火煎阿胶），滑石 20 克，白茅根 20 克，甘草 6 克。水煎服，日服 1 剂，连服 4 剂。

验证：四川周为，男，67 岁，退休干部。他说："我在 1999 年 12 月尿血，并带有血块，按本条方连续服药 3 天，花药费 15.80 元，症状消失。"

【荐方人】海南梁天生。
【出处】《当代中医师灵验奇方真传》。

柳絮炭末与红糖黄酒冲服可治尿浊带血 >>>>

配方及用法：将柳絮火煅成炭性，研为细末 0.6 克，将红糖 200 克溶于 250 克黄酒中，同柳絮炭一次冲服。用本方一次痊愈。

【出处】《中医验方汇选》、《中医单药奇效真传》。

用竹叶红糖水治尿路感染 >>>>

配方及用法：竹叶 1 克，红糖适量，熬成一大碗喝下，立见功效，3 ～ 5 碗病痊愈。

验证：河北王重学，男，66 岁，中医师。他说："我用本条方治愈 6 例尿路感染患者。"

【荐方人】傅殿科。

【出处】《晚晴报》（1997 年 3 月 1 日）。

马齿苋可治尿路感染 >>>>

配方及用法：马齿苋干品 120 ～ 150 克（鲜品 300 克），红糖 90 克。马齿苋如系鲜品，洗净切碎和红糖一起放入砂锅内加水煎，水量以高出药面为度，煎沸半小时则去渣取汁约 400 毫升，趁热服下，服完药盖被出汗。如属干品则需加水浸泡 2 小时后再煎，每日服 3 次，每次煎 1 剂。

验证：治疗急性尿路感染 53 例，全部治愈。临床症状消失时间：短者 4 小时，长者 3 ～ 5 天。继续给药巩固治疗天数为 7 ～ 15 天。

【出处】《新中医》（1979 年第 4 期）、《单味中药治病大全》。

龙葵蔗糖水治急慢性尿路感染 >>>>

配方及用法：龙葵 500 克，蔗糖 90 克。将龙葵晒干切碎，加水 4000 毫升，煮沸 90 分钟后过滤取汁，滤渣再煎沸 1 小时后取汁去渣，然后把 2 次药液合并过滤，浓缩至 1000 毫升，趁热加入蔗糖溶解并搅匀，每次服 100 毫升，每日 3 次，5 天为 1 个疗程。

验证：治急慢性泌尿系感染 30 例，全部治愈（2 ～ 6 个疗程）。经随访 4 个月至 4 年，未再复发。

【出处】《四川中医》（1987 年第 5 期）、《单味中药治病大全》。

尿失禁、尿频、遗尿

维拉帕米治急迫性尿失禁 >>>>

配方及用法： 维拉帕米 40 克，口服，每日 3 次，7 天为 1 个疗程。

验证：《江西医药》1989 年第 6 期报道治疗 100 例（尿路感染27 例，尿路结核 9 例，慢性前列腺炎 24 例，膀胱结石 7 例，术后18 例，其他原因所致 15 例）急迫性尿失禁患者，无不良反应者。本方对应用胆碱类药治疗无效者亦有一定作用。

【出处】《实用西医验方》。

猪膀胱治小便失禁 >>>>

配方及用法： 将新鲜猪膀胱洗净，不加盐煮熟，每日吃 3 次，每次吃 15～30 克。连续食用 10 天至半个月，此症便可明显好转或痊愈。如患病较重，可再多吃三五日，其疗效十分显著。

【荐方人】 高云阁。

【出处】《老年报》（1996 年 7 月 20 日）。

益智仁、桑螵蛸治老年性小便失禁 >>>>

配方及用法： 益智仁（打碎）25 克，桑螵蛸 15 克，菟丝子30 克，龙骨（先煎）25 克，牡蛎（先煎）20 克，山萸肉 25 克，山药 30 克，五味子 10 克，乌药 25 克。上药加水 400 毫升，水煎30 分钟，取汁 200 毫升；二煎加水 300 毫升，取汁 150 毫升，二煎混合，每日服 2 次。气虚者加党参、黄芪、升麻，肾阳虚者加肉桂、附子。

验证： 治疗 10 余例均有良效。服药期间忌服生冷之物。

【荐方人】 黑龙江王玉洁。

【出处】《当代中医师灵验奇方真传》。

火麻仁、覆盆子等治尿频 >>>>

配方及用法：火麻仁、覆盆子各15克，杏仁、生白芍各9克，生大黄6克，枳壳、厚朴各5克，桑螵蛸12克。将上药水煎，分2次服，每日1剂。

验证：用上药治疗尿频症患者，均在服药5～7剂后获得痊愈。

党参、黄芪等治尿频 >>>>

配方及用法：党参、黄芪各20克，生大黄（后下）、车前草、茯苓、山药、泽泻、川黄连、白术各10克，生甘草8克。将上药水煎，分2～3次口服，每日1剂。5剂为1个疗程。

验证：用本方治疗尿频症患者31例，经用药5～10剂，痊愈者28例，显效者3例。

蒲公英、半枝莲等治尿频 >>>>

配方及用法：蒲公英、半枝莲各20克，茯苓、怀山药、木通、泽泻、五味子各12克，甘草10克。将上药水煎3次后合并药液，分早晚两次口服。5剂为1个疗程。若气血两虚者，加生黄芪、全当归、何首乌各20～30克；若腰膝酸软无力者，加川续断、杜仲、狗脊、怀牛膝各10～15克。

验证：用本方治疗尿频症患者68例，均获治愈。其中，1个疗程治愈者21例；2个疗程治愈者30例；3个疗程治愈者17例。

食核桃肉治夜间尿频 >>>>

配方及用法：取优质核桃1000克，去壳后约加20克精细无碘盐，文火炒熟，装入洁净的玻璃容器密封备用；再购一瓶低度白酒或饮料类黄酒等，临睡前配酒约10毫升，嚼服3～5颗自制的核桃肉即可明显见效。

【荐方人】郑善宗。

【出处】《老年报》（1996年6月29日）。

覆盆子、金樱子治遗尿 >>>>

配方及用法：覆盆子、金樱子、菟丝子、五味子、仙茅、山萸肉、补骨脂、桑螵蛸各60克，丁香、肉桂各30克。上药共研细末装瓶，防止挥发漏气失效。取药粉约1克，倒满病人肚脐眼，滴1~2滴酒精或高粱酒后，再贴上暖脐膏药（药店有售；烘时不可太热，防止烫伤皮肤）；也可用薄层棉花或纱布一层覆盖，外加塑料薄膜贴上胶布条。每3天换1次。也可同时口服药粉，每天早晚各1次，每次5~6克。剂量亦可按病人体质或病情，酌情增减。口服药粉时，可加些白糖调拌后服下。

验证：用贴脐法治疗11例，均治愈。其中2次治愈者5例，3次治愈者3例，4次治愈者2例，5次治愈者1例。用贴脐加口服药粉法治疗16例，均治愈。

【出处】《中医杂志》（1994年第4期）、《实用专病专方临床大全》。

生龙骨鸡蛋可治遗尿 >>>>

配方及用法：取生龙骨30克水煎，用此药汁煮鸡蛋2个；第二次亦用龙骨30克，同前一次煮后之龙骨同煎，仍用此药汁煮2个鸡蛋；以后各次均按上法煎。约200克龙骨煮12个鸡蛋为1个疗程的剂量。每日可吃2个龙骨煮鸡蛋。

【出处】《偏方治大病》。

芡实、桑螵蛸等治遗尿 >>>>

配方及用法：取芡实30克，桑螵蛸15克，硫黄90克，葱10棵。共捣为泥，存放在洁净的玻璃瓶里备用，一般存放7天为限。

每晚睡前用75％的酒精棉球将肚脐及其四周腹壁消毒，然后将药摊在肚脐周围，再用绷带绕腰缠紧固定，次日早晨取下，第二天晚上，仍按前法使用，一般5次可愈，最长的为7天。

【荐方人】林健。

【出处】《老年报》（1997年8月28日）。

用干姜甘草汤治遗尿 >>>>

配方及用法： 干姜、甘草、夜关门各30克，台乌、益智仁、白术各10克。上药用冷水浸泡20分钟后，文火煎30分钟，取汁约300毫升，每日3次，2日1剂。

验证： 治疗患者100例，治愈（用药2剂，临床症状消失，小儿遗尿消失，成人小便正常）90例，好转（用药6剂以上，临床症状改善，小儿遗尿逐渐减少，成人小便失禁逐渐减轻）10例。

【荐方人】四川吴甫兴。

【出处】《当代中医师灵验奇方真传》。

尿闭（癃闭）

用矾盐散外治老年尿潴留 >>>>

配方及用法： 白矾60克，研末与食盐30克搅匀调成药散后，湿敷神阙穴（位于脐窝正中）。

验证： 广西王唯懿，男，60岁，干部。他说："我岳父年近80岁，患前列腺肥大症，小便癃闭不通。我有事外出，儿子在柳州市第二中医院请回一外科大夫，检查为前列腺肥大发炎，行导尿管并保留3天，同时服前列康等药。第三天中午将导尿管拔下，晚上老人下腹发胀，小便还是不能自解。我回来后马上按本条方为其治疗，约半夜一两点钟，老人睡觉了。天亮醒来，床单、被单全部尿湿，小便不知什么时候通了，现已有两三年未复发。"

【荐方人】李子云。

【出处】《老年报》（1996 年 5 月 7 日）。

用葱白胡椒敷脐治小便不通 >>>>

配方及用法：葱白 1 根（约 10 厘米长），白胡椒 7 粒，共捣烂如泥，填敷肚脐上，盖以塑料薄膜，胶布固定。

【出处】《老人报》（1996 年第 7 期）。

黄芩、桑白皮等可治癃闭 >>>>

配方及用法：黄芩 24 克，桑白皮 15 克，麦冬、山栀、木通各 10 克，黄连 6 克，车前子（布包）18 克，竹叶 3 克，王不留行 15 克。上药共煎 30 分钟，约 300 毫升，隔 4 ~ 8 小时服 1 剂，同时用生半夏少许研面，水泛为丸，绿豆大小入鼻取嚏。

验证：治疗癃闭患者 52 例，治愈（用药 2 次，临床症状消失，小便通畅）47 例，好转（用药 3 ~ 5 次，临床症状改善，小便自行排出）5 例。

【荐方人】山西冯曙光。

【出处】《当代中医师灵验奇方真传》。

宣化汤治癃闭有神奇疗效 >>>>

配方及用法：炙枇杷叶（布包）、豆豉、郁金各 12 克，车前子（布包）、紫菀各 15 克，川通草、上官桂各 5 克。上药水煎每日 1 剂，早晚各 1 次。

验证：治疗 50 例患者，治愈（用药 1 ~ 2 剂，临床症状消失，小便畅通）46 例，好转（用药 3 ~ 5 剂，临床症状消失，小便通畅）4 例。

【荐方人】江苏薛其祚。

【出处】《当代中医师灵验奇方真传》。

干蝼蛄治疗尿潴留疗效甚佳 >>>>

配方及用法：干蝼蛄 5 克，研末温开水送服。

功效：治疗 36 例均有效。服药 1 次见效者 32 例，其中，1 小时内排尿畅通者 10 例，1～2 小时排尿畅通者 16 例，2 小时后排尿畅通者 6 例；重复 3 次服药后排尿畅通者 4 例。

【荐方人】江苏翟锦芳。

【出处】《江苏中医》（1997 年第 7 期）。

大蒜、蝼蛄可治癃闭 >>>>

配方及用法：大蒜 2 瓣，蝼蛄 7 个。将上 2 味捣烂如泥，贴脐中，约半小时，小便即通。

【出处】《小偏方妙用》。

用葱白治产后尿潴留 >>>>

配方及用法：葱白 250 克。将葱白切碎炒热，用纱布包好，在脐部及其周围热熨至患者自觉有热气入腹内。

验证：治疗产后尿潴留和妊娠合并尿潴留共 10 例，均治愈。一般热熨 2～3 次，小便可通。

【出处】《广西玉林医药》（1978 年第 1 期）、广西中医学院《广西中医药》增刊（1981 年）。

满天星、车前草治小便不通 >>>>

配方及用法：满天星、生车前草各 1 盅冲烂，用净布包好放淘米水内，榨去绿水兑白糖饮之。一般服药后 3 小时小便可通。

【荐方人】广西诸葛达。

【出处】广西医学情报研究所《医学文选》。

单用野燕麦水煎服治尿闭 >>>>

荐方由来：何某，男，78 岁，1982 年 9 月 8 日晚起小便点滴而出，继而闭塞不通，小腹胀急。曾用针灸、中药治疗，效微。导尿失败后用穿刺术方暂缓，继则小便闭塞如故。曾去浙医一院泌尿科就诊，诊为老年前列腺增生，因不宜手术而返，于 10 月 5 日邀我诊治。症如前述，投野燕麦 60 克，水煎服，半小时后尿即流出，量较多，嘱再服，则排尿畅通。遂连服 3 剂，迄今排尿如常。

【出处】《浙江中医学院学报》（1984 年第 1 期）、《中医单药奇效真传》。

芒硝加水湿敷小腹治尿痛不畅 >>>>

荐方由来：王某，男，64 岁，农民。1978 年 5 月 4 日诊，3 天前起尿痛，淋漓不畅，小腹胀满，经导尿等对症治疗无效。来诊伴见心烦易怒，口干欲饮，便秘 5 日不行，舌红、苔黄干，脉数。取芒硝 100 克，加开水 50 毫升，纱布浸后温敷小腹。3 小时后解小便 300 毫升，8 小时后又解 500 毫升，共治疗 10 天，小便通畅而愈。

【出处】《广州中医》（1990 年第 7 期）、《中医单药奇效真传》。

蚯蚓可治小便不通症 >>>>

荐方由来：徐某，男，74 岁，农民。1978 年 12 月 6 日因五六天小便不通入院治疗。患者自觉小腹坠胀疼痛，时欲小便而不得出，面色苍白，少气懒言，纳差，睡眠不安，舌质淡，苔薄白，脉细弱。中医诊为癃闭，西医诊为尿潴留。入院 3 天经中西药多种治疗均未见效，即导尿数次。9 日晚上患者面色苍白，欲尿而不出，小腹坠胀难忍，烦躁不安，再次要求导尿。医者考虑癃闭的形成主要病变在膀胱，蚯蚓能入膀胱以利尿，故令患者家属挖取鲜蚯蚓 100 余条，洗净泥土，分 2 次炒，外敷脐上，10 分钟左右，排尿约 20 毫升，继续原方施治，小便自行排出，症状明显改善，尿清无异常。并予口服干蚯蚓（地龙）末，每日 3 次，每次 9 克，温水送服。配合治疗 3 天，痊愈出院。

【出处】《陕西中医函授》（1985 年第 2 期）、《中医单药奇效真传》。

淡竹叶、桔梗可治小便不通 >>>>

配方及用法：取淡竹叶 10 克，桔梗 10 克。将 2 味药置于一个大茶杯内，再将沸水约 300 毫升倒入杯里，加盖闷泡 20 分钟左右，每隔 3 小时饮服 1 次，每日多次，即可排尿，恢复正常。

【荐方人】胡闻。

【出处】《老年报》（1997 年 8 月 5 日）。

大田螺、青盐可治二便不通 >>>>

配方及用法：大田螺 3 个，青盐 0.9 克，共捣烂成膏敷于脐中和脐下 4 厘米处。

【出处】《中药鼻脐疗法》。

乳糜尿（白浊尿）

山楂碾末为丸可治乳糜尿患者 >>>>

荐方由来：一位姓何的老妇，65 岁。1983 年 8 月 4 日初诊，患丝虫乳糜尿 19 年。经中西药物多方面治疗，但乳糜尿迁延不愈。近月来病情加剧：每溲均作乳糜状，浑浊如浆，晨起为甚，无涩痛感。多食油腻则腹腔胀闷，便溏不实，尿浊加深。伴见面目虚浮，四肢酸软，舌淡，苔白腻，脉细缓。尿化验：乳白色浑浊，蛋白"+++"，乳糜定性"+++"。辨证为脾胃气滞，脾不化精，脂膏下流。治以健脾行滞，消导分清，处方单用山楂碾末为蜜丸。每日 90 克，分 3 次服，服至半月，小便日渐清澈，乳糜尿完全消失，腹胀改善，饮食较佳。晨尿连检多次均为正常。停药随访 2

年未见复发。

【出处】《上海中医杂志》（1987 年第 8 期）、《中医单药奇效真传》。

用银杏桂圆可治乳糜尿 >>>>

荐方由来： 1993 年我妻子患了乳糜尿，小便呈豆浆状，用多种方法治疗不见效，发展为糜血尿，尿中红细胞"++++"，医生建议用手术方法疏通肾周围被阻塞的淋巴管。虽然我听说手术效果不确定，但仍准备做最后一拼：一方面四处筹款，另一方面想点子给她补身子。我每天早晨剥五六个银杏果、五六个桂圆，再加约 15 克枸杞子，约 15 克冰糖共煮后给她空腹吃下。吃 20 多天，妻子突然发现她的小便变清了。我很惊喜，又给她连着吃了 20 天左右。至今已过了一年半，妻子的乳糜尿未复发。

我怀着好奇心查找有关资料，得知银杏可补心养气，益肾润肺；桂圆可补心养气，开胃健脾；枸杞子能滋肾润肺。上述诸味并用，相得益彰。

验证： 贵州张维忠说："谭国孝长期解小便疼痛，尿呈脓白色，曾去过几家诊所，花费 200 多元，可是一直未治好。后来我告诉他用本条方治疗，用药 3 天就好了。"

【荐方人】益民。

【出处】《老年报》（1996 年 11 月 5 日）。

大豆鸡蛋清可治尿白浊 >>>>

荐方由来： 1947 年，辽宁达力白同伙伴 3 人去热河办事，其中 1 伙伴途患尿白浊，3 日不得动弹。后一位大娘告诉他：用大豆 7 粒，同鸡蛋清一起煮熟吃了便好。照此服用，病真的好了。

【出处】《蒙医妙诊》。

射干煎服可治乳糜尿 >>>>

配方及用法：射干适量。病程长及体质壮实者，用射干20～25克；病程短及体弱者，用射干12～15克，煎水适量，每日分3次服。病程长者，酌加川芎9克，赤芍12克；乳糜血尿者，酌加生地15克，仙鹤草15克。

备注：用射干治疗乳糜尿古今本草书籍虽未载，但民间有此单方。用法是射干约10克，切细，与鸡蛋一个搅匀，再加糯米酒1杯（约50毫升），久蒸。日服3次，连服7天。疗效亦肯定。

【出处】《中医杂志》（1986年第11期）、《单味中药治病大全》。

当归、川牛膝等可治乳糜尿 >>>>

配方及用法：当归、川牛膝各15克，黑、白丑各3克，冰片（冲）3克。将上药先用清水浸泡30分钟，再煎煮20分钟，每剂煎2次，将2次煎出的药液混合共约300毫升，分早晚2次温服。腰酸乏力者，加首乌、枸杞、黄芪各15克。

验证：治疗53例，治愈（临床症状消失，乳糜尿实验呈阴性）42例，好转（临床症状明显改善，有小便浑浊者）11例。

【荐方人】甘肃周斌。

【出处】《当代中医师灵验奇方真传》。

第六章
内分泌系统疾病

浮肿、口干症、身体肥胖症

嚼服枸杞子治口干症 >>>>

配方及用法：枸杞子一把（约30克）。每晚临睡前取上药，水洗后徐徐嚼服。凡老年经常性夜间口干均可应用。

验证：辽宁罗振亚，男，86岁，退休干部。他说："我本人由于年龄大了，近一年来夜间口干难受，每天晚上得起床喝2次水。后来我用本条方治疗，口渴时就嚼几粒枸杞子，真有效，一嚼就有口水，嘴也不干了。"

【出处】《新中医》（1989年第6期）、《单味中药治病大全》。

咽唾液对口干症有效 >>>>

荐方由来：三年前我做保健操时，有一节是舌在齿外和齿内各左右转9次，产生的唾液分3次咽下。我照此做了约半年，就感觉晚上睡眠特好，无口干感觉。从此，我除坚持做保健操外，经常有意识地将唾液咽入腹内，自我感觉效果极好。我现在食欲好，精神好，睡眠正常，前几年得的冠心病也好了（已有三年不吃药）。

功效：唾液中含有多种促进健康的有效成分，能抗菌，助消化，滋润口腔、咽喉及胃肠道。

【荐方人】张淑林。

【出处】《晚晴报》（1997年3月12日）。

喝枸杞子茶可助减肥 >>>>

配方及用法：枸杞子30克（每日量）。上药当茶冲服，早晚各1次，用药期间无禁忌。

验证：经治5例肥胖患者，单用枸杞子治疗1个月后，2例男性体重分别下降2.6千克、2.8千克，3例女性体重分别下降3千克、2.9千克、2.7千克。连用4个月后，5例体重均降至正常范围。

【出处】《新中医》（1988年第7期）、《单味中药治病大全》。

吃生萝卜可助减肥 >>>>

荐方由来：我偶从医书中看到，某某因吃生萝卜，不但达到减肥的目的，而且吃萝卜使他戒了烟酒，治好了心绞痛。我见后仿做，坚持每天生吃半个心里美萝卜，直到现在，已有半年时间。啤酒肚基本没有了，体重减轻了6.5千克，自我感觉轻松多了。而且这种方法不必减食挨饿，每餐只要少吃一点即可。

【荐方人】杨永泉。

【出处】《老年报》（1997年11月13日）。

糖尿病

糖尿病，又称"消渴病"。本病是常见的内分泌代谢病之一。典型者出现多尿、多饮、多食、疲乏、消瘦等综合征，严重时可并发酮症酸中毒。发病机制及致病原因尚未明了。化验检查血糖、尿糖阳性为诊断重要依据。

冷水茶治糖尿病 >>>>

配方及用法： 茶叶 10 克（以未经加工的粗茶为最佳，大叶绿茶次之）。将开水晾凉，取 200 毫升冷开水浸泡茶叶 5 个小时即可。

备注： 禁用温开水冲泡，否则失去疗效。

验证： 据《家庭医生》杂志介绍用此法疗效颇佳。

红豆杉根炖排骨可治糖尿病 >>>>

配方及用法： 红豆杉的根（宜兰山上产）250 克，加水 4 碗煎成 1 碗的汤，再以此汤炖排骨，汤与排骨一起服用，每天 1 剂，连服 3 剂，即可治愈。

【出处】广西医学情报研究所《医学文选》（1988 年第 4 期）。

苦瓜可疗糖尿病 >>>>

配方及用法： 取苦瓜 250 克，洗净切碎，水煎半小时，频服，每次一茶杯；或把苦瓜烘干，碾成粉，压成片剂，每片重 1.5 克，每日服 3 次，每次 15 ~ 25 片，饭前 1 小时服。无副作用。

【荐方人】黑龙江谭林。

【出处】《老年报》（1998 年 6 月 4 日）。

黑木耳、扁豆治糖尿病 >>>>

配方及用法： 黑木耳、扁豆等份。晒干，共研成面。每次 9 克，白水送服。

功效： 益气，清热，祛湿。用治糖尿病。

验证： 黄某，男，55 岁，患糖尿病 2 年。症见口渴腰酸，疲倦无力，汗出尿频，心悸善饥。经多方用药无明显好转，后每天服上方，连用两月，尿糖转阴，血压正常。

巧食山药有利于糖尿病康复 >>>>

配方及用法： 将山药蒸熟，每次饭前先吃山药 150 ～ 200 克，然后吃饭，这样非常有益于糖尿病患者的康复。

【出处】《中医验方汇选》《中医单药奇效真传》。

用玉米缨子煎水治糖尿病 >>>>

配方及用法： 取玉米棒子尖部突出的红缨子 100 ～ 200 克，用煎药锅加水煎煮，日服 3 次，每次两小茶杯，不用忌口。连服效果显著。

验证： 辽宁梁殿喜用本条方治好邻村 3 位糖尿病患者。经过医院检查，3 个人的身体都已经恢复正常。

萝卜汁治轻、中型糖尿病 >>>>

配方及用法： 选红皮白肉萝卜，捣碎取汁 100 ～ 500 毫升为 1 次量，早晚各服 1 次，7 天为 1 个疗程，可连服 3 ～ 4 个疗程。

功效： 清热降火，生津补液，健胃消食，止咳化痰，顺气解毒。

验证： 冯某，女，中年，农民，1983 年 4 月 16 日诊。患糖尿病 1 年，曾经中西医治疗，病情时轻时重。症见口渴腰酸，疲倦无力，汗出尿频，心悸善饥，舌上赤裂、边尖红，脉细数。空腹血糖 10.3 毫摩尔 / 升、尿糖 "+++"。嘱停服他药，每天饮萝卜汁，早晚各 1 次，每次约 100 毫升，连续服 21 天。检查：空腹血糖 4.7 毫摩尔 / 升、尿糖阴性，其余症状已不明显；自觉胃部略感空虚嘈杂。处以玉竹 30 克煎服以滋气养阴，服半月后精神转佳，能参加全日劳动。为巩固疗效，嘱续服萝卜汁 1 个月，观察 2 年未复发。

核桃、木耳炖红皮鸡蛋可治糖尿病 >>>>

荐方由来： 我患糖尿病已 7 年，药疗、食疗及控制饮食都试过，但效果不大理想，血糖很不稳定。后来，我在《安徽老年报》上看见一个治糖尿病土方：用核桃、木耳炖红皮鸡蛋空腹吃，不放作料，2个月即可痊愈。方中介绍每次放2片大木耳，2个核桃仁，敲碎以后放在稍加水的2个鸡蛋里调好炖熟。我觉得大木耳、大核桃的"大"字不好掌握，干脆两样都磕碎各放在一个大口瓶里，每天早上用汤匙各舀一匙。三样东西（木耳、核桃仁、鸡蛋）都是有营养的，估计放多了也没副作用。

我按此法服27天后去化验，血糖下降到6.3毫摩尔/升，基本正常。我很高兴，准备继续服到第二个月月底再去化验。从目前的感觉来看，情况是良好的，脸色比过去好，小便次数也减少了。

这个土方的三样东西都买得到，又不难吃，患糖尿病的病友们不妨试一试。

验证： 贵州刘鸣菊，女，工人。她说："我父亲患糖尿病，在本厂医院住院治疗半个月，花700多元未治愈。用本条方治疗20多天，病情大有好转。至现在已2年多，血糖一直没有升高，而且脸色红润，也不用服其他的药了。"

【荐方人】云南王鹏飞。

煮玉米粒治糖尿病 >>>>

配方及用法： 玉米粒1000克。加水煎煮至粒熟烂。分4次服食，连服1000克。

功效： 清热，利尿，降低血糖。治糖尿病尿味带甜、身有浮肿、尿量增多。

备注： 胃寒者应少食。

验证： 据《锦方实验录》介绍：患者袁某患糖尿病两年余，尿带甜味，身有浮肿，尿量增多，经中西医治疗无效，服此方而愈。又，王某，63岁，患糖尿病数载，时好时犯，于1967年夏手指肿胀，检验尿糖增多，嘱其每日煎服玉米粒60克，连服1000

克后手指松软，血糖降低。

泽泻、玉竹等可治糖尿病 >>>>

配方及用法： 泽泻、玉竹、沙苑、蒺藜各13克，山药、桑白皮、枸杞子各15克，玉米须9克。上药水煎服。服药7剂为1个疗程，忌食生冷、辛辣及萝卜、羊肉。

验证： 治疗100例，除2例因患感冒中断服药影响疗效外，其余98例均获愈。

【出处】 《浙江中医杂志》（1988年第23期）、《实用专病专方临床大全》。

用马齿苋水煎服可使血糖降至正常 >>>>

荐方由来： 一位姓胡的女士，因多饮、多食、多尿和全身疲乏无力，前来就诊。查尿糖"++++"，血糖12.3毫摩尔/升，确诊为糖尿病。曾用益气养阴之品，无明显效果。后改用干马齿苋100克，水煎两汁，早晚分服，每日1剂，停服其他药物。7天后，尿糖"–"，血糖下降，再服1个月，血糖至正常。

【出处】 《浙江中医杂志》（1990年第11期）、《中医单药奇效真传》。

黄芪、太子参等可降血糖 >>>>

配方及用法： 黄芪40克，太子参15克，白术10克，萸肉10克，白芍15克，生地15克，川牛膝20克，黄精30克，茯苓15克，黄芩10克，黄连6克，元参20克，五味子10克，三七5克（冲服），泽泻10克，车前子15克，柴胡10克，乌梅10克，生姜3克，甘草10克。上药水煎服，每天1剂，每剂3煎，每煎30分钟（以开锅计时），分早、中、晚温服。

验证： 治疗中老年糖尿病98例，治愈（临床症状消失，血糖降至正常或接近正常值，尿糖转阴）86例，好转（临床症状基本消失，血糖下降，尿糖转阴）12例。

【荐方人】宁夏回族自治区曹生无。

【出处】《当代中医师灵验奇方真传》。

天花粉、麦门冬等可稳定血糖 >>>>

配方及用法： 天花粉 40 克，麦门冬 40 克，黄芪 40 克，生山药 60 克，生地 30 克，知母 30 克，丹参 30 克，山茱萸 30 克，丹皮 20 克，茯苓 15 克，泽泻 15 克，熟地 15 克。以水煎取法（每剂煎 3 次）滤渣制成 100% 的药液 500 毫升，早、中、晚饭后分 3 次口服，每日 1 剂，15 剂为 1 疗程。加减：阴虚重者减黄芪，加玄参 30 克；气阴两虚者加白术 15 克；阳虚重者放人参 10 克，桑螵蛸 15 克。

【荐方人】山东王晓兴。

【出处】《当代中医师灵验奇方真传》。

黑豆、黄豆等治糖尿病 >>>>

荐方由来： 天津宋淑仙患糖尿病长达 10 年之久，应用一种治糖尿病的偏方，医治不到半年，她的糖尿病大有好转。

配方及用法： 每天空腹服用格列本脲 2 片、苯乙双胍 1 片。另用鸡蛋两个与黄豆 7 粒，黑豆 7 粒，花生仁 7 粒，红枣 7 个，核桃仁 2 个，共六样 32 粒（个）放在一起，用砂锅熬煮，当鸡蛋熟后，用勺捞出，去皮吃掉。锅内余下的五样东西多煮会儿，待烂熟后吃完。

备注： 煮熬时切忌使用铁、铝、搪瓷等类锅，以免降低治疗效果。此方没有副作用，长期服用疗效明显。

【荐方人】孙凤兰。

【出处】《老年报》（1997 年 5 月 15 日）。

第七章
神经系统疾病

眩晕症（梅尼埃病）

白果可治眩晕症 >>>>

配方及用法： 优质白果仁 30 克（有恶心、呕吐症状者，加入干姜 6 克）。上药研为细末，等分为 4 份，每次 1 份，温开水送下，早晚饭后各服 1 次。一般服用 4 ~ 8 次可痊愈。

验证： 云南普华说："我患眩晕症 5 年，原先晕一下就过去，未引起重视，后来眩晕病发，引起呕吐达 2 个小时，最后吐血，住院治疗 26 天，花医药费 3556 元。稍有好转出院，第二次复发又花掉 4572 元，2 次共花费 8100 多元，仍未治愈。后来我用本条方治疗，仅花 5 元多钱，不长时间就治好了，至今未见复发。"

【出处】《中医杂志》（1986 年第 11 期）、《单味中药治病大全》。

柳枝粉可治眩晕症 >>>>

配方及用法： 取柳树枝晒干研末备用（最好在清明前后数日采取，阴干，存过冬）。用时，根据辨证选一二味中药煎汁冲服 10 克柳树枝粉。若辨为火证取夏枯草 15 克；风证取钩藤 30 克；痰证取制半夏 12 克；瘀证取丹参 15 克；气虚取太子参 30 克；血虚取当归 12 克；阴虚取女贞子、旱莲草各 15 克；阳虚取仙灵脾、仙茅各 15 克，每天 1 次。

验证：赵某，男，中年教师。因眩晕卧床不起已 1 个月余，伴恶心、头痛、失眠、易怒，舌苔薄白腻，脉弦滑。曾诊为梅尼埃病，经用他药，效果不显。中医辨为痰湿上蒙，用半夏煎汁冲柳枝粉服，2 次见效，5 次获愈。

仙鹤草可治眩晕症 >>>>

配方及用法：仙鹤草 100 克，水煎，每日 1 剂，分 2 次服。

验证：江西叶礼忠，男，中年教师。他说："我患眩晕症已有 1 年多，服过多种药，但都收效甚微。后来用本条方治疗，仅服药 6 天，此病便告痊愈。"

【出处】《中西医结合杂志》（1986 年 6 月第 8 期）、《单味中药治病大全》。

乌梅、菊花等可治眩晕 >>>>

配方及用法：乌梅、菊花、山楂各 15 克，白糖 50 克。上药煎 30 分钟左右，取汁 200 毫升，然后将白糖放入煎好的药液中，每日服 2 次。

验证：共治疗 50 例，治愈 40 例（服药 3 剂，诸症消失），好转 10 例（服药 5 剂，症状减轻，复发后服上方仍有效）。

【荐方人】河南詹瑞林。

【出处】《当代中医师灵验奇方真传》。

荆芥、半夏等可治眩晕症 >>>>

配方及用法：荆芥 10 克，半夏 15 克，大黄 10 克，钩藤 20 克。前 2 味用清水约 400 毫升，文火先煎 15 分钟后入大黄、钩藤，再煎 10 多分钟去滓温服。

【荐方人】广东梁如庆。
【出处】《当代中医师灵验奇方真传》。

党参、法半夏等可治眩晕症 >>>>

配方及用法：党参、法半夏各9克，当归、熟地、白芍、白术各30克，川芎、山萸肉各15克，陈皮3克，天麻9克。水煎服，每日1剂。

验证：何某，家庭妇女，58岁。于1988年4月24日上午10时，突觉天昏地转，树摇欲倒，呕吐频繁。后以本条方治疗，服1剂后，眩晕明显好转，嘱原方再服3剂，安然痊愈。

天麻、熟地等可治眩晕 >>>>

配方及用法：天麻、熟地、党参、黄芪各25克，1只童子母鸡（已成熟，未下过蛋的），一起煮熟（注意不放任何调料），分早晚2次空腹服完，最好是发病时用。

验证：广西韦保凡，男，70岁，医生。他说："村民苏某患眩晕症，经常发病呕吐，天旋地转，不能下床，不思饮食，多方治疗始终不能根除。后来用本条方治疗，1次见效，现已有一年多未见复发。"

【荐方人】范欣。
【出处】《健康指南》（1996年5月第3期）。

人参、干姜等可治眩晕症 >>>>

配方及用法：人参、干姜、蜀椒、饴糖。治眩晕症加法半夏6克、白术9克，水煎服，每日一剂。

备注：此方出自《金匮要略》，是建中补虚名方。笔者运用此方注重"胸中大寒痛"等立方主证，为本方辨证要点，治疗嗜睡、眩晕各1例，均收满意疗效。

验证：陈某，病近半年，经中西药治疗效微，而求治于余。表现为眩晕，如坐舟车，腹痛不食，恶心欲吐，手足不温，面色苍白，舌淡胖嫩、苔白滑，脉沉迟。如法治疗，3剂显效，7剂痊愈。随访至今未复发。

鸽肉煮天麻可治眩晕症 >>>>

配方及用法： 活鸽子1只，天麻10克左右。用醋将鸽子灌死，生去羽毛（不用热水烫），去毛后用微温水洗净（不能用热水），然后开腹去五脏，心肝留用，再用水将里边洗净装入天麻，再把开口用线缝住，放在砂锅内加清水（水要多一点），鸽子心肝也放在砂锅内同煮，用文火炖煮（煮时不能加盐和糖），待鸽子肉熟烂，汤已变白色即可。服时喝汤吃肉和天麻。如胃口好可以一次吃完，胃口差分次吃完也可。服7只鸽子为1个疗程，一般2个疗程即可愈。

【荐方人】河南王化禄。

独活鸡蛋可治眩晕 >>>>

配方及用法： 独活30克，鸡蛋6个，加水适量一起烧煮，待蛋熟后敲碎蛋壳再煮一刻钟，使药液渗入蛋内，然后去汤与药渣，单吃鸡蛋。每日1次，每次吃2个，3天为1个疗程，连续服用2～3个疗程。

验证： 辽宁吴顺希，男，63岁。他说："我本人1987年患眩晕症，到卫生所买了西药治愈后，过一段时间又复发。用本条方治疗，吃完药就好了，而且到现在也没有复发过。"

五味子、酸枣仁等治眩晕症 >>>>

配方及用法： 五味子10克，酸枣仁10克，淮山药10克，当归6克，龙眼肉15克，水煎服。每日1剂，早晚2次服用。

验证：治疗多例，疗效颇佳。

【出处】《实用民间土单验秘方一千首》。

黄芪、党参等可治眩晕症 >>>>

配方及用法：黄芪 30 克，党参 30 克，白术 10 克，陈皮 6 克，归身 10 克，柴胡 3 克，升麻 3 克，炙甘草 6 克。每日 1 剂，水煎服，分 2 次温服。呕吐频繁者分多次服。若呕吐重者加半夏 10 克，生姜 10 克，赭石 25 克；若眩晕严重者党参改用红参 10 克或高丽参 6 克，加用天麻 10 克；头痛加川芎、蔓荆子各 10 克。

验证：共治疗 102 例，均治愈。疗程最短者 2 天，最长者 21 天。

【出处】《云南中医杂志》（1986 年第 9 期）、《实用专病专方临床大全》。

制半夏、防风等可治眩晕症 >>>>

配方及用法：制半夏、防风、丁香、肉桂各等份，共研细末备用。上药取 2 克放在 4 厘米 ×4 厘米的胶布上贴脐部（神阙穴），再将 1 克分成 2 份分别放在 2 厘米 ×2 厘米的 2 块胶布上贴双侧耳尖上方约 1.5 厘米处（晕听区）。每日 1 次，每次 6～8 小时，每周为 1 个疗程。

验证：治疗患者 102 例，治愈（用药 1 周，临床症状消失）93 例，好转（用药 2 周，临床症状改善）9 例。

【荐方人】江苏马仪战。

【出处】《当代中医师灵验奇方真传》。

法半夏、茯苓等可治眩晕症 >>>>

配方及用法：法半夏 10 克，茯苓 10 克，鲜生姜 10 克，泽泻 2 克，白术 10 克，生牡蛎 12 克，钩藤 15 克（后下），每日 1 剂，水煎服。年高气虚者加党参，手足麻木者加桂枝。

验证：用上方治疗风痰眩晕患者18例，全部有效，服药2剂，眩晕缓解；服药5剂，症状消失。其中有6例治愈后1年内复发，仍用本方治愈。

【出处】《黑龙江中医药》（1984年第3期）、《临床验方集锦（续二）》。

仙鹤草可治梅尼埃病 >>>>

配方及用法：仙鹤草100～120克，加水500毫升，煎至400毫升，每日1剂，分2次口服。5天为1个疗程，均治1～2个疗程。

验证：用此方治疗梅尼埃病50例，痊愈30例，有效20例。

【荐方人】黑龙江王清贵。

【出处】《当代中医师灵验奇方真传》。

头风、头痛

刺蚁、僵蚕治神经性头痛 >>>>

配方及用法：取黑多刺蚁、僵蚕、紫河车适量。以黑多刺蚁82％，僵蚕10％，紫河车8％比例配制。上药共为末装胶囊，每粒重0.3克，每日服3次，每次4粒，饭后开水送服，20日为1个疗程。

验证：治疗屡发不愈患者106例，1个疗程痊愈52例，2～3个疗程痊愈26例，显效23例，有效5例。

【荐方人】福建林映青。

【出处】《当代中医师灵验奇方真传》。

全虫末外敷治偏头痛 >>>>

配方及用法： 全虫、胶布。全虫研细末，每次取少许置于太阳穴，以胶布封固，每天换药 1 次。

验证： 刘某，女，50 岁，1984 年 8 月 22 日就诊。右侧偏头痛 5 天，胀痛剧烈，呼叫不已，彻夜不眠，伴烦躁易怒、恶心欲吐、大便时干、小便黄赤、舌红苔薄黄，脉弦细数。予平肝潜阳、祛风定痛法。处方：石决明 30 克，钩藤 20 克，当归 10 克，生地 15 克，白芍 20 克，丹参 30 克，地龙 12 克，僵蚕 10 克，黄芩 12 克，白蒺藜 15 克，甘草 3 克。配合西药止痛、镇静，治疗 3 天无效。遂用全虫末外敷太阳穴，用药 1 小时后疼痛明显减轻。第二天换药 1 次，痛未再作。随访年余，未见复发。

盘龙草、蝉蜕等可治疗头痛 >>>>

配方及用法： 盘龙草 30 克，蝉蜕 7 个，大枣 5 个，蜂蜜 1 匙，菊花 1 株。将上药用水适量煎煮 10 ~ 15 分钟，分 2 次温服。

【出处】《小偏方妙用》。

附子、干姜等可治偏头痛 >>>>

配方及用法： 附子、干姜、桂枝、细辛、石膏、龙胆草、黄芩、大黄、党参、黄芪、白术、淮山药、当归、熟地、羌活、防风、柴胡、山萸肉、五味子、天南星、半夏、川芎、白芷、牡蛎、磁石、全蝎、威灵仙、蜈蚣、地龙、桃仁、茯苓、枣仁各适量。药味、剂量均随症加减，烘干，研末备用。每天 20 克，分 2 ~ 3 次，温开水送，连服 10 天为 1 个疗程。服后有效，可连服 2 ~ 3 个疗程。

功效： 本方祛风攻下，益气活血，寒温相合，干燥柔润互济，总的药性偏寒凉，阳虚者不宜用。本方所治排除高血压、鼻窦炎、肿瘤所致头痛，多为血管神经性头痛呈中、重度者，病史均在一年以上。

天麻、党参等可治头痛 >>>>

荐方由来：我乡一位复员军人，过去一头痛就昏迷，在部队医院治疗数年仍未见效。后来按下述方法治疗，至今20多年未复发。我用此方法治疗50多位头痛患者，全部取得满意疗效。

配方及用法：天麻250克，党参250克，当归200克，人参10克，大枣250克，核桃仁250克，蜂蜜1000克，猪油（不放盐）1000克。将上药共泡在一个罐头瓶里，盖严，7天后将天麻取出切细，再放入瓶内泡1个月，即成药液。每天早上将泡的药液舀一匙和甜酒在饭甑上蒸热，分早、中、晚3次服，坚持服用一段时间即可。

验证：陕西牟掌权，男，56岁，退休。他说："我用本条方不仅治好了老伴的头痛，还治好了另外30多人的头痛病。"

【荐方人】四川冯吉山。

【出处】广西科技情报研究所《老病号治病绝招》。

白附子、全蝎等可治头痛 >>>>

配方及用法：白附子、全蝎各6克，当归、柴胡各12克，僵蚕、川芎、白芷各10克，蜈蚣1条。水煎服，每日1剂。

功效：搜逐血络，祛风止痉，通络止痛。

白芷冰片治头痛 >>>>

配方及用法：白芷30克，冰片0.6克。共研细末，贮瓶备用。鼻闻一次（约2分钟）。不应，再闻一次，必效。

验证：曾治疗头痛17例，用后均收到迅速止痛之效。

【出处】《中药通报》（1959年）、《中药鼻脐疗法》。

白芷、川芎等可治头痛 >>>>

配方及用法：白芷（炒）7.5克，川芎（炒）、甘草（炙）、川乌（半生半熟）各 30 克。上药炒炙好后，共研细粉，青茶（半发酵的乌龙茶）与薄荷煎汤送下。每次服 3 克，每日 2～3 次。服药期间忌食生冷油腻之物。

验证：重庆邓明材，男，84 岁，教师。他说："何如举于 2001 年 3 月头部剧烈疼痛，吃头痛粉、止痛片无效，住院治疗 7 天，花去人民币 680 多元，病情不但没有好转，反而逐步加重。后来我用本方为他治疗，吃药 3 天见效，服完 1 剂药，仅 10 天就彻底治愈了，才花几元钱。至今已近 2 个月未复发。"

【荐方人】黑龙江高宝山。

【出处】《当代中医师灵验奇方真传》。

鲤鱼头治头痛 >>>>

配方及用法：黑鲤鱼头、红糖适量。取活黑鲤鱼切下头，待水沸后放入煎煮至极烂，加入红糖。头痛发作时尽量服用。

功效：通经络，散风寒。用治头风。

【出处】《浙江中医》（1985 年 12 期）。

香白芷、细辛等可治头痛 >>>>

配方及用法：香白芷 30 克，细辛 6 克，冰片 0.6 克，茶子壳 6 克。牙痛者加荜茇 3 克，眉棱骨者加蔓荆子 9 克。上药共研极细末，贮瓶备用，勿泄气。每取本散少许，若头痛，交替吹入两鼻孔中；若偏头痛、牙痛、眉棱骨痛，左边痛吹右鼻，右边痛吹左鼻。每日吹 3 次。

验证：治验颇多，曾治头痛 310 例，眉棱骨痛 5～7 例，牙痛 89 例，疗效颇佳。对寒凝及寒郁化热之证，疗效尤佳。

【出处】《中药鼻脐疗法》。

当归、生地等可治顽固性头痛 >>>>

配方及用法：当归 9 克，生地 9 克，桃仁 12 克，柴胡 5 克，赤芍 9 克，甘草 6 克，红花 9 克，枳壳 6 克，川芎 10 克，牛膝 9 克，桔梗 5 克。上药煎 25～30 分钟取汁，约 300 毫升，每日服 2 次。头痛者加全蝎 3 克，蜈蚣 1 条；失眠者加枣仁 10 克，龙骨 24 克，牡蛎 24 克；月经淋漓不尽者加益母草 10 克，茜草 10 克；长期低热者加银柴胡 15 克，地骨皮 12 克，胡黄连 12 克。

验证：治疗患者 40 例，治愈（服药 7 天，临床症状消失）28 例，好转（服药 7 天，临床症状改善）12 例。

【荐方人】福建游遵琳。

【出处】《当代中医师灵验奇方真传》。

千年健、透骨草等可治头痛症 >>>>

配方及用法：千年健、透骨草、追地风、一枝蒿各 6 克，用纱布包好，水熬数沸洗头。当时即见效，数次即愈。

【荐方人】河北樊庆彬。

【出处】广西医学情报研究所《医学文选》。

吃猪脑可治头痛症 >>>>

荐方由来：李某患头痛病多年，经用多种药物和针灸法治疗，都没有根治，时好时痛。后来采用民间偏方，用猪脑治疗，不到 10 天，痛感消失，至今 20 多年没有复发。方法：将猪脑洗净装入碗内，不放盐，不加水，用锅蒸熟，趁热吃下。两个猪脑为一次用量，能多吃也可以，每日早晚各吃 1 次，7 天即可显效。病情重者可多吃几日，吃好为止。

验证：贵州朱伟，男，离休干部。他说："我爱人患脑血管扩张症，经常头痛，吃镇脑宁、地巴唑、谷维素等药 2 个月，疗效不大。后来用本条方治疗两周，才花 30 多元钱就痊愈了。"

【出处】《老年报》（1996 年 9 月 28 日）。

用五花饮治周期性头痛 >>>>

配方及用法： 菊花 10 克，金银花 15 克，桃花 10 克，月季花 12 克，旋覆花 6 克。上述诸花洗净水煎服。每日服 1 剂，分 2 次服用。

【出处】《偏方治大病》。

各部位麻木

桑叶可治手足麻木症 >>>>

配方及用法： 采秋后霜打过的桑叶，晾晒干后用砂锅煮沸，然后捞出叶子，待水温不烫时，用此水浸洗手脚。每天 2 次，数日内可见奇效。

验证： 山西吴信书说："山西的葛枝瑞患多发性大动脉炎，双上肢没有脉搏和血压，犯病时双手麻痛，着急时用玻璃片狠刮皮肤，有 5 个老中医都不敢给予治疗。我得知后，用本条方并结合醋蛋液疗法为其试治，共花去 100 多元，病情得到了有效的控制，现在双手麻木、疼痛现象均很少发生了。"【荐方人】河北 梁纯英

【出处】《辽宁老年报》（1997 年 10 月 15 日）

木耳蜂蜜糖可治手足麻木症 >>>>

配方及用法： 黑木耳 50 克，蜂蜜 50 克，红糖 25 克。上药均分为 3 份，每日用 1 份。用时将木耳洗净放在碗内，把蜂蜜、红糖拌于木耳内，放入锅内蒸熟食用。以上剂量，3 日食完。

验证： 福建方文魁，男，71 岁，退休。他说："亲属张德欣患手足麻木症，我用本条方为他治疗，现在已基本痊愈了。"

【出处】《实用民间土单验秘方一千首》。

当归、桂枝等治双手麻木症 >>>>

配方及用法： 当归 12 克，桂枝 6 克，白芍 12 克，细辛 3 克，甘草 5 克，红枣 5 枚，木通 10 克，黄芪 30 克，鸡血藤 30 克，老鹳草 30 克。每日 1 剂，水煎服。

验证： 湖南曾社祥，男，49 岁，教师。他说："罗德音，女，50 岁。患双手麻木症，连筷子都拿不住，到处求医无效。我用本条方为她治疗 10 次痊愈。"

【出处】《湖南中医杂志》（1981 年第 6 期）、《中医治愈奇病集成》。

三叉神经痛、坐骨神经痛

川芎、白芷等治疗三叉神经痛 >>>>

配方及用法： 川芎 30 克，白芷 8 克，白芥子、白芍、香附、郁李仁、柴胡各 10 克，甘草 5 克。水煎 2 次，两汁混匀，分 2 次服。6 天为 1 个疗程，一般 2 ~ 3 个疗程可愈。

验证： 高某，中年男性。1982 年 7 月 15 日就诊。发作性左下颌痛伴牙龈根部痛 1 年余，疼痛时兼见口角及舌抽向患侧。1 年内曾拔牙 3 次，将左侧臼齿全部拔掉，但疼痛不解，发作频。经用西药索米痛片、吲哚美辛、普鲁卡因等，药效过后疼痛依然。诊为三叉神经下颌支痛。按上法服药 3 剂，疼痛缓解，续进 3 剂而愈。随访 1 年无复发。

川芎止痛汤治疗三叉神经痛 >>>>

配方及用法： 川芎 20 ~ 30 克，荆芥、防风、全蝎、荜茇各 10 ~ 12 克，蜈蚣 2 条，天麻 10 克，细辛 3 克。寒重加制附子 20 ~ 30 克（先煎）；热重加生石膏 20 ~ 30 克，黄芩 12 克，黄连

9克；便干加大黄15克；瘀重加赤芍12～15克，丹参30克，五灵脂12克；阴虚加生地、女贞子、龟板各15克，黄柏、知母各12克。水煎服，每天1剂，重者2剂。

功效： 祛风通络，散寒止痛，活血化瘀。

备注： 临床观察表明，方中川芎剂量小于12克，效果较差，用至20克则获高效、速效，并未见任何副作用。细辛用至6克也未见不良反应。

验证： 张某，女，47岁，1976年6月6日诊。自诉右面颊部剧痛，痛连右目右上齿，痛如电击，时发时止，昼夜不宁、寒温不适；曾用索米痛片、安定、青霉素等无效；拔牙2个而痛未解，右颊因搓切而溃破。检查：牙眼无红肿、无龋齿，舌苔薄白，脉微弦。诊为三叉神经痛（第1、2支），拟用川芎止痛汤。药进3剂痛大减，又进6剂痛止，随访1年未复发。

白芷、白蒺藜等治疗三叉神经痛 >>>>

配方及用法： 白芷、白蒺藜、白附子、白僵蚕、煨川楝子各9克，地龙15克，全蝎、蜈蚣各5克，白芍、川芎各30克，肉桂1.5克。因寒而触发者，白芷可加至15克，加制川乌、制草乌各6克；因热而发者，加菊花9克，决明子15克；大便干结或闭塞者加生大黄6～9克。

验证： 方某，男，50岁，1956年7月15日初诊。患偏头痛史3年，入夏发作频繁，曾在上海、南通等地医院检查诊断为"三叉神经痛"。1984年在某院口腔科检查，疑为龋齿并拔除。术后仍经常发作，每年数十次。近来因工作疲劳加之情绪不畅引发，起病1周，加重3天，右侧面颊疼痛难忍，遇热更甚；不能咀嚼，每天发作20余次，每次持续1～2分钟，入夜稍安。曾服用各种止痛药，疼痛渐缓，30分钟后如故，后用本条方3剂。三天后，患者复诊说：疼痛明显减轻，并每天发作减至2～3次，每次10

秒钟左右。原方去川楝子，续进 3 剂。药后诸症悉除，随访至今未复发。

向日葵盘治三叉神经痛 >>>>

配方及用法： 向日葵盘 100 ~ 200 克（去子），白糖适量。将向日葵盘掰碎，分 2 次煎成 500 ~ 600 克的汤，加白糖。每天早晚饭后 1 小时服下。若病情较重，可日服 3 次，服量也可加大一些。可根据病情灵活掌握疗程。为防止复发，病愈后可多服几日，以巩固疗效。

功效： 清热解毒，逐邪外出。用治三叉神经痛。

地龙、全蝎等治三叉神经痛 >>>>

配方及用法： 地龙 5 条，全蝎 20 个，路路通 10 克，生南星、生半夏、白附子各 50 克，细辛 5 克。上药共研细末，加药末量一半的面粉，用酒调成饼，摊贴太阳穴，用纱布包扎固定，每天 1 次。

验证： 河北赵士良，男，62 岁，医生。他说："迁西县有一 60 岁的妇女患三叉神经痛 20 多年，一直靠吃西药来维持，我用本条方为她治疗，服药 10 剂痊愈。"

【出处】《陕西中医》（1989 年第 5 期）、《单方偏方精选》。

蕲蛇、蜈蚣可治坐骨神经痛 >>>>

配方及用法： 蕲蛇（或乌梢蛇）、蜈蚣各 10 克。焙干研成粉，等份分成 8 包。首日上下午各服 1 包，继之每天上午服 1 包，7 天为 1 个疗程。每疗程间隔 3 ~ 5 天，一般 1 ~ 2 个疗程可显效至痊愈。

备注： 患者一般在药后可有全身及患肢出汗或灼热感，有的可出现短暂性疼痛及麻木，不久即消失。

寻骨风泡酒可治三叉神经痛 >>>>

配方及用法：寻骨风500克，浸于50度2500毫升高粱白酒中，密封，1周后即可服用。每日早、晚各服20毫升，外用药棉蘸酒敷于下关穴，干则易之。

验证：经治5例，一般用药1日后疼痛减轻，发作次数减少，3日后疼痛即可消失。

【出处】《浙江中医杂志》（1992年第1期）、《单味中药治病大全》。

【荐方人】吉林刘丽花。

杜仲等治坐骨神经痛 >>>>

配方及用法：杜仲、川续断、淮牛膝、桑寄生各30克，没药、乳香、红花、桃仁、生甘草各10克，全蝎、蜈蚣各2克（共研末冲服），木瓜、威灵仙、独活、白芍各20克。将上药水煎，分早晚2次服，每日1剂。1周为1个疗程。

验证：用本方治疗坐骨神经痛患者133例，经用药1～3个疗程。其中，治愈者125例；显效者4例；有效者3例；无效者1例。

黄芪、白芍等治坐骨神经痛 >>>>

配方及用法：生黄芪50克，白芍、元胡、木瓜、全当归、桂枝各20克，赤芍、牛膝、鸡血藤、威灵仙、路路通各15克，地鳖虫、全蝎各10克，生甘草5克。将上药水煎，每日1剂，分早、中、晚口服。10天为1个疗程。

验证：用本方治疗坐骨神经痛患者161例，经服药20～30天后，其中，治愈者152例；显效者4例；有效者3例；无效者2例。

乳香、没药可治坐骨神经痛 >>>>

配方及用法：制乳香12克，制没药12克，当归20克，川芎

15克，丹参30克，玄胡15克，杜仲15克，川断15克，鸡血藤30克，独活12克，威灵仙15克，川牛膝15克，地龙15克，甘草10克。每日1剂，水煎两遍混匀，早晚分服。

【荐方人】山东梁兆松。

乳香粉治坐骨神经痛 >>>>

配方及用法： 制马钱子50克，制乳香、制没药、红花、桃仁、全蝎、桂枝、麻黄各20克，细辛15克。将上药共研为细粉末，装入空心胶囊内，每粒重0.3克。用时，每服3~4粒，每日早晚用黄酒或温开水送服。15天为1个疗程。

验证： 用本方治疗坐骨神经痛患者144例，经用药2~4个疗程，其中，治愈者139例；显效者3例；有效者2例。

苍术、黄檗治疗原发性坐骨神经痛 >>>>

配方及用法： 苍术10克，黄柏10克，川牛膝15克，苡米20克，当归15克，川芎5克，赤芍10克，生地15克，红花5克，地龙10克。上药每日1剂，水煎服，或加少许水酒兑服。如发热者，重用生地、黄柏20克；如大便秘结者，加大黄10~15克。

验证： 治疗86例，治愈78例（用药10天以内，临床症状消失），好转8例（用药10天以上，临床症状改善，仍有疼痛感觉者）。

【荐方人】湖南廖秋元。

【出处】《当代中医师灵验奇方真传》。

制附子、麻黄等治坐骨神经痛 >>>>

荐方由来： 我是多年的坐骨神经痛患者，患病期间四处求医问药，仍是没有一点好转，精神与肉体深受病痛的折磨长达7年之久。1986年一次偶然机会得一良方，试服3剂即有好转，再服5剂即愈，又服3剂加固，至今一直没有复发。十几位亲友及同事患有此病，均用本方治愈。有一同事陈某患病卧床近月，打针、针灸、吃西药未见一点好转。后来转用此方治疗，服药3剂就可以下地活动，又服5剂即可干活，现已1年多未见复发。

配方及用法： 制附子10克（另包），麻黄10克，桂枝9克，白芥子15克，威灵仙20克，桑寄生40克，木瓜15克，独活15克，鹿角霜50克，桃仁15克，川芎20克，香附15克，牛膝15克，防风10克，地龙20克，甘草10克。每日煎煮1剂，早晚分服，连服8剂。

备注： 服药后口渴便秘者去附子加泽泻10克；肢体麻痹者加蛤蚧10克，蜈蚣2条；高血压、心脏病、多汗失眠者去麻黄或减至2～3克，桂枝减至5克；用鸡汤、猪蹄汤当药引效果更佳；服药期间忌食酸、冷、鱼虾荤腥食物，停药3天后可正常饮食。

验证： 云南李连禹说："本镇马顺患坐骨神经痛2年余，经多家医院治疗，花费1000余元收效甚微。后来病情加重，疼痛自臀部沿大腿后面小腿后外侧向远端放射，右腿肌肉已萎缩，酸痛无力。我采用本条方为他治疗，服了10剂药，治疗40天，已能下地劳动，肌肉已基本恢复正常了，才花了150元。"

【荐方人】 福建郑其发。

【出处】 广西科技情报研究所《老病号治病绝招》。

红桂、红茯苓等治坐骨神经痛 >>>>

配方及用法： 红桂300克，红茯苓150克，红花丹、生草乌（去皮）、生三七各80克，花椒、萝卜子各50克。共碾粉，过80目筛，混匀，装入零号空心胶囊，每粒0.5克。每次用温开水或粮食酒送服1～2粒，每日服3次。

备注： 忌食冷水、冷食，不得超3粒。

验证： 治坐骨神经痛100例，跌打损伤56例，疗效颇佳。

【荐方人】 云南岳邦涛。

用三乌一草酒治坐骨神经痛 >>>>

配方及用法： 制川乌、乌梢蛇、乌梅、紫草各 12 克，用白酒 750 毫升泡 7 天后，每天早晚各服 15 克。

验证： 广东林顺余，男，62 岁，乡医。他说："我用本条方治好坐骨神经痛 2 例。第一例，本村郑惠琼，经医院确诊为坐骨神经痛，服用骨刺丹、灭湿痛未见好转，花费 300 余元。第二例，黄来福之妻，患坐骨神经痛 3 年，花了很多钱治疗也不见好转。我用本条方配制药酒，为该两名患者治疗 1 个月痊愈，随访半年未见复发。"

【出处】《山东中医杂志》（1989 年第 4 期）、《单方偏方精选》。

麻黄、桂枝等可治坐骨神经痛 >>>>

配方及用法： 麻黄、桂枝、牛膝、木瓜各 30 克，生姜 100 克，糊盐 30 克，全鸡 1 只。将麻黄、桂枝、牛膝、木瓜水浸，将鸡放入药水中，水量以淹过鸡为界，将鸡煮脱骨后加生姜 100 克，糊盐 30 克。服时去渣吃肉喝汤，每日 2 次，连服 7 天为 1 个疗程。

【出处】《实用民间土单验秘方一千首》。

半身不遂、面瘫

桑枝等泡酒可治瘫痪 >>>>

配方及用法： 炒桑枝 100 克，当归 60 克，菊花 60 克，五加皮 60 克，苍术 30 克，地龙 30 克，丝瓜络 15 克，炮附子 10 克，川牛膝 25 克，夜交藤 30 克，宣木瓜 12 克，木通 10 克。上药配黄酒 2500 毫升，密封于罐内 10 天后将黄酒分出，将药焙干，取药研末，装入胶囊，每粒 0.3 克。每日 3 次，每次服 3 粒，2 个月为 1 个疗程。每次用酒 15 ~ 20 毫升送服，以微微呈醉为度。上半身瘫痪者饭后服，下半身瘫痪者饭前服。

【出处】《偏方治大病》。

肉桂末等可治面瘫 >>>>

配方及用法： 肉桂末 2 ~ 6 克（冲服），附子、麻黄各 4 克，川芎 6 克，党参、白芍、杏仁、防风、黄芩、防己、白附子各 10 克，甘草 5 克，细辛 3 克，蜈蚣 3 条，地龙 15 克，陈巴豆（1 ~ 2 年内药效最好）10 ~ 13 克。内服药水煎服。药渣趁热用两层纱布包敷熨患处，凉后加热再熨，反复多次。

备注： 用药后最好睡觉，以利发挥药效。外敷药巴豆去壳捣烂如泥状（勿放水、油等物），按患者手心大小捏成饼状，置于患侧手心处，外盖敷料后绷带固定。24 小时后将巴豆饼翻转再敷 24 小时，48 小时后将巴豆饼取下捣烂，再做成饼状，再敷 24 小时，共 3 昼夜。敷药处一般有发痒、发热、起疱，甚至沿手臂到颈项、面部胀痛，眼睑浮肿等反应，均属正常，无须处理。反应太大可将敷药取下，反应很快减轻消失。若过后病未好转，可按原法再敷 1 次，治疗期适当休息。

验证： 李某，男，58 岁，1983 年 4 月 27 日诊。4 天前发现口眼歪斜，服中药 3 剂未效。检查：口眼鼻嘴唇等明显左侧歪斜，右眼睑裂变大，右口角下垂。诊为周围性右侧面神经麻痹。照以上方法，服药 5 剂后痊愈。

半夏、全瓜蒌等可治面瘫 >>>>

配方及用法： 半夏、全瓜蒌、川贝母、白蔹、白及、川乌各 10 克，白附子 9 克，白芥子 12 克。上药共研成细末，加陈米醋湿炒热，装入用 2 层纱布做的袋内即可。取上药袋敷于面部健侧（左歪敷右侧、右歪敷左侧），绷带包扎固定。待药凉后，再炒再敷。

功效： 祛风通络。

备注： 本方不适用于脑血管意外和其他脑部疾患引起的面瘫。

【出处】《河南中医》（1982 年）。

鹅不食草治面神经麻痹 >>>>

配方及用法： 鹅不食草（干品）9 克，研为细末，加凡士林调成软膏，涂在纱布上。再用鲜品 15 克捣烂如泥，铺在软膏上。患者左侧歪斜贴右边，反之则贴在左面。2 天换药 1 次，2～3 次即可痊愈。

验证： 治疗 40 例，39 例痊愈，1 例好转。在治疗过程中，面部有痒感或虫爬感或出现小疱疹，2～3 天可自行消退。

【出处】《中草药通讯》（1974 年第 2 期）、广西中医学院《广西中医药》增刊（1981 年）。

细辛等可治疗面瘫症 >>>>

配方及用法： 细辛 15 克，制马前子 6 克，白芥子 9 克，生草乌 9 克，凡士林膏 50 克，松节油 20 毫升。先将草药研细末，加凡士林、松节油，制成软膏备用。贴药要按穴位，右歪取左边穴，左歪取右边穴。常用穴位：①四白、阳白、地仓；②鱼腰、颧骨、颊车；③阳白、面瘫穴。三组穴位轮换贴敷。将药膏摊在小塑料布上贴敷穴位处，用胶布固定，隔日一换药。

功效： 治疗面神经麻痹症 35 例，病程最长者 5 个月，最短者 2 天，治愈天数 10～32 天。个别患者贴药后有局部红热微痛感觉，可更换穴位再贴。

【出处】《偏方治大病》。

马钱子可治疗复发性面神经麻痹 >>>>

配方及用法： 马钱子（适量），放入清水中浸泡 24 ~ 36 小时后捞出，沿纵轴切成厚约 1 厘米左右的薄片，同时，取一片医用橡皮膏或风湿解痛膏盖住面颊部。将马钱子片间隔 0.5 厘米成片排列黏附于橡皮膏上，然后贴敷在患侧面颊部，5 ~ 7 天更换 1 次。

验证： 20 例 16 ~ 40 岁患者均在发病后 3 ~ 7 天内用药，用药 1 次痊愈者 8 例，余者应用 2 ~ 3 次痊愈；5 岁男孩 1 例，发病后第 2 天用药 1 次痊愈；40 岁以上 7 例，均在用药 3 次后痊愈。

【出处】《国医论坛》（1991 年第 6 期）、《单味中药治病大全》。

天牛虫、川芎等治面瘫 >>>>

配方及用法： 天牛虫 286 克，川芎、当归各 500 克，黄连 600 克，黄丹 360 克。将天牛虫研细过 120 目筛备用。再将川芎、当归、黄连与食用植物油 2500 毫升，同置锅内煎枯，除渣滤过，熬至滴水成珠，另取黄丹，加入油内搅匀，收膏。取膏用文火熔化后，加入天牛虫粉搅匀，分摊于纸上即得。每张药膏重 2 克，含天牛虫粉 0.2 克，料可制 1450 张。同时取患侧听宫、下关、翳风为主穴，颊车、太阳、大椎穴为配穴。选定穴位后，将膏药加湿熔化，每个主穴贴 1 张，配穴视病情加减。每 5 天更换 1 次，为 1 个疗程。总疗程不超过 35 天。

功效： 疏风活血，通经活络。

【出处】《江西中医药》（1995 年）。

用蓖麻子仁贴手掌心治面瘫 >>>>

配方及用法： 蓖麻子仁（红皮）10 克，乳香 3 克，没药 3 克（一次量）。上药共捣烂加工成膏，摊布上，贴手掌心（劳宫穴），左歪贴右，右歪贴左，每晚 1 次，约 5 ~ 10 克，对口眼歪斜屡治屡验。

验证： 陕西崔楼才说："本镇吕荣突然口眼歪斜，言语不清，到县医院诊断为面神经瘫痪。住院治疗1个多月，花了800元未愈。又到中医院治疗1个多月，再次花去了700多元，效果还是不明显。回到家里打针吃药，又花去1000余元，仍然不见好转。出门常戴一大口罩来遮丑。后来我用本条方为她治疗，用药1次就大见效果，用药4次基本恢复正常，总共才花10多元钱。现在此人吐字清晰，也不用戴口罩了。"

【荐方人】山东桂清民。

【出处】《当代中医师灵验奇方真传》。

石膏蜂蜜可治面瘫 >>>>

配方及用法： 煅石膏30克，蜂蜜适量。将煅石膏研为极细末，装瓶高压消毒后备用。用时取少许加蜂蜜调成糊状，以清洁牙签蘸药点眼内外眦，口角右歪点左眼，左歪点右眼内，每日2～3次，直到病愈。

验证： 病程在1月以内者，一般5～10天可愈。病程长者，点治时间亦须较长。曾治疗周围性面神经麻痹30例，均获良效。

【荐方人】福建林家凤。

【出处】《当代中医师灵验奇方真传》。

含羞草煎服治面瘫 >>>>

方法： 用新鲜含羞草（又称怕羞草、感应草）30克，水煎，分3次温服。

【出处】《四川中医》（1985年第11期）、《中医单药奇效真传》。

用雄蝉治疗面瘫 >>>>

配方及用法： 将能鸣叫的雄蝉用线绑住，吊在太阳下晒死晾干，然后放在瓦上焙成黄色，研成细末。每次3克，用黄酒一次服下。服药后盖被，睡一觉使身体发汗，汗出可愈。如不发汗，依据上方法再服1次。

【出处】《老年报》（1996 年 12 月 24 日）。

内服外敷治面神经麻痹 >>>>

配方及用法：内服配方：羌活、防风、藁本、荆芥穗各 9 克，川芎、天麻各 12 克，白僵蚕、白附子、露蜂房各 6 克，蝉衣 30 克，水煎服，每日 1 剂，分 2 次服用。

外敷配方：斑蝥 1 只炒干研末，紫皮大蒜 3 瓣，去外壳共捣烂制成 2 个小药饼。用时取 1 个药饼敷于患侧颊车穴上，外以纱布、橡皮胶固定，待贴药处有瘙痒感即可拿去。注意撕胶布要轻些，以免碰破敷药处的水疱。水疱不能刺破，任其自行消失。如不慎溃破，可外涂甲紫液，以免感染发炎。如患侧眼睛不能自由闭合，则在患侧太阳穴上敷一药饼，使用方法及注意事项同上。

备注：本方系江南名医陆银华先生传 300 多年的秘方。

验证：广西黄观成说："本镇有位老人叫杨木青，患面瘫，用本条方 1 剂药就治好了。"

【出处】《当代农村百事通》《农村家庭常见病防治》。

天南星、蜈蚣可治面神经麻痹 >>>>

配方及用法：鲜天南星（辽宁宽甸产）50 克，生姜 50 克，蜈蚣 1 条，合为 1 剂。上药捣碎，外敷患处或牵正穴周围，每日 1～2 次，每次 40 分钟。药干后下次加冷水调和再用，每剂用 3～5 日。敷药时避免药液流入眼内，否则刺激眼结膜。一旦入眼，迅速用冷水冲洗后，点可的松眼药水。

备注：服药期间，忌食鱼、鳖、虾、蟹 1 周，忌食豆类、豆腐、小米饭 4 天，否则影响疗效。

【荐方人】辽宁刘臣斌。

【出处】《辽宁老年报》（1997 年 9 月 15 日）。

神经炎、脑萎缩

柴胡、黄芩等可治前庭神经元炎 >>>>

配方及用法： 柴胡、黄芩、半夏、菊花、党参各 10 克，板蓝根 20 克，甘草 3 克，生姜 6 克，大枣 15 克。上药水煎，每日 1 剂，分 3 次温服。项强加葛根 15 克；头痛加白芷 15 克，桑叶 10 克；腹胀加山楂 20 克。

验证： 山东衣玉德，男，55 岁，农民。他说："我因失眠、操劳、受凉患上了前庭神经元炎，发作起来病急势猛，病倒在床，不能活动。此时我想到本条方，就开始用其治疗，服用 6 剂药后痊愈。"

【出处】《当代中医师灵验奇方真传》。

用鲜生姜治面神经炎 >>>>

配方及用法： 鲜生姜 1 块，将生姜剖开，取剖面反复向左向右交替捺擦患侧上下齿龈（患侧指口角歪向侧的对侧），直至齿龈部有烧灼感或有发热感时为止，每天 2 ~ 3 次，7 天为 1 个疗程。

验证： 经治 15 例，1 个疗程治愈者 5 例，2 个疗程治愈者 7 例，3 个疗程治愈者 3 例。

【荐方人】 邓荣塞。

【出处】《新中医》（1989 年第 8 期）、广西医学情报研究所《医学文选》（1990 年 4 月第 2 期）。

天麻、升麻等可治面神经炎 >>>>

配方及用法： 天麻、升麻各 15 克，当归 28 克，北细辛 5 克。上药共研细末，每天服 3 次，每次 3 克，分 7 天服完，为 1 个疗程。

验证： 此方治疗面神经炎 89 例，1 个疗程后均获痊愈。

【出处】《浙江中医杂志》（1987 年第 11 期）、《单方偏方精选》。

皂角膏治面神经炎 >>>>

配方及用法：大皂角 6 克，醋 30 克。将皂角去皮研末，过 200 目筛，置铜锅或铜勺（忌铁器）中微火炒至焦黄色，再加醋 30 毫升搅匀成膏。用时将药膏平摊于敷料上 3 毫米左右厚度，贴于口角处，左歪贴右，右歪贴左。贴药时稍向患侧牵拉固定，每天 1 次，2 天后改为隔天 1 次。若用药后局部出现皮疹，可暂停敷药，待皮疹愈后再用药。

验证：李某，男，57 岁。晨起突感左侧颜面麻痹，口角向左歪斜，不能做闭目、鼓颊等动作，进食时食物滞留齿间，喝水时水自左口角外流，诊为面神经炎。经服中西药物及针刺治疗 10 余天病情没有改善。改本方治疗，外敷 5 次后，症状明显好转。但敷处皮疹渐起，停用药膏，用红霉素软膏涂患处，3 天后皮疹全消。后继续外敷本方 2 次后痊愈。随访 3 年无异常。

【出处】《浙江中医杂志》（1989 年第 6 期）、《单方偏方精选》。

震颤麻痹症、肌肉萎缩（痿证）

制附片、白芍可治帕金森病 >>>>

配方及用法：制附片（先煎）、白芍各 12 克，茯苓、生龙骨（先煎）、生牡蛎（先煎）各 20 克，丹参、白术各 10 克，肉桂（后下）3 克。常规水煎服。制附片、生龙骨、生牡蛎先煎 20 分钟，肉桂后下（只煎 5 分钟即可）。

备注：帕金森病临床表现为四肢不由自主地抖动，属中医肝风内动范畴。

验证：治疗 10 余例，都有明显疗效，部分患者痊愈。

【荐方人】江西潘少骅。

【出处】《当代中医师灵验奇方真传》。

黄芪、当归等可治老年性震颤麻痹 >>>>

配方及用法： 黄芪 30 克，当归 12 克，鸡血藤 30 克，赤芍 12 克，丹参 15 克，川芎 12 克，地龙 15 克，僵蚕 15 克，白花蛇 15 克，钩藤（后下）12 克，全蝎 10 克，蜈蚣 2 条。上药水煎服，每日 1 剂，分 3 次服。

验证： 用本方治疗老年性震颤麻痹 5 例，其中明显好转 3 例，有效 2 例，均在用药 1 个月后见效。

【荐方人】四川曹勇。

【出处】《当代中医师灵验奇方真传》。

紫河车、龟板可治疗肌肉萎缩 >>>>

配方及用法： 紫河车 1 具，龟板 500 克，山药 1000 克。将紫河车、龟板焙黄，配合山药共研细末，每次服 15 克，每日 3 次。

【出处】《医话奇方》

木通治肌肉萎缩 >>>>

配方及用法： 木通 75 克，水煎 50 ~ 100 毫升，每次服用 25 ~ 30 毫升，日服 2 ~ 3 次。

【出处】《辽宁中医杂志》（1977 年第 1 期）、《中医单药奇效真传》。

失眠、健忘、嗜睡症

蝗虫粉补虚治失眠 >>>>

配方及用法： 蝗虫。蝗虫去足、翅，焙燥研粉。每日服 10 克，分 2 次或 3 次饭后服。

功效： 用治神经衰弱、肺结核、咳喘等。

大枣葱白汤治失眠 >>>>

配方及用法：大枣 15 个，葱白 8 根，白糖 5 克。用水两碗熬煮成 1 碗。临睡前顿服。

功效：补气安神。用治神经衰弱之失眠。

备注：临睡前用热水烫脚，多泡些时间，水凉再加热水，随烫随饮大枣葱白汤，疗效更好。用法改用冲鸡蛋汤热饮，亦有功效。

验证：肖某，男，中年，长期失眠，在医学杂志上发现此方，用后失眠症治愈。

食醋镇静安神治失眠 >>>>

配方及用法：醋（陈醋或香醋）。用 10 毫升食醋，调在一杯温开水中喝下。每日睡前 1 小时饮用。

功效：食醋能诱发机体产生一种叫 5- 羟色胺的物质，有良好的镇静催眠作用。

酸枣仁粥治疗心悸失眠 >>>>

配方及用法：酸枣仁 5 克，粳米 100 克。酸枣仁炒黄研末，备用。将粳米洗净，加水煮作粥，临熟，下酸枣仁末，再煮。空腹食之。

功效：宁心安神。用治心悸、失眠、多梦。

验证：和某，男，68 岁，长期失眠，后用上方，治愈。

淮小麦、石决明等治严重性失眠 >>>>

配方及用法：淮小麦、石决明、夜交藤、珍珠母各 30 克，赤芍、合欢皮各 15 克，黄芩、柏子仁、丹参、麦冬各 8 克，沙参 12 克。水煎服，每日 1 剂。本方对过于兴奋、肝阳火旺、心神不宁的严重失眠症疗效特好。

【荐方人】江苏沈宝元。

【出处】广西科技情报研究所《老病号治病绝招》。

花生茎尖泡服可治失眠 >>>>

配方及用法： 鲜花生茎尖 30 克。上药放入茶具内，用鲜开水 150 毫升冲泡，每晚睡前 1 小时服完，一般 2～3 日即可明显见效。

验证： 有一老妇患失眠已 1 年余，每晚才睡 1～2 小时，伴多梦头晕。曾用安定类西药，无效。嘱用鲜花生茎尖治疗，3 天后失眠明显好转，每晚能睡 4～5 小时，续服 10 天治愈。

【出处】《四川中医》(1990 年第 11 期)、《单味中药治病大全》。

当归、白芍等可治失眠 >>>>

配方及用法： 当归 15 克，白芍 18 克，柴胡 20 克，白术 12 克，薄荷 10 克，郁金 30 克，菖蒲 30 克，香附 30 克，合欢花 30 克，酸枣仁 30 克(炒)。上药水煎 25～30 分钟，取汁 250 毫升，每日 1 次，睡前服。

验证： 广西王世和，男，54 岁，农民。他说："村民黄兴在广州搞建筑 3 年，总是上夜班，造成严重失眠，在各大医院治疗无效。后来，我用本条方为他治疗 10 天，他的失眠症好转。又服药 5 天后，失眠症消失，睡眠安稳了。"

【荐方人】河北贾春生。

【出处】《当代中医师灵验奇方真传》。

生地、熟地等可治失眠 >>>>

配方及用法： 生地、熟地、泽泻、当归、合欢皮、龙眼肉、炒柏子仁各 9 克，杭白芍、西洋参、炙远志各 6 克，枸杞 10 克，百合、菊花各 12 克，炒枣仁、黄精各 15 克，琥珀粉 1 克。上药共研末，选优质蜂蜜 120 毫升制成膏剂，装瓶冷藏备用。每次服 30 毫升，每天早晚各服 1 次。

验证：一位姓赵的中年妇女，失眠病史 10 余年。症见精神萎靡，面色少华，气短乏力，心烦易怒，心悸健忘，头痛头晕，腰酸腿软，每晚睡眠 2 小时左右。服本方 6 剂后诸症消失，每晚能安睡 8 小时。继服 5 剂以巩固疗效，已恢复正常工作。

【出处】《山东中医杂志》（1990 年第 6 期）、《单方偏方精选》。

丹参、夜交藤等治顽固性失眠 >>>>

配方及用法：丹参 60 ~ 90 克，夜交藤 50 ~ 60 克，生地、百合各 30 克，五味子 15 克。将两次煎液掺和后分成 2 份，午睡前服 1 份，晚睡前 1 小时再服 1 份。

头晕加珍珠母 50 克，钩藤 20 克；心悸加磁石 50 克，钩藤 20 ~ 30 克；食欲不振加陈皮、香谷芽各 15 克；精神萎靡加太子参 15 克，党参 20 克。

验证：治疗 26 例，治愈（睡眠完全恢复正常）23 例，好转（一夜入睡 4 ~ 6 小时）3 例。服药最少 2 剂，最多 9 剂。

【荐方人】黑龙江洪松。

【出处】《当代中医师灵验奇方真传》。

当归、丹参等可治神经衰弱性失眠 >>>>

配方及用法：当归、丹参、川芎各 200 克，用 75% 酒精适量浸泡月余后，去渣取汁再浸泡王不留行，以药汁浸透为度，加少许麝香效果更好。

验证：52 例中，痊愈 46 人，均经治疗 5 ~ 10 天，睡眠正常，其他症状消失，1 年后随访未复发；显效 6 人，均经治疗 1 ~ 2 个疗程，睡眠接近正常，其他症状消失。

【荐方人】安徽尚良翠。

【出处】《河南中医》（1997 年第 6 期）。

蛋黄淫羊藿汤可治健忘症 >>>>

配方及用法：淫羊藿 40 克，加水 300 毫升，煮到 100 毫升后，与煮好的蛋黄调和，即成蛋黄淫羊藿汤。每次服 100 毫升，每日服 3 次，连服半个月。

备注：淫羊藿有滋补肝肾、益气强志、壮精力益智力之功效。对于老人昏睡，中年人健忘，元阳衰败而不能上升者，皆可使用。

【出处】《偏方治大病》。

冲服玄明粉可治失眠 >>>>

方法：玄明粉 9 克，冲服，每日 2 次。

【出处】《四川中医》(1987 年第 3 期)、《中医单药奇效真传》。

用橘皮枕芯治失眠 >>>>

荐方由来：老伴从报上读了《用干橘皮做枕芯可健脑清心》的文章后，自去年冬天起，就将每天吃橘子扒下的皮在暖气片上烘干，攒起来，最后砸碎成荞麦粒大小的颗粒，装在我枕的枕头里。每当夜幕降临，头落枕上，就闻阵阵橘香从枕内徐徐散出，沁人心脾，催人入睡。

验证：贵州王兆美，男，65 岁，教师。他说："我自 1995 年退休后经常失眠，多方治疗并服安眠药，收效甚微。近日试用本条方治疗，一用真灵，当晚见效，睡眠由 2 ~ 4 小时增加到 6 小时左右。长期花钱治总未解决的病，此次治疗却一分钱未花，使顽固性失眠症大大得到缓解，并渐渐痊愈。"

【荐方人】张健人。

【出处】《老年报》(1997 年 4 月 10 日)。

甘蓝子粉可治顽固性嗜睡 >>>>

配方及用法：甘蓝子 30 ~ 50 克。上药放砂锅中炒香，然后研为细末，装瓶备用。早上和中午吃饭时随饭菜各服 1 汤匙（2 ~ 3 克），午后及夜间忌服。本方治疗嗜睡症，一般连用 7 ~ 10 天即可见效。见效后需继续服用 2 周左右，以巩固疗效。

验证：苏某，男，58 岁，因右侧偏瘫，言语不利入院。1 周来一直嗜睡，呼唤可醒，但转眼又入睡，有时唤醒喂食，尚未咽下，又打瞌睡。二便有时失控，经中西药治疗无效。取甘蓝子 50 克如法服用，3 天后白天嗜睡见好转，二便已能自控，1 周后精神振，嗜睡消除，夜寐安稳。

【出处】《浙江中医杂志》(1986 年第 10 期)、《单方偏方精选》。

陈皮、半夏等可治脑炎后嗜睡症 >>>>

配方及用法：陈皮、半夏、茯苓、郁金、石菖蒲各 15 克，甘草 10 克。每天 1 剂，水煎至 200 毫升，早晚分服。

验证：本方治疗发作性嗜睡病 12 例，均痊愈。

【出处】《辽宁中医杂志》(1990 年第 11 期)、《单方偏方精选》。

自汗、盗汗

五倍子、牡蛎治自汗、盗汗 >>>>

配方及用法：五倍子 15 克，牡蛎 9 克，辰砂 1.5 克。共研细末，贮瓶备用。用时取本散适量，于临睡前用食醋调和敷脐中，外以消毒纱布覆盖，胶布固定，第二天早晨起床时除去，每晚 1 次。

验证：治疗盗汗 55 例。连敷 2 ~ 5 次，均痊愈。半年后 3 例复发，用同样方法治疗又愈。

【出处】《中药鼻脐疗法》。

用五倍子敷脐可治疗自汗 >>>>

荐方由来：我患自汗多年，长期治疗效果不明显。一次，一位老中医传给我一个治自汗的偏方，如法治疗几次就彻底治愈了。

配方及用法： 五倍子 30 克，研成粉末，晚上取药粉少许加口中唾液调和，敷于肚脐中，再用一小方块胶布盖贴在上，每晚换 1 次。一般用药 3 ～ 5 次就有明显效果，10 天左右即可治愈。

验证： 江苏蒯本贵，男，65 岁，退休医师。他说："我用本条方治好了陈朋爱人的盗汗。"

【荐方人】四川曾庆余。

【出处】《当代中医师灵验奇方真传》、广西科技情报研究所《老病号治病绝招》。

柴桂芍汤治半身汗出症 >>>>

配方及用法： 柴胡 6 克，黄芩 12 克，半夏 10 克，桂枝 3 克，白芍 12 克，红糖 30 克，大枣 5 个。每日服 1 剂，每剂煎 2 次分服。

验证： 一位姓宫的中年男性，1974 年 8 月就诊。诊见左半侧脸部潮红有汗，左侧躯干前后、上下肢及足部皆有汗，其分界线从鼻中部至两肩间，鼻唇沟中部至下颌中部至胸骨中线和腹中线底耻骨联合中点为界，右侧无汗。曾多处奔波求医，服中药 150 余剂，瘥差发脱，汗仍如旧。察脉缓弦，属阴阳失调，营卫不和，乃投柴桂芍汤，服 10 余剂，汗出已止大半。又继服 7 剂而愈。随访半年未复发。

【出处】《偏方治大病》。

人参、黄芪等可治自汗 >>>>

配方及用法： 人参、黄芪、白术、茯苓、当归、炒枣仁、白芍、熟地、生牡蛎、乌梅各 10 克，浮小麦 12 克，大枣 3 枚，水煎服。

验证： 重庆市郭素伟，女，68 岁，护士。她说："我爱人患自汗 3 年多，不分春夏秋冬，动则大汗淋漓，多方治疗无效，后来用本条方治愈。"

【荐方人】陕西吴志杰。

【出处】广西医学情报研究所《医学文选》。

龙牡汤治头汗症 >>>>

配方及用法：龙骨 30 克，牡蛎 30 克，黄芪 15 克，白术 15 克，防风 10 克，浮小麦 20 克。上药水煎，每日 2 次分服。

验证：一位姓皇甫的中年男士，干部。1976 年 2 月 15 日就诊。缘于 1975 年 4 月患感冒后开始头汗出，尤其上额汗出如洗浴，每遇讲话时汗出更多，逢急事简直大汗淋漓，白天较黑夜为重。怕冷，精神疲乏，舌淡，苔薄白，两脉细缓，属阳虚出汗。头为诸阳之会，用益气温阳、固气止汗的偏方龙牡汤则愈。

【出处】《偏方治大病》。

用糯稻根治盗汗自汗 >>>>

配方及用法：在农田中拾糯稻根去土晒干备用。使用时，取干糯稻根 50 克左右洗净加冷水（用什么锅都可以，水的多少以盖住根就可以）同煮（也可加几枚红枣），待水煮成还有一碗时，去掉稻根，把水倒在碗中，加些红糖温热时喝下，上床休息一会儿（最好睡觉前喝）。每日 1 次，一般用 3 次。

【荐方人】玉锦。

【出处】《老年报》（1997 年 8 月 12 日）。

养心汤可治手汗淋漓 >>>>

配方及用法：柏子仁 30 克，炒枣仁 30 克，荔枝仁 15 克，首乌 30 克，黄芪 60 克，茯苓 30 克，龙牡 30 克。每日 1 剂，水煎 2 次分服。

验证：一位姓熊的中年男士，1976 年 4 月因受惊过度而两手汗出不止。曾以中医、西医、中西医结合多方治疗，用中药 100

余剂，内服西药，并采用封闭、外搽、输液等办法，皆告无效。患者既往有高血压、肝炎等病史。现形体消瘦，面色无华，两掌红热，大小鱼际有红瘀斑，两掌心潮红，汗流如雨，淋漓不断，手掌粗裂。平素心悸、怔忡、失眠多梦、舌淡、舌尖红、苔薄白、脉细数弦。投以偏方养心汤，每日1剂，水煎2次分服。前后共服18剂，掌汗过多之症获愈，再未复发。

【出处】《偏方治大病》。

豆浆锅巴治盗汗 >>>>

配方及用法：取出豆浆锅巴晒干备用。食用时，取豆浆锅巴（干品）30克，水煎10分钟左右，加入适量白糖，连汤及豆浆锅巴一起食用，每日食用1~2次。盗汗消失后，再连续食用2~3，以巩固疗效。

【荐方人】马宝山。

【出处】《家庭保健报》（1996年8月9日）。

癫痫（羊角风）

当归、川芎等可治癫痫 >>>>

配方及用法：当归10克，川芎10克，白芍10克，淮牛膝10克，白术10克，砂仁6克，肉豆蔻5克，黑姜10克，黄芪10克，肉桂6克，吴萸10克，桂圆肉10克，大枣10克，桔梗10克，党参30克，故芷9克，生姜3片。与"小黑狗"共煎服。

注：故芷的别名为补骨脂、破故芷、黑故子。"小黑狗"系地方性土药名。

【荐方人】福建苏菊花。

【出处】广西科技情报研究所《老病号治病绝招》。

服大枣黄米面能治癫痫病 >>>>

荐方由来: 1965 年,我患了癫痫病,曾多次去医院治疗却毫无效果。一次偶然的机会,一位老同志给我介绍了大枣治癫痫病的药方,按此方服用了 3 个疗程竟获痊愈,至今 20 多年病未复发。

配方及用法: 大枣 7 枚,黄米面少许,白酒 250 毫升。首先把枣核从一端取出,然后用白水把黄米面和好,将和好的面塞满枣内,放在碗里,并加入白酒将其点燃,直至酒烧完为止。每天早晨取其 1 枚服用,7 天 1 个疗程。

【荐方人】侯伯安。

【出处】《辽宁老年报》(1997 年 4 月 14 日)。

全蝎鸡蛋可治癫痫 >>>>

配方及用法: 全蝎 3 个,鲜鸡蛋 3 个。先将活全蝎在盐水中浸 6 ~ 8 小时,再用盐水煮死阴干即可。取鲜鸡蛋破一缺口,放入全蝎,用厚湿草纸包裹 4 ~ 5 层,埋入木炭火中烧熟,去蛋壳连同全蝎食用,每天早、中、晚饭前各服药鸡蛋 1 个,连服 30 天为 1 个疗程,2 个疗程间停服 3 ~ 5 天。

验证: 此方治疗癫痫数十例皆效。

【出处】《山东中医杂志》(1989 年第 1 期)、《单方偏方精选》。

用酒烧鸡蛋治癫痫 >>>>

配方及用法: 鲜鸡蛋 3 个,60 度以上白酒 90 毫升。把酒和鸡蛋放在铁勺内,点燃酒,边烧边用筷子翻动鸡蛋,至七八成熟时,用筷子敲开蛋壳,继续烧至火灭蛋熟即可。趁热于每天早晨空腹一次吃完,连续吃 100 天不间断。如不好,可间隔 15 ~ 30 天,按此法开始第 2 个疗程。

验证: 陈某,女。患癫痫 20 余年,每月发作一两次,经常服用苯妥英钠等药，造成精神呆滞。随后改服中药100多剂，症状虽有改善，但未能根治。后来以民间单方"酒烧鸡蛋"治疗获愈。患者连服月余，效果理想，癫痫停止发作，精神转好，现已能正常工作。

贝母、胆南星等可治痫证 >>>>

配方及用法：贝母、胆南星、竹沥、菖蒲、陈皮、半夏、云苓、天麻、僵蚕、麦冬各10克，朱砂3克（冲服），磁石（布包先煎）、地龙、乌蛇各30克，甘草6克，生姜3片（后下）。上药水煎30～50分钟取汁，约200毫升，冲服朱砂，日服2次。痰盛壅塞先用柿蒂1个，白矾3克取吐，以劫痰涎；气郁痰多加郁金10克，白矾3克，开郁化痰；痰火壅盛加大黄10～30克，以通腑泄热。

验证：治疗痫证19例，治愈（服药20～60剂症状消失，随访3年以上未发作）17例，好转（发作次数减少，症状减轻）2例。

【荐方人】江苏谭文廷。

【出处】《当代中医师灵验奇方真传》。

草乌、木香等可治癫痫 >>>>

配方及用法：草乌（制）5克，诃子50克，石菖蒲50克，木香50克，珊瑚25克，公丁香25克，肉豆蔻（煨）25克，沉香25克，禹粉土25克，珍珠（煅）25克，磁石（醋煅）25克，白附子25克，金礞石25克，甘草25克，朱砂15克，麝香3克。以上16味，除麝香、朱砂另研外，其余共为细面，而后再合麝香和朱砂面，混合拌匀，用炼蜜做成丸，每丸重3克，日服1～2次，白开水送服。

备注：服药期间忌荞麦面、山羊肉、烟酒。

验证：治疗患者180例，治愈（用药半年，临床症状消失，停药 2 年未发作者）114 例，好转（用药半年，临床症状改善，发作次数减少者）66 例。

【荐方人】内蒙古白涛、白金明。

【出处】《当代中医师灵验奇方真传》。

戴胜鸟、枯矾治癫痫 >>>>

配方及用法：戴胜鸟（又名屏姑姑）1 只，枯矾 10 克，生姜 30 克。将戴胜鸟文火烤脆研细，加入枯矾粉拌匀，每次服 1 匙（约 2 克），每日 3 次，用生姜汁服，服 1 只为 1 个疗程。停 1 周再服。

验证：治疗 5 人，均痊愈。

【荐方人】云南杨乔榕。

【出处】《当代中医师灵验奇方真传》。

脐带血治癫痫病 >>>>

配方及用法：将胎儿（男孩）脐带剪断后，使血流在馒头上，吞食之，隔 3 日 1 次，连服六七次，此病即愈，定不再犯。

【荐方人】河北李翠芹。

【出处】广西医学情报研究所《医学文选》。

螳螂子治癫痫 >>>>

配方及用法：花椒树上的螳螂子 30 个，鲜桃树根白皮 10 克，槟榔、枳实各 50 克。螳螂子用剪子剪的时候，两头带花椒枝各 2 厘米长，再将桃根白皮、螳螂子共放锅内，沙土炒黄，再加槟榔、枳实，共为细末。上药末共分 100 包，每次服 1 包，日服 1 次，连服 3 ~ 4 个月。

备注：忌食羊肉 3 年。须长期服用，方可巩固。

验证：共治疗 30 例，痊愈 25 例。

【出处】《实用民间土单验秘方一千首》。

牵牛子散治癫痫 >>>>

配方及用法： 牵牛子 250 克，石菖蒲 250 克，枯矾 120 克，龙骨、地龙适量。以上药物加工成粉末备用，或把药装入空心胶丸备用。每日 3 次，每次 3 克，开水吞服。

验证： 治疗患者 868 例，疗效颇佳。用药 10 天为 1 个疗程，一般 3 ~ 6 个疗程治愈。

【荐方人】湖南张继德。

【出处】《当代中医师灵验奇方真传》。

郁金、白矾等可治癫痫 >>>>

配方及用法： 郁金、白矾、炒枣仁各 15 克，炒远志、朱砂、胆南星各 10 克，龙涎香、酒曲、全虫、活血龙各 30 克，蜈蚣 10 条。上药共研为细末调匀，炼蜜为丸，每丸重 6 克，饭前服 1 丸，每日 2 次。温开水送下。服至百丸可痊愈。

【荐方人】河南吴振兴。

【出处】《农村百事通》（1997 年第 9 期）。

陈石灰丸治癫痫病 >>>>

配方及用法： 陈石灰 600 克，朱砂、硼砂各 100 克。上药共研细末和匀，炼蜜为丸，每丸 6 克。早晚各服 2 丸，浓姜汤送服。

服药期间禁食犬肉，生冷、刺激食物，须忌房事，戒烟酒。

验证： 任某，女，患癫痫已 12 年，近 2 年来用苯妥英钠亦控制不住，数天发作 1 次，或每天发作数次，诸药无效。1977 年 5 月配制上方 1 料，服药 60 天为 1 个疗程，3 个月后随访未复发。嘱续服 1 个疗程以资巩固。随访 3 年余未复发。其间亦不服他药，照常工作。

【出处】《浙江中医杂志》（1981 年第 11 期）、《单方偏方精选》。

蜥蜴粉治癫痫 >>>>

配方及用法：活蜥蜴60条，放入瓦罐内，盖压后在罐外用明火烤，至蜥蜴死后停火。取出蜥蜴，放在瓦片上焙干，研成细末。每3条为1包，每服1包，每日服1次，20天为1个疗程，不愈可再服第2个疗程，一般均在1个疗程内获效。

【出处】《吉林中医药》《单味中药治病大全》。

各种疼痛症（不包括癌痛）

乳白石蒸熨可止痛 >>>>

配方及用法：先将乳白石粉碎过筛取细末，分150克、100克、50克用纱布包好，根据病人病情轻重、年龄大小、体力强弱，决定用量。用时先将熨位以白酒擦好，再涂黄油，然后铺上黄纸多层（以防烫伤），再以酒浸湿将蒸好的乳白石粉包摊敷上，凉了再换1～2次，最后将熨位再涂黄油粘上黄纸即可。

熨位的确定，主要根据病情来定，一般哪里疼痛厉害就熨哪里。

备注：服药期间，忌凉、风、湿、干重活、饮酒、失血过多。

【出处】《蒙医妙诊》。

血竭、细辛等治各种痛症 >>>>

配方及用法：血竭、细辛、川芎、川乌、草乌、肉桂、当归、红花、乳香各10克，樟脑、薄荷各5克。将上药碾粉浸入60%酒精500毫升中，1周后去渣取酒精液，装入500毫升输液瓶中备用。患者取卧位或坐位，暴露患病部位，以痛点为中心，用此涂剂由里向外涂擦，超出所用的火罐周围1厘米，再以相应大小的火罐，用闪火法拔罐，置留20分钟取下。如果1次未愈，以后每日拔罐

1 次，3 次为 1 个疗程，休息 2 日再进行第 2 个疗程。

备注：拔药罐时间不超过 20 分钟。如果起罐后患部起水疱，可先用棉球涂擦，然后用消毒针头刺破水疱流出液体，再涂上紫药水即可。休克性疼痛勿用此疗法。

验证：治疗 630 例，治愈（第一次起药罐后，局部疼痛完全消失，患处功能活动恢复正常）286 例；显效（第一次起药罐后，局部疼痛明显减轻，患处功能基本恢复）188 例；好转（第一次起药罐后，局部疼痛部分减轻，患者功能活动有一定改善）156 例。

【荐方人】河北王渊徽。

【出处】《亲献中药外治偏方秘方》。

用陆英冲剂治疗各种手术后疼痛 >>>>

配方及用法：陆英适量，制成冲剂备用。当手术后病人出现难以忍受的疼痛时，给服 1 包，每包 25 克。必要时可服第二包。每次服药间隔时间不应少于 6 小时。

验证：治疗各种手术后疼痛病人 100 例，其中 87 例于服药后 15 分钟左右见效，有效时间维持在 6 小时以上。最快者服药 8 分钟见效。

【出处】《江苏中医杂志》（1985 年第 7 期）、《单味中药治病大全》。

金铃子、乳香等治疗各类肝区疼痛 >>>>

配方及用法：金铃子 15 克，乳香 12 克，没药 12 克，三棱 9 克，莪术 9 克，甘草 3 克。上药加水 300 毫升，文火煎取 150 毫升，温服。

验证：四川白明，男，51 岁，医生。他说："本县太和镇居民罗德通，患右上腹间断性隐痛，每年春秋两季复发或加重，到医院检查，为胆息肉，经多方治疗，并自购止痛药服用，都未收到好的效果。后来我用本条方为他治疗，至今已有半年未见右上腹疼痛了，以前的症状完全消失。"

【荐方人】福建黄登金。

【出处】《当代中医师灵验奇方真传》。

养肝汤治夜间肝痛 >>>>

配方及用法：白芍30克，甘草6克，生地15克，木瓜20克，旱莲草12克，丹参15克，元参20克，首乌20克。水煎服，每日1剂，连服20剂。

备注：肝痛多发生在晚上，是以阴虚所致，以虚致虚，加重了夜间的肝痛。另外，晚间流入肝的血增加，加重了肝的负担。《素问·五脏生成》说："人卧血则归于肝。""人动血则归于诸经。"现代医学也证明，白天肝血流量1085～1845毫升，而晚上比白天流入肝脏的血多两三倍。

验证：方某，男，57岁，在煤矿工作。自述患肝炎四五年，转氨酶反复波动，最近三四个月以来因肝痛剧烈不能直立行走，平时常以右手压迫肝区而稍缓解，但每到三更半夜，肝痛难忍需顶住肝区而入睡。查GPT300单位，在某医院做肝脏同位素扫描疑有占位病变。因为肝痛较重，须先治痛，因投以养肝汤。病人见方没有木香、元胡、青皮、米壳等理气止痛药，持怀疑态度，抱着试一试的态度，经服6剂后，疼痛果然减轻。接着又继续服6剂，疼痛基本消失，且已能骑自行车，查肝功恢复正常。

【出处】《偏方治大病》。

外用马齿苋薄荷泥治各种疼痛 >>>>

配方及用法：马齿苋（鲜）50克，薄荷叶（鲜）7片，樟脑粉（如无此药可以不放）0.1克。上药均用鲜品，禁止水洗（水洗后会造成皮肤过敏反应和药疹的发生），只需去净泥土、杂质即可。薄荷叶片应剪成芝麻粒大小的碎片，马齿苋应剪成小段一同捣烂，拌入樟脑粉，尽量不使药汁散失，备用。带状疱疹愈后出现的神经痛，以及血丝虫引起的大腿病出现的急性红肿痛，均可直接敷于患面。

敷贴时应成环形绕1周。用药厚度为1厘米，宽度为10厘米，长度可根据需要来决定。一般性骨折、隐裂无须打石膏，只要用此方敷贴48小时并静卧即可，7日后可自由活动。一般只需外敷1次即可，很少使用多次，但癌性疼痛除外。

验证：广西王唯懿，男，60岁，干部。他说："我爱人于2001年初夏患带状疱疹，医生建议住院治疗，但因家庭经济困难没有住院，只在门诊输液、服西药，外用雾气、熏气加热敷等，用药时能缓解疼痛，过后疼痛不止，不能入睡，治疗3天，不见任何效果。后来按本条方敷患处，当晚止痛，连敷3次基本痊愈。"

【荐方人】江苏郭德才。

【出处】《当代中医师灵验奇方真传》。

第八章
皮肤外科疾病

皮肤老化、老年斑

用丝瓜水美容 >>>>

配方及用法： 把正在生长着的高出地面60厘米处的丝瓜藤，拦腰切断，弃上面的藤不用，把下面这段藤切口朝下置于一玻璃瓶口中（谨防渗入雨水土石及钻入虫子），瓶子在土里埋半截以免倾倒，即可采集其汁液。采得的丝瓜水要放置一夜，用纱布过滤，然后就可直接擦于皱纹处，也可加适量的甘油硼酸和酒精，这样可增强面部的润滑感。

【出处】《偏方治大病》。

用鸡蛋粉治面部皱纹 >>>>

配方及用法： 将一个鸡蛋黄打入容器内，加一匙蜂蜜和一匙半面粉，如果皮肤干燥就滴入数滴橄榄油，充分搅拌即成。将蛋黄粉直接敷在脸上，经过10～15分钟，以温水洗净，洗净脸后上冷霜，以双手对小皱纹成直角的方向按摩5分钟，然后再用纱布擦掉，大约3个月皱纹就会消除。

【出处】《偏方治大病》。

黑红糖牛奶治皮肤黑 >>>>

配方及用法：取 20 克黑红糖加热溶化，加入 15 毫升牛奶，充分搅拌均匀待用。将备好的黑红糖牛奶直接涂于脸上，经 10 ~ 15 分钟再以温水洗净。每天 1 次，连续 30 ~ 50 天，脸上的黑色素就会脱落一层，面色就会渐渐变白。

【出处】《偏方治大病》。

用醋水洗脚防治皮肤老化 >>>>

荐方由来：从 1991 年 8 月起我开始用醋洗脚，3 年来从不间断。由于年岁增大脚板皮肤老化粗糙，用醋洗脚后粗糙的脚板变得润滑。另外，脚板有很多的鸡眼，走路困难，每周还要修一次脚。用醋洗脚几年，鸡眼已钙化，走路脚不痛了，减少了修脚麻烦，还能参加老年大学组织的活动。

方法：前半年每晚在洗脚水里放一些醋，浸泡脚 10 分钟左右；半年后每两天加醋洗一次脚即可。贵在坚持。

【荐方人】贵州陈明祯。

用康齿灵牙膏去老年斑 >>>>

荐方由来：我 72 岁，由于年老体弱，脸和手背、手腕都先后呈现黄、黑斑点，我用康齿灵牙膏，晚上涂抹患处。经过几天细心观察，果真下去了不少。

【荐方人】王德文。

【出处】《辽宁老年报》（1997 年 2 月 3 日）。

按摩可除老年斑 >>>>

方法：以拇指和食指捏紧患部（用力以不捏破表皮为适）往相反的方向拉放。经过一拉一放使黑斑周围有充血状况或紫红色为止。之后则每天用手指轻轻按摩多次（次数不限），使皮下微细血管经过按摩得到复活疏通，黑斑得以逐渐减轻或消除。

【出处】《老年报》（1994年10月19日）。

鸡蛋清可除老年寿斑 >>>>

方法：把鸡蛋壳中剩余蛋清涂在寿斑上，每天涂2次。

【荐方人】曾圣仙。

【出处】《老年报》（1995年11月18日）。

擦沙拉油可除老年斑 >>>>

荐方由来：我是部队在职女医务人员，52岁。近两年脸上长出了大小不等的十来块老年斑，双手背上也各有两块。我看到沙拉油含有皮肤所需要的营养成分，就试着早晚在脸上和手背各擦1次。2个月后老年斑全消失了，而且皮肤变得有弹性，干燥现象也有好转，皱纹变得几乎看不见了。

方法：早晚饭后洗完脸，用食指蘸少量沙拉油往脸上、手背上擦，有老年斑处要多擦点，1瓶沙拉油可用1年。

【荐方人】一平。

【出处】《北京老干部》。

皮肤瘙痒、瘢痕痒痛

用硫黄香皂能治皮肤瘙痒 >>>>

荐方由来：我每到棉衣换单衣的季节身上开始痒，特别是腿上和腰部最痒。患此病已有6年，用药、打针效果均不佳。后来逛市场，见到上海硫黄香皂能治身上瘙痒病，我就买了洗浴用，没想到效果还真不错。

方法：先把身上洗一下，然后涂上硫黄香皂，涂抹上先不要冲掉，停一会儿再洗去。

吃天麻丸可治皮肤瘙痒 >>>>

荐方由来: 5年前,我患皮肤瘙痒症,用中西药多次治疗,始终未能见效。后来我在天麻丸的说明书上看到,天麻丸不仅有祛风除湿、舒筋活络等作用,而且对于精神系统和血液系统疑难杂症有特殊疗效,因为瘙痒长期不能入睡,求医甚急,从此我开始服天麻丸治疗。谁知第一天服后,瘙痒就大大减轻,第二天服后即不再瘙痒。就这样我坚持早晚各服1次,每服4丸,连服1个月后改为每晚服1次,每服2丸。现在除气候有大的变化需服2丸预防外,一般不服药也不瘙痒了。

验证: 四川杨敬成,男,69岁,退休。他说:"我岳父曾患双手皮肤瘙痒症,用自来水洗后,皮肤奇痒。我参照本条方将丸剂改成汤剂让他服用,按常规每天服1剂,共服3剂,仅用3天就治好了他的病。"

【荐方人】山西任登荣。

用黄蒿治疗皮肤瘙痒 >>>>

荐方由来: 我老伴患皮肤瘙痒症数年,有时胸前或背后痒,有时胳膊或腿痒。痒得严重时,不思饭食,夜难睡眠。不知吃了多少药,花了多少钱,也没有把痒病治好。后来,一位老太太介绍一方,用黄蒿擦可根治皮肤痒。在荒草地里剪了一些黄蒿,一擦效果很好,十多次痊愈了。黄蒿各地均有,主要生长在荒草地里。青黄蒿剪回后就能擦,若是霜打干了的黄蒿,在热水里浸泡一两分钟再擦同样有效。

【荐方人】河南周彦亭。

【出处】《老人春秋》(1997年第7期)。

用醋精治皮肤瘙痒 >>>>

荐方由来：我今年 70 岁，数年来离不开醋精，它是我的护肤之宝。每逢皮肤痛痒，就用醋精涂之，立即止痒，就连脚气病也治好了。

验证：辽宁吴顺希说："我两条腿得了湿疹，开始时只小腿处生有不规则的小红块、小红点，不几天就蔓延到大腿乃至后胯股处，下半身几乎全是湿疹，每到晚上特别痒。于是我就按本条方治疗，每天晚上用盐水洗，洗完后用醋精兑水涂擦。刚涂上时，感到火辣辣的，几分钟后就不痛了，也不痒了。严重时一天擦 2 次，仅治一个星期，两条腿上的湿疹已彻底治好。如果到医院治疗，说不定要花好几千元钱才能治好。我原来脚脖子患有牛皮癣，用醋精治疗后，牛皮癣也好了。"

【荐方人】李实。

【出处】《晚晴报》（1996 年 2 月 7 日）。

荆芥、防风等可治皮肤瘙痒 >>>>

荐方由来：老伴有一次秋后拾柴时，贪活心切，结果满身出汗，因就地脱掉绒裤而受风。事隔一天浑身痒得难受，3 天后满身起红斑点，1 个月后红斑变成脓疱，痒得不能寐，心乱不安，用手抓破皮疼痒难受。经多次治疗也不见效。后得一方：荆芥、防风各 10 克，杨树条、野薄荷、野艾、蛤蟆酥各 20 克，大粒盐 50 克，熬水，先烫后洗，3 次除根。

【荐方人】贺培银。

【出处】《晚晴报》（1996 年 10 月 5 日）。

用樟树叶治皮肤瘙痒 >>>>

荐方由来：我已 60 多岁，近年来每到严冬和盛夏，由两腿或两臂开始逐步发展到全身瘙痒，病虽不大但十分难受，吃不安睡不宁，就医治疗效果不明显。有一次，我老伴对我说："听人说过用樟树叶子能止痒，你到门口樟树上摘点叶子，放在锅内煮半个小时，用水洗患处试试。"我按此法一连洗了 3 次，就基本好了。以后我又将此法介绍给一位 50 多岁的外地老人，他也洗好了。

验证： 新疆张玉厚，男，70 岁。他说："家住四川的凌禄均，患浑身瘙痒症，用各种药膏治疗不见效果。后来用本条方治疗，几次就好了。"

【荐方人】安徽秦春兰。

用金银花藤治皮肤瘙痒 >>>>

配方及用法： 金银花藤或根，加少许食盐水煎，待凉后洗患处（全身痒可用其洗澡），每日 3 次，见效很快。我和老伴用本方治皮肤瘙痒，2 天见效。之后，农村不少人向我求此方。

【荐方人】安徽陶莜亚。

用鲜橘皮治皮肤瘙痒 >>>>

荐方由来： 有一 70 岁老者，多年来两小腿前面的皮肤奇痒难忍，经内服、外搽一些药物也无明显效果。一天晚上又奇痒，顺手拿一块鲜橘子皮揉擦痒处，奇痒立即消失。

【荐方人】黄布真。

【出处】《老年康乐报》（1996 年 12 月 6 日）。

用甘油治皮肤瘙痒 >>>>

荐方由来： 秋冬皮肤瘙痒常使人不得安宁，本人过去深为所苦。3 年前，我开始使用 50% 甘油涂搽，疗效甚佳。我 80 多岁的母亲使用后亦见奇效。

配方及用法： 甘油（药房有售）适量，置小瓶内，加入等量洁净凉开水，摇匀即可使用。洗浴后，滴数滴甘油于掌心，均匀涂搽于瘙痒处（手臂、大小腿、臀、背等），一般每日 1 次，瘙痒严重的可每日涂搽两三次。嘴唇、手足皲裂照此涂搽也很有效。最好在瘙痒和皲裂发生前，皮肤稍感干燥时即开始使用，更感舒适。

备注：此药优点是价廉，无毒副作用，不污染衣物，不刺激皮肤，且使皮肤润泽。但切记甘油要用凉开水稀释，千万不可把纯甘油涂皮肤上，纯甘油不但不能润泽皮肤，反而使皮肤的水分失去，使皮肤更显干燥。

【荐方人】筱灵。

【出处】《老人报》（1996年11月26日）。

荆芥、银花等可治皮肤瘙痒 >>>>

荐方由来：我患皮肤瘙痒30多年，经多方治疗不愈。后来，韦明灵同志向我介绍了一位老中医献给他的处方，我按方服药1个疗程后，瘙痒痊愈，未再复发。

配方及用法：荆芥、银花、丹皮、桑叶、连翘、苦参、黄柏、地肤子各10克，白蒺藜、白鲜皮各9克，蝉蜕3克，共放入砂罐内，加清水连煎2次。然后将2次药汁混合，按早、中、晚分3次服完。连服9剂药为1个疗程。

验证：江苏季妙贤，男，54岁，乡村医生。他说："我村一患者患皮肤瘙痒症10余年，经大小医院治疗数次，仍常复发，无好转。后来我用本条方为他治疗，终于治好了他多年的皮肤病。"

【荐方人】广西梁登仁。

【出处】广西科技情报研究所《老病号治病绝招》。

用密陀僧可治顽固性皮肤瘙痒 >>>>

配方及用法：用密陀僧（又名丹底）放炉火中烧红后，立即投入醋中，待冷后，将药捞起，再行烧红，如法淬制，这样反复7次，然后把它研成细末备用。取末适量略加白茶油调匀，涂患处。

验证：治疗数百人，疗效颇佳。

【荐方人】福建王春惠。

【出处】广西医学情报研究所《医学文选》。

用鲜艾汤治掌痒 >>>>

配方及用法：鲜艾全草约 200 克切段，煎 20 分钟取汁 200 毫升，将手放入热汤（以能忍受且不烫伤皮肤为度）中浸泡至冷，每天 2 次。原汤可再利用，次日另做。采用本法一般 4 次可愈。方法简便，无副作用，不花钱，疗程短，见效快。

【荐方人】广东陈超群。

【出处】《当代中医师灵验奇方真传》。

用花椒、蒜秆、艾蒿水治皮肤瘙痒 >>>>

荐方由来：去年夏天，我患了皮肤病，大腿内侧至小腹，几乎都布满了红疙瘩，如同豆粒大，痒得很厉害，一些经常外用的药膏我差不多全用了，但仍解决不了问题。

后来，经别人推荐，我用花椒、蒜秆、艾蒿水试着洗了 2 天，身上的红疙瘩很快就消失了。

配方及用法：花椒一小把，大蒜秆（大蒜瓣）一根剪成 3 ～ 4 截，与端午节时的艾蒿 3 ～ 4 棵同放在锅里熬水。用熬好的水擦洗患处，早、中、晚各洗 1 次。熬一次水可用 1 天。

验证：辽宁刘凤岭，女，69 岁，退休。她说："某一天我突然感到脖子刺痒，像针扎般难受，尤其在脖子出汗潮湿时，痒得更厉害。到医院检查确诊为神经性皮炎，当时医生给开了 50 多元钱的药，并说拿一次药不一定能治好。我回家后，就按本条方治疗，每天 3 次，洗 3 天后，红色不规则突起的斑点就消退了，而且针刺感也没有了。但还是有点痒，我又加服醋蛋液，4 天后基本痊愈。"

【荐方人】山东李平树。

用米醋泡大蒜擦治皮肤瘙痒 >>>>

荐方由来：我患皮肤瘙痒症长达 30 多年，开始是脚踝部位，以后逐年向上发展。进入老年以后，发展到全身，多是对称发作，越抓越痒，苦不堪言，抓后皮肤上起大量的似风疹样的小红疙瘩。每年秋季开始，到来年春季又渐渐好了。后来好友告知一偏方，按方用米醋泡大蒜涂抹患处，1 周以后见效，3 周以后痊愈，而且没再复发。

配方及用法：米醋 500 克，大蒜 4～5 头。将大蒜捣烂，泡在醋中，装入玻璃瓶内，24 小时后即可用。每日涂抹患处 3～4 次。

【荐方人】赵同林。

【出处】《老年报》（1997 年 1 月 14 日）。

用柳条煮水治各种皮肤病 >>>>

配方及用法：将柳条切成 12 厘米左右长的段，放入锅内用水煮。柳条水呈黑色时，即可用来烫洗患处，经过五六次后，皮肤病可很快消失，不再复发。

【荐方人】山东王学庆。

以苍耳子洗患处可治皮肤瘙痒 >>>>

配方及用法：取苍耳子（胡苍子）250 克，放入水中熬煮，烧三四滚后，将水倒入盆中（除去苍耳子），趁热洗患处，连洗 4～5 次，对治疗皮肤瘙痒症有特效。

验证：辽宁吴顺希说："我同事的父亲患皮肤瘙痒多年，经多方医治就是治不好，后来我让他用本条方治疗，仅治几次就不痒了。"

【荐方人】常祖光。

【出处】《中医药信息报》（1995 年 12 月 16 日）。

野胡萝卜稞洗患处可治皮肤痒 >>>>

配方及用法：野胡萝卜稞一把（数量不限），洗净、熬水洗患处，每晚 1 次，1 次就见效，2 ~ 3 次痊愈。

【荐方人】河南刘宗周。

用姜汁涂搽治瘢痕奇痒 >>>>

方法：取鲜姜 250 克捣碎，用布包拧取全汁盛杯内，再用 10% 盐水 1000 毫升洗净患处，擦干，然后用棉棒蘸姜汁反复涂搽，到姜汁用完为止，每周 1 次。

【出处】《四川中医》（1987 年第 5 期）、《中医单药奇效真传》。

黄瓜芒硝水搽患处治术后瘢痕奇痒 >>>>

配方及用法：用鲜黄瓜 250 克，芒硝 200 克，水 200 毫升，煎 10 分钟取出过滤，用滤汁外擦，每日 3 次。每次配方可用半个月，备用的贮于冰箱内。坚持擦半年，瘢痕会缩小，痒症则自愈。

【荐方人】德江。

【出处】《老年报》（1996 年 10 月 22 日）。

蚂蚁窝可去瘢痕 >>>>

配方及用法：取各种枯木、枯叶中的蚂蚁窝（蚂蚁尿、胎盘等物组成的黑色饼状物）0.5 千克，研散，再剔除枯枝烂叶，放入锅中炒干。每次取 100 ~ 150 克加入少许熬热的芝麻油搅拌，做成比疤痕稍大的饼，趁热迅速贴于患处，用干净布或毛巾外敷。24 小时更换 1 次，一般用药 3 次即愈。

【荐方人】湖南孟国华。

【出处】广西科技情报研究所《老病号治病绝招》。

风疹、湿疹

用酒精泡桃叶涂治风疹 >>>>

配方及用法：鲜桃叶 150 ~ 200 克，泡入适量的 75% 的酒精内，约 3 天后用酒精水抹患外，每日 3 ~ 4 次。一般 7 天可治愈。

验证：辽宁杨永利用此方治好了任宗宝一家三口人的风疹症。

用艾蒿熬水治风疹 >>>>

配方及用法：取艾蒿两三棵，切成 10 厘米左右长，放入锅或盆里加适量的水熬，熬到一定程度，将艾蒿和水一起倒入脸盆里，凉到不烫手的程度，艾蒿水反复擦洗风疹处。这样既减轻刺痒又能消除风疹。如此这般，经过两三次擦洗，一两天内即可解除风疹病痛。

验证：黑龙江李永超说："我爱人患风疹，用本条方仅治 2 次就好了。"

【出处】《生活保健》（1996 年 7 月 13 日）。

用黑豆可治腿部湿疹 >>>>

配方及用法：黑豆 500 ~ 1500 克（视容器大小而定），装入一瓷罐里（必须是小口），用软木塞封严罐口，然后取一笔管粗的竹管从软木中插入罐里，将罐倒置，在罐周围用火烧烤，待烧到一定程度，油即从竹管流出。这时将油接入瓶里备用。用时，先将患部用温开水洗净，将油涂上，再用桑木烧烤，烧时止痛止痒，非常舒适。如此，每天 1 次，5 次即可痊愈。

【出处】《老人天地》（1996 年第 5 期）。

核桃液涂抹阴部治湿疹 >>>>

配方及用法：取尚未成熟的青核桃数个，洗净，然后用干净的小刀将核桃的青皮削下一块，此时刀口处会流出许多汁液，即用棉球蘸取核桃液往患处涂擦。边涂抹边摩擦，每日涂 2 ~ 3 次，2 天后患处周围皮肤出现结痂，可以将其揭掉，继续涂擦患处。如此反复治疗 3 ~ 5 日可痊愈。

【出处】《老年报》（1996 年 6 月 24 日）。

用青黛、蒲黄可治湿疹 >>>>

配方及用法：青黛 20 克，蒲黄 20 克，滑石 30 克，共研细末备用。患处渗液者，干粉外扑；无渗液者，麻油调搽。

配方及用法：青黛外用可消炎、消肿、杀菌、止血、抗病毒，蒲黄可收涩止血，滑石清热止痒吸收水湿。本方用药简单，诊治方便，药价低廉，外搽或内服均可收到良效。

【荐方人】湖南曹泰康。

【出处】《当代中医师灵验奇方真传》。

青黛、枯矾等可治急慢性湿疹 >>>>

配方及用法：青黛、枯矾、花椒各 30 克，雄黄 6 克，轻粉 10 克，硫黄 20 克，黄连 10 克，黄柏 18 克。先用 1% 新洁尔灭或淡盐水清洗患处局部，用 75% 酒精消毒周围，再用青黛枯椒散与植物油调匀外涂患处，用消毒纱布块包扎，用胶布固定。若渗出较多者，可先用花椒 30 克，黄连 10 克，黄柏 18 克，煎水 500 毫升，湿敷患处，每日 2 ~ 3 次；待渗出减少后，再采用青黛枯椒散外涂患处，每日 1 次，至痊愈为止。

验证：共治疗 68 例，全部治愈。

【出处】《云南中医杂志》（1992 年第 2 期）、《实用专病专方临床大全》。

用蛇床子、苦参等可治湿疹 >>>>

配方及用法：蛇床子15克，苦参10克，地肤子10克。将上药加水适量，煎煮20分钟左右，撇药汁，候温洗患处。

【出处】《小偏方妙用》。

用樟脑球除湿疹 >>>>

荐方由来：我从1984年得了局部湿疹，奇痒难耐。尤其到晚上，症状加重，坐卧不安。为这点病，先后到北京五家大医院治疗，打针、吃药、搽药膏，用了许多方法，都不见效。偶然得到消息，说某地来了一位"神医"专治皮肤顽症，我急忙登门求医，"神医"说保证能治好。1个月过去，"神医"给开的药全部下肚，而病情如故。

江湖郎中，实不可信。从此，我对治疗这病失去信心。正在这时，得到一治疗奇痒方：用白酒500毫升，加24粒卫生球（樟脑球），放入耐高温的容器内用火加温，至卫生球溶化后，用干净的棉花蘸着搽患处，一般2~3次即愈。我只用50毫升白酒，2个卫生球，依法炮制，搽了不到10次，病就全好了。几个月过去了，长期忌口的酒、蒜、辣椒等刺激性食物，有意吃一些，也没有惹出复发的麻烦。

一个小偏方竟治好了我多年的顽疾，这才是真正的神奇。

验证：安徽王瑞国说："我于1998年9月患了皮肤湿疹，很痒，曾用皮炎平等治疗未见效。后来我按本条方治疗，连续涂搽几次，就不痒了。可见，此条偏方治湿疹奇痒相当有效。"

【荐方人】翟富牛。

生军、黄连等可治湿疹 >>>>

配方及用法：生军、黄连、生地榆、儿茶各10克，冰片6克，硫黄15克。上药混合研极细末，用120目筛过下，密封备用。用时加上等蜂蜜调拌成稀糊状，用干净毛笔涂抹于患面，或用香油、凡士林调拌涂抹也可，药物涂抹后用纱布覆盖。换药时用液体清洗疮面，用镊子把自脱干痂清除后重新涂药即可。

【荐方人】新疆杨文辉。

【出处】《当代中医师灵验奇方真传》。

黄连、黄柏等可治顽固性湿疹 >>>>

配方及用法：黄连、黄柏、青黛、血竭、儿茶各 10 克，蛇床子 20 克，冰片 20 克，麝香 1.5 克。先将黄连、黄柏、蛇床子、儿茶、血竭共研极细末，再放入青黛同研，最后放入冰片、麝香再研匀，储瓶密封备用。用时视湿毒疮疡面积大小，取适量，以鸡蛋油调糊状，先以生理盐水清洗患处，将能去之痂尽量去掉，再以脱脂棉擦干，将药涂上，不必包扎，干燥后可再涂，每日 3 ~ 4 次。无论任何湿毒疮疡，一般用药 5 ~ 7 天即可痊愈。

【荐方人】河北宋魁三。

【出处】《亲献中药外治偏方秘方》。

荨麻疹

用苍术、黄柏等治疗荨麻疹 >>>>

配方及用法：苍术、黄柏、荆芥穗、蛇床子、白鲜皮、粉丹皮各 12 克，防风、全蝎、蝉蜕、连翘、茯苓各 10 克，地肤子、乌梢蛇各 15 克，甘草 7 克。水煎服。

备注：有的患者服头一二剂时，病情可能加重，这是祛风药祛邪出表之故，也是向愈的象征，继续服药很快即可痊愈。

用地肤子煎服治荨麻疹 >>>>

配方及用法：地肤子 30 克，加水 500 毫升，煎至 250 毫升，加红糖 50 克热服，盖被发汗，每天早晚各 1 次。

验证：吉林孙俊久，男，71 岁，退休。他说："隋珍凤，女，58 岁。患荨麻疹 10 余年，经医院治疗和服用多种偏方，花费 500 多元未愈，犯病时奇痒，难以入睡。后来我用本条方为其治疗，服药 7 天痊愈。"

【出处】《常见病特效疗法荟萃》。

黄芪、地肤子等可治荨麻疹 >>>>

配方及用法：黄芪、地肤子各 30 克，肉桂、制附子各 6 克，党参、白术、茯苓、赤芍、白芍、当归各 12 克，熟地黄 15 克，川芎、乌梢蛇、炙甘草各 9 克。上方水煎，每天 1 剂，分早晚 2 次服。服药 5 剂后症状减轻者，为药症相符，可继续服；反之，则为本方力所不及。

验证：陆某，女，55 岁，1952 年 11 月 2 日初诊。自述全身出疹块已 6 年余，反复发作，时隐时现，用中西药治疗，效果不佳；平素自觉身倦乏力，畏寒肢冷，纳差，失眠。舌淡，脉细弱。此为气血两亏，卫外不固，复为风寒之邪相克而发病。治宜补益气血，祛风止痒。拟上方 3 剂。服 3 剂后，自觉病情好转大半。后继服 20 余剂，告治愈。

艾叶酒治疗荨麻疹 >>>>

配方及用法：白酒 100 毫升，生艾叶 10 克。上药共煎至 50 毫升左右，顿服。每天 1 次，连服 3 天。

【荐方人】湖北薛振华。

马齿苋草煎服加洗治荨麻疹 >>>>

荐方由来：马齿苋鲜草 200～300 克，加水约 1500 毫升，煎沸浓缩至 1000 毫升左右，即内服 100 毫升，余下药液加水适量煎沸后，捞弃药草，待汤液稍温，即可用之频频擦洗患处，每日 2 次。

【出处】《福建中医药》（1989 年第 4 期）、《中医单药奇效真传》。

芝麻根治荨麻疹

配方及用法： 芝麻根 1 把。洗净后加水煎。趁热烫洗。

功效： 清热，散风，止痒。用治荨麻疹。

验证： 钱某，男，51 岁，患荨麻疹，多方医治效果不佳，后用上方痊愈。

蝉衣、防风等可治荨麻疹 >>>>

配方及用法： 蝉衣 10 克，防风 9 克，僵蚕 10 克，炒黄芩 15 克，丹皮 10 克，生地 15 克。大便秘结加生大黄 5 ~ 9 克。每天 1 剂，煎 2 遍和匀，每日 2 ~ 3 次分服。

功效： 衣、防风、僵蚕祛风止痒；黄芩清肺热；丹皮、生地凉血。

备注： 忌辛辣刺激及海味动风之食物，禁烟酒。

验证： 方某，女，皮疹时起时没，已经 2 周。疹起时高出皮肤，大小不一，色红而痒，时感燥热，口渴便结。舌红苔薄黄、脉数。予本方治疗。3 剂后疹减大半，大便亦畅，5 剂后皮疹及燥热均解。

吃蝎蛋可治荨麻疹 >>>>

荐方由来： 任某，四肢、躯干部泛发荨麻疹，骤起骤消，瘙痒剧烈，夜间尤甚，病起 7 年。用全蝎 1 只洗净，取鸡蛋 1 个，在顶部开一小孔，将全蝎塞入，破口向上，放容器内蒸熟，弃蝎食蛋。每天 2 次，5 天为 1 个疗程。5 天症减，9 天退尽，继服半个月以杜其根，至今未发。

验证：新疆朱义臣，男，72岁，离休医师。他说："殷海成、佟根来、芦桂英三人均患荨麻疹，我用本条方为他们治疗，每人只花15元钱，均获痊愈，而且至今未复发。"

【出处】《浙江中医杂志》（1987年第8期）、《中医单药奇效真传》。

用韭菜根捣烂搽患处治荨麻疹 >>>>

荐方由来：我舅父系浙西山区名医，现已谢世。其子继承祖传，仍在故乡行医，也小有名气。我近年患荨麻疹，与表兄谈及此事，他赐民间验方一例，既简单，又方便，用后果然有效。现介绍给大家。

荨麻疹俗名鬼风疙瘩，初起时皮肤瘙痒难忍，可将韭菜根100克洗净捣碎，用白纱布包裹，擦患处，疙瘩会自行消退。城市找韭菜根不便，可用韭菜梗代替。

【荐方人】刘显昌。

用葱白汤治荨麻疹 >>>>

配方及用法：葱白35根，取15根，水煎热服，取20根水煎局部温洗。

验证：用此方治疗荨麻疹100例，均痊愈。

【出处】《浙江中医杂志》（1987年第1期）、《单方偏方精选》。

野兔肉治慢性荨麻疹 >>>>

配方及用法：野兔肉。将野兔切成块，加菜油炒熟，加调味品后食用，每次250克，半个月1次，共食3次。

验证：共治32例，均痊愈。

【出处】《浙江中医杂志》（1988年第8期）、《单味中药治病大全》。

桂芪鳗鱼汤治急慢性荨麻疹 >>>>

配方及用法： 桂枝 15 克，黄芪 30 克，杭芍 15 克，野生鳗鱼 150 克，生姜、食盐、老酒各少许调味，水适量，炖服。

验证： 治疗 162 例，痊愈 140 例，好转 20 例，无效 2 例。

【荐方人】福建吴盛劳。

【出处】《当代中医师灵验奇方真传》。

涂陈墨汁治荨麻疹 >>>>

配方及用法： 陈墨汁适量。将陈墨汁涂抹于前胸和后背及发疹部位，疹退后 12 小时用清水洗净。

【出处】《医话奇方》。

带状疱疹

冰硼散、凡士林可治带状疱疹 >>>>

配方及用法： 冰硼散、凡士林。用冰硼散、凡士林各适量，调成糊状，敷于患处。每天 1 次。

验证： 廖某，男，52 岁，1989 年 4 月 16 日诊。腰背部出现米粒状水疱 5 天，疼痛微痒，逐渐增多，且向背部蔓延，周围皮肤微肿胀、灼热。曾用抗生素类药物治疗，效果不显，而且继续扩展。食少，头晕，口苦，大便 2 天 1 次，小便短赤，舌质红、苔薄白，脉弦滑。即选上方，以冰硼散 4 支，加凡士林适量调成糊状，敷于患处，每天 1 次，4 天即告痊愈。

用杉木炭治带状疱疹 >>>>

配方及用法： 杉木炭（或松毛灰）若干，冰片少许，麻油适量。将杉木炭研细，加冰片，用麻油调成糊状。以棉签或毛笔蘸敷患处。每隔 2 ～ 3 小时局部干燥即搽敷 1 次。

功效：除痒止痛。

用蜂胶制剂治带状疱疹 >>>>

配方及用法：蜂胶 15 克，95% 酒精 100 毫升。将蜂胶加入 95% 酒精内，浸泡 7 天，不时振摇，用定性滤纸过滤后即得蜂胶酊。使用时用棉签蘸蜂胶酊涂患处，每日 1 次。涂药期间注意保持局部皮肤干燥。

功效：解毒，燥湿，止痛。主治带状疱疹。

验证：潘某，女，50 岁。开始左胸背部有蚁爬感，继而剧痛且出现有水疱。检查：沿右侧第四肋至胸背部有八簇水疱，呈带状分布，水疱透明，有红晕。同侧腋窝淋巴结如花生米大小，有触痛。诊断为带状疱疹。用上方治疗用药 5 天痊愈。

用针刺大骨空穴法治疗带状疱疹 >>>>

荐方由来：1982 年，一个偶然的机会，我学会一个治疗带状疱疹的好方法。多年来，有不少患者采用此法获愈，疗效显著。现将方法介绍如下。

取"大骨空穴"（大拇指关节向手心方向弯曲，可见回弯处有两小骨棱突起，正中骨缝沟处即是此穴），用消过毒的针刺破双手此穴位处，出血即可，然后挤一挤。2 天后水疱枯干，3 天即愈。

验证：江苏周以荣说："本村魏权宝患带状疱疹，胸、腰、后背呈颗粒状，大如蚕豆，小似黄豆粒，连接成片。经几家医院用内服药、外搽药、输液等方法治疗均无效，苦不堪言。后来我按本条方针刺其大骨空穴，2 天后疱疹干枯结痂，8 天后康复痊愈。"

【荐方人】河北赵炳珊。

【出处】《老年报》（1997 年 11 月 13 日）。

用侧柏糊治带状疱疹 >>>>

配方及用法：取侧柏叶适量，捣成黏状，加鸡蛋清调成糊状，敷于患处，外用敷料固定。每日更换1次。一般只需2次，即能结痂痊愈。此方经济简便，疗程短，大大减少了患者的病痛，优于其他方法。我用此方治愈多人，效果都不错。

【荐方人】山东姜占先。

用蚯蚓粪调油涂带状疱疹 >>>>

荐方由来："缠腰龙"医学上称带状疱疹。5年前，我母亲得了此病，病痛使她彻夜难眠。我为此忧心似焚，四处求医，终于得到一位老者赐方：取蚯蚓粪若干，砂锅焙干，与香油调和，涂患处。此方既简单又省钱，我母亲用了，很快就止住了痒痛，不久便痊愈。

【荐方人】王坤英。

【出处】《家庭医生报》（1996年1月15日）。

外用蜈蚣粉治带状疱疹 >>>>

配方及用法：蜈蚣适量。将蜈蚣置于瓦片上，以文火焙干，研为细粉，加少许香油调成糊状，备用。用时涂搽患处，一般每日3～5次。

功效：解毒，镇痛。

用王不留行治带状疱疹 >>>>

荐方由来：我从医多年，应用中药王不留行治疗带状疱疹52例，全部治愈。其中重度患者治疗1周疼痛消失，皮疹结痂；中轻度病人5天内即愈。

配方及用法：取王不留行适量（各药店有售），放在铁锅内炒爆，炒至爆出白花，研成细粉，用鸡蛋清调成糊状，外敷患处，厚约 0.5 厘米，盖上纱布并固定，每日换药 2 次。

验证：江苏刘字生，男，医师。他说："蔡燕患带状疱疹 3 年，去了数家医院，用了很多西药治疗，病情时好时坏。后来我用本条方为其治疗，1 周后结痂痊愈，才花十几元钱，未留任何后遗症。"

【荐方人】山东梁兆松。

用三黄二香散外敷治带状疱疹 >>>>

配方及用法：生大黄、黄柏、黄连各 30 克，制乳香、没药各 15 克。上药共研细末，加浓茶叶汁调成糊状，外敷患处，干则易之。一般 1 ~ 2 日后结痂、疼痛消失，4 ~ 6 日痊愈。

【荐方人】江苏殷大彰。

【出处】《新中医》（1987 年第 2 期）。

用仙人掌、粳米粉治带状疱疹 >>>>

配方及用法：新鲜仙人掌、粳米粉、米泔水各适量。仙人掌去针及绒毛，切片，捣烂，再加入粳米粉和米泔水适量。捣和均匀使成黏胶状以备用。用时将已制好的胶状物敷于患处，外盖油纸，绷带包扎固定。每隔 3 ~ 4 小时换药 1 次。

功效：除痒止痛。

【出处】《浙江中医》。

用仙人掌冰片治带状疱疹 >>>>

配方及用法：取新鲜仙人掌（视皮损面积大小而定量），去刺刮去硬皮，捣成糊状加冰片 1 ~ 2 克敷患处。每日 1 次，连续外敷 3 ~ 7 天而愈。

功效：临床实践证明，此法对急性腮腺炎、急性乳腺炎、淋巴结肿大、黄水疮及疮、疖、痈肿等亦有特效。

【荐方人】河南魏瑞英、魏翠英。

用蝮蛇抗栓酶治带状疱疹 >>>>

荐方由来：一次偶然的机会我试用蝮蛇抗栓酶治疗带状疱疹，收到了良好效果。以后又用此药治疗 20 余人，效果均佳。用药 3 日，疗效颇佳。经过观察，用药当天局部疼痛及灼热感消失，自感轻松，第二天病变部位干燥、结痂，第三天或第四天脱痂治愈。治愈后均未再复发。

配方及用法：将蝮蛇抗栓酶（0.25 单位）1 毫升溶于生理盐水（5 毫升）中，也可根据患处面积大小按比例增减。将此药均匀地涂抹于患处，让其自然干燥，每日早晚各用药 1 次。

【荐方人】山东姜艳丽。

用龙胆草、当归治带状疱疹 >>>>

配方及用法：取龙胆草、当归各等量，粉碎后过 120 目筛，制成龙胆当归散。取王不留行适量，炒黄后研细末，制成王不留行散。龙胆当归散口服，每次 5 克，日服 3 次；王不留行散外敷，用麻油调涂患处，每日 3 次。

验证：治疗 56 例患者，均获痊愈。疼痛消失最早 1 天，最晚 4 天，平均 3 天；皮疹消退最早 3 天，最晚 6 天，平均 5 天。

【荐方人】山东周庆铎。

【出处】《当代中医师灵验奇方真传》。

用西咪替丁治老年带状疱疹 >>>>

荐方由来：采用西药西咪替丁（西米替丁）治疗，每次 1 片（0.2 克），每日 3 次，口服，睡前加服 1 片，停用其他药物。我用此法治疗患者 10 余例，治愈率 100%。一般用药 1 天即可止痛，并控制发展，2 ~ 3 天结痂，4 ~ 5 天治愈。某些患者需用药 1 周。治愈的患者局部不留疤痕，无后遗性神经痛。可见，此法具有见效快、疗效确切的特点，可作为老年带状疱疹的治疗方法之一。

验证：四川周为，男，67 岁，退休干部。他说："我爱人患带状疱疹，在县人民医院治疗 1 个多月，花费 400 多元未能治愈。后来我用本条方为她治疗 3 天就好了。"

【荐方人】河南常怡勇。

用酒精浸布敷盖患处治带状疱疹 >>>>

配方及用法：备 75％酒精。根据带状疱疹皮损大小，取纱布一块，用 75％酒精浸湿（以不滴药液为度）敷盖在皮损上，外加塑料薄膜覆盖，用胶布固定，每日 2 次。一般 3 天见效，5 天即可痊愈。疼痛厉害者可适当服用索米痛片。

【出处】《实用西医验方》。

用疱疹灵液治带状疱疹 >>>>

配方及用法：地龙（鲜）100 克，冰片 2 克，雄黄 2 克，青黛 3 克，白糖适量。将鲜地龙洗净放少许盐，置于罐头瓶中 1 小时左右，待其腹中污泥吐出后，再洗净切成小段加冰片、白糖（覆盖其上一层约 0.5 厘米厚即可），24 小时后放入生理盐水 120 毫升，过滤除渣，将研细的雄黄、青黛粉和入混匀备用。

备注：方中地龙选新鲜粗壮者为佳。重症泛发型带状疱疹患者应用时可配合其他综合治疗措施。

【荐方人】辽宁邹凤阁。

【出处】《亲献中药外治偏方秘方》。

脱脂棉球治带状疱疹 >>>>

配方及用法：取脱脂棉球适量，撕成比疱疹面大约 2 厘米的薄片，敷在疱疹面上，用火柴点燃即可。隔日 1 次，一般 1 ~ 3 次即能治愈。

【荐方人】河北庞希迎。

【出处】《当代中医师灵验奇方真传》。

用韭菜汁擦洗治带状疱疹 >>>>

配方及用法：将刚刚割下的鲜韭菜（其量不限，可根据病变面积大小而定）用双手揉搓，取其汁备用。先将患处用凉开水洗净擦干，然后马上用韭菜汁反复擦洗，一次见效。病重者不超过3次痊愈。

验证：江苏余连生，男，77岁，教师。他说："姜琴，女，74岁。背部痛痒多年，每晚痒得不能入睡。1998年夏天，突然在腰部脊椎处生了10多个带状疱疹，在医院打针吃药，花去100多元仍未治愈。后来我用本条方为其治疗，当即痛止痒除，连续治疗5天就基本痊愈。"

【荐方人】黑龙江刘为。

血余炭调油治带状疱疹 >>>>

配方及用法：取头发（以天然粗黑者为佳）10克，点燃，使之充分燃烧，研为细末，密封，贮有色瓶中。用时取麻油调为糊状，外涂患处，无须包扎。每日1次，一般1次痛止，2次可痊愈。

验证：赵某，女，50岁。右胁部出现不同程度的刺痛，灼热，瘙痒难忍，局部出现成片红斑，红斑上有密集的针头至绿豆大的丘疹，很快变成小疱，疱液透明。用血余炭调油涂之，1日痛止，2日结痂，3日而愈。

【出处】《浙江中医杂志》（1991年第6期）、《单味中药治病大全》。

二面硫黄茶调涂治带状疱疹 >>>>

荐方由来：曾某，男，65岁，农民，1984年7月12日以左胁起红斑水疱、热痛为主症来诊，诊断带状疱疹。以荞麦面、小麦面、硫黄各等份，共为细面，浓茶叶水调和抹患处，即感热痛减轻，连抹4日痊愈。

【出处】《河南中医》（1991年第4期）、《中医单药奇效真传》。

用鲜无花果叶捣烂敷患处治带状疱疹 >>>>

配方及用法： 新鲜无花果叶数片，洗净擦干，切碎捣烂，置瓷碗中，加适量食醋调匀成稀泥状，敷于患处，待药干后更换。

验证： 治疗21例，均于1～2天痊愈。

【出处】《江苏中医杂志》（1982年第3期）、《单味中药治病大全》。

雄黄、黑木耳炭可治带状疱疹 >>>>

配方及用法： 雄黄15克，黑木耳炭15克，冰片2～3克，上药研细后混匀装瓶备用。治疗时，将上药外敷患处，湿者干面敷，干者香油调敷。按疮面大小均匀外敷一薄层即可。治疗期间忌食辛辣等刺激食物。

【荐方人】 黑龙江韩先锋。

【出处】《中国民间疗法》（1997年第3期）。

服单药全蝎可治愈带状疱疹 >>>>

荐方由来： 一七旬老翁患带状疱疹，痛如锥刺，经久不除。取全蝎30克，焙干研末，分为10包，早晚各服1包，疼痛逐渐缓解。又嘱继服前药30克，仅服2料，痛止病愈。

【出处】《名中医治病绝招续编》《中医单药奇效真传》。

白癜风

如意黑白散治白癜风 >>>>

荐方由来： 我姐夫因白癜风发作面部白色日渐扩大，他买了不少药吃了仍不见好转。后来我从一部医书中偶得"如意黑白散"，于是便试着小剂量给我姐夫服用。用后果真有了奇效，便加大剂量服用，2个月后，白色部分已缩成黄豆粒般大小。

配方及用法：旱莲草90克，白芷60克，何首乌60克，沙蒺藜60克，刺蒺藜60克，紫草45克，七叶一枝花30克，紫丹参30克，苦参30克，苍术24克。上述诸药共研细末，密封收藏。每日服3次，每次6克，开水送服。也可似泡茶样服用。

【荐方人】江苏陈广兵。

用三黄散治白癜风 >>>>

配方及用法：雄黄8克，硫黄8克，石硫黄3克，密陀僧6克，补骨脂10克，麝香1克，轻粉2克，蛇床子10克，上药用纯枣花蜂蜜调匀外搽，每日早、中、晚各1次。对汞过敏者禁用，此药慎勿入口。

验证：78例患者中，2周内白斑消退者10例，3周内消退者50例，4周内消退者16例，无效2例。有效病例治愈后观察1～2年，未见复发。

【荐方人】河南卢明。

用三季红酊可治白癜风 >>>>

配方及用法：三季红叶20克，酒精100毫升。将三季红叶研末，泡于酒精中，1周后可用。

（1）每日在日光浴前后涂三季红酊1次，也可平常涂用（女性外阴部忌用）。

（2）日光浴的方法是：将患部暴露在日光中，要因时、因人、因地制宜，循序渐进，每日1～2次（最好时间在上午8：00～10：00），每次自5分钟开始，逐次增至每日4小时为止。

（3）医者可根据病人的具体情况，适当配合应用一些中草药、谷维素、硫酸亚铁等。治疗时间一般为1～6个月。

备注：涂药后皮肤过敏或日光浴后局部出现水疱者，应及时治疗和处理。

验证：用本酊治疗 145 例，其中痊愈 68 例，显效 43 例，有效 20 例，无效 14 例。

【荐方人】江苏李志如。

【出处】《新中医》（1977 年第 6 期）。

用白芷、白附子等治白癜风 >>>>

配方及用法：白芷、白附子各 16 克，密陀僧 10 克，雄黄 3.5 克。上药研细后筛去粗末，用切为平面的黄瓜尾（趁液汁未干）蘸药末用力擦患处，每天擦 2 次。

验证：此方治疗白癜风 34 例，痊愈 29 例，好转 5 例。

【出处】《山东中医杂志》（1985 年第 3 期）、《单方偏方精选》。

用消斑丸和白驳散治白癜风 >>>>

配方及用法：①消斑丸：白蒺藜 250 克，桑葚子 300 克，旱莲草 200 克，丹参 150 克，白附子 90 克，甘草 80 克，蜂蜜适量，按中药蜜丸制剂法制备。每次服 9 克，早晚各服 1 次。本方适用于白癜风之风燥型患者；若为湿热型去白附子，加女贞子 15 克，苦参 100 克；寒滞型去桑葚子，加何首乌 250 克。②白驳散：蛇床子、密陀僧、雄黄、白芷、石硫黄、土茯苓、轻粉各适量，按中药外用散制法制备。以黄醋调成稀糊状，置瓶内密封 5 天后，取药糊用棉签涂患处，每日 2～3 次。

验证：经对 380 例白癜风患者疗效观察，痊愈 146 例，显效 180 例，好转 51 例，无效 3 例（全身泛发大斑块患者，经治 3 个月无改善，自停药）。

【荐方人】湖南舒友艺。

【出处】《当代中医师灵验奇方真传》。

用熟地、女贞子等可治白癜风 >>>>

配方及用法： 熟地 30 克，女贞子 30 克，墨旱莲 40 克，菟丝子 30 克，制首乌 50 克，补骨脂 60 克，蛇床子 20 克，雄黄 20 克，硫黄 20 克，白鲜皮 100 克，白附子 25 克，密陀僧 20 克。将上药共研粗末，用白酒 500 毫升、米醋 250 毫升浸泡 1 个月后外擦患部，每日 1 ~ 3 次。

备注： 本药有毒，切忌入口，擦后也要洗手，以免中毒。同时，注意皮肤的变化，发现疾病已消失，应再坚持擦几天，以巩固疗效，防止复发。

验证： 山东王学庆，男，主治医师。他说："庆云镇朱芳，患大面积严重白癜风，病程达 10 余年，有名的大医院去过多处，花费 1 万多元未治好。后来请我医治，我用本条方为其治疗 1 个月即痊愈，现在皮肤已恢复正常颜色。"

【荐方人】吴风平。

【出处】《健康导报》（1996 年 12 月 4 日）。

用黄瓜蒂、芝麻花治白癜风 >>>>

配方及用法： 黄瓜蒂 7 个，芝麻花一把，盐卤 150 毫升。将前 2 味研成细面，放入盐卤内调成糊状，抹患处，每日 2 ~ 3 次。

验证： 治疗多例，1 个多月痊愈。

【出处】《实用民间土单验秘方一千首》。

用猪肝、沙苑蒺藜治白癜风 >>>>

配方及用法： 猪肝一具（煮熟），炒沙苑蒺藜 62 克研面。熟猪肝切小片蘸药面吃，1 日服完。轻者 1 ~ 2 料，重者 2 ~ 4 料，屡治屡验。

【荐方人】河北岑效儒。

【出处】广西医学情报研究所《医学文选》。

硫黄豆腐可治白癜风 >>>>

配方及用法：取硫黄 20 克，豆腐 250 克，将硫黄研成极细末，掺入豆腐内搅匀，用温开水于每晚临睡前一次服下。

【出处】《浙江中医学院学报》（1984 年第 3 期）、《中医单药奇效真传》。

内服外用治顽固性白癜风 >>>>

配方及用法：①内服：补骨脂 30 克，白蒺藜 30 克，生姜 20 克，何首乌 20 克。上药煎服，每剂 3 次。②外用：补骨脂 30 克，姜汁 10 毫升。将补骨脂研末后浸入 75% 酒精 250 毫升中，5 日后加入鲜姜汁（鲜姜切片蘸药汁用之），不弃药渣，使用时摇匀外擦，每日数次，用后日晒，1 个月为 1 个疗程。

【荐方人】青海吕建辉。

牛皮癣

将青山核桃捣碎治牛皮癣 >>>>

配方及用法：采集新鲜青山核桃，将其捣碎，用核桃汁和残渣，根据牛皮癣面积大小敷于患处，然后用纱布缠包好。待 1 小时左右，患处会起疱、出水，此时勿担心，10 天左右脱皮，可治愈。

【荐方人】黑龙江王振德。

党参、苦参等可治牛皮癣 >>>>

配方及用法：党参、苦参、沙参、玄参、丹参、当归、川芎、荆芥、防风、白芷、桂枝、白鲜皮、水牛角各 3 克，乌蛇 9 克。痒甚者加蝉蜕、川椒各 9 克；不痒者加三七 3 克，生地 9 克。水牛角单独为末，余药共为细末，混匀分为 3 包。每天晚饭后用黄酒冲服

1包，服药前先吃3个红皮鸡蛋。首次服药后要盖被发汗。服药期间应避风。治疗期及治疗后1年内要少吃辛辣等刺激性食物。

备注： 第一次服药后的发汗，对于疗效好坏有重要作用。凡出汗透者，疗效一般较好；出汗不透或未发汗者，疗效较差。但需注意严密观察，以防过汗发生虚脱。

验证： 治疗158例，治愈110例，显效31例，好转17例。复发48例，经第二次治疗后，治愈31例，显效7例，好转10例。

【出处】 《赤脚医生》（1976年第5期）、《广西中医药》增刊（1981年）。

用柳条水烫洗治牛皮癣 >>>>

荐方由来： 一年前，我曾经患严重牛皮癣，奇痒无比，多次求医均不见效。后来获得一民间单方，按方将柳条切成12厘米左右长，放入锅内用水煮，待水呈黑色时，烫洗患处，五六次后，牛皮癣很快消失，从未复发。据说，此法可治多种皮肤病。

【荐方人】 安徽徐国长。

【出处】 广西科技情报研究所《老病号治病绝招》。

用断肠草治牛皮癣 >>>>

荐方由来： 我身患牛皮癣已经20多年。患处终日渗水、结痂、掉屑，经多年医治效果不佳，时愈时犯。偶得"断肠草治牛皮癣"一方，经用50多天，患处基本痊愈。

配方及用法： 将断肠草根（鲜品）购买或采挖回来后，用清水洗净，去掉老皮，晾干，切片（带浆汁）放在玻璃瓶内，用50度白酒浸泡（酒浸过药即可）1周后，可直接用浸泡的药片往患处涂抹（涂药前将患处洗净晾干），每日涂抹2~3次。如发现患处红肿，可停用一段时间后再用，直至痊愈。应继续涂药巩固一段时间，以防复发。

【荐方人】辽宁霍汉章。

用杉木汁治牛皮癣 >>>>

荐方由来：近几年，我利用业余时间采新鲜杉木汁治好牛皮癣患者 76 人。方法如下：早晨（雨天除外）6：00 ~ 7：00，持干净刀在尾径 10 厘米以上的杉木根部皮下轻砍 1 ~ 2 刀，用酒杯或小瓶接汁，回家后用药棉蘸汁涂搽患处（要先用盐水洗净患处），每日 3 ~ 4 次，连用 3 ~ 5 天可有良效。搽药期间忌食酒、辣椒。

【荐方人】广西韦永洁。

【出处】《农村百事通》（1997 年第 10 期）。

用醋可治牛皮癣 >>>>

荐方由来：我有位朋友患牛皮癣多年，去过许多医院，访过不少名医，也花了不少钱，而医治效果都不尽如人意。有一次，我从单位开发办书库有关醋疗的资料上看到 2 条用醋治疗牛皮癣的方子，介绍给朋友试用后，当天解决了患处痒的问题，患处的银屑一搽就掉；3 天后，患处瘢痕面积减少，皮肤颜色接近正常；5天后皮肤颜色正常，解决了患者的落屑、痒痛之苦。

方法：用棉球蘸 5 度食用醋，每天搽患处 3 ~ 4 次，5 ~ 7 天即可；或者用 5 度食用醋 250 毫升，加水 250 毫升，调成 2.5 度淡醋液，每天早晚冲洗患处 5 ~ 10 分钟后，用清水洗干净即可，一般需坚持 5 ~ 7 天。两种方法任选一种使用皆可见效。

【荐方人】新疆白京松。

用硫花蛋治牛皮癣 >>>>

荐方由来：我的一位同学患牛皮癣多年，服药、涂达克宁霜等药膏虽有效，但停药后就复发，时轻时重。在一位老中医处得到此方，抱着试试看的态度，如法炮制。用 3 个硫花蛋之后，顽疾祛除，2年未发。

配方及用法： 硫黄10克，花椒10克，鸡蛋1个。将鸡蛋外壳一端打开，去蛋清留蛋黄。把2味药装入鸡蛋内，用小棍搅拌混匀，温火焙干，再连同蛋壳一起研成细末。用植物油调和细末，敷在患处，每日数次。

【荐方人】湖南李胜涛。

用楮树浆治牛皮癣 >>>>

荐方由来： 有一年，我颈部患牛皮癣，虽经医院治疗，均未见效。后遇老农民传授"楮树"浆擦抹法，我依法早晚2次擦抹，初抹时有烧灼感，能止痒，四五天以后，皮肤逐渐恢复原状，至今未复发，患处同好皮肤一样。

取楮树浆方法：用刀在树枝上划一小口，楮树即冒出白浆。注意：楮树的浆水切勿滴入眼内。

【荐方人】牛正之。

【出处】《安徽老年报》（1996年11月27日）。

用鲜核桃皮汁治牛皮癣 >>>>

荐方由来： 鲜核桃一个（七八成熟），将核桃皮削破漏出汁水，将癣皮用手抓破让其出血，用核皮汁水往患处反复擦。

【荐方人】王承礼。

【出处】《晚晴报》（1997年9月13日）。

活血祛斑汤治牛皮癣 >>>>

荐方由来： 我经过6年的探索研究配制成一种治疗牛皮癣的秘方——活血祛斑汤，通过对35位患者的临床治疗表明，疗效颇佳，愈后不留任何痕迹，不复发，没有副作用。

配方及用法： 菊花、蝉蜕、苦参、桑叶各10克，赤芍、丹皮各15克，茯苓30克，防风19克，白鲜皮20克，牛子11克，加

水 750 毫升，然后慢火煮至 250 毫升，分早晚 2 次服下，一般服
30 ~ 50 剂即可痊愈。

【荐方人】山东沙建普。

用松针液治牛皮癣 >>>>

配方及用法：可的松针液 35%，硫黄软膏 35%，十滴水
30%，混合调匀备用。取调好的药直接涂在患处出现渗透液或血
点处，不必包扎，每天 3 ~ 5 次，2 ~ 3 天可愈；愈后再用药三周
巩固疗效。用药期间忌服魔芋豆腐。初次用药有刺激性痛感，1 ~ 2
分钟后消退。

备注：药不能入口。

验证：江西赖和明，男，54 岁，医生。他说："村民谢瑞娇，
左小腿前部生一大片癣，此处皮肤粗糙，奇痒难忍，用了几种药
治疗都没有效果。后来用本条方治疗，用药 2 天后痒止痊愈。"

【荐方人】云南熊贵林。

用黄牛皮斑蝥可治牛皮癣 >>>>

配方及用法：黄牛皮 100 克，斑蝥 7 个，甘遂 10 克，香油适
量。将黄牛皮炮燃灰存性，与斑蝥、甘遂共研细末，以香油调涂
患处。

【出处】《医话奇方》。

用全蝎治牛皮癣 >>>>

配方及用法：全蝎 7 个，用 31 ~ 62 克香油煎（炸）熟，于
饭前或饭后食用，接着喝黄酒，量以身体能承受为度，然后卧床
休息发汗。每隔 7 天吃 1 剂。服 4 ~ 5 剂周身患处脱掉一层皮时，
即停止服药。

备注：全蝎指的是头、尾、足、钩都完整的蝎子。不能用活

的、鲜的蝎子。若自己抓的活蝎子，应放入水中煮死晒干后再用。

【荐方人】辛宝贵。

用斑蝥酊治牛皮癣 >>>>

配方及用法：斑蝥 10 克，加入 75％ 酒精内，浸泡 1 周即成。用棉签或药刷蘸药液涂皮损处，一般涂药后 24 小时内起水疱，起疱后不要将其刺破，待 3 天内液体自行吸收，皮损结痂脱落。若仍有苔藓样变者，可再次涂药，一般每隔 1 周可涂药 1 次，直至病变组织脱尽为止。若有复发者，可再用此方。

验证：广东李显勉，男，65 岁。他说："患者李宇光患牛皮癣 10 余年，曾多方医治，始终未治好，已花钱很多。后来用本条方治疗 10 多天，仅花 20 元钱，牛皮癣痊愈，再未复发。"

【荐方人】天津韩德宝。

【出处】《当代中医师灵验奇方真传》。

用土茯苓、石菖蒲治牛皮癣 >>>>

配方及用法：土茯苓 100 克，石菖蒲、苦参、蛇床子、苦楝皮、陈艾、白蒺藜、地肤子各 50 克，芦荟 30 克，猪苦胆 5 个。上药除猪苦胆、芦荟之外，将其余加水 2500 毫升，煎至 1500 毫升滤出；再将药渣加水 1500 毫升，煎至 500 毫升滤出。将两次药液兑在一起，把 5 个猪苦胆汁加入药液中煎 30 分钟，最后把芦荟切成细末，放入药液中搅拌，待全部溶化后，即可装瓶备用。外擦患处，每日早晚各擦 1 次，直至痊愈。

【荐方人】黑龙江张维国。

【出处】《当代中医师灵验奇方真传》。

用仙人掌贴敷治牛皮癣 >>>>

荐方由来：我患牛皮癣 1 年多，曾使用多种药物均不见效。后见《老年报》刊文"仙人掌有消炎止痛之功能"，于是选用老嫩适中的仙人掌，将一面用刀剥皮贴敷患处试用，经过半个月治疗，效果颇佳，牛皮癣痊愈。

【荐方人】黑龙江王荫林。

用地瓜子治牛皮癣 >>>>

荐方由来：潼南县年已古稀的老人曾大云，双腿长满牛皮癣，历时12年，奇痒难忍，医治总无效。后遇一个名叫杨世炳的医生告诉她：用阿司匹林20片，地瓜子50克，均捣成末，加慈竹虫粉75克，以少许麻油调成糊状涂患处，多则5次即可治愈。曾大云老人用此方一试，果真有效，多年的牛皮癣很快治好了，至今未复发。

【荐方人】四川溪衣诚。

【出处】广西科技情报研究所《老病号治病绝招》。

用棉油辣椒治牛皮癣 >>>>

配方及用法：取棉籽油250克放在锅内烧热，将事先用火烤焦的红辣椒6个研成粉状，放进锅内炸2分钟左右停火，待油稍冷后与辣椒充分调匀成糊状，早晚涂在患处，一般坚持10余天牛皮癣就会结痂自行消退，以至痊愈长出新毛。

【荐方人】山东孙常君。

【出处】广西科技情报研究所《老病号治病绝招》。

用蒜糖泥敷治牛皮癣 >>>>

荐方由来：四川孙光华患牛皮癣，经多处治疗不愈。1992年初用老蒜（去皮）一头，白糖适量，共捣烂包敷患处，每天换1次，3天即治愈，至今3年没复发。

验证：陕西田万春，男，57岁，工人。他说："今年3月我发现左手合谷穴处有六七个小红点，并发痒，当时我没在意，几天后出现一片硬币大的癣，奇痒难忍。我用本条方自治，晚上敷药，第二天早上就不痒了，1 周后即痊愈，至今已 3 个月没有复发。"

【出处】《科技兴农报》（1995 年 11 月 23 日）。

用蒜泥敷灸法治牛皮癣 >>>>

方法：艾条隔蒜泥温和灸，即取大蒜适量去皮，捣如泥膏状，敷于患处，厚 0.2 ~ 0.3 厘米，上置艾条按温和灸法操作。每次施灸 15 ~ 30 分钟，或灸至局部灼痛热痒为度。每日或隔日灸治 1 次，7 ~ 10 天为 1 个疗程。

验证：广西丘家旭，男，59 岁，公务员。他说："我老伴脚趾上长了脚癣，每天晚上擦癣药水、皮康王等，一连 2 年多，就是治不好，而且还变硬变黑，特别难受。后来按本条方治疗，现在皮肤颜色正常，脚癣治好了。"

用大枫子涂擦治牛皮癣 >>>>

配方及用法：大枫子适量，去壳备用。将患处用温开水清洗干净，再用去壳的大枫子反复涂擦，每日 1 ~ 3 次，连续 3 ~ 5 天即愈，且不复发。

【荐方人】安徽郑蔚。

内外兼治牛皮癣 >>>>

配方及用法：口服方：桑白皮 10 克，白鲜皮 12 克，地骨皮 10 克，蝉蜕（后入）10 克，浮萍草 10 克，荆芥 6 克，金银花 12 克，防风 6 克，当归 6 克，生姜皮（后入）10 克，茯苓皮 10 克，陈皮 10 克。

洗浴方：蛇床子 50 克，地肤子 50 克，百部 20 克，枯矾（后入）10 克，艾叶 50 克，花椒 6 克。

口服方煎 15 分钟，再入蝉蜕、生姜皮煎 5 分钟，取汁约 300 毫升温服，每日服 2 次，连服 25 ~ 30 剂。洗浴方煎 20 分钟，再加入枯矾煎 5 分钟，取汁 5000～10000 毫升，趁热洗患部或周身 30～60 分钟。每日 1 次，连洗 10～20 次为 1 个疗程。轻者 1 个疗程，重者 2 个疗程。

备注：服药期间忌食辛辣和刺激性食物。

验证：治疗 35 例患者，经 1～2 个疗程，痊愈 32 例，好转 3 例。痊愈者跟踪随访 5～9 年未曾复发过。

【荐方人】内蒙古高翔。

【出处】《当代中医师灵验奇方真传》。

内服外洗治牛皮癣 >>>>

荐方由来：我通过多年的临床探索，总结出一套较好的治疗牛皮癣方案。

内服药：当归 20 克，黄芪 50 克，补骨脂 30 克，三棱 10 克，莪术 10 克，紫草 50 克，乌梅 50 克，白鲜皮 30 克，苦参 30 克，蛇床子 20 克，白芍 20 克，双花 30 克，虎杖 20 克，丹参 20 克，川芎 20 克，杜仲 10 克，党参 10 克，白术 10 克，泽泻 20 克，藿香 20 克，甘草 10 克，荆芥 20 克，红花 10 克。上药为 1 剂，煎服，每日 3 次。

一般轻者 6 剂，重者 10～12 剂显效。

外洗药：补骨脂 60 克，乌梅 40 克，菟丝子 30 克，骨碎补 30 克。上药为 1 剂，以 30％冰醋酸 1000 毫升浸 5 天后外洗病患部位，每次 10 分钟，直至癣皮剥离治愈。

钙剂：在外洗及内服治疗此病的同时，可和内服药间隔 20 分钟口服维丁钙片，每次 5 片，每日 3 次，至治愈。

预防复发：一般农村路边及庭院内皆有易找到的"龙葵"（黑天天、黑油油），当秋季果实成熟时，割其茎部，包括枝叶切成 3 厘米长左右。当治愈此病后，可每日取龙葵 30 克用沸水冲饮，1 个月为 1 个疗程。停药 1 个月，再服 1 个疗程。依此类推，计服 6

个疗程停药，即不易复发。

【荐方人】黑龙江孙建伟。

【出处】《老年报》（1997年9月18日）。

花斑癣（汗癣、汗斑）

用黄瓜硼砂可治花斑癣 >>>>

荐方由来：我是一位有20余年病史的花斑癣患者。我在继承前人用黄瓜治疗本病的基础上加以改进治疗花斑癣，达到满意的效果。

配方及用法：新鲜黄瓜200克，硼砂100克。先将黄瓜洗净切成片装入容器，再将硼砂放入容器内，稍搅拌后，放置3～4小时，过滤出黄瓜液装入瓶内，放到冰箱里或阴凉处备用。清洗皮肤后，用消毒纱布块浸黄瓜液涂擦患处，每日3～4次。一般7～10天痒感及鳞屑斑消失，皮肤恢复正常。

【荐方人】王全义。

陀硫粉敷患处治花斑癣 >>>>

配方及用法：密陀僧50克，硫黄40克，轻粉10克。上药共研细末，过120目筛，装瓶备用。先用食醋擦洗患处，再取鲜生姜1块，切成斜面，以斜切面蘸药末，用劲在患处擦至有灼热感为度，每天2次。

擦药后患处渐转变为褐色，继而脱屑痊愈，不损害皮肤，亦无不良反应。复发时再按此方治疗亦有效。

验证：此方治疗汗斑253例，均痊愈。

【出处】《湖北中医杂志》（1989年第1期）、《单方偏方精选》。

密陀僧、乌贼骨等可治花斑癣 >>>>

配方及用法：密陀僧 32 克，乌贼骨 32 克，硫黄 16 克，川椒 16 克。上药共研成极细末，过 120 目筛，装入瓶内备用。用时取生姜一块，斜行切断，以断面蘸药粉少许擦患处（无痛，对正常皮肤无损害），擦至汗斑变成淡红色即可。每天早晚各擦 1 次，擦后勿用水洗（晚上洗澡后才擦）。一般用药 1 ~ 2 周，自觉症状、皮肤损害即消失。

【出处】《老人报》（1995 年 2 月 28 日）。

用柚皮硫黄治花斑癣 >>>>

配方及用法：将普通食用的柚皮（或尚未成熟的小柚）切开，取其切开面蘸硫黄涂擦患部。轻者只擦 1 次可愈，重者于 3 ~ 4 天后再擦第二次可愈。

【荐方人】福建许进光。

【出处】广西医学情报研究所《医学文选》。

硫黄、土槿皮等可治花斑癣 >>>>

配方及用法：硫黄 6 克，土槿皮 10 克，密陀僧 3 克，土大黄 25 克。上药共为细末用黄瓜蒂或紫茄蒂蘸药末涂搽患处，每日 2 次，直至治愈。

验证：治疗患者 21 例，用药 3 ~ 7 天后临床全部治愈（皮损消退，真菌化验检查为阴性）。一般轻者 2 ~ 3 天即愈，重者 5 ~ 7 天治愈。

【荐方人】黑龙江程震。

【出处】《当代中医师灵验奇方真传》。

各部位癣症

用紫皮独头蒜汁治头皮白癣 >>>>

配方及用法：紫皮独头大蒜若干。洗净大蒜并去皮，捣烂成浆，压榨取汁。患者剃去头发后，用温水肥皂洗头，揩干，从癣区的四周向内涂搽大蒜汁，每天早晚各 1 次，15 天为 1 个疗程。

验证：此方治疗头皮白癣 45 例，痊愈 39 例，有效 6 例。一般 7 ~ 10 天见效，40 天内痊愈。

【出处】《浙江中医杂志》（1986 年第 2 期）、《单方偏方精选》。

用巴豆油涂治头皮黄癣 >>>>

配方及用法：巴豆 1 枚。将巴豆去壳，倒菜油适量于碗底，用手紧捏巴豆在碗底碾磨尽备用。用前将头发全部剃光，用棉签涂上药油涂于患处，再用油纸覆盖并固定，7 天后揭去油纸，待痂壳自行脱落。涂药后的 3 天内，患处可出现轻度肿痛，数天后可自行消失，无须处理。本药不宜重复使用及涂抹太多。

功效：此方治疗头皮黄癣效果颇佳，一般涂 1 次即可痊愈。

【出处】《四川中医》（1983 年第 4 期）、《单方偏方精选》。

用蒜头陈醋搽治顽癣 >>>>

荐方由来：我大腿上有一块顽癣，奇痒难忍，并伴有银白色细皮脱落，困扰我多年。曾内服过中西药，外搽过多种软膏，都没能治愈。经一位朋友介绍用蒜头和陈醋外搽，1 个多月后基本痊愈。

为使其他患者免除此疾的痛苦，现将方法介绍如下：先将患处用温水洗净擦干，再将蒜的一瓣挤汁搽患处，稍干后再搽陈醋。如此每日早晚各 1 次。据本人实践，2 ~ 3 天即可止痒，1 个月左右可痊愈。

验证：新疆马春田，男，75岁，退休。他说："我右手大拇指有一块顽癣，阵发性奇痒，而且患处皮肤增厚、坚硬，用本条方治疗后，奇痒程度明显减轻。此法真是既经济又简单方便。"

【荐方人】卓强。

榆树汁浆治面癣 >>>>

配方及用法： 剥去榆树皮或截断树枝，用冒出的树浆擦患处，一两次可愈。

功效： 本品含β-谷甾醇、植物甾醇、豆甾醇等多种甾醇类及鞣质、树胶、脂肪油，能治丹毒、疥癣。

验证： 郑祖中，面部长两块白癣，擦了多种药膏不见效，后用此方，1次获愈。

【荐方人】河南李越圣。

用韭菜汁洗可治癣 >>>>

配方及用法： 韭菜500～1000克（可视患处面积大小增减）捣烂成泥状，放入有盖的盆内，倒进适量的开水，用盖子将盆盖紧，约10分钟后，将患处放入韭菜水中浸泡30分钟。如癣长在难以浸泡之处，可用韭菜水洗。一般长在四肢能泡之处的癣，一次即可治愈。

此方经很多患者试用，疗效显著。

验证： 广西陈远忠，男，67岁。他说："我患脚癣，用本条方治疗，仅一次就好了。"

【荐方人】江苏黄羽生。

用酒精浸泡鲜榆钱治癣 >>>>

配方及用法： 新鲜榆钱100克，75％酒精500毫升。将鲜榆钱浸泡于酒精中，密封64小时，压榨去渣备用。用前洗净患处，涂擦该药液，每天3～5次。若是干品，先用开水泡涨，再浸泡于酒精中。

验证：此方治疗手足癣及体癣共80例，痊愈71例，好转9例。

【出处】《陕西中医》（1989年第10期）、《单方偏方精选》。

用楮树汁治体癣 >>>>

配方及用法：用刀子划破楮树皮，用瓶子接流淌的楮树汁，每天3～6遍抹患处，一次不必抹得太多。涂后有点痒痛。

【荐方人】河南侯云星

用硫黄矾油膏治骑马癣 >>>>

配方及用法：硫黄、白矾各半，与生猪板油（猪墙油）混合，在青石板上用石头（切勿用铁器）砸成糊状。每天搽四五次，搽时用力搓，一般两三天见效，1周左右可治愈。

【荐方人】河南李洪殿。

倍他米松片可治手癣 >>>>

配方及用法：倍他米松片，每日3次，每次服0.5毫克，日用量不超过2毫克。

【荐方人】山东徐祥贵。

用山西陈醋浸泡可治甲癣 >>>>

荐方由来：1986年我左手拇指感染了甲癣，经常向外流水，有微痛，用了不少药，效果一直不好。1987年下乡工作，一老中医给我说了个用食醋治疗甲癣的单方，我使用后效果非常好，至今没有发作。

方法：取一个大拇指能放进去的小瓶，装入醋液，然后把患甲癣部位放入瓶内浸泡，每次半小时以上，一天浸泡3次，3～5日即愈。治甲癣以山西陈醋为好。

【荐方人】河南郭景文。

清甲汤治甲癣 >>>>

配方及用法：鲜猪胆1个，滑石、30%冰醋酸各适量。患指（趾）洗净后，将猪胆戴在患指（趾）上，1周取下，隔2天后，用滑石（研面）、30%冰醋酸（适量）调拌成糊状，稠稀适当，然后将糊直接涂于患指（趾）上，外用塑料薄膜覆盖，再后用绷带包扎固定，24小时后有疼痛感。

验证：治疗30例，1～3年9例，3～5年10例，5～10年6例，10年以上5例。均用药1次，2月后痊愈。有2例2月后长出指甲，有光泽，薄厚正常，但高低不平，3个月后，未经其他任何治疗长出正常指甲。

【荐方人】内蒙古王利君。
【出处】《当代中医师灵验奇方真传》。

用川楝子膏包敷可治甲癣 >>>>

荐方由来：唐某，双手患甲癣已10年，指甲变形增厚，高低不平，无光泽。将川楝子10枚去皮，加水浸泡至软，用手捏成糨糊状，浸泡局部1小时以上，每天1次。亦可用川楝子加水捣膏，加适量凡士林调匀，厚涂患指（趾），外用纱布、胶布固定，2天后更换，直至痊愈。用本方包敷2次即愈。

【出处】《浙江中医杂志》（1987年第8期）、《中医单药奇效真传》。

用鲜松针熏法可治手癣 >>>>

配方及用法：用鲜松针（松毛）2000克，先取500克放在炉火上烧着，待烟起，把患掌置于烟上，约距离火10厘米处熏（遇热难忍可提高些）。松针烧透后再陆续增加鲜松针熏疗。每日早晚各熏1次，每次约2小时，连续熏1周。

备注： 患掌熏后，在2小时内不宜洗手，以后洗手需用温水。

验证： 辽宁王安才，男，53岁，农民。他用本条方治好本村赵国宇的手癣。

【荐方人】 福建翁充辉。

用苦参醋浸泡法治手足癣 >>>>

配方及用法： 苦参、苍术、海桐皮、苦楝子、银花、地肤子各30克，花椒20克，川槿皮、百部、土茯苓、马齿苋、皂角刺各60克。将上药放入瓦罐内，加食醋2500毫升，搅匀后封口，放阴凉处10～15天即可用。在浸泡前先清洗患处，将指（趾）甲削剪，以使药液浸透指（趾）甲根部。浸泡时将患处全部浸泡于药液内15～30分钟（时间越长越好），连续浸泡15～30天即可根治。冬季可将药液加温后浸泡，夏天药液蒸发后可加添适量醋继续使用。

功效： 清热祛风，除湿杀虫。

验证： 陈某，中年男性，患手癣15年余，曾在上海、武汉等地治疗未见效。于1975年4月病情加剧，右手掌背迭起绿豆大小水疱，部分表皮脱落，损及皮下，范围扩大至前臂内关穴处，痒痛交加。后以上方1剂浸泡，10余日即获痊愈，随访5年未复发。

【荐方人】 湖北孙锦乡。

荞麦面捣大蒜治手癣 >>>>

配方及用法： 荞麦面124克，大蒜4枚。把大蒜捣烂，和荞麦面掺在一起，涂糊患处，用布包好。

验证： 孙妻，患鹅掌癣一年多，先后到十几个医院治疗，擦了多种药膏，无效，试用此方1次即愈。

【荐方人】河南孙臣付。

黑、白矾柏枝桐油治手癣 >>>>

配方及用法： 黑矾、白矾各30克，柏枝250克，桐油适量。将黑白矾、柏枝水煎，熏洗患处至汗出，然后涂桐油，用蘸有桐油的草纸烤患处，至患处变软。7天不许着水。一般1次即愈。

【出处】《实用民间土单验秘方一千首》。

用艾条悬灸法治手癣 >>>>

荐方由来： 乔某，男，54岁。左手有手癣，经用中西药治疗无效。改用艾灸劳宫、少府、四缝穴，每日灸3～4次，灸至局部微热，皮肤红润为度。数日后指掌疼痛消失，皮肤粗糙亦转为红润，屈伸运动如常。

方法： 用药艾条在皮损处进行悬起灸，每次15～30分钟，每日灸1～2次，7～10次为1个疗程。

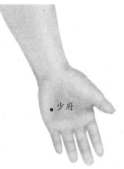

▲ 少府穴的位置

用鲜马齿苋可治皲裂性手足癣 >>>>

配方及用法： 鲜马齿苋250～500克，洗净，煎取药液2500～3000毫升，先熏后浴，每次半小时至一小时，每天1～2次。

验证： 兰某，男，52岁。自述双足瘙痒疼痛伴皲裂3年，久治不愈。诊见患部皮损增厚，弹性差，呈较多条状裂纹，裂纹深者覆有血痂，周围组织肿胀，步行时有鲜血溢出。诊为皲裂性足癣。以上法治疗10天，病减过半，继用5天，瘙痒疼痛消失，裂隙平复病愈，至今未见复发。

【荐方人】陈华、王志文。

酒精浸泡黄精可治手足癣 >>>>

配方及用法：黄精100克，75%酒精250毫升。将黄精切薄片置于容器内，加入酒精，密封浸泡15天。用4层纱布过滤，挤尽药汁后再加普通米醋150毫升和匀即可。将患处用水洗净擦干，用棉签蘸药液涂擦患处，每天3次。

验证：此方治疗手足癣67例，痊愈55例，好转12例。

【出处】《山东中医杂志》(1986年第5期)、《单方偏方精选》。

用公丁香、花椒等治手足癣 >>>>

荐方由来：我过去常用西医方法治疗足癣，但疗效不好，有时还产生不良反应。近几年来，我用"中药浸泡法"治疗足癣，疗效甚佳。一般使用4～7次后，痒感完全消失，患处干燥脱屑痊愈。在治疗过程中未发生不良反应。

配方及用法：公丁香、花椒、防风、防己、土槿皮各15克，加水2500毫升，煮沸30分钟，过滤，待药液降至微温后，浸泡患足。每次浸泡45分钟左右，每日1次。药渣不要倒掉，次日加水再煮，如法再浸泡1次。此法亦可用于手癣的治疗。

验证：河北赵士良，男，60岁，医生。他说："高坤登之妻患手癣，多方医治不愈。后来我用本条方为她治疗，服药5剂就痊愈了。"

【荐方人】张方。

用熏洗法治足癣感染 >>>>

配方及用法：萆薢20克，百部、黄芩、黄柏、白鲜皮、防风各15克，枯矾12克，广丹3克。上药加水1000毫升，煎至500毫升，每天1剂，早晚各1次，每次熏洗患处20分钟。

验证：陈某，男，50岁。1987年8月20日来诊。患双足趾腹面、足趾间糜烂瘙痒2月余，经用止痒水、脚气膏等治无效。

症见瘙痒处糜烂、渗液，两脚趾间红肿、灼热，行走困难，口苦，舌红、苔黄腻，脉弦滑。后用本条方治疗，7天后痊愈，随访2个月未见复发。

用烤疗治手足癣 >>>>

配方及用法：取95%酒精200毫升，加入樟脑粉15克，溶解，以棉球蘸之置于酒盅内点燃后对准患处烤。棉球燃尽再取再点，距离以患者能耐受为度，每次10~15分钟，早晚各烤疗1次。若烤时瘙痒加重，是药已中病，应坚持烤，直至痊愈。

【荐方人】山东梁兆松。

【出处】《开卷有益——求医问药杂志》（1995年第5期）。

防己、石膏等可治脚气 >>>>

配方及用法：防己6克，石膏9克，黄芩3克，黄柏3克，枯矾1克，轻粉1克，甘草3克。将防己、石膏、黄芩、黄柏、甘草共研碎，过箩后将此粉与枯矾、轻粉混合拌匀，患者可先用温开水2000~3000毫升将双脚浸泡15~20分钟，稍晾片刻（不必擦干）即可，然后根据病情将适量的脚气粉撒于患处。每天1次，一般5~7次即可治愈。

验证：67例病人全部治愈，其中3~5天治愈的44例，6~7天治愈的21例，7天以上治愈的2例。

【荐方人】河南周光勋。

【出处】《当代中医师灵验奇方真传》。

用柳树叶可治脚气 >>>>

荐方由来：随着天气炎热，患有的脚趾红肿、趾缝腐烂病开始复发，特别是从事稻田劳动的人更伤脑筋。我在广西期间患了脚趾红肿、趾缝腐烂病，脚肿烂得连鞋都穿不成，在部队和地方治疗多次，效果不佳。在通润村辅导文艺创作时，几个老汉给我说了一个单方，我又把这个单方讲给很多人做了试验，办法真灵。方法共两种。

（1）将柳树叶子（越嫩越好）摘下来，用手指拧成小丸塞进趾缝里，头天晚上敷药，第二天就见效。

（2）用柳树叶（老、嫩树叶都行）煎水（一把柳叶加适当的水煎半小时，水浓为宜），温水洗脚，也很有效。

【荐方人】陕西仇天喜。

用茄根水浸泡可治脚气 >>>>

荐方由来：我患脚癣病（又叫脚气病、香港脚）长达20年，治这种病的药几乎都用过，都没有治好。后来在一个刊物上看到"茄子根治脚癣有奇效"的报道，我就按照介绍的方法试治，5次就好了。

方法：取茄子根50克（凡种菜的地方均能找到），食盐50克，加水煮半小时，然后将水倒在脚盆内，趁热将脚放入浸泡半小时。

【荐方人】云南曹显义。

用姜盐煮水洗泡可治足癣 >>>>

荐方由来：我患脚癣20年，发病时脚趾奇痒、渗黄水、溃烂。1989年春去苏北盐城访友，在旅馆住宿时，同室的一位旅客热情地给我介绍了一个秘方，回家后我如法治疗，第二天痒感基本消失，一星期后便痊愈了。

配方及用法：生姜100克，食盐50克，清水2大碗。三者放入锅内煮沸10分钟左右，然后倒入脚盆泡患脚。每次泡30分钟，一般泡3～7次即愈。

【荐方人】江苏浦志根。

【出处】广西科技情报研究所《老病号治病绝招》。

用番茄敷可治脚癣 >>>>

荐方由来： 我患脚癣，足趾缝起疱、流水、溃烂，又痒又痛。偶然一次，将一个番茄弄破了，连汁带瓤贴敷到患处，当天即觉见轻；洗净脚，擦干，再贴 1 次，竟痊愈了。患有脚癣者不妨一试。

验证： 四川张武刚，男。他说："我的工作要经常接触水，后来就得了脚癣，很痒，起水疱，再后来发展到小脚趾缝裂开，而且非常疼，于是我就用本条方治疗，很快裂口就愈合了，也不疼了。可是我没有坚持治疗，以致发展到其他脚趾和趾缝都痒并起皮，还有像冬天冻后的小红包，又痒又痛。用三九皮炎平等药涂抹，一直不好。最后我仍用本条方治疗，在每晚看电视时，切点西红柿涂擦按摩，干后再进行；然后用纱布包上，到第二天洗澡时再打开。就这样，2 天后大有好转，又包了一天就彻底好了。"

【荐方人】河南穆立庵。

五氯酚钠可治脚气 >>>>

荐方由来： 我曾患脚气多年，用过许多有效的中西药不能除根。在实践中，我试用渗透性较强的防霉剂五氯酚钠一次将脚气治愈。患部在涂药后，立时消除异味；两日后，病变皮层脱落，无分泌黏液，肌肤光洁红润，且再未复发。我将该药介绍给其他患者试用均有显效。

五氯酚钠是一种渗透性很强的防腐防霉剂。其碱性环境及有效氯含量对皮肤具有杀虫灭菌消炎作用，其高浓度对皮肤有刺激性。一般病历较长者，可按 1 克原药 2 毫升水的浓度涂擦；病历短且对刺激敏感者，用 1 克原药兑 10 毫升水的浓度涂擦即可。使用时，禁入眼、鼻、口内。

【荐方人】张文剑。

【出处】《安徽老年报》（1996 年 9 月 18 日）。

用肤疾宁贴膏可治脚气 >>>>

荐方由来： 我患脚气病 20 年，用过不少药，均未彻底根除。后来把肤疾宁贴膏扯成 2 厘米 × 3 厘米一块，上撒磺霉素钙药面（留出四边）贴在患趾间，贴过 2 天就见效了。每隔 2 ~ 3 天换 1 次，连贴几次就完全根除了。

【荐方人】刘广文。

【出处】《晚晴报》（1997 年 6 月 21 日）。

阿司匹林可治足癣 >>>>

配方及用法： 阿司匹林、复方新诺明各等份研末，撒于患处。

【荐方人】薛坤宝。

熬醋泡脚可治顽固性脚癣 >>>>

配方及用法： 醋 100 毫升，用 200 毫升水熬开，倒入洗脚盆里，温度在 40 ~ 50℃时搅拌后浸泡患脚，每天 1 次，每次泡 30 分钟。

验证： 辽宁张文山，男，52 岁，医生。他说："本村陈英患脚癣多年，各种脚癣药没少用，但是都不能去根。后来我用本条方为其治疗，仅 3 次就好了，才花 3 元钱。"

【荐方人】甘肃安著纲。

【出处】《当代中医师灵验奇方真传》。

白鲜皮、水杨酸等可治脚癣 >>>>

配方及用法： 白鲜皮 20 克，水杨酸 3 克，安息香 3 克。取白鲜皮泡于 95％ 酒精 100 毫升中，7 天后取过滤白鲜皮酒精，将水杨酸、安息香粉加入酒精中溶解密封保存备用。将患处洗净拭干，用棉签蘸取药液放于患处，或在患处抹擦片剂，止痒。如患者手脚已出现水疱或指、趾缝出现溃烂时，先将手脚洗净拭干，用针把水疱刺破，拭去黄色菌液，然后将药液抹擦患处即可。

　　验证：治疗患者 1224 例，治愈（用药 2 ~ 3 次，临床症状消除）924 例，有效（用药 3 ~ 5 次，临床症状减轻）216 例，好转（用药 5 次以上，临床症状明显减轻）84 例。

　　【荐方人】河南郭家成。

　　【出处】《当代中医师灵验奇方真传》。

白糖可治脚气 >>>>

　　配方及用法：白糖 10 克，用少量清水溶解成糊状，浓度大于 70%，然后用棉花蘸糖汁擦患处。每天用药 1 次即可见效（重者每天用药 2 次）。此方兼治烧伤、烫伤。

　　【荐方人】广西吴华青。

用血竭、硫黄等可治脚癣 >>>>

　　配方及用法：血竭 10 克，硫黄 30 克，雄黄 30 克，枯矾 30 克，凡士林 400 克。将前 4 味分别研成细粉末，过 120 目筛，诸药末混合，加入凡士林充分调匀，装瓶备用。用前先用 20 克食盐，加入 2000 毫升开水，趁热（以不烫手为宜）将患部浸入水中泡洗 15 ~ 20 分钟，然后把脚擦干，再涂上血竭双黄膏，用手反复揉搓，以疏松汗腺，使药力内透，直达病所深部，以加速药效。每日涂药 2 ~ 3 次。连用数日必愈。

　　验证：共用上方治疗脚癣 70 例，其中，脱屑型 25 例，水疱型 10 例，糜烂型 35 例。均获痊愈，5 年后随访，未见复发。

　　【荐方人】浙江余伟林。

　　【出处】《当代中医师灵验奇方真传》。

用乌洛托品可治疗脚气 >>>>

　　配方及用法：用煮沸 5 分钟的温开水放入 5 克左右乌洛托品溶液洗脚，最后泡脚 10 分钟左右，然后用消过毒的毛巾擦脚，使脚气裂口保持湿润状态，将乌洛托品面再干撒于患处。为防止药品流失，穿上干净的袜子保持三天三夜不脱。3 天后再反复做 1 次，7 天裂口封愈。但不可见愈就收，坚持用乌洛托品药水洗泡 3 日，每日每次 15 分钟。一般半个月即可治愈。

【荐方人】初任。

【出处】《老年报》（1997 年 8 月 14 日）。

大蒜可治脚气 >>>>

配方及用法： 取大蒜若干瓣捣烂成泥，涂于患处，10 分钟后把蒜泥擦去，再涂上红霉素软膏，2 天涂 1 次，3 天后即愈。此外，也可取生姜一小块捣成泥敷患处，1 ~ 2 次便愈。

验证： 湖北程遗海，男，69 岁，离休干部。他说："我患脚气多年，奇痒难忍，多有糜烂，擦过各种脚气膏，都只是暂时缓解，几天后又复发。后来按本条方治疗，只用 10 天时间，未花一分钱，现在既不痒了，也不烂了。"

苦参干姜治脚癣 >>>>

配方及用法： 苦参 20 克，干姜 4 ~ 6 片。用水煎熬 30 分钟后，将煎好的药汁去渣倒入盆内，并加适量的开水，以覆盖脚背为宜。每晚浸泡双脚 15 分钟左右，一般 4 ~ 7 天可愈，不易复发。

【荐方人】河南蔡中海。

【出处】《老年报》（1998 年 6 月 2 日）。

洋铁叶根泡醋治脚癣 >>>>

配方及用法： 将洋铁叶根挖出，洗净切碎，用白醋精泡一两周，当醋液变黄红色时，即可搓用。每天搓 1 ~ 2 次，1 周可见效，坚持一段时间，可治愈。

【荐方人】辽宁陈树廷。

用樟脑豆腐可治足癣 >>>>

配方及用法： 樟脑3克，豆腐2块，同捣外敷，每日1次。

【出处】《上海中医药杂志》（1985年第5期）、《中医单药奇效真传》。

杏仁陈醋可治足癣 >>>>

配方及用法： 取苦杏仁100克，陈醋300毫升，入搪瓷容器内煎沸，然后用文火续煮15~20分钟（使药液浓缩至150毫升为宜），冷却后装瓶密封备用。用时先将患处用温开水洗净晾干，再涂药液即可，每天3次。

【出处】《广西中医药》（1986年第5期）、《中医单药奇效真传》。

明矾薄荷可除脚臭腋臭 >>>>

配方及用法： 明矾30~50克，薄荷10克，荆芥10克，加沸开水500毫升左右，待水温不烫时浸泡汗脚30~60分钟（中途水凉可再加沸开水）。浸泡完毕，把刚脱掉的袜子及鞋垫放在药液中浸泡5~10分钟。经用此法一般5~7天即愈，腋臭用此方亦很见效。

【荐方人】四川刘长生。

灰指（趾）甲、甲沟炎

紫皮蒜治灰指甲 >>>>

配方及用法： 将紫皮大蒜切片，贴在指甲上，几日后如稍有疼的现象，指甲可长出，病可除之。

【荐方人】四川黄自强。

用醋精治灰指甲 >>>>

方法： 修好指甲，将醋精涂抹在灰指甲表面和蜂窝孔内，每日数次，直到长出新甲为止。

验证： 福建曾灼书，男，71岁，离休。他说："我右手指患灰指甲已2年多了，经县医院治疗不见效。后来用本条方治疗1个多月，现已长出新指甲。"

【荐方人】辽宁刘伟杰。

艾灸治疗灰指甲 >>>>

方法： 先用刀片刮除病甲表层，然后点燃艾条在病甲上熏灸，调节艾火与病甲的距离，使温度适宜，以患者能耐受为度，要防止烫伤周围皮肤。每次灸15～20分钟，每天灸3～4次。一般连续灸15～20天。灸后病甲无须包裹，可照常进行日常活动。

【荐方人】安徽马仁智、孟云凤。

用烟叶治甲沟炎 >>>>

配方及用法： 取鲜烟叶（大而厚者佳）1块，去净泥沙，加食盐少许同捣烂即成。用前先将患处用生理盐水冲洗，如有脓必须把脓排出，冲洗干净，再敷上捣制好的烟叶，用纱布包好。早晚各换1次药。轻者2～3天痊愈，较重者5～6天即愈。

【荐方人】福建王周法。

【出处】《当代中医师灵验奇方真传》。

半边莲可治甲沟炎 >>>>

配方及用法： 半边莲、白酒、雄黄。取半边莲鲜全草100千克切碎，雄黄1千克，倒入白酒若干，其量以刚浸没鲜草为宜，然后拌匀压实贮藏备用（1个月后即可取用）。用时取本药适量捣烂，敷患处，外盖塑料薄膜包扎，每8～12小时换药1次。一般

2 ~ 8 天痊愈。

备注：蛇头疔已发生骨髓炎和指骨坏死的用该药效果不佳，应采取其他治疗措施。敷时，禁食海鲜、糯米、猪油、酒、山芋等。

验证：本方用于治疗蛇头疔、甲沟炎至今已有 40 多年，就诊病人达数万人次，疗效颇佳，用药后 6 ~ 12 小时起效，2 ~ 8 天痊愈。

【荐方人】浙江郑丽丽。

【出处】《亲献中药外治偏方秘方》。

大黄栀子酒治甲沟炎 >>>>

配方及用法：大黄、栀子各 30 克，红花 10 克。大黄碎为豆粒大，栀子捣烂，与红花一起浸入 75% 的酒精 1000 毫升中，1 周后（冬季 15 天）滤渣装瓶备用。

验证：此方治疗甲沟炎（未溃或甲下有少量脓液者）200 余例，初起者一般 2 天即消，有少量脓液者用药后可自行吸收，免开刀之苦。

【出处】《四川中医》（1990 年第 5 期）、《单方偏方精选》。

大黄可治甲沟炎 >>>>

配方及用法：取生大黄适量，烘干，研末备用。用时以醋调匀，外敷患处，每日或隔日清洗后更换。

备注：大黄粉调醋外敷，具有活血祛瘀、抑菌消炎、收敛和消除局部炎性水肿的作用。对治疗甲沟炎有一定作用，但对嵌甲较重或并发甲下积脓者，尚需结合手术拔甲治疗。

验证：应用此法治疗 15 例，其中 1 周内治愈 7 例，2 周内治愈 5 例，3 周内治愈 2 例，另 1 例因病程长，嵌甲，应患者要求而拔甲。

【荐方人】江苏李国仁。

【出处】《中国当代名医秘验方精粹》。

用无名异外敷治甲沟炎 >>>>

配方及用法： 无名异适量磨成细末，加菜油或醋调成糊状，敷包患处，每日换 1 次。一般 1 日止痛，2 ~ 3 日自行排脓，4 ~ 5 日消肿收口。

【出处】《小偏方妙用》。

斑蝥可治甲沟炎 >>>>

配方及用法： 斑蝥，研成细末，贮瓶密闭备用。取斑蝥末少许，均匀地撒在患处皮肤上，然后用黑膏药贴敷或用涂有凡士林的纱布包扎，以固定药末；3 ~ 8 小时后，患处有微黄色液体渗出时，揭去膏药或纱布，清除药泥，外涂 2% 甲紫溶液即可。

验证： 单用上方治疗甲沟炎（早期，皮肤未破溃者）105 例，均 1 次治愈。

【荐方人】江苏胡明灿。
【出处】《当代中医师灵验奇方真传》。

指头炎

鲜山慈姑治手指红肿 >>>>

方法： 鲜山慈姑 25 克，洗净捣烂加米醋 3 毫升和匀稍蒸温，用塑料薄膜包敷患指，每日换药 1 次。

【出处】《中医杂志》（1990 年第 4 期）、《中医单药奇效真传》。

油葱茶麸治化脓性指头炎 >>>>

配方及用法： 生油葱 7 条，茶麸 100 克，浸水老石灰 100 克，共捣盛于杯内，将患指浸入药中，疼痛立止。如肿则用药渣外敷患处。

验证： 辽宁王安才，男，53岁。他用本方为别人治好化脓性指头炎，认为本方非常有效。

【荐方人】辽宁卢清光。

用蒲公英粉可治指头炎 >>>>

配方及用法： 将干蒲公英粉用甘油与75％酒精（甘油与酒精的体积比为 1 ∶ 3）调成糊剂外敷。

验证： 新疆邢源恺说："我爱人下乡工作，因走路太多，磨破了脚趾，化脓发炎，我用此条方为她治愈。"

【出处】《河北中医》（1994年第4期）、《中医单药奇效真传》。

甘草油治指头炎 >>>>

配方及用法： 生甘草4克，紫草2克，蜂蜡4克，麻油60克。前2味入麻油中浸24小时，然后用文火熬枯去渣，次入蜂蜡化开即成。用时将油温热，熏洗患处，每天1~2次，每次20~30分钟。

验证： 此方治疗脓性指头炎21例，其中属炎症早期者16例，全部未经切开引流而愈；属脓肿期者5例，行切开引流，熏洗后常规换药，减轻了痛苦，缩短了疗程。

【出处】《山东中医杂志》（1993年第4期）、《单方偏方精选》。

手掌脱皮

海带白肉汤治手掌脱皮 >>>>

配方及用法： 海带丝120克，白肥猪肉100克。白水煮熟，不放任何调料。连汤及海带、白肉同食。

功效： 消痰软坚。

用侧柏叶熏洗手掌治脱皮 >>>>

配方及用法： 侧柏叶 250 克，蕲艾 60 克，桐油适量。先将侧柏叶及蕲艾加水约 3000 毫升，熬数沸候用。再将桐油搽患处，然后用纸蘸桐油点火熏烤患处，熏烤片刻后将患手置于侧柏叶、蕲艾汤上先熏，待温度稍低，即将患手置于汤中浸洗，一般洗至药凉即可。轻者 1 次即愈，重者 3 ~ 5 次可愈。愈后半个月内忌用碱水洗手及接触腐蚀性物品。

【出处】《家庭医生》（1996 年 11 月）。

用蜂蜜水搓擦治手掌脱皮 >>>>

配方及用法： 取蜂蜜适量，用 2 倍的冷开水稀释后备用。每天早晚用稀释好的蜂蜜水在患处反复搓擦 3 ~ 5 分钟。

验证： 内蒙古杨桂兰，女，53 岁。她说："我用本条方治好两例手掌脱皮患者，至今未复发。"

【出处】《实用民间土单验秘方一千首》。

用姜治手掌脱皮 >>>>

方法： 将一块鲜姜用刀切为两半，然后拿起一半，用有姜汁的一面擦拭手掌面，反复擦抹 3 分钟。每天擦 3 ~ 5 次，3 ~ 5 天就不脱皮了。另外，每晚用热水一盆，水中浸泡几片鲜姜片，然后用此水泡手，治手掌脱皮同样有效。上述两种方法同时进行，效果更好。

【荐方人】 江苏徐以信。

用野地黄叶揉搓治手掌脱皮 >>>>

配方及用法： 野地黄叶适量，用鲜叶合手揉搓，每天 3 ~ 5 次，每次搓 3 ~ 5 分钟，一般 3 天左右即愈。

【荐方人】 河南董维礼。

生地、女贞子等泡茶饮可治手掌脱皮 >>>>

配方及用法：生地 30 克，女贞子 20 克，元参 30 克，泡茶饮用。上药为 1 日量。饮 1 个月可愈。

功效：此为滋阴凉血方剂，对阴虚血热患者效佳。

【荐方人】河南张立华。

手足干裂（皲裂）

用醋水洗手脚治皲裂 >>>>

方法：每天早晚用食醋 250 毫升，加适量开水，泡洗手脚 30 分钟，连续进行 7 ~ 8 次可治愈。

验证：江西万凤麟，男，52 岁。他说："我岳父 72 岁那年，患手掌皲裂症，夏天双手裂口也不少，不仅难看还痛苦不堪，用了不少药均未见效。后来按本条方用醋液搽抹，结果一瓶醋还没用完（10 天左右）裂口就愈合了，皮肤恢复正常。"

【荐方人】四川傅相中。

盐水可治皮肤开裂 >>>>

配方及用法：取生盐 1000 克，清水 3000 毫升，将水烧开煮化盐，以盐水浸泡患处 20 分钟。不需将水倒去，留至下回可再用，如此连续泡洗七八日，从此永不再开裂，也不发痒。

验证：广西冯巨峰，男，50 岁。他说："我县农民庞秀兰，双足患周边开裂症，经常出血痒痛，不敢用手搓擦，非常难受，已好几年了。用皮康王、氟轻松等药物治疗均不见效，已严重地影响工作与生活。后来我用本条方为其治疗 8 天，只花 2 元钱就痊愈了。"

【出处】《神医奇功秘方录》。

用塑料袋包脚治足跟皲裂 >>>>

荐方由来： 我长达 20 多年的双脚足跟皲裂现已痊愈，解除了我多年的痛苦。我曾几次到医院诊治，大夫也没有什么好办法，只是指点用防裂膏、胶布、软膏及膏药等维持。年复一年的足跟皲裂，疼痛难忍，尤其春冬更为严重。当我看到《辽宁老年报》刊登的王铁明同志介绍的治疗皲裂的方法后，我立即照办。用薄塑料袋（食品袋最好）套在脚上再穿上袜子，只用 1 周，足跟呈现柔软状态，不仅皲裂症状好了，而且脚也不干燥了，真是好极了。

验证： 湖南曹生军，男，53 岁，农民。他说："我患足跟皲裂10 余年，用本条方治愈。"

【荐方人】辽宁周世文。

用维生素 E 涂患处可治手脚裂口症 >>>>

方法： 将维生素 E 丸用针扎一个眼，把油挤在患处涂抹（一个丸可用多次）。每次洗手后涂抹，愈合后也要常抹，不会复发。

【出处】《益寿文摘》（1997 年 1 月 2 日）。

甘草甘油可治手掌皲裂症 >>>>

配方及用法： 甘草 75 克，75% 酒精、甘油、蒸馏水各 250 毫升。将甘草泡于酒精内 24 小时后，取浸液与甘油、蒸馏水混匀贮瓶备用。用时将患部洗净后，用药涂抹患处，然后搓数下。每日洗 3 ~ 4 次，一般 3 天见效，10 天痊愈。

验证： 用此方治疗患此症者 30 多例均痊愈，无复发。

【荐方人】吉林乔福胜。

【出处】《当代中医师灵验奇方真传》。

糯米明矾等治手足皲裂 >>>>

配方及用法： 糯米 1500 克，明矾（研末）62 克，樟脑 15 克，青黛 31 克。先将糯米洗净滤干，入石碓舂成细粉，筛去粗粒杂质，置盛有 1000 ~ 1500 毫升沸水的锅内，像熬糯糊一样，用文火熬成糊状，再入明矾末、樟脑、青黛，和匀即成，贮入药罐待用。将药膏涂于薄布条，贴皲裂处。

验证：治疗千余例，无不应验。

【荐方人】熊振敏。

【出处】广西医学情报研究所《医学文选》。

白发、脱发、头皮屑

用凤仙花治白头 >>>>

配方及用法：立秋后将凤仙花（即指甲花）全棵切碎晾干，每日 50 克，代茶泡水饮服，10 天为 1 个疗程，3 个月可愈。

【荐方人】河南张德玉。

用桑葚子、熟地黄等治白发 >>>>

配方及用法：桑葚子 300 克，熟地黄 250 克，旱莲草、制首乌各 200 克，北枸杞 150 克，菟丝子、当归、丹参各 100 克，蜂蜜适量。按中药蜜丸配制，每日早晚各服 1 次，每次 9 克。

验证：治疗多例，均获痊愈。

【出处】《实用民间土单验秘方一千首》。

何首乌等可治白发 >>>>

配方及用法：何首乌（酒蒸）30 克，天麻 12 克，当归 15 克，白芍 15 克，枸杞果 12 克，黑芝麻 12 克，黑豆 30 克，女贞子 15 克，麦冬、天冬各 9 克，石斛 12 克，丹皮、知母各 6 克，党参 9 克。将上药研成细末，取蜜制丸，每丸重 9 克。

【出处】《佛门神奇示现录》。

用龟板、黄芪等泡酒喝可治白发 >>>>

配方及用法： 龟板、黄芪各 30 克，肉桂 10 克，当归 40 克，羌活 12 克，五味子 12 克，生地、茯神、熟地、党参、白术、麦冬、陈皮、山萸肉、枸杞、川芎、防风各 15 克。以上各药研为粗末，放入布袋，浸在酒内（酒的多少，以淹没布袋为宜），封闭半天。早、中、晚各饮一杯。连服 2 剂，不但会使白发变黑，而且身强力壮。

【出处】《偏方治大病》。

用鲜柏叶等可治脱发 >>>>

配方及用法： 鲜柏叶 50 克，红辣椒 10 个，75% 酒精 500 毫升，一并装入瓶内，盖紧盖子，泡半月可涂搽患处。每天搽 5 ~ 7 次，10 天后头发就能出齐。

验证： 山东王庆兴用此方治疗他女儿、女婿的脱发，7 天就生出微黄毛发，而且逐渐变黑。后来又治愈了几位脱发患者。

【荐方人】 河南马培远。

生代赭石治脱发 >>>>

配方及用法： 生代赭石 124 克，研末，每次服 3 克，每日服 2 次，早饭前 1 小时服 1 次，晚饭后 1 小时服 1 次，用温开水送服。

【荐方人】 黑龙江宇忠厚。

【出处】 广西医学情报研究所《医学文选》。

朝天椒、白兰地酒治脱发 >>>>

配方及用法： 朝天椒 6 克，白兰地酒 50 毫升。将辣椒切成细丝，放入白兰地酒中浸泡 10 天，滤去渣滓，取辣椒酒涂擦患处，每日数次。一般 15 天见效，30 天痊愈。

【出处】《实用民间土单验秘方一千首》。

用陈蛇粉去头皮屑 >>>>

方法：将蛇放在瓦片上，将瓦片放在小火上，待蛇焙干后研末，分6份，早晚各服1份，开水冲下，3天服完。

【荐方人】杨景讳。

【出处】《家庭医生报》（1996年5月27日）。

用蛋清去头皮屑 >>>>

荐方由来：我患头皮多屑症有20多年，用过各种治头皮多屑的单方，都见效不大。有人说用鸡蛋清涂在眼角、脑门和脸上能消除皱纹，我试用鸡蛋清涂抹在头皮上治头屑。只一个星期，我的头皮多屑症就消除了。后来，又介绍给其他患头皮多屑症的人，他们用鸡蛋清在脑门发际处涂抹了一星期，头屑就被根除了。

【荐方人】王百根。

【出处】广西科技情报研究所《老病号治病绝招》。

用啤酒洗头治头皮屑 >>>>

方法：用啤酒将头皮弄湿，保持15分钟或更长一点时间，然后用温水冲洗，再用普通洗头膏洗净。每日2次，4～5天即可治愈。

【荐方人】林连浪。

【出处】《晚晴报》（1997年7月2日）。

淘米水洗头可止头皮痒 >>>>

荐方由来：有一次，我儿子回家做饭时，将淘米水倒在脸盆里，接着他就洗脸，我问这是为什么？他说："用淘米水洗脸，可使面部滋润，细嫩美观。"我决定试试看，每天用淘米水洗脸一次，无意之中，洗脸时把头也洗了，连洗几次，头皮也不发痒了。

【荐方人】辽宁刘寿城。

茯苓可治发秃 >>>>

方法：茯苓500~1000克，为细末，每服6克，白开水冲服，每日2次，坚持服较长的时间，以发根生出为度。服药2个月余来复诊，发已丛生，基本痊愈。

【出处】《名中医治病绝招续编》《中医单药奇效真传》。

蛇床子、百部等可治斑秃 >>>>

配方及用法：蛇床子500克，百部250克，黄柏100克，青矾20克，用75%酒精3000~4000毫升浸泡1~2周，去渣，每100毫升加甘油20毫升后擦患处（冬季用酒精1000~2000毫升泡药）。

验证：石某，男，54岁，1980年6月就诊。查头部右侧头发呈现约10厘米×7厘米圆形脱落两处，经用上方治疗一星期后，毛发脱落处出现米黄色细弱毛发，1个月后转黑变粗，恢复正常，观察2年余未见复发。

【荐方人】四川蔡文远。

【出处】《四川中医》。

各种斑

丝瓜络汤治蝴蝶斑 >>>>

配方及用法：丝瓜络10克，僵蚕、白茯苓各10克，白菊花10克，珍珠母20克，玫瑰花3朵，红枣10枚。将上述各味加水煎煮浓汁2次，混合。分2次饭后服用，每日1剂，连服10天见效。

功效：通经活络，清热，和血脉。有消斑的功能，用治蝴蝶斑。

备注：在用此法治疗蝴蝶斑期间，应做到四避免：避免使用化妆品及刺激性强的肥皂，避免强烈的阳光照射，避免食用有刺激性的、温热性的食物如姜、葱、胡椒、辣椒等，避免忧思、抑郁。

用生姜酊可治雀斑 >>>>

配方及用法：鲜姜 50 克，去掉杂质洗净，待晾干后装入瓶中，然后加入白酒或 50% 酒精 500 毫升，加盖密封浸泡 15 天即可，外擦治疗。

【出处】《新疆中医药》（1988 年第 2 期）、《中医单药奇效真传》。

细辛、白芷等可治褐斑 >>>>

配方及用法：细辛 10 克，白芷 25 克，白丁香 30 克，干柿叶 50 克。将上药研极细粉末，选用奥琪牙膏和上药调匀成膏状。再用澄清石灰水 300 毫升加温后加入陈醋 10 毫升。用石灰水洗净褐斑处，待晾干 5 分钟后将药膏适量涂匀于褐斑上。每日早晚各 1 次，10 日 1 个疗程，3 ~ 5 个疗程褐斑即消退。

验证：治疗该病 6 例，4 例用药 3 个疗程，2 例用药 5 个疗程，褐斑全部治愈。

【荐方人】山西翟忠德。

【出处】《当代中医师灵验奇方真传》。

白及、白附子等可治黄褐斑 >>>>

配方及用法：白及、白附子、白芷各 6 克，白蔹、白丁香（即雀粪）各 4.5 克，密陀僧 3 克。上药共研细末，每次用少许药末放入鸡蛋清或白蜜内搅调成稀膏，晚上睡前先用温水浴面，然后将此膏涂于斑处，晨起洗净。一般 1 个月内斑可消退。

【荐方人】山东吴绍伯。

【出处】广西医学情报研究所《医学文选》。

柿树叶末可治棕褐斑 >>>>

配方及用法：取青嫩柿树叶晒干研细面 30 克，与白凡士林 30 克调匀成雪花膏状。每天临睡前搽于患处，早晨起床后洗去，10 天为 1 个疗程。隔 3 天再用，连用 3 个疗程，棕褐斑即全部消退。

【出处】《上海中医药杂志》（1982 年第 3 期）、《中医单药奇效真传》。

桃花蜜可治面部黑斑 >>>>

配方及用法：桃花、冬瓜仁、蜂蜜适量，一同捣烂涂患处即效。

【荐方人】河南高书文。

蝉蜕、紫草煎服可治面部色素沉着 >>>>

配方及用法：蝉蜕、紫草各 30 克，水煎服，每日 1 剂，早晚分服。一般 7 ~ 10 天痊愈。

【出处】《实用民间土单验秘方一千首》。

杏仁蛋清可美面消斑 >>>>

配方及用法：杏仁、鸡蛋清、白酒。杏仁浸泡后去皮，捣烂如泥，加入蛋清调匀。每晚睡前涂搽，次晨用白酒洗去，直至斑退。

功效：杏仁含杏仁苷、脂肪油、杏仁油及葡萄糖等，蛋清含多种维生素，都有促进皮脂腺分泌、滋润皮肤之作用。适于治面部黑褐斑及面暗无光泽。

【出处】《海上方》。

乌梅肉可消黑痣 >>>>

配方及用法：乌梅肉、轻粉。烧灰存性，加轻粉，用香油调匀。点痣上，或涂敷胬肉。

功效：去黑痣，蚀胬肉。用治皮肤表层血管瘤、鸡眼、赘疣、黑痣等。

当归、川芎等可消斑美容 >>>>

配方及用法：当归 10 克，川芎 10 克，赤芍 10 克，生熟地 15 克，白芷 10 克，女贞子 15 克，紫草 10 克。每天 1 剂，煎 2 遍和液，早晚分服。连服 1 ~ 2 个月。

功效：当归、川芎、赤芍养血活血；生熟地、女贞子滋养肝肾；白芷、紫草祛风凉血消斑。

备注：多吃水果蔬菜，忌日光曝晒。避免七情刺激。

腋臭、狐臭

用蛛轻粉外搽治狐臭 >>>>

配方及用法：蜘蛛 5 个，轻粉 3 克。将蜘蛛用黄泥包好，放火内烧红后取出放凉，然后将黄泥去掉，加轻粉 3 克，研制成细末。先用 75% 酒精擦洗腋窝，然后外搽蛛轻粉。每日 3 次，5 日为 1 个疗程。

备注：本品擦洗后，若局部出现发红、发热、发痒、疱疹等现象，可用赛庚啶软膏处理。本品为外用药，严禁内服。

验证：用此法治疗 30 例腋臭患者，1 个疗程治愈者 20 例，2 个疗程治愈者 6 例，3 个疗程治愈者 2 例，有效 1 例，无效 1 例。

【荐方人】河南何少强、何少增、薛红梅。

用壁虫治狐臭 >>>>

配方及用法：取壁虫 2 ~ 3 个，用泥包裹放火炭中烧至泥微焦，取出加冰片少许，共研细末，搓擦腋窝，每晚 1 次（洗澡后用药效果更佳）。

备注：壁虫又称壁钱，为壁钱科动物壁钱的全虫。采得后，用开水烫死或晒干，或炒用。咸平无毒，治疗腋臭、喉痹、牙疳等症效佳。

【出处】《广西中医药》（1981年第3期）、《中医单药奇效真传》。

用明矾水治狐臭 >>>>

方法：取5%明矾水20毫升，直接蘸取擦洗患部，每日2～3次，10日为1个疗程。擦洗后，最好用爽身粉搽扑，利于患部祛湿护肤、润滑爽身。此疗法对腋臭有明显疗效。

备注：此法尚不能根除，一旦发现腋下有异味要继续擦洗。

【荐方人】边文波。

【出处】《老年报》（1996年3月26日）。

鲜姜汁涂腋消炎祛臭 >>>>

配方及用法：鲜姜。将鲜姜洗净，捣碎，用纱布绞压取汁液。涂汁于腋下，每日数次。

【荐方人】广西蒋永平。

用鲜橘皮治狐臭 >>>>

荐方由来：我有一友十几年前患上狐臭，多方求医，见方就治，药物用了无数，效果不大。后来得一良方，用鲜橘子皮（橘子汁也可）每天多次擦洗患处，2～3天就见好转，5～7天效果更好。

【荐方人】山东吴旭兴、刘汉明。

用樟脑、明矾等可治狐臭 >>>>

配方及用法：取樟脑（结晶）2克，明矾（碾粉末状）2克，苯酸（石炭酸）4克，甘油10毫升，置于瓶内，充分搅匀，使之溶解，然后分装保存备用。用时患者将腋毛剃尽，用温开水把腋窝洗净，擦干后涂上药水，每日 3 ～ 4 次，至治愈为止。1 个疗程为 2 周左右，必要时可延长。

功效：该药对狐臭的疗效甚佳，比手术切除及其他疗法有优越性。夏初秋末天气凉爽时治疗，效果更好。

验证：江苏莫福华，男，专科医生。他说："我用此方法治疗腋臭患者近 300 例，均全部治愈。"

【荐方人】安徽占保平。

尖红干辣椒泡碘酒可治狐臭 >>>>

配方及用法：碘酒 300 毫升，将 50 克尖红干辣椒剪成碎片或研成末，放入碘酒中泡 15 天，每天用药棉擦腋窝 1 次，连擦 40 天左右可愈。

【荐方人】尹辑。

【出处】《益寿文摘》（1996 年 8 月 1 日）。

用山姜治狐臭 >>>>

配方及用法：山姜适量。先用热水敷洗腋窝 10 ～ 15 分钟，再用山姜（生姜也可）轻擦局部，擦至皮肤轻度充血为度（切不可用力过大，以免擦伤皮肤），然后用 3% ～ 4% 碘酒涂局部。每天 1 ～ 2 次，10 次左右可痊愈。

验证：符某，男，患狐臭已 5 年。用上法治疗，每天 2 次，5 天即愈。后又间歇涂数次，至今 7 年无复发。

【出处】《广西中医药》增刊（1981 年）。

公丁香、小茴香等治狐臭 >>>>

配方及用法：公丁香、小茴香各 10 克，红升丹、硫黄、滑石各 15 克，密陀僧、枯矾各 25 克。将上述药物粉碎研细，过细筛，然后再混研，过细筛。将混研过筛的药粉装入茶色瓶中，密封保存。治疗时，用棉花团或海绵块蘸着香粉揉动涂擦腋窝部，涂 1 次蘸一下香粉，涂擦 5 次。如此为 1 个疗程，连续涂擦 5 天。为巩固疗效，不论涂擦几次，腋臭消失者均再继续涂擦 14 日方止。经 1 个疗程病人多能治愈。

【荐方人】广西林中。

石灰调醋治腋臭 >>>>

配方及用法：选用优质食醋，调入石灰粉，洗净患处拭干后涂敷，每日 3 次，约 1 周即可痊愈。

【荐方人】陈士起。

【出处】《晚晴报》（1996 年 10 月 5 日）。

用密陀僧饼治狐臭 >>>>

配方及用法：密陀僧 6 克。先用面粉做成蒸饼（约 1 厘米厚），趁热将饼劈为两片，每片放入密陀僧 6 克，就热急夹于腋下，略卧片刻。药冷了温热，用数次后弃去，隔日再用上法治疗 1 次。

【出处】《中医杂志》（1964 年第 11 期）、《单味中药治病大全》。

灶心土可治狐臭 >>>>

配方及用法：灶心土（即烧柴草的土灶内外经烧煅的黄土块）。将灶心土捣碎，研细，过筛。敷抹腋下，每日数次。

功效：敛腋汗，除腋臭。

备注：灶心土含硅酸、氧化铝、氧化铁等，能抑制大汗腺分泌，故能除腋去味，但作用不持久。

【出处】《新中医》。

扁平疣

用墨鱼骨治扁平疣 >>>>

荐方由来： 我两手面上长了 16 个绿豆大小的扁平疣，经常用指甲剪和刀刮，刮掉后不几天又长了出来。我先后到省内外几家医院都没治好。后来我得到一个单方，说用墨鱼骨治好扁平疣。我按照单方，先把患处用酒精或开水洗净，用小刀或剪子把手上的扁平疣刮一刮（刮出血为止），用墨鱼骨在患处来回摩擦 1 分钟左右，几天后扁平疣全部掉完，至今未复发。去年，我身上和脖子上又长了几个扁平疣，今年春节时，我找到了墨鱼骨，按照原来的单方治疗后，果真又全部掉了。

【荐方人】河南郭利人。

【出处】《老人春秋》（1997 年第 9 期）。

木贼外洗方可治扁平疣 >>>>

配方及用法： 木贼、银花、香附各 30 克，白芷、桔梗、红花、甘草各 10 克。上药加水 2000 ~ 2500 毫升，泡 10 ~ 20 分钟，煮沸后以温热适度洗之。①洗时可用纱布或毛巾在患处稍用力搓之，以促使药物向周围组织内渗透，每次洗 20 分钟或药液凉为止。②洗时以疣表面微红为佳，洗后片刻即可看到疣之表面的药迹，7 天左右结痂（疣）脱落，不留任何痕迹而痊愈。

验证： 张某，女，21 岁，1987 年 4 月 15 日诊。患者于 1986 年 6 月即感两面颊部皮肤发红，痒感，出小丘疹如黄豆大，簇聚成片，并波及颜面和前额。后试用木贼外洗方加地肤子 30 克治疗，3 剂药后，疣表面即干枯脱皮，疹痒大减，再用 3 剂，疣体消失，肤色如初，没留任何痕迹。

板蓝根、紫草等可消疣 >>>>

配方及用法：板蓝根 30 克，紫草 15 克，马齿苋 30 克，生苡米 50 克（另煮熟食之或研细和服）。如患处发痒者加蝉衣 10 克，以祛风止痒；药后恶心或便溏者加藿香 10 克，以健脾胃。每天 1 剂，煎 2 遍，先用水浸泡 1 ~ 2 小时再煎。第 1 次煎 30 分钟后滤净，药渣再加水煎 30 分钟，滤净与头煎和匀，每日 3 次分服。扁平疣并可用此方煎汤外洗。

【荐方人】四川张继南。

用朱冰散治扁平疣 >>>>

配方及用法：黄烧纸 100 张，锦油纸（质软易浸入油之食品包装纸）100 张，朱砂粉 20 克，冰片 30 克。①备薄铁片约手掌大小一块（如煤铲等），放火上加温后，将朱砂粉分 3 次先后均匀地撒在铁片上，接着徐徐少量多次撒加冰片于朱砂粉上（铁片温度以撒加冰片后即冒出气为宜），然后将备好散开的黄烧纸放在加温后药物冒出的白气上熏蒸上下两面，将 100 张纸熏完即成。②取用药熏过的黄烧纸及同样大小的锦油纸各一张，合卷毛笔杆粗细的圆桶状，放入封闭的塑料袋中，以不漏气为好。③使用时取圆桶纸 1 ~ 2 支，点燃一端后熄灭火焰，用冒出的烟气熏疣部位 30 ~ 40 分钟，每日 1 次。

备注：使用本法治疗后，见有面部个别深褐色疣体不能消退者，可取中药鸦胆子 1 ~ 2 粒，取掉外表粗皮，将其仁稍加压后轻轻涂擦疣部，3 ~ 4 日即可消退，不留瘢痕。

【荐方人】陕西和成斌。

【出处】《亲献中药外治偏方秘方》。

鸦胆子、血竭、生石灰治扁平疣 >>>>

配方及用法：鸦胆子、血竭各 15 克，生石灰 30 克，共研细粉，撒于患处，揉搓 1 ~ 2 分钟。1 次即愈，不再复发。

【出处】《实用民间土单验秘方一千首》。

木香苡仁汤治扁平疣

配方及用法：木贼、生苡仁各 100 克，香附 15 克。上药加水 1000 毫升，浸泡 30 分钟，然后加热煮沸 1 小时，倾出滤液，再将药渣加水 500 毫升，用同法煎煮，合并两次汤液待用。先将患处用热水洗净，然后将药液加热至 30℃左右，外洗患部并用力摩擦，直至患处发红，疣破为度。再用鸦胆子 5 粒去壳捣烂，用一层纱布包如球状，用力摩擦，每次 10 分钟。以上治疗早晚各 1 次，1 周为 1 个疗程（外洗汤液每 3 天 1 剂，鸦胆子每天更换 1 次）。

验证：治疗 33 例，均获痊愈。

【出处】《四川中医》（1987 年第 5 期）、《实用专病专方临床大全》。

鲜芝麻花根白水可治扁平疣 >>>>

配方及用法：取新鲜芝麻花根部的白水，直接擦在扁平疣上，每日 1 ~ 2 次，连用 2 ~ 3 天即可愈。如果把扁平疣最早出现的且最大的用针刺破涂擦，效果更好，有的 1 次即可愈。没有发现毒副作用及感染。

验证：观察病例 31 例，疗效显著。

【荐方人】河南张慧君。

【出处】《亲献中药外治偏方秘方》。

威灵仙、生桑枝等可治扁平疣 >>>>

配方及用法：威灵仙 50 克，生桑枝 120 克，生石灰 50 克。将威灵仙加水 800 毫升浸泡 2 小时后用文火煎至 200 ~ 300 毫升，桑枝烧成灰研末，然后把桑枝灰、石灰混合威灵仙煎液摇匀备用。每日擦 3 ~ 4 次。

验证：治疗 21 例扁平疣患者，用药最短 10 天，最长 25 天全部告愈。无 1 例用药超过 1 剂药量。大面积涂擦未见皮肤过敏和其他不良反应。

【荐方人】广西周远南。

寻常疣（瘊子）

用茄皮消除瘊子 >>>>

荐方由来： 我已年过花甲，去年冬季右眼皮下长一赘肉（瘊子），并逐日增大，想了很多办法都没消除。

有一次，我让家人买回 2 个茄子，每天撕下茄子皮在患处擦数次，现撕现擦，2 个茄子用完，未满半月赘肉就消失了。

【荐方人】王九如。

用蒜瓣消除瘊子 >>>>

荐方由来： 我在野外施工时，右手背上不知不觉长出了 7 个瘊子。当时受条件所限没治。后来我想大蒜能治百病，且易取得，便每晚睡前把蒜瓣削去一点擦瘊子，擦到没汁液了，再削去一点继续擦。每晚擦两三瓣大蒜，火辣辣的。不到 10 天，瘊子全掉了，此后我再未长过瘊子。亲友们有长瘊子的，我都向他们介绍此法。

验证：上海吕德芳，男，75 岁，退休。他说："我本人大腿内侧及面部生有 3 个瘊子，已有 1 年多，大腿上的瘊子如黄豆粒大。后来我用本条方治疗，不到 10 天瘊子逐渐退化，最后消失。"

【荐方人】安徽迎祥龙。

用香墨消除瘊子 >>>>

方法： 优质香墨一锭。将墨锭蘸水涂患处，每日数次，2～3

天瘊子即可自然消失。我头部长一瘊子，手术后月余又长了出来，且更大了。一次出差去某地，理发时听理发师说香墨可治。理发后我去商店买了锭上好的香墨，买后随即用口水抹了1次，晚上又抹了1次。第二天回到单位，睡前抹1次，第三天起床后梳头时瘊子没了，在床上找好久，又反复在头部看数次，才悟到瘊子是自然消失了。

【荐方人】河南聂胜军。

用狗尾巴草茎根治瘊子 >>>>

方法： 找一根狗尾巴草的茎（像麦穗样的毛毛草），冬季干枯的茎也可以，用手捻动草茎慢慢扎向瘊子的基部。瘊子看起来很坚硬，但此草茎却能慢慢扎透穿过瘊子。然后再十字形交叉扎进一根草茎，把露出的两端剪短，这样就切断了瘊子的血液供应。不论多大的瘊子都能逐渐枯萎，大约过1个月的时间瘊子即可自行脱落，皮肤不留一点痕迹。我不是医生，却用此法为五六位朋友治掉了瘊子，这种方法没有疼痛，也不用花一分钱。

【荐方人】辽宁牛巨贵。

芝麻花治寻常疣 >>>>

配方及用法： 取新鲜芝麻花适量，揉搓患处，每天3次，7~10天可见效。如为干品芝麻花，可用水浸泡30分钟，煎沸，冷却后涂擦患处。

验证： 湖北罗春莲，女，51岁，工人。她说："我颈部和前胸处长有5个瘊子，因觉得不碍事，一直未在意。但后来却越来越大，洗澡擦身都非常不方便，我便用本条方治疗，仅1周时间，5个瘊子就全部消失了。"

【荐方人】河南新古椿。

【出处】《湖北中医杂志》（1988年第4期）、《单方偏方精选》。

冰片烧灼治寻常疣 >>>>

配方及用法： 中药冰片。取一胶布，中间剪一小孔，孔大小与疣体相适应，将胶布贴于皮肤，保护疣体周围皮肤，疣体从小孔中露出。取一粒冰片放于疣顶上，点燃冰片至冰片燃尽。如疣体较大，可用2～3粒冰片重复烧尽，至疣体变白为止。2～3天疣体自然脱落。创面涂以紫药水或用创可贴敷贴，1周左右即可结痂愈合。

验证： 21例病人均1次治愈，有2例半年后复发，经用冰片再次烧灼而愈，未再复发。头面部疣忌用本法，本法适于四肢部位。

【荐方人】广西刘斌。

【出处】《广西中医药》（1997年第3期）。

肥猪肉可治瘊子 >>>>

方法： 将患瘊子部位洗净，用刀削平瘊子突出面（勿见血），再用一片硬币大小的肥猪肉贴于瘊子上面，用无毒塑料薄膜盖住肥肉，防止透油，再用医用胶布固定，一星期左右即可治愈。治疗期间无不良反应，愈后不留疤痕。

【荐方人】辽宁高森。

鲜狼毒汁外搽治寻常疣 >>>>

配方及用法： 鲜狼毒1块。先将疣体用清水洗净擦干，把狼毒折断取汁涂于疣体上，每日1次，一般2～4次疣体可自行脱落。此药有大毒，严禁内服。

验证： 用狼毒汁外搽治疗寻常疣50余例，均获痊愈。

【出处】《四川中医》（1987年第12期）、《单味中药治病大全》。

紫硇砂外敷治寻常疣 >>>>

配方及用法：紫硇砂 30 克，研成极细末装瓶备用。使用时选择 1 枚最大的疣体，洗净擦干，取硇砂 1.5 克敷于疣体上，然后用胶布固定。1 周为 1 个疗程。

备注：该药品易溶于水，故敷药后不可与水接触。敷药期间忌食辛辣燥热之品。

验证：治疗 89 例寻常疣，均获痊愈。

【出处】《新中医》（1988 年第 3 期）、《单味中药治病大全》。

鲜半夏搽剂治寻常疣 >>>>

配方及用法：鲜半夏。将疣局部用温水泡洗 10 ~ 20 分钟，用消毒刀片轻轻刮去表面角化层。再将 7 ~ 9 月采挖的鲜半夏洗净去皮，在寻常疣局部涂擦 1 ~ 2 分钟，每天 3 ~ 4 次。一般只涂擦初发疣（母瘊）即可，若继发疣较大较多时，可逐个进行涂擦，效果更好。

验证：此方治疗寻常疣 215 例，疗效颇佳。

【出处】《山东中医杂志》（1991 年第 4 期）、《单方偏方精选》。

用新洁尔灭溶液治寻常疣 >>>>

配方及用法：5% 新洁尔灭溶液。先用 2% 高锰酸钾溶液清洗患处，然后用棉签或火柴梗蘸少许新洁尔灭液点于寻常疣上（切勿涂在正常皮肤或黏膜上）。一般每日点 1 次或 2 日 1 次，共计 3 ~ 12 次即可。

验证：1990 年第 1 期《临床皮肤科杂志》报道 100 例，7 ~ 14 天全部治愈。

【出处】《实用西医验方》。

用液氮水治身体各部位瘊子 >>>>

配方及用法：用一根粗铁丝，一头缠上新药棉，蘸取液氮水涂在瘊子上，注意不要涂到完好的皮肤上，每星期涂 1 次，1 个月左右瘊子逐渐退落，以后不再复发。涂液氮水后，皮肤有轻微的干裂脱皮现象，搽点凡士林油过几天就好了。

验证：辽宁王安才，男，53 岁，农民。他说："我用本条方治疗 24 人的瘊子，用药后均痊愈。"

【荐方人】山西王向军。

鸡眼

黄豆芽可使鸡眼自然脱落 >>>>

配方及用法：每餐用黄豆芽 250 克，不吃其他食物，一连吃 5 天不间断，鸡眼自然脱落。

【荐方人】广东侯世鸿。

【出处】广西医学情报研究所《医学文选》。

紫皮大蒜、葱头治鸡眼 >>>>

配方及用法：紫皮大蒜 1 头，葱头 1 个。把大蒜和生葱压碎如泥，再加入酸醋调匀（必须在临用时配制），用药前先在患处常规消毒，用利刀割除鸡眼表面粗糙角质层，以不出血或刚出血为度。接着用盐水（温开水 200 毫升加生盐 5 克）浸泡 20 分钟，使真皮软化，以发挥药物的更大作用。然后用布抹干，取蒜葱泥塞满切口，用消毒纱布、绷带和胶布包好即可。每天或隔天换药 1 次。一般 5 ~ 7 天即愈。

验证：治疗 20 多例，有些鸡眼大如枣，患病达 10 年之久，均获良效，未见复发。

【出处】《新中医》（1979 年第 2 期）、广西中医学院《广西中医药》增刊（1981 年）。

用葱白外层皮治鸡眼 >>>>

荐方由来：我脚底曾长了 2 个鸡眼，走路的时候稍不留心踩在小石子上就像被铁钉钻了一下，即使走在平路上，也有疼痛感觉。有一次，在邻居退休的王医师家闲坐，谈起患鸡眼的病痛，她给我介绍了一种治鸡眼的方法，治好了我的鸡眼。

方法：先用热水洗脚，擦干。然后剥下一块葱白外层的薄皮，贴在鸡眼上面，用胶布固定好，每天换一次。约 10 天鸡眼周围的皮肤发白变软，再过 3 天鸡眼自行脱落。

验证：山东谢振刚，男，30 岁，工人。他说："我父亲患有鸡眼已 30 多年，按本条方只治疗 5 次就好了。"

【荐方人】黄皖江。

用葱蜜糊敷患处治鸡眼 >>>>

配方及用法：连须葱白 1 根，蜂蜜少许。将患处以温水洗净，消毒后用手术刀削去鸡眼老皮，削至稍出血为度，然后把葱白洗净捣泥，加少许蜂蜜调匀敷患处，外用纱布包扎固定，3 天换药 1 次。此方治疗鸡眼，轻者 1 次即愈，重者 2 次可愈。

【出处】《四川中医》（1987 年第 2 期）、《单方偏方精选》。

蜂蜡骨碎补膏可治鸡眼 >>>>

配方及用法：蜂蜡 60 克，骨碎补（研细末）30 克。将蜂蜡放盛器内熬化，加入骨碎补细末拌匀成膏状即成。用药前先将患部以温水浸洗干净，用刀片将病变部位削去，然后取一块比病变部位稍大软膏捏成饼，紧贴患部后以胶布固定。用药后避免水洗或浸湿，1 周后洗净患部。

验证：治疗 120 例，均治愈。一般鸡眼可在 6 ~ 7 天内从穴窝中脱落，此后再贴 1 次，待皮肤长好后即为治愈。若 1 次未脱落者，应继续重复治疗，一般 2 次可获痊愈。

【荐方人】山东杜连生。

【出处】《当代中医师灵验奇方真传》。

用蓖麻子火烧法治鸡眼 >>>>

方法：先用热水将鸡眼周围角质层浸软，用小刀刮去，然后用铁丝将蓖麻子串起置火上烧，待去外壳出油时，即趁热按在鸡眼上。一般 2 ~ 3 次即愈，且无毒副作用。

【荐方人】何光设。

用鸦胆子糊治鸡眼 >>>>

方法：先将鸡眼患处用温水浸泡十几分钟，擦干后，用利刀（刮脸刀片）轻轻削去鸡眼硬皮部位，然后用药。取一粒鸦胆子剥去外壳，取出仁，研成糊状，将其涂在鸡眼患处并用胶布固定好。3 日后取掉胶布，再以上述方法施治 2 ~ 3 次，直至鸡眼脱落。

备注：削鸡眼时不要出血，一旦出血，必待痊愈后方可施治；用药时，不要涂到正常皮肤上。

【荐方人】河南省李相山。

用豆腐片治鸡眼 >>>>

方法：晚上洗脚后，用一块厚 1 厘米的豆腐片贴于鸡眼处，再用塑料布包好，次日晨拿掉豆腐，清洗患处，连续几天便可治好。

验证：辽宁陈雷的母亲患脚鸡眼，走路十分疼痛，贴了许多鸡眼膏也不见效。用此方几天，便见到了效果，走路时脚不疼了，鸡眼也连根拔除了。

用大蒜花椒葱白泥治鸡眼 >>>>

配方及用法：取葱白 10 厘米长，大蒜 1 头（去皮），花椒 5 粒，用石臼一块捣成糊备用。把患部洗净揩干，将葱蒜泥敷于患处，并用纱布固定，每晚 1 次，7 日即愈。

验证：湖南刘清泉，男。他说："我奶奶今年 73 岁，患鸡眼已有 10 多年了，一走路脚就疼，用了许多鸡眼膏也不见效。后来我按本条方仅 10 天就治好了奶奶的鸡眼。"

【荐方人】山东崔承俊。

活蝼蛄加艾条治鸡眼 >>>>

配方及用法：活蝼蛄（俗称"土狗"）、青艾条或香烟。患处常规消毒，用手术刀割除鸡眼表面粗糙角质层，以不出血或稍见血为宜，接着取活蝼蛄剪去其嘴，以其吐的涎汁浸润鸡眼。然后用点燃的艾条或香烟熏其部位，待烘干后包扎，每日 1 次，3 次见效。

验证：王某，女，53 岁。1984 年 3 月诊，足底生鸡眼已 10 余个，影响走路和劳动。曾用市售"鸡眼膏"贴敷无效，后又进行割治，不久又复发，比原来更大，行路时痛如钉刺。检查见右足跟中心有一圆形角质增生性的硬结，如小扣大，突出皮面，触之坚硬，压痛明显，诊断为鸡眼。使用本法治疗 5 天后痊愈。随访 1 年余，未见复发。

【荐方人】江苏夏晓川。

用蜈蚣粉外涂治鸡眼 >>>>

方法：洗脚后刮去鸡眼老皮，把蜈蚣 1 条放在瓦片上焙干，研末涂患处，用胶布固定，3 日后鸡眼便可脱落。

【荐方人】河南杨国全。

【出处】《当代中医师灵验奇方真传》。

用斑蝥嘴贴敷可根治鸡眼 >>>>

方法：用全斑蝥1个，将其嘴部对准鸡眼，外用纱布和胶布固定好，24小时后去掉，鸡眼会很快脱落，不仅不会复发，而且毫无痛苦。

验证：福建纪儒，男，医生。他说："我用本条方治好多名患者的鸡眼，贴上药几天鸡眼就自行脱落了。"

【出处】《安徽老年报》（1996年11月6日）。

皮炎、毛囊炎

用冰片、樟脑治神经性皮炎 >>>>

配方及用法：冰片、樟脑各等份，共研细末，装瓶备用。将患处洗净，药粉撒于患处，外用纱布包扎。1次即愈。

验证：河南李树彬，男，74岁，离休。他说："老伴患有神经性皮炎，用本方1次治愈。"

【出处】《实用民间土单验秘方一千首》。

用陈醋木鳖治神经性皮炎 >>>>

配方及用法：木鳖子（去外壳）30克，陈醋250毫升。将木鳖子研成细末，放陈醋内浸泡7天，每天摇动1次。用小棉签或毛刷浸蘸药液涂擦受损皮肤，每天2次，7天为1个疗程。

验证：此方治疗神经性皮炎36例，均痊愈。

【出处】《陕西中医》（1988年第7期）、《单方偏方精选》。

川槿皮、海桐皮可治神经性皮炎 >>>>

配方及用法：川槿皮、海桐皮各30克，轻粉9克，斑蝥、巴豆各7个，雄黄、大黄各9克，凡士林适量。将上药粉碎研细过笋，与凡士林调和为红棕色膏，直接涂患处约 0.1 厘米厚。结黑痂后自动脱落，1 次痊愈。

【出处】《实用民间土单验秘方一千首》。

用土方艾韭椒洗患部可治神经性皮炎 >>>>

配方及用法：艾蒿 200 克，韭菜 200 克，花椒 50 克。将上药加水煮沸，趁温热洗患处。每日洗 1 ~ 2 次，一般 3 ~ 5 剂可愈。

【荐方人】山东王亭。

【出处】广西科技情报研究所《老病号治病绝招》。

用大蒜泥涂敷可治神经性皮炎 >>>>

荐方由来：我是一名神经性皮炎患者，皮痒难忍。患病 5 年来不知跑了多少家医院，但用药只能是解一时之痒，治标不治本，甚是苦恼。后来我在《晚晴报》上发现一个偏方，用大蒜治皮炎，试后疗效甚佳。如今我已痊愈。现将治疗方法转告读者，以解众苦。

方法：将大蒜捣碎成泥状，涂于患处，过 5 ~ 7 分钟洗净，隔 1 天涂 1 次，3 ~ 5 次后即可见效。

【荐方人】山东张益亭。

用甲醛溶液治神经性皮炎 >>>>

方法：患处洗净后用干棉球将甲醛溶液涂在患处。涂药后很快觉患处灼痛，继而皮炎周围正常皮肤稍有红肿，皮损处也稍有隆起。疼痛一般持续数小时后渐减。涂药后患处结痂，7 ~ 10 天痂皮脱落而愈。

【出处】《实用西医验方》。

韭菜糯米浆可治接触性皮炎 >>>>

配方及用法：韭菜、糯米各等份。上药混合捣碎，局部外敷，以敷料包扎，每天 1 次。

功效： 此方治疗接触性皮炎疗效甚佳，一般 3 ~ 5 天即可痊愈。

【出处】《四川中医》（1990 年第 3 期）、《单方偏方精选》。

磁铁可治过敏性皮炎 >>>>

荐方由来： 李秀玉是我校离休的老医生。有一次，我们到苏杭旅游时，我问她怎么不吃鱼，她说她患了过敏性皮炎，不敢吃。这病很讨厌，越挠越痒，有时会挠得血迹斑斑。为此，她两次住院也没治好。

当时我告诉李医生，备一块磁铁，磁疗很有效。磁铁的磁力能消除风湿热邪，促进气血运行，增加肌肤的营养，从而达到活血化瘀、祛风消炎止痒的作用。后来，李医生依法治疗，1 个月就彻底治愈了过敏性皮炎。

验证： 黑龙江欧日超，男，67 岁，退休教师。他说："我经常因气候寒冷患过敏性皮炎，每次都用本条方治愈。此方真的很灵。"

【荐方人】山东张明。

【出处】《晚晴报》（1997 年 10 月 11 日）。

凡士林、松香等可治稻田皮炎 >>>>

配方及用法： 凡士林 500 克，松香、雄黄粉各 90 克，樟脑 60 克。将凡士林加温熔化，入松香粉末不断搅匀，待松香完全熔化后，离火降温至 40 ~ 50℃。再投入雄黄、樟脑充分搅拌，在冷凝中，温度越降，搅拌越勤，以雄黄、樟脑不沉淀为止。下水田前，涂手脚，上下午各 1 次。

【出处】广西医学情报研究所《医学文选》。

用苦瓜汁治夏季皮炎 >>>>

配方及用法： 先用鲜苦瓜（未长熟的小瓜）0.25 千克左右捣烂取汁，搽患处，过半小时后搽药水乐肤液，待药水干后，再搽必舒软膏。这样每日 3 次，连续 2 天即可治愈。

验证：江苏黄东旭，男，38 岁。他说："我母亲患过敏性皮炎，特别是每年夏季高温时，皮肤发痒难受，两个小腿都有，形成了夏季皮炎。我用本条方为她治疗几天后，皮炎消除。"

【荐方人】束健。

用阿司匹林粉治稻田皮炎 >>>>

配方及用法：阿司匹林或复方阿司匹林 1 ~ 2 克，研末。患部洗后撒药，每日 2 ~ 3 次。重症治疗期不宜下水。

验证：治糜烂型 312 例，轻症 1 ~ 2 日即愈，重症 2 ~ 3 日可愈。

【出处】《常见病特效疗法荟萃》。

用猪胆治脂溢性皮炎 >>>>

配方及用法：猪胆 1 个。将猪胆汁倒在半面盆温水中，搅拌后洗头（或洗患处），把油脂状鳞屑清除干净，再用清水清洗 1 次，每天 1 次。

验证：治疗脂溢性皮炎 31 例，治愈 25 例，好转 6 例。

【出处】《新医学》（1984 年第 4 期）、《单味中药治病大全》。

用七叶一枝花治毛虫皮炎 >>>>

配方及用法：用 100 毫升 75% 的酒精泡 10 ~ 20 克七叶一枝花，局部外涂。

备注：七叶一枝花又名蚤休、重楼，药用根茎。

【荐方人】广西谭训智。

蛇皮、全蝎可治毛囊炎 >>>>

配方及用法：蛇皮 1 张，全蝎 2 个，蜂房 1 个，共泡入 180 克醋中，24 小时后可用（时间长更佳），用完再加醋 1 次。纱布蘸药敷患处，每日 2 次。

验证： 治毛囊炎 35 例，均治愈。1 ~ 5 日愈者 33 例，8 ~ 14 日愈者 2 例。

【出处】《常见病特效疗法荟萃》。

艾炷灸治慢性毛囊炎 >>>>

方法： 用艾绒做成小宝塔形艾炷，大蒜切薄片，放每个患处上（患处先剃去毛），上放艾炷点燃，烧尽再换，连用 10 个。每日 1 次，10 日为 1 个疗程。

验证： 治疗慢性毛囊炎 54 例，均愈。一般 3 ~ 4 次即愈，重症 2 个疗程即愈。

【出处】《常见病特效疗法荟萃》。

用五倍子治蜂窝组织炎 >>>>

荐方由来： 我老伴突患左腿下肢蜂窝组织炎，皮肤红肿，内有硬块，且痛痒伴发热，打针吃药效果不佳。我们商量后决定向《家庭医生报》求教。我们在 1994 年 1 月 17 日《家庭医生报》的第 3 版上找到了治蜂窝组织炎验方，按验方买回纯五倍子 50 克，研成细末，用米醋调成糊状，然后再按验方消毒，将药敷在红肿的皮肤上，连敷 2 次共 6 天。药还未用完，老伴的蜂窝组织炎就好了。

【荐方人】四川雷安义。

用老鹳草等治瘩背疮 >>>>

配方及用法： 鲜老鹳草 2 棵（约 60 克），儿茶 10 克，血竭花 10 克，轻粉 5 克，红粉 4 克，冰片 6 克，大珍珠（煅）2 粒，真铜绿 5 克，朱砂 5 克，猪板油 120 克。将儿茶等 8 种药研成细面，同鲜老鹳草、猪板油调在一起，用铁锤捣烂调匀如糊状，即成为老鹳草膏。将此膏分成两份，摊于两块布上，每块膏药贴 7 天。

第一块贴后，会有大量脓液流出，红肿即消散，疮面可收缩一半；换第二块，再贴 7 天后，疮面即收口愈合。痊愈后忌刺激性食物。

验证：患者程某，男，60 岁，农民。右背部患瘩背疮月余，经多方治疗效果不显，疮面扩散如碗口大，病情险恶，脓血淋漓，疼痛难忍，昼夜呼号，寝食俱废，脉象洪数有力。遂为其制作老鹳草膏一料，分为两帖。第一帖敷后，流出大量脓液，7 天后疮面收缩如核桃大，红肿消失，疼痛停止；敷第二帖，7 天后疮面全部愈合。

【出处】《全国名老中医验方选集》。

用马蜂窝大黄膏治蜂窝组织炎 >>>>

配方及用法：马蜂窝、酒制大黄各等份。取马蜂窝用砂锅稍焙研细过箩，大黄用黄酒闷后经砂锅焙干研细过箩。两味药末用蜂蜜调成糊状，放置在大小适宜的黑布上敷患处，每 24 小时换药 1 次。

【荐方人】天津宋俊莲。

【出处】《亲献中药外治偏方秘方》。

各类型疮疾

枯矾猪甲等治下肢溃疡 >>>>

配方及用法：枯矾（研粉末）100 克，猪甲（洗净炒炭存性研末过筛）300 克，海螵蛸（研末）100 克，冰片 20 克，麻油 250 克。上药调成糊状备用。溃疡创面用过氧化氢溶液清洗，去除脓性分泌物，将药均匀敷于疮面上，外用纱布包扎。1 周后换药，第二次 3 天换药，以后每日换药 1 次，一般换药 5 ~ 10 次即可。也有少数病例需换药 11 ~ 20 次才能治愈。

验证：共治疗患者 12 例，换药 5 ~ 10 次 9 例，换药 11 ~ 20 次 3 例，全部治愈。

【荐方人】江苏赵应銮。

用蛋黄油治下肢慢性溃疡 >>>>

配方及用法： 蛋黄 1 个，松香 3 克。将蛋打破去清取黄，放入铁勺或铜勺内用文火熬化呈油状，放凉后把备好的松香研成末加入搅匀即可。用盐水清洗疮面，用棉签蘸药涂于患处，每日 3 次。疮口不必包扎，以暴露为宜。5～7 天后疮面干净无渗出物时，去松香单用蛋黄油涂搽至疮口痊愈为止。

验证： 浙江季风山说："我村郑保林因下肢内踝外损伤引起感染，疮口久不收口，经当地医院治疗几个月，花钱数百元，也没有治愈。后来，经我用本条方治疗半个月痊愈，没花一分钱。"

【荐方人】福建张香梅、何文通。

【出处】《当代中医师灵验奇方真传》。

苍耳子虫治颜面疔疮 >>>>

配方及用法： 苍耳子虫 100 条，麻油适量。苍耳子虫 100 条放入 40 毫升麻油内浸泡，密封备用。换药时，先用碘酊、酒精做局部消毒，将苍耳子虫捣烂如泥敷于疮头，外用纱布覆盖，一般每天换药 1 次。

验证： 经治疗 40 例全部治愈。疗程最短者 4 天，换药 3 次；最长者 6 天，换药 5 次，平均 4 次治愈。多数患者在换药 1 次后，局部疼痛减轻，全身症状均有好转，且无任何不良反应。

【出处】《江西中医药》（1988 年第 1 期）、《实用专病专方临床大全》。

用仙人掌烟丝治疔疮 >>>>

配方及用法： 取新鲜仙人掌 1 块（刷去毛刺），香烟 1 支，鸡蛋 1 个，青布一块。将仙人掌与烟丝一同捣烂，加入适量蛋清混合，均匀地涂在青布上敷患处，24 小时换一帖。用于治疗疔疮初起（已生脓或溃烂者勿用）或早期乳腺炎、痈毒等。

【荐方人】江苏陈付山。

【出处】广西科技情报研究所《老病号治病绝招》。

百草霜、松香等可治疗疮 >>>>

配方及用法：百草霜（细末）60 克，松香（桑木灰煮白如玉）120 克，制乳香、没药各 15 克，铜绿（研粉）60 克，白蜡 120 克，芝麻香油 150 克。将香油放入铁锅中煮得滴水成珠，稍黄色，即依次下白蜡、乳没粉、松香粉、铜绿粉、百草霜粉，候滚透搅匀待冷成膏。用时将膏搓成条子做成小丸或小饼（重约 3 克），放在黑膏药中心敷疗头上。

【荐方人】陕西陈斌、陈兆如。

【出处】《当代中医师灵验奇方真传》。

枸杞子、白酒可治蛇头疗 >>>>

配方及用法：枸杞子 15 克，白酒、水各 50 毫升，煮烂后，捣成糊状，加入冰片 0.5 克、食醋一盅调匀，装入小塑料袋套于患指上，包扎固定 12 小时取下。加醋少许，拌匀再敷。用药一次肿痛大减，3 日可愈。

【荐方人】戈杰。

【出处】《老年报》（1997 年 12 月 4 日）。

用蒲公英治臁疮 >>>>

配方及用法：取鲜蒲公英（带根）50 克，洗净，加适量水煮开，吃药喝汤，一次服用。每日 2 ～ 3 次，单吃。

验证：江苏江国妹，女，44 岁，中医。她说："我单位张云的母亲患臁疮腿 8 年，腿脉处有一鸡蛋大的孔，周围发黑，有臭味，在本地多家医院治疗一直未愈。后来我用本条方为她治疗 45 天，她的病痊愈。"

【荐方人】汪广泉。

【出处】《老年报》（1997年9月16日）。

用砂糖豆腐治臁疮 >>>>

配方及用法：鲜豆腐渣250克、白砂糖100克调匀，涂疮面。每日换3次，3日后疮面缩小。敷5日后，再取干柿叶若干烧灰存性，研末，撒在疮口上，每日1次，不用包扎可愈。

【荐方人】河南刘炳坤。

用臁疮散治臁疮 >>>>

配方及用法：博落迴100克，冰片5克。将博落迴焖成炭，研细末放入冰片即成臁疮散。用时取适量敷患处。

备注：此方只准外用，忌内服。

【荐方人】江西朱斯龙。

【出处】《亲献中药外治偏方秘方》。

枯矾、煅石膏等可治臁疮 >>>>

配方及用法：枯矾100克，煅石膏100克，红粉10克，铅粉30克。上4味药一起细研即成。先用白矾水将疮面洗净，然后上药，上药时若疮面湿（渗出物多），撒干药末于疮面；若疮面干燥，可用香油或凡士林调药末成膏状擦患处，每日1次。

验证：用此方在10余年中治愈10余名臁疮患者，初患半月而愈，病久逾月而愈。

【荐方人】河南王印坤。

苍耳子可治臁疮 >>>>

配方及用法：苍耳子100～200克炒黄，研成细末；生猪膘油200～300克，放青石板上，用斧子砸如糊状，边砸猪油边掺入药末，使药末与油混匀后待用。用时先将疮面用生石灰水（生石灰 500 克，开水 4000 毫升，冲泡 1 小时，去渣用清水）洗净，然后将药膏摊贴在疮上，外用绷带扎好，冬季 5 ~ 7 天，夏天 3 日左右取下。

验证：江苏江国妹，女，中医。她说："我用本条方为别人治好了已患 8 年的臁疮。"

【出处】《江苏中医》（1966 年第 3 期）、《中医单药奇效真传》。

地龙可治臁疮 >>>>

配方及用法：活地龙 100 克。将地龙置净水中 1 小时左右，让其吐尽体内泥土，洗净后放入干净广口瓶内。用白糖 30 克撒在地龙上，约 1 分钟，可见地龙体液迅速渗出。3 小时左右即得渗出液约 50 毫升，然后用纱布过滤，装瓶内，放入适量小檗碱，高压消毒后备用。用纱布条浸药液盖贴创面，每天换药 1 次。

验证：此方治疗下肢溃疡 21 例，全部痊愈。

【出处】《陕西中医》（1991 年第 2 期）、《单方偏方精选》。

用木耳、白糖治褥疮 >>>>

配方及用法：取木耳（焙干，去杂质）30 克研成末，新鲜白糖 30 克，两者混合后，加温水调成膏糊状外敷。每 2 日换 1 次，直至痊愈。

备注：初期灭菌治疗时，药物应调成膏状，即木耳白糖与水的比例是 1 ∶ 2，一次用完，此过程 2 ~ 4 天。而后再将药物调成糊状，木耳白糖与水的比例为 1 ∶ 8。

【荐方人】丁新春。

【出处】《家庭医生报》（1996 年 3 月 4 日）。

用马勃粉治褥疮 >>>>

配方及用法：马勃适量研成极细粉末状，经干热灭菌后，置消毒容器中备用。以生理盐水清洗疮面，剪除坏死组织，拭干后将马勃粉均匀撒在疮面上，厚度约 1 毫米，上面敷盖消毒纱布，每日用药 4 ~ 6 次。

验证：辽宁王安才，男，53 岁，农民。他说："村民刘俭海的父亲因脑出血瘫痪在床，时间一长得了褥疮。我按本条方为其治疗，他的褥疮 10 天就好了。"

【荐方人】福建陈志英。

【出处】《福建中医药》（1997 年第 1 期）。

用螃蟹治漆疮 >>>>

配方及用法：发生漆疮，可捉活螃蟹几只，将其捣烂，用纱布滤汁，涂搽患处。每天早、中、晚各 1 次，一般 2 天可治愈。

【荐方人】贵州胡定绶。

用苦树皮蛋黄油治秃疮 >>>>

配方及用法：取苦树皮 30 克，鸡蛋黄 12 个。先把鸡蛋煮熟，取其黄，置铁勺内火煎出油，去渣，将苦树皮研细末，加入蛋黄油内调匀。把患者头发剃去，白开水洗净，然后抹此药，每日换药 1 次。

【出处】《中医验方汇选》《中医单药奇效真传》。

用川楝子猪油可治秃疮 >>>>

配方及用法：取川楝子（剖开、去核、取肉，焙存性）研极细末 15 克，用熟猪脂油（或凡士林）30 克，共调拌成糊状药膏。先将残余毛发全部清除，再将脓、血痂彻底洗净（用食盐水洗，或明矾水洗），拭干后涂上药膏，用力摩擦使之润透。每日清洗，每日换药，局部暴露，不戴帽子或绷扎。

【出处】《中医杂志》（1962 年第 9 期）、《中医单药奇效真传》。

硫黄川椒锭可治疥疮 >>>>

配方及用法：硫黄 100 克，置容器中以文火熔化为液态，加川椒 30 克继续以文火加热煎炸，等到川椒煎炸至变黑变焦后去渣，将熔化的药液注入备好的模具中冷凝成锭后备用。治疗时取药锭加少许食用油，放在碗内研磨，待油质变色且发出一种特殊的药臭味为度，用温水洗洁皮肤后将药液油涂抹在患部。部分病程较长或严重者每天早晚各用 1 次，一般情况每天晚上临睡前用药即可。兼脓疱渗液者取黄柏 30 克煎水洗患部。

验证：治疗 87 例，除 2 例形成疥癣者连续用药 15 天外，其余 85 例均治愈。

【荐方人】云南刘武。

【出处】《当代中医师灵验奇方真传》。

用三黄酒治疗疥疮 >>>>

配方及用法：黄连 5 克，栀子 10 克，黄柏 10 克，冰片 5 克，樟脑 10 克，苦参 20 克，柳酸粉 10 克，蛇床子 30 克，地肤子 30 克。以上药物用 75% 酒精 200 毫升浸泡 1 ~ 2 天，同时，先将患处用肥皂水洗净，再用棉球蘸酒液涂擦，每日 1 ~ 2 次。

【荐方人】四川罗林钟、邓增惠。

硫黄、百部等可治疥疮 >>>>

配方及用法：硫黄 20 克，百部 10 克，冰片 1 克。将上药研极细末，加适量凡士林拌匀，包装备用。温水洗浴全身，用力将上药涂擦患部，每日 1 次，5 天更换衣被，将用过的衣被消毒处理。

验证：治疗疥疮患者 378 例，用药时间最短者 1 次，最长者 10 次，临床全部治愈。

【荐方人】四川冷治卿。

【出处】《当代中医师灵验奇方真传》。

苦参、青蒿等可治疥疮 >>>>

配方及用法： 苦参、青蒿、夜交藤、野菊花各 15 克，花椒 12 克，川芎、红花各 10 克。感染者，加黄柏、银花、蒲公英各 10 克，伴有湿疹者，加樟脑叶、荆芥各 10 克。加水 3000 ~ 4000 毫升，旺火煎沸 25 分钟，每晚用药液进行全身洗浴，一次约 30 分钟，浴后及次日清晨外搽硫黄膏（凡士林 100 克，硫黄粉 20 克，调匀即成），连续治疗 3 日为 1 个疗程。3 日更换内衣、裤及被褥 1 次，并用沸开水泡洗，烈日晒干。

验证： 本方治疗疥疮患者 319 例，用药 1 ~ 3 个疗程均治愈。

【荐方人】鲁达。

水煎白矾、食盐等可治疥疮 >>>>

配方及用法： 白矾、食盐各 62 克，苍耳子、蒺藜子、地肤子各 31 克。上 5 味水煎，加水 5 碗，煮沸半小时后去药渣，倒入盆内，擦洗患处，每日 3 次。

【荐方人】河南冯茂林。

用卤水治冻疮 >>>>

配方及用法： 取 60 ~ 70 克卤水，盛入缸子里，用火炉加热至 70 ~ 80℃，并保持这一温度，然后用棉球蘸取反复涂于患处，直至用尽卤水为止。每天 2 次，坚持 2 ~ 3 天，冻伤处一般均可恢复，而后不易再被冻坏。

备注： 皮肤因冻溃破了的禁用。

【荐方人】李继祥。

【出处】《中国保健报》。

用茄秧秆煮水治冻疮 >>>>

方法： 冬天的时候到地里将已摘完茄子、叶子也已掉光的光秃的茄秆连根拔起，回家后放脚盆中加水煮一会儿，等水温低点后泡脚。

验证：黑龙江李永超，男，工人。他说："我用本条方仅3天就治好了自己的脚冻疮。"

【荐方人】高学冬。

用独头蒜治冻疮 >>>>

配方及用法：在伏天将独头蒜捣成蒜泥，浸半天，将患处洗净，蒜涂于患处，1小时后洗去，涂10次左右。每日1次，也可隔日1次。

【出处】《晚晴报》（1996年8月3日）。

用当归醋治冻疮 >>>>

配方及用法：取米制陈醋500克，当归20克，共放入陶制品内用文火煮开，时间不得少于20分钟，然后连当归一起倒入容器内，趁热浸泡冻疮处（如冻疮长在鼻、耳、脸等部位，可用纱布蘸药液擦于患处），直至患处皮肤松皱为止。

【荐方人】江西饶明亮。

【出处】广西科技情报研究所《老病号治病绝招》。

山楂细辛可治冻疮 >>>>

配方及用法：山楂适量，细辛2克。取成熟的北山楂若干枚（据冻疮面积大小而定），用灰火烧焦存炭捣如泥状；细辛研细末，合于山楂泥中，摊布于敷料上，贴于患处，每天换药1次，一般4～5次即可痊愈。

验证：此方治疗冻疮60余例，均获痊愈。

【出处】《四川中医》（1990年第10期）、《单方偏方精选》。

用仙人掌敷治冻疮 >>>>

方法：用仙人掌（去掉刺）适量，捣烂敷患处（如冻伤已溃烂者则忌用之），以纱布包扎好，5天后去敷料。属Ⅰ、Ⅱ度冻伤者，敷1次即愈，严重者3天换敷1剂药，1周后可愈。

【出处】《神医奇功秘方录》。

用黄柏等治黄水疮 >>>>

配方及用法：黄柏、生大黄、苦参各30克，蒲公英、百部、银花各20克，水煎取汁。用药汁洗患处（若有脓液溢出，则先用温盐水洗净），每日3～5次。

验证：辽宁冯中林，男，58岁，医生。他说："村民安英华患脓疱疮5年，在开原市医院确诊，中西药都用过就是不见好转。后用本条方，7天就治好了。"

【荐方人】陕西张君喜。

用黄芩、黄柏等治黄水疮 >>>>

配方及用法：黄芩、黄柏、双花、苦参各5克，野菊花3克，犀黄丸6克，白矾、冰片、青黛各1克，樟丹0.5克，呋喃西林粉10克，红霉素软膏2支，凡士林适量。先把黄芩、黄柏、双花、苦参、野菊花晒干压碎过筛，犀黄丸、白矾、冰片用乳钵研细，以上药物细粉加呋喃西林、青黛、樟丹再共同过筛，使之均匀，加红霉素软膏，再加适量凡士林调成稀膏状即可。用消毒棉棒蘸取软膏涂抹患处，每日2次，治疗期间停用其他药物。

验证：40例患者全部治愈，经随访均无复发。一般用药后立即止痒，48小时后脓水起干结痂，继日痂皮脱落，仅留淡红色斑，5天后不留痕迹。

【荐方人】山东姜延德。

【出处】《亲献中药外治偏方秘方》。

用甲紫等治黄水疮 >>>>

配方及用法：甲紫（结晶）2 克加适量酒精，使之溶解，硼酸粉 2 克加开水或蒸馏水适量煮沸、溶解，静置冷却，氯霉素 8 支（每支含 250 毫克）敲开安瓿。将上述三种药液同时倒入量杯中，然后加入温开水或蒸馏水至 100 毫升，搅匀、分装备用。用时先用消毒针头将水疱、脓疱挑破，除净疱壁，以温开水将皮损处清洗干净，然后搽上药水。每日可搽 8 ~ 10 次，至治愈为止。脓痂较厚者，外涂硫黄软膏或凡士林软膏除痂皮。

【荐方人】安徽占保平。

用青黛、黄连等治黄水疮 >>>>

配方及用法：青黛 10 克，黄连 10 克，枯矾 6 克，西瓜皮炭 15 克。共为细末，过 120 目筛，装瓶消毒备用。用时先用 0.1% 新洁尔灭清洗局部，渗出少者，取药面少许，香油调涂；渗出多者用药面外撒约 0.5 毫米厚，每日 2 次。

备注：皮损仅局限于口唇、鼻周或耳前后者，单用本方即可。若病程长，皮损延及四肢或全身者，可合用抗生素全身治疗。

验证：本方疗效确切，经治 100 余例，均在 3 ~ 5 日内痊愈。

【荐方人】山西马海。

【出处】《亲献中药外治偏方秘方》。

用苦杏仁治脓疱疮 >>>>

配方及用法：苦杏仁适量，火炙成炭存性，研成细末，用香油或豆油熬开调成稀糊状备用。用时先以淡盐水将污痂洗净，然后将上药涂患处薄薄一层，可用干净纱布或软布覆盖，以防药物脱落。每日或隔日 1 次，1 ~ 2 次脱痂，3 ~ 4 次痊愈。

验证：治疗 40 余例，均愈。

【出处】《山东中医学院学报》（1980 年第 3 期）、《单味中药治病大全》。

用明矾治脓疱疮 >>>>

方法：用明矾粉干抹，待形成硬痂且不淌水后，在第二次抹药前，用热水坐浴数分钟，使硬痂软化剥离，再抹上明矾干粉即可。每天上药1次，只需7天就能痊愈。

备注：明矾干粉制法：把整块的白矾放在炭火中烧成白色泡沫状拿出，待冷却后捣成细粉即可。

【荐方人】刘述礼。

【出处】《家庭医生报》（1996年11月18日）。

各类肿毒

山羊油可治丹毒 >>>>

配方及用法：新鲜山羊油适量。将新鲜山羊油洗净，煎炸出油去渣待冷成膏，贮瓶消毒备用。常规消毒患处，将油膏均匀摊于消毒棉垫上（视患处大小而定），外敷患处，日敷晚弃。7日一换，坚持2年。

验证：经观察24例，4～5年未发者11例，6年以上未发者13例。

【荐方人】湖北王介中。

【出处】《当代中医师灵验奇方真传》。

大葱、蒲公英可治毒疮 >>>>

配方及用法：大葱、鲜蒲公英、蜂蜜各等份。将大葱、鲜蒲公英切碎捣烂，加蜂蜜调和贴患处，3日痊愈。

【荐方人】黑龙江胡立德。

干木芙蓉花可治丹毒 >>>>

配方及用法：干木芙蓉花或叶适量，研极细末，过 120 目筛，在粉中加入凡士林，按 1 ：4 比例配方，调匀贮瓶备用。用其涂敷患处，涂敷面宜超过患处边缘 1 ~ 2 厘米。涂后即觉清凉，疼痛减轻；患处明显变软。每天涂敷 3 ~ 4 次。

验证：此方治疗丹毒 23 例（其中 2 例加服中药），均痊愈。

【出处】《浙江中医杂志》（1991 年第 10 期）、《单方偏方精选》。

二石散治丹毒 >>>>

配方及用法：石膏 50 ~ 150 克，寒水石 30 克。上药研末，加适量桐油调匀，涂抹患处，每天 1 ~ 2 次。按患面大小，适当增减药量。

验证：此方治疗丹毒 10 余例，均获痊愈。

【出处】《陕西中医》（1985 年第 6 期）、《单方偏方精选》。

用赤小豆粉治疗热毒痈肿 >>>>

配方及用法：赤小豆适量，研成粉末，用蜜糖或冷开水调敷患处。对于已溃烂的疮疡，要将赤小豆粉敷在疮口周围，暴露疮口以便排脓，每日 2 次。

验证：张某，女，50 岁。左手无名指内侧患有 3 厘米 ×1.5 厘米大脓肿，已溃，经服中药及外敷其他药无效而就诊。经用赤小豆粉外敷，约 2 小时后稠脓直流，肿痛热脓减，治疗 6 天疮口收敛而愈。

【荐方人】四川廖玉春。

【出处】《新中医》（1976 年第 2 期）。

酒精棉球治疖肿 >>>>

配方及用法：75% 酒精棉球。用上药棉球 1 ~ 4 个（视疖肿大小而定，不要挤干酒精）放在疖肿上面，然后再用胶布或纱布条固定。8 小时后取下，过 8 小时后再敷上酒精棉球。疗程 3 ~ 7 天，超过 7 天者为无效。

验证：治疗 54 例，治愈时间最短 8 小时，最长 3 天。

【出处】《实用西医验方》。

枸杞子外敷治脑疽红肿 >>>>

配方及用法：枸杞子适量。将该药放瓦片上焙焦研细，装瓶备用。临用时视脑疽红肿大小，取 10 ~ 20 克药粉，用菜油调成糊状敷于患处（范围比红肿面略大，厚约 0.2 厘米）。每日一换，连敷 3 ~ 5 次。

验证：治疗患者 100 余例，其中只有 4 例全身症状严重者配合抗生素治疗，其余均在 3 ~ 5 天内治愈。

【荐方人】安徽潘正夏。

【出处】《当代中医师灵验奇方真传》。

芝麻猪油治痈疽 >>>>

配方及用法：芝麻（生）、猪板油适量。将芝麻洗净晒干，炒黄，生熟各半研细末，用猪板油调成膏，外敷患处。每日换药。

【出处】《实用民间土单验秘方一千首》。

露蜂房治痈疽 >>>>

配方及用法：露蜂房 50 克，大黄 6 克，轻粉 3 克，冰片 0.5 克，蜂蜜适量。将蜂房炒焦过箩，放入乳钵少许，加轻粉、冰片研面，再继续加大黄、蜂房过箩混匀，加蜂蜜调成膏。将此膏涂于纱布 0.2 厘米厚，敷盖患处。初用每天 2 次，2 天后间日 1 次，脓液排完后可间 2 日 1 次。

验证：治疗 200 余例，均痊愈。

【出处】《实用民间土单验秘方一千首》。

蜜糖葱可治痈疽疔毒 >>>>

配方及用法：将蜜糖和葱适量捣烂。用时将药敷于患处，用纱布捆好，数日一换，效果显著。

备注：此药不可入口，恐中毒。

【荐方人】贵州龙小安。

山药鲫鱼膏治疖肿 >>>>

配方及用法：石膏、鲫鱼、山药各等份。将上药共捣烂如泥敷患处，每日1次，外用纱布覆盖。

【出处】《实用民间土单验秘方一千首》。

用蜈蚣油治痈疮疔毒 >>>>

配方及用法：取一容量约200毫升的瓶，注入生桐油（不必装满），从野外捕3～5条大蜈蚣投入油中，拧盖密封。10日后，蜈蚣自化，用小棒搅匀，即可长期用于痈疮疔肿、无名肿毒的治疗。以鸡毛掸药涂患部，每日1～3次。一般3～5天即可愈。

备注：此药有大毒，忌入口、眼及接触健康皮肤。

【荐方人】安徽冯甲婷。

千锤膏可治痈毒 >>>>

配方及用法：杏仁40粒，桃仁40粒，生巴豆7个，陈铜绿9克，冰片6克，香油150克。将前3味药置于石槽内共捣（去皮）成泥状，再取出放板上用锤砸细加入铜绿和冰片，同时掺入香油搓揉，装瓶封闭备用。传日锤一千棒，故名千锤膏。用时敷于患处。

【出处】《佛门神奇示现录》。

向日葵花蜜蜂可治大头瘟毒症 >>>>

配方及用法：向日葵花 1 块，蜜蜂 7 个，生姜 3 片，水煎服，服后出微汗。轻者 1 剂愈，重者 2 剂愈。

【荐方人】河北杨述圣。

【出处】广西医学情报研究所《医学文选》。

大黄、醋外敷治无名肿毒 >>>>

配方及用法：大黄、醋适量。将大黄为粉，和醋为糊，敷患处。

验证：治疗多人，1 次即愈。

【出处】《实用民间土单验秘方一千首》。

狗头骨、龙骨等治无名肿毒 >>>>

配方及用法：狗头骨 100 克，龙骨 50 克，冰片 10 克，硇砂 30 克，儿茶 50 克。将上药共研细末，根据疮面大小，用香油或凡士林调膏敷患处即可。

备注：服药期间忌食鱼虾、辣味之品。

【荐方人】黑龙江高淑芬。

【出处】《当代中医师灵验奇方真传》。

土珠草、红泥膏治无名肿毒 >>>>

配方及用法：土珠草、红泥膏、盐。取土珠草洗净鲜用或晒干备用。取山红泥倒入容器中，加入足够的水制成悬浊液，然后将该悬浊液倒入另外一个容器中（该法主要是去掉原山泥中的各种杂质），并加入 1% 的食盐搅拌后进行沉淀，沉淀后倒去上层的大部分清水，留下少许的清水覆盖泥面，以保持红泥的湿度（要经常换水，以保持红泥水的鲜活状态），便制成了红泥膏。用时，取适量土珠草捣烂后与同等体积的红泥膏充分拌和后敷于患处，外盖海州常山叶包扎，每 4 ~ 8 小时换药 1 次。

备注：本方适于没有成脓的肿毒，敷时禁吃糯米、酒、海鲜等。

验证：本方药临床应用已 30 余年，就诊病人达万人以上，疗效颇佳，明显优于西药治疗。用药后 8 ~ 12 小时起效，2 ~ 4 天痊愈。

【荐方人】浙江郑丽丽。

【出处】《亲献中药外治偏方秘方》。

用食醋泡六神丸治无名肿痛 >>>>

配方及用法：用六神丸 6 ~ 7 粒，放入盛有醋的小容器里（用小酒杯或小瓶盖均可），浸泡 15 分钟后即可溶解，然后用食指蘸六神丸醋液涂搽患处，一般 1 ~ 2 次即可见效。

验证：湖北朱达银，男，52 岁，工人。他说："2002 年 7 月 20 日，我的一个好友不知什么原因右脚脚背突然红肿，发热疼痛，用本条方治疗，涂上药后 2 小时红肿消失，又连涂几次症状全无，而且也不疼了。"

【荐方人】河南贾庭芝。

【出处】《老年报》（1997 年 9 月 16 日）。

郁李根皮治无名肿毒 >>>>

配方及用法：郁李根皮（干品）1000 克，香油 1000 克。用上药煎熬，待煎熬到滴水成珠时加入黄丹 300 克，用桃或柳枝充分搅拌，凉后成膏，以笋叶卷之备用。用时将药膏摊于布上外贴，5 天换 1 次。

验证：此方治疗无名肿毒 100 例，一般 5 ~ 15 天即可痊愈。

【出处】《四川中医》（1987 年第 5 期）、《单方偏方精选》。

南星、半夏等治奇毒杂症 >>>>

配方及用法：生南星、生半夏、生川乌、生草乌各9克，天仙子12克。上药共研细末，调天仙子和滚水敷患处。

功效：此方颇有特效，曾医治很多的怪疮奇毒杂症。

【荐方人】广西饶成。

【出处】广西医学情报研究所《医学文选》。

各类咬伤

用白胡椒治蜈蚣咬伤 >>>>

配方及用法：将四五粒白胡椒（一定要白的）研成细末，干撒在咬伤处，即可药到病除。

验证：江西赖和明，男，54岁，医生。他说："林场职工李俊清于2002年5月在山上刨山时被蜈蚣咬了一口，当即剧烈疼痛，被人送到卫生院治疗，经打针吃药、冲洗均无任何效果，丝毫没有止痛。我用本条方为她治疗，5分钟疼痛便止住，并开始消肿，半小时后一切恢复正常。"

【荐方人】江西陈重信。

用耳垢治疗蜈蚣咬伤 >>>>

荐方由来：一天早上，我老伴洗衣服，不慎被掉在衣服盆里的蜈蚣将左手小指头咬了。即时剧痛难忍，并迅速从小指痛到手腕和整个手臂。几位邻居得知后，介绍一方：用耳垢治疗被蜈蚣咬伤有特效。先把伤口的毒液尽早、尽快、尽量地挤出来，以减少毒素，然后挖适量的耳垢按压在伤口上。我老伴立即按照她们介绍的办法去做，果真有效。不到半个钟头，整个左手臂的疼痛就开始缓解，天黑前，连疼痛最厉害的部位也不疼了。

【荐方人】河南黄吉政。

【出处】《老人春秋》（1997 年第 4 期）。

桑树嫩头捣烂治蜈蚣咬伤 >>>>

荐方由来：我孩子的舅妈被一条四寸多长的老蜈蚣咬了手指，痛得死去活来，到医院打针、敷药后，仍无效。这时正好遇到一人传一单方，立即试用。方法是：采桑树（蚕食的）嫩头 5 ~ 10 根（包括嫩叶）捣烂，放少量红糖再捣几下，然后将其敷在蜈蚣咬破处，立即止痛。

【荐方人】余兵。

【出处】《安徽老年报》（1996 年 11 月 27 日）。

蜘蛛治蜈蚣咬伤 >>>>

荐方由来：我目睹邻居中年妇女手被蜈蚣咬伤，其后将檐下网上蜘蛛捕之放于手臂，见蜘蛛迅即爬至创口处，伏之不动，以其口吸吮。只见蜘蛛腹渐大，手肿渐消，须臾毒尽，蜘蛛自行落地上。邻居妇手痛止而愈，当时令人称奇不已。

蜘蛛专治蜈蚣、蛇蝎之毒，此乃"以毒攻毒"。

【荐方人】李建萍。

红薯叶治蜈蚣咬伤 >>>>

配方及用法：红薯叶。将红薯叶洗净，以滚开水烫软叶片。敷盖伤处，数次可愈。

功效：解毒，利尿，医疮。用治蜈蚣咬伤。

苎麻叶治蜈蚣咬伤 >>>>

荐方由来：张某，男，78 岁，农民。1978 年 6 月 25 在拔田埂草时，中指末端被蜈蚣咬伤，疼痛难忍。诊时已被咬 3 小时，诊见手指至肘关节肿胀光亮，面容痛苦，脸色苍白，冷汗淋漓。

嘱采用家种苎麻叶若干，捣烂取汁，不时地搽抹肿处，2 小时后疼痛消失，肿势由关节退至中指末端。复搽，次日退尽。

【出处】《上海中医药杂志》（1982 年第 4 期）、《中医单药奇效真传》。

大雄鸡涎治蜈蚣咬伤 >>>>

方法：将大雄鸡 1 只缚脚倒吊，20 分钟后口内流涎，此涎用瓷盘接着，用以涂搽伤处，连续十余次，可以痊愈。

【荐方人】贵州刘朝宏。

公鸡冠血可治蜈蚣咬伤 >>>>

方法：当身体被蜈蚣咬伤后，立即用针刺进公鸡冠，用拇指食指紧紧捏住鸡冠挤出两三滴鲜血，涂在咬伤处，干了再涂，连续涂三四次后肿胀消失可愈。

【荐方人】广西李仲武。

羊奶治蜘蛛咬伤 >>>>

配方及用法：鲜羊奶适量，煮沸。尽量饮用。

功效：解毒，利尿，消肿。用治蜘蛛咬伤。

验证：据《医心方》记载，一人被蜘蛛咬伤，腹大如妊，遍体生丝，有人教饮羊乳，遂愈。

半夏治蝎蜇伤 >>>>

配方及用法：取半夏适量研成细末，加香油适量调成糊状。以蜇伤点为中心，用半夏膏均匀涂抹，面积超过肿胀部位外 0.5 厘米即可，每日换药 1 次。

【出处】《山东中医杂志》（1991 年第 4 期）、《单味中药治病大全》。

饱和食盐溶液治蝎蜇伤 >>>>

配方及用法：饱和食盐溶液 2 ~ 3 滴滴于双眼。经治数千例，止痛效果显著。

【出处】《天津医药杂志》（1963 年第 1 期）、《单味中药治病大全》。

用天麻、半夏等药治蝎蜇伤 >>>>

配方及用法：天麻、乌梅、菖蒲、半夏、白芷各等份，共为细末。用唾沫调敷患处。

【荐方人】河北张之镐。

【出处】广西医学情报研究所《医学文选》。

用生烂山药治蝎蜇伤 >>>>

配方及用法：生烂山药（烂的有水者佳）用布包好，拧汁擦患处。

【荐方人】河北贾洪福。

【出处】广西医学情报研究所《医学文选》。

活蜗牛捣烂治蝎蜇伤 >>>>

配方及用法：活蜗牛 1 只，捣烂，敷在患处，外用纱布包扎固定。1 次即愈。

【出处】《实用民间土单验秘方一千首》。

鸡蛋壁虎治蜂蜇伤 >>>>

配方及用法：鸡蛋 1 个，壁虎 1 条。将蛋打个小孔，将全壁虎 1 条塞入鸡蛋内，小孔密封，埋于阴凉的土内 20 天，取出涂患处。

验证：治疗 20 余例，均 1 次治愈。

【出处】《赤脚医生杂志》（1975 年）、广西中医学院《广西中医药》增刊（1981 年）。

夏枯草治蜂蜇伤 >>>>

配方及用法：夏枯草适量，捣烂敷患处，外用纱布包扎。1次即愈。

【出处】《实用民间土单验秘方一千首》。

用鲜黄瓜叶片治刺蛾蜇伤 >>>>

果农与菜农在劳作时，经常被刺蛾蜇伤，钻心的痛痒既影响情绪又耽误农活，而又无良药能够立即消痛止痒。

现介绍一个既简单又效果极佳的土办法：当被刺蛾蜇伤后，立即摘取鲜黄瓜叶片，反复在被蜇处揉搓 3 ~ 5 分钟，痛痒的感觉会立即消失。

【荐方人】黑龙江庄程彬。

唾液治蚊虫叮咬 >>>>

方法：当发现被蚊虫叮咬或局部痛痒起红丘疹时，把口内的分泌液唾在掌中或指上，在患处反复揉搓一分钟，以痛痒缓解为度。过一会儿再做，仍效前法，切忌抓挠患处，以防皮肤损伤而继发感染。对于某些原因不明的小面积皮肤瘙痒，此法亦可取效，还可用自己的唾液为他人治疗。

【荐方人】河南李小周。

【出处】《中国民间疗法》（1997 年第 3 期）。

粗茶、木贼等可防蚊蠓叮咬 >>>>

配方及用法：粗茶 500 克，木贼 250 克，雄黄 200 克，共研细末，醋弹丸子大，每晚烧一个，蚊蠓闻者去之，不去者亦不复咬人。

【荐方人】山西邵观文。

【出处】广西医学情报研究所《医学文选》。

芸香粉防避臭虫 >>>>

配方及用法：芸香 31 克，研细末置于席下自去。

【荐方人】山西邵观文。

【出处】广西医学情报研究所《医学文选》。

用蛇草可治蛇伤 >>>>

配方及用法：用蛇草（异名叫徐长卿，土名叫赤芍）数叶，切勿用水洗，必须用口嚼碎对伤处涂之，可立即止痛，经 24 小时后痊愈。此草涂上后不可让它掉下来，一掉下来再涂就无效了；不经口嚼也无效。如蛇咬伤厉害，用草头煎水服之即愈。

验证：福建厦门市老中医用此家传秘方治疗蛇伤患者几百例，无不痊愈。

【荐方人】辽宁王安才。

【出处】广西医学情报研究所《医学文选》。

用佩兰叶治各种蛇咬伤 >>>>

配方及用法：鲜佩兰叶 100 克。先按常规冲洗扩创排毒后，将洗净捣烂的佩兰叶摊平敷在伤口上，盖敷料后固定，每日换药 2 ~ 3 次，每次换药前均需冲洗伤口。等肿消康复即停用本药。伤口未完全愈合者可按外科常规换药，中毒重者辅以输液及对症治疗。

验证：共治毒蛇咬伤 30 例（蝮蛇咬伤 20 例，银环蛇咬伤 2 例，竹叶青咬伤 3 例，未明者 5 例），结果痊愈 20 例，好转 10 例。

【出处】《广西中医药》（1985 年第 4 期）、《单味中药治病大全》。

用虾形草治蛇咬伤 >>>>

配方及用法：单药虾形草。如果被五步蛇、竹叶青蛇咬伤（金银环蛇无效）症状较轻时，用此药外敷就行了。如症状较重

（即毒气超过股关节和肩关节）时应加内服此药。

【荐方人】安徽潘积成。

蛇不见、前胡等可治蛇咬伤 >>>>

配方及用法：蛇不见、前胡、青木香、粉防己、紫金皮、七叶一枝花各3克。将上药研粉，白开水送服，每日1剂，分3次口服。

验证：治疗200余例，均获痊愈。

【出处】《实用民间土单验秘方一千首》。

七叶一枝花治土地蛇咬伤 >>>>

配方及用法：白蚤休（七叶一枝花）60克，研粉加陈醋浸泡2～3周，去渣。用时先将伤处洗净，再涂上药液，每天涂3～4次（另内服：蛇母草9克，白蚤休6克，前胡12克，疗效更佳）。

验证：治疗33例，均于2～12天痊愈。

【出处】《湖北卫生》（1976年第2期）、《单味中药治病大全》。

生草乌蘸酒磨汁涂治竹叶青蛇咬伤 >>>>

方法：取生草乌一枚蘸酒磨汁，于肿处上界绕手臂涂上一圈即可。

【出处】《长江医话》《中医单药奇效真传》。

用苍耳草治地皮蛇咬伤 >>>>

配方及用法：苍耳草1～2棵，去子，清水洗净，用铁锤锤烂，敷于患处，以纱布（或青布、白布亦可）包扎好，顷刻止痛。

【出处】《江苏中医》（1959年第11期）、《单味中药治病大全》。

一点白等可治火毒蛇咬伤 >>>>

配方及用法：一点白、白茅根、半边莲各30克，白芷、东风

菜、穿心莲各 15 克，八角莲、蚤休各 10 克。上药水煎 15 ~ 30
分钟，取汁 500 毫升，日服 3 次。重病员 1 日内频频内服以药汁
当茶饮；若出现高热、心悸、抽搐、血尿者可用牛黄清心丸同服，
每日 2 次，每次 1 粒。

【荐方人】江苏魏学金。

【出处】《当代中医师灵验奇方真传》。

绉面草等治毒蛇咬伤 >>>>

配方及用法：绉面草（全草）25 克，冬青草（全草）25 克，
益母草（苗）15 克，车前草（全草）15 克，半边莲（全草）15
克，分量都以干药来计算。上 5 味药混合到一起，装在瓦罐里，
水 3/4，酒（一般酒）1/4，分别倒入罐内，以淹到药上二扁指为
度。罐口封一层白纸，以免药味散发掉。然后将罐放在火上烧开，
炖 15 分钟，拿起来，立即将药汁倒入碗内（大半碗），等稍凉喝
下；另倒小半碗药汁，趁热擦洗伤口周围，促使毒素从伤口排出。
一剂药煎 3 次，服 3 次，洗 3 次，每隔 3 小时 1 次。共用 3 剂药
即可。

备注：蛇咬后用带子绑扎的，服药时要将带子松开，否则药
力不能到达伤处，非常危险。此外，服药期间要禁食辣椒、茶等。

验证：辽宁王安才，男，53 岁，农民。他说："我用本条方治
好一位被毒蛇咬成重伤的病人，用上此药，当时就止痛，3 日内
痊愈。"

【荐方人】河南扶桑。

用仙鹤草根和酢浆草治毒蛇咬伤 >>>>

配方及用法：鲜仙鹤草根 30 克，鲜酢浆草 30 克。取仙鹤草
根洗净，去掉根内硬心，入口中嚼细，将嚼细的药末和唾液喷在
伤口周围。视其肿胀面积大小，咀嚼一口或多口喷上即可。取鲜

酢浆草 30 克，以红色者为佳，用菜刀轧细后入瓷碗内，添米泔水（淘米水）250 克，把碗放入锅底，加一碗水在锅内，盖上锅盖。文火焖 10 分钟，取汁内服。

验证：治疗 11 例中，除 2 例进行辅助治疗外，其余均未用其他药物而愈。

【荐方人】新疆冉启辉。

【出处】《当代中医师灵验奇方真传》。

第九章
肛肠外科疾病

痔疮

荆芥、防风等治痔疮 >>>>

配方及用法：荆芥、防风、土茯苓、使君子各9克，芒硝120克，马钱子6克。将上药放砂锅内加水煮沸。然后，倒入罐内，令患者蹲在罐上先熏后洗，每晚1次。

验证：用上药治疗外痔患者100余例，一般熏洗1次后疼痛即可减轻，经2～5次后可以获得痊愈。

炉甘石、女贞叶等治痔疮 >>>>

配方及用法：炉甘石、女贞叶、艾叶各30克，冰片3克，芝麻油50毫升。将前四味药分别研为极细末，混合均匀，徐徐加入芝麻油中搅匀，贮瓶备用。用时，根据痔疮大小，取药膏1～2克，涂搽患处，用药前应排净大便，无须包扎。每晚用药1次。3次为1个疗程。

验证：用本方治疗外痔患者125例，均于用药1～4个疗程后获治愈。

南瓜子煎熏治内痔 >>>>

配方及用法： 南瓜子1000克。加水煎煮。趁热熏肛门，每日最少2次，连熏数天即愈。熏药期间禁食鱼类发物。

【荐方人】河南牛全喜。

茄子末治内痔 >>>>

配方及用法： 茄子。茄子切片，烧成炭，研成细末。每日服3次，每次10克，连服10天。

功效： 清热止血，用治内痔。

蝎蚕蛋治痔疮 >>>>

配方及用法： 全蝎6克，僵蚕6克，鸡蛋适量。全蝎、僵蚕（中药店有售）研成细末，共分为15份。每日早晨取新鲜鸡蛋1枚，在蛋壳上打一个小孔，将1份全蝎僵蚕粉从小孔内装入鸡蛋，搅匀后用面粉将鸡蛋上的小孔糊上，放入锅内蒸熟。服用时将鸡蛋去皮整个吃下，每日1个，连吃15天为1个疗程。如1个疗程未能痊愈，可再吃1~2个疗程，以巩固疗效。

功效： 理气血，除热毒。

【出处】《老年报》。

猪汤绿豆治痔疮 >>>>

配方及用法： 绿豆200克，猪大肠1截，醋少许。先将猪大肠翻开用醋洗净（连续洗3次），把绿豆填入猪肠内，再用线绳将肠两端扎紧，放入水锅中煮约一个半小时即成。食时切成段，一次吃完，每日1次。

功效： 清热解毒，润肠通便。用治内外痔便血。

猪肉槐花汤治痔疮 >>>>

配方及用法： 瘦猪肉 100 克，槐花 50 克。加水共煎汤。每日食 1 次。

功效： 凉血，止血。

红糖金针菜汤消痔 >>>>

配方及用法： 红糖 120 克，金针菜 120 克。将金针菜用水 2 碗煎至 1 碗，和入红糖。温服，每日 1 次。

功效： 活血消肿。对痔疮初起可以消散，对较重症有减轻痛苦之功。

椿角可治痔疮 >>>>

荐方由来： 我患痔疮五六年，苦痛难言。去医院就医，药费昂贵，不能根治，备受折磨。一次偶然机会得到一方，内服 2 剂见效，连服 1 周即愈，10 多年没有复发。另外，还治愈 7 人，证明疗效可靠。本方简单实惠，无痛苦。

配方及用法： 椿角（香椿结的果）去外壳留仁，文火将仁炒脆研细过筛备用。取鸡蛋 1 个搅拌成蛋花，菜油 50 克于锅中烧滚，用 70 克椿角仁粉末与蛋花调和倒入油锅炒至蛋熟，撒上作料热吃，这是 1 剂量。每剂如此炮制，每日 2 剂可一次炮制，也可分两次炮制。若一次炮制 2 剂，余下的 1 剂应放温热处。每日 2 剂，早晚各 1 剂。服药期间无禁忌。

【荐方人】贵州夏云和。

用醋酸氟轻松软膏治痔疮 >>>>

荐方由来： 我是从事教育工作的，患痔疮有 20 多年之久，严重时出血甚多。吃槐角丸虽有效，就是不能根除。有人给我介绍"醋酸氟轻松软膏"，仅用 10 克就治好了我 20 多年的痔疮。

方法：3 天用 1 次药。用时可于当天夜晚睡前用开水加少许盐洗浴肛门半个小时。睡时将药瓶口塞进肛门内挤药膏（一瓶药膏用 3 ～ 4 次），再用卫生纸贴住肛门，用食指、中指揉肛门 5 分钟或 200 次，翻身换手再揉 200 次。一般用 3 ～ 4 支醋酸氟轻松软膏即可。

验证：湖北杨永珍，女，66 岁，退休。她说："我患痔疮 30 多年，发病时痛痒，并有小手指大的两个痔核喷射出血，需快便才不喷血。我还患便秘，大便硬结便不出，蹲的时间稍长，肛门既便血又喷血，非常难受。便秘好一些时，又泻肚，而后又是便血和喷血，就这样反反复复久治不愈。打过痔核针，用过多种痔疮药，均不见效果。后来用本条方自治，经过 3 次擦用，感到肛门轻松，大便快、不泻肚，2 个痔核也消失了。我还发现，此条方不仅能治痔疮，而且还帮助我减肥。"

【荐方人】山西韩志笃。

用五朵云等治痔疮 >>>>

配方及用法：将五朵云（全株）62 克切碎，酢酱草 16 克切碎，鲫鱼 250 克，三样共煮不放盐，只吃熟鱼，喝点药汁送服，每天早饭前服 1 剂，轻者 3 ～ 5 剂痊愈，重者 7 ～ 10 剂必愈。

验证：荐方人曾患 10 余年内痔，解大便时常出血，就是吃本方治愈的（前面的药量是鲜草量，如用干草，量可减少一半）。

【荐方人】四川周俞全。

用葡萄糖水治痔疮 >>>>

方法：每日早晚空腹喝一盅葡萄糖水，浓度以 2 汤匙糖拌大半茶盅温开水为宜。坚持喝 3 ～ 5 日，方能见效。

验证：贵州李元发，男，52 岁，工人。他说："我患痔疮已有几年了，常常大便出血，烦恼不堪。按本条治疗，并每次便后清洗肛门，痔疮完全好了。"

地榆、蒲公英等可治混合痔 >>>>

荐方由来：多年前，我患了混合痔，经常便秘，上厕所少则 10 分钟，多则半个多小时，十分难受。于是，常服用牛黄上清丸，非常麻烦。后来，一位同事告诉我，说她是用中药验方治好了痔疮，要我试试看。后来，我连续服了 5 剂中药，痔疮就逐渐痊愈了。

配方及用法：地榆 30 克，蒲公英 30 克，地龙 15 克，当归 9 克，丹皮 9 克，甘草 9 克，大黄 9 克，连翘 9 克，槐米 12 克。将上药装入陶瓷罐内，先用凉水浸没并泡半小时后，用大火煮开，后降至微火煎煮 20 ~ 25 分钟。而后，用纱布滤出药汁入碗，再在药罐内加入适量凉水煮沸 30 分钟，将两次药汁混合在一起待服。每日 1 剂，上、下午各服 1 次。一般服用 4 ~ 5 剂中药，即有明显疗效，甚至痊愈。

【荐方人】罗茂莲。

【出处】《家庭保健报》（1996 年 10 月 29 日）。

马齿苋、猪大肠治内痔 >>>>

配方及用法：马齿苋 100 克，猪大肠 1 截（15 厘米长）。先将两物洗净，然后将马齿苋切碎装入大肠内，两头扎好，放锅内蒸熟。每日晚饭前一次吃完，连续服用。

功效：清热解毒，润肠止血。

乌药、大黄等治痔疮 >>>>

配方及用法：乌药、大黄、当归、血竭、地榆各 150 克，黄柏、菖蒲、红花各 75 克，黄连 15 克，冰片、枯矾各 50 克。上药共研极细末，过 120 目筛，加凡士林 1500 克调匀成膏，贮瓶备用（高压消毒）。先用 1 ：5000 高锰酸钾液坐浴后，再将药膏涂敷患处，每日换药 2 次。

功效：消热解毒，散血消肿。

【出处】《辽宁中医杂志》（1985 年）。

蝉冰膏治痔疮 >>>>

配方及用法：蝉蜕 15 克，冰片 12 克，麻油 30 毫升。先将蝉蜕用微火焙焦存性、研末，入冰片同研成极细末，用麻油调匀即成。每晚临睡前，先用金银花 20 克，大鳖子 12 克（捣碎），甘草 12 克，煎汤趁热熏洗患处，然后用棉签蘸油膏涂敷痔核上，连用 5～7 天。

功效：消炎、散结、止痛。

备注：服药期间忌食辛辣、鱼虾等物。

验证：治疗 53 例，全部痛除血止核消。

【出处】《辽宁中医杂志》（1981 年）。

吃香蕉皮可治痔疮 >>>>

荐方由来：我患痔疮多年，曾做过两次手术，但不能彻底解除病痛。后来有人告诉我，香蕉皮晒干后煨吃，用白酒做引，能治好痔疮。我觉得这个方法没有什么副作用，平时又可多吃香蕉，就去试验，几个疗程以后，果然见效。

【荐方人】谢毓铭。

【出处】《云南老年报》（1996 年 12 月 12 日）。

用无花果熏洗治痔疮 >>>>

荐方由来：我多年患有痔疮，试用无花果洗 4 次即愈，至今仍未复发。后来又将此方传于亲戚邻居十余人，均治愈。

配方及用法：采鲜无花果 7～10 枚，用清水洗净，放入 1000～1500 毫升水中煮。煮沸 15 分钟后置肛门下，先熏患部，待药液温度降至适宜后，再用药棉洗病发处，每次熏洗 30～40 分钟，每日 1 次。

【荐方人】邓俊萍。

【出处】《健康杂志》。

用威灵仙治痔疮 >>>>

荐方由来：我患严重的痔疮，多方治疗无效。后来友人传我一验方：中药威灵仙 100 克，分 3 次，炖后去渣加冰糖炖服。我服用几次，疗效颇佳。另每次便后清洗肛门，痔疮很快就治好了，20 多年未复发。

验证：辽宁郑伟平，女，教师。她说："我村金国顺患严重的痔疮，去过许多家医院治疗均未愈，花药费无数。在没有办法的情况下，金国顺要求手术，医生没有同意，叫他实行保守治疗。我得知后，用本条方为他治疗，用药 20 多天后，他的痔疮被治愈，仅花 100 多元钱。"

【荐方人】张良来。

【出处】《安徽老年报》（1996 年 4 月 24 日）。

用獾油治痔疮 >>>>

荐方由来：某年春天，我的痔疮病复发，苦不堪言，亲家告诉我用獾油治疗此病效果很好。我试治 5 次后，内外混合痔疮果然获愈。

配方及用法：将肥獾肉炼油，装瓶备用。使用时，将獾油放入铁汤匙内温化，然后取一棉球放入油内蘸湿，塞入肛门内，外痔涂抹亦可，每日 1 次，轻则 2 次可愈。

【荐方人】陕西王瑞生。

当归、黄芩等可治痔疮 >>>>

荐方由来：我患内外痔多年，严重时出血很多，在炕上一躺就是半个月。后来，村里的老医生崔恒之子把祖传验方传给了我，按方连服 5 次去了根，20 多年未犯过痔疮病，干重活、吃辛辣食物也没有妨碍。故此，特将此方献给同病患者。

配方及用法：当归 9 克，黄芩 7.5 克，连翘 9 克，地芋（出血用地芋炭）6 克，赤芍 6 克，白芷 9 克，蝉蜕（去头足）6 克，槐胶（蜜炙）12 克，生地 6 克，黄柏 4.5 克，炙甘草 4.5 克。上药水煎服。

【荐方人】河北刘源海。

用地锦草、大蒜瓣治痔疮 >>>>

荐方由来：我患痔疮多年，严重时大便血流不止，虽用过一些药物，但疗效甚微。偶然的机会，朋友介绍一则偏方，仅治疗 2 次，现已痊愈。此方经一些患者使用，亦收到良好效果。

配方及用法：地锦草干品 20 克或鲜品 200 克，加大蒜瓣一个，放在盆内加水没过草药，煮沸 10 分钟后，用热气熏患处，待药液变温后用其洗患处。下次使用时将药液加热，方法如前。每日早晚各熏洗 1 次，连续使用 3 ~ 5 天，即可收到明显疗效。

备注：大蒜瓣即弃掉蒜头用大蒜茎、叶编成的瓣。

验证：湖北陈志宽说："陈巷村陈号和何楚雄均患痔疮多年，无钱去医院治疗，我用本条方仅几次就为他们治好了。"

【荐方人】陕西曹雄。

黄酒花椒可治痔疮 >>>>

荐方由来：我的挚友老高患痔疮病多年，多方求医治疗，始终未有明显效果。有一次，我去他家做客，老高却喜形于色地主动告诉我说他的痔疮病好了。他介绍说："我有位部队的战友用偏方治好了痔疮，我用了这个偏方以后果真很灵，几个月过去了，一点疼痛的感觉都没有了。"

配方及用法：500 毫升黄酒，50 克花椒，混合在一起浸泡 7 天以后开始饮用，每天喝上一盅或两盅均可，如有酒量多喝点也无妨。有的喝500毫升花椒酒就好了，如不痊愈再往泡过的花椒里续500毫升黄酒接着喝就可以。

【荐方人】刘绍臣。

【出处】《家庭保健报》（1997年8月8日）。

全虫、天虫等可治痔疮 >>>>

配方及用法：全虫（蝎子）6克，天虫（僵蚕）6克，生鸡蛋15个。全虫、天虫瓦上焙黄，研成粉末，将鸡蛋破一小孔，每个装入药末的1/15，搅匀、封好蒸熟，每餐前空腹吃1个药鸡蛋，连用15个为1个疗程。

验证：广东杨春熙，男，67岁，离休干部。他说："原县财政局农财科负责人王奇峰自1987年开始患外痔，经各地中西医治疗，花费数千元也未见任何效果，有时从肛门处频频流液体和血丝。后来我用本方为他治疗，连服3次就见效了，服用20次后彻底治愈此病。"

【荐方人】山东王学庆。

生地、金银花等可治痔疮 >>>>

配方及用法：生地30克，金银花15克，地榆9克，猪大肠头（靠近肛门一段）450克，去肠油，洗净。共放砂锅内，加水适量，煮至肠熟脆，去药渣，分2次在饭前半小时吃大肠饮汤。每日1剂，连服1周。

【荐方人】江西钟久春。

北芪、地榆等可治内外痔 >>>>

配方及用法：北芪、地榆、当归、金银花各10克，黄芩、酒军（后下）、防风、桃仁、苍术各6克，升麻2克，皂角子14个，甘草 3 克。上药水煎服，每日 1 剂，连服 6 剂。如服药后大便变稀乃药效所致，不必处理。如在服药期间注意少吃辛辣刺激、煎炒油炸之品，则效尤显。

【荐方人】广东陈济生。

用蜂蜡、炉甘石治痔疮 >>>>

配方及用法： 蜂蜡 93 克，炉甘石粉 93 克。将蜂蜡放锅内化开，将炉甘石粉放入和成膏，团成像布扣大小的丸子，早晚各服 1 次，每次 5 ~ 7 丸，白开水冲服。

【荐方人】河南冯国斌。

用冰片蜗牛水治痔疮 >>>>

配方及用法： 取冰片 2 克，蜗牛 1 把。先将蜗牛洗净、捣碎，放入一干净碗内，加入冰片 2 克，即有清水渗出。用消过毒的棉球或干净羽毛，蘸药水涂于痔核上，立即血止、痛减、肿消。轻则 1 次即愈，重则每天 1 次，连用 3 天为佳。

【出处】《老年报》（1996 年 9 月 17 日）。

用五倍子、地肤子等可治肛痔综合征 >>>>

配方及用法： 五倍子、地肤子、蛇床子、黄柏、乌梅各 30 克，大黄 50 克，苦参 50 克，芒硝 50 克。以上诸药加水 2500 毫升合煎，煎至 2000 毫升，去渣，趁热熏洗坐浴患部 10 ~ 20 分钟，每日 2 次。

备注： 使用本方 3 天后若疗效欠佳，则应采取手术等治疗措施。运用本方时，应注重辨别寒热虚实，采用相应方药内服，应变而论治。治疗期间忌食煎炒、辛辣刺激之物，不宜饮酒。

验证： 本方药熏洗坐浴，容易吸收，使用方便，奏效迅速，安全可靠。治疗 394 例，其中，治愈 355 例，好转 39 例。

【出处】《亲献中药外治偏方秘方》。

五倍子治痔疮 >>>>

配方及用法：五倍子500克。上药拣净捣碎，浸泡于1000毫升52.5%的乙醇中，密封存放1~2个月，过滤后煮沸消毒备用。局麻下注入适量于痔核内，使之成紫褐色为度。

验证：江苏莫福华，男，专科医生。他说："患者谢友亭患内痔30年，每逢大便痛不欲生，时常便血。曾做激光手术，内服痔炎消，皆未能解除。我用本条方为他治疗2次，1周后病告痊愈，至今未复发。"

【出处】《湖北中医杂志》（1985年第3期）、《单味中药治病大全》。

银花、苍术等可治痔疮 >>>>

配方及用法：银花30~50克，苍术、五倍子各15~30克，黄柏、苦参各15~20克，芒硝20~60克。上药加水3000~5000毫升，文火煎煮5~10分钟，即将药液倒入盆中（或罐中），滤去药渣，趁热气盛时坐在盆上熏蒸患处。待药液不烫时再行浸洗，每次30分钟左右。每天1剂，早晚各熏洗1次。

验证：此方治疗痔疮100例，痊愈95例，好转5例，无一例失败。

【出处】《湖南中医杂志》（1991年第5期）、《单方偏方精选》。

用麝香等可治痔疮 >>>>

配方及用法：麝香0.15克，炙马钱子（或马钱子面）7.5克，冰片、铜绿、白矾（明矾）各1.5克。将麝香、炙马钱子、铜绿、白矾分别在研钵内反复研成极细的面，混合后将冰片轻研，制好后装瓶备用。用药时取少量的药面撒于痔疮上即可。不用禁忌食

物，蔬菜辛辣均可吃。用药后半天即可止痒。一般用药 2 ~ 3 次
痊愈，不再复发。若以后发痒时，马上撒药，便不生痔疮。

验证：山东谢振刚，男，工人。他说："有一次我得了痔疮，
到当地医院检查，发现痔疮有一个中号红枣那么大，医生建议做手
术，我没有同意。回到家后就用本条方治疗，仅 1 次就痊愈了。"

蜀葵花酒治痔疮 >>>>

配方及用法： 紫色蜀葵花（于夏、秋季节采花，置阴凉通风
处阴干）4 克，白酒 500 毫升。将紫色蜀葵花放入白酒中，密封浸
泡 6 小时后备用，每次空腹服 20 毫升。

验证：治疗各种痔疮 394 例，治愈 289 例，好转 105 例。

【出处】《中国肛肠病杂志》（1989 年第 1 期）、《单味中
药治病大全》。

用消痔粉治痔疮 >>>>

配方及用法： 樟脑 30 克，冰片 25 克，枯矾 20 克，三七粉 25
克。上药分别研成细粉，过 100 目筛，混合均匀，装瓶密封备用。
患者取膝肘卧位，增加腹压暴露痔核，以药匙提取药粉 0.5 ~ 1.0
克，均匀撒在清洗后的痔核及其周围黏膜、皮肤上。每日 1 次，7
日为 1 疗程，可连用 3 ~ 5 个疗程。

验证：治疗各类型痔核 500 例，治愈（内痔痔核消失无血便，
外痔痔核消失无肛痛，混合痔痔核消失无症状）439 例，显效（体
征明显缩小，无症状）47 例，好转 14 例。

【荐方人】辽宁王希晟。

【出处】《当代中医师灵验奇方真传》。

用消肿止痛膏治外痔 >>>>

配方及用法： 黄连、大黄、黄柏各 10 克，五倍子 30 克，冰
片 3 克。将黄连、黄柏、大黄、五倍子共为细粉过 100 目筛，再

加入冰片，每 10 克药粉加凡士林 30 克、香油 10 克调成膏剂，并视痔核大小敷于痔顶端。每日换药 1 次，6 天为 1 个疗程。用药期间忌酒及刺激性食物。

验证：治疗患者 256 例，治愈 244 例，有效 12 例。用药 1～2 天，即可肿消痛止，3～6 天痊愈。随访 1～2 年，复发率低。

【荐方人】陕西张锁成。

【出处】《当代中医师灵验奇方真传》。

酒煮鸡蛋治内外痔 >>>>

配方及用法：鸡蛋 12 个，白酒适量（以淹没鸡蛋为准）。把鸡蛋放在白酒中，用微火煮鸡蛋至酒干备用。每天早上空腹内服鸡蛋 2 个，6 天为 1 个疗程，3 个疗程即愈。

备注：此方属彝族家传秘方验方。

验证：云南杨中明，男，52 岁，检察官。他说："我患有内外痔多年，痔疮流血，我抱着试试看的态度用本条方治疗，果然见效，痔疮全好了。"

【荐方人】贵州王荣辉。

【出处】《当代中医师灵验奇方真传》。

用芙蓉膏治痔疮 >>>>

配方及用法：木芙蓉叶 20 克，冰片 5 克。将上药研极细末，加凡士林配成 20% 软膏，外敷患处。早晚各 1 次。

验证：治疗患者 248 例，治愈（用药 3 天，临床症状消失，痔核肿胀消退，内痔复位）198 例，好转（用药 4～7 天，临床症状改善，痔核缩小，肿胀减轻）50 例。

【荐方人】四川毛文先。

【出处】《当代中医师灵验奇方真传》。

癞蛤蟆草等治内痔 >>>>

配方及用法： 癞蛤蟆草（又名臭婆子）9克，刘寄奴9克，防风9克，荆芥9克，甘草节9克，白凤仙花6克，蝉衣6克，瓦花9克。上8味药煎沸数开，入醋半杯，食盐一撮，将药水放净盆内。患者坐盆上熏之，其痛即止。熏至药汤半温时，去渣，以药汤洗痔。

【荐方人】河南贾明。

【出处】广西医学情报研究所《医学文选》。

马钱子治痔疮 >>>>

配方及用法： 取中药马钱子20克，用1∶1酒醋250毫升浸泡，擦痔疮，每天擦3～4次，直至痔疮根脱落。此方无副作用。

备注： 马钱子药物有毒，不宜口服。

验证： 广东彭宗堂，男，保安员。他说："我有位司机朋友患痔疮（外痔），连坐都不能，到医院检查，医生说需手术切除。因怕受罪，他就来找我，我用本条方为他治疗，现已彻底治愈。"

【荐方人】山东王冲。

用乌龟头粉治痔疮 >>>>

配方及用法： 乌龟头2只，用罐瓦片焙干，冲研为粉末，调香油少许，涂在痔疮上，每日涂3次，连涂7日，颇见疗效。

【出处】《神医奇功秘方录》

用蒲公英能治痔核脱出 >>>>

方法： 蒲公英100克，水煎服，每日1剂；另取蒲公英500克，水煎熏洗。

【出处】《陕西中医》（1987年第8期）、《中医单药奇效真传》。

鲫鱼治内外痔疮 >>>>

配方及用法：鲫鱼1条（重200克），韭菜适量，酱油、盐各少许。将鱼开膛去杂物留鳞，鱼腹内洗净，纳满韭菜，放入盖碗内，加酱油、盐，盖上盖，蒸半小时即成。食鱼肉饮汤，每日1次。

功效：治疗痔漏、内外痔疮。

海蛤、冰片治痔疮有奇效 >>>>

配方及用法：活海蛤2个，冰片6克。将海蛤洗净，扒开口，再把冰片放在口内，化水，用净器贮存，用消毒棉球涂于患处，每日3～4次。

【出处】《小偏方妙用》。

用狼毒治痔疮 >>>>

配方及用法：将狼毒（俗称洋铁叶子）4～5根，用水煮30分钟，药水倒入敞口容器中，人坐其上，用其热气熏肛门10天左右。

【荐方人】辽宁金桂芝。

土大黄根治内外混合痔 >>>>

配方及用法：土大黄根（俗称羊皮叶子、大耳牛叶子）采回后，洗净，切1寸多长做一个栓。每晚睡前清洁肛门后，将土大黄栓插入肛门，插入前涂上点油（香油、食油皆可），防止发涩。每晚放1次，次日随大便排出，连续数日，定会收到效果。此法无毒副作用，无痛苦，适用内外痔、混合痔。

【出处】《辽宁老年报》（1997年10月15日）。

用自我按摩法治痔疮 >>>>

方法：找两层药用纱布（干净绸布亦可）贴紧肛门，右手食指与中指并放布上，向肛门部位朝上推按，以适宜为度，勿用力过猛，随即手指朝下，再朝上推按。如此反复按摩 50 ~ 70 次（大便后应增加次数），冬天可增加按摩次数。每天坚持按摩 3 次，最好在久坐大便后进行，每次约 2 分钟。平时多吃含有纤维素和维生素的新鲜蔬菜、水果。如有便秘，可在饭前吃 2 个柿饼（不可多吃），以保持大便通畅。

【出处】广西科技情报研究所《老病号治病绝招》。

用冷水浴肛法治痔疮 >>>>

荐方由来： 多年前，我患痔疮，便后出血不止，严重时走路、骑车痛苦不堪。为了免去开刀之苦，我一方面尽量多吃粗纤维类蔬菜，如韭菜、青菜、白菜、地瓜等，以求大便通畅；另一方面坚持便后用热水洗涤肛部。采取以上措施后，每次便后甚觉舒服。

有一次，家中无热水，只得用冷自来水洗肛。谁知洗后，竟觉格外清爽。以后，一直坚持便后用冷水洗肛门。这个土办法竟治愈了我多年的痔疮、肛裂、便后出血。

细想起来，冷水浴肛有增强肛部血液循环的作用。冷水洗时，肛部肌肉受冷的刺激会收缩，继而又"复原"。如此经常地刺激，自然可保持肛肌充满"活力"，富于弹性，血流畅通，有利于痔疮痊愈。

【荐方人】江苏徐亚军。

肛瘘、肛裂、肛门瘙痒

枯矾、黄蜡可治肛瘘 >>>>

配方及用法： 枯矾、黄蜡各 50 克。将黄蜡熔化，投入矾末，和匀，候冷，做成药条，将药条从外口插入深处。一般 1 ~ 2 次痊愈。

【出处】《实用民间土单验秘方一千首》。

瓦松、朴硝等可治肛瘘 >>>>

配方及用法：瓦松 50 克，朴硝 30 克，黄药子 30 克。上药放入容器加水适量，然后用火煎煮近半小时，将药液倒入痰盂中（存药可再用），先用药物熏洗肛门部，待药液温热后，再倒入盛器坐浴。每次 15 分钟，每日 2 次。1 剂中药可连续使用 3 天。

验证：甘肃邓双喜，男，60 岁，教师。他说："我肛门左侧曾长一条索状肿块，劳动或行走蹲卧时就疼痛，经医院检查确诊为肛瘘管发炎。医生说非手术不可，我没有同意，就以吃消炎药和贴膏药方法治疗，却毫无效果。后来我用本条方配药 5 剂治愈，免去了一刀之苦。"

【荐方人】江苏庄柏青。

芒硝、甘草、蚯蚓可治肛瘘 >>>>

配方及用法：芒硝（皮硝）0.03 克，甘草 3 克，蚯蚓 1 条。将上药捣烂，做成条状，晾干插入瘘管内。一般 1 ~ 2 次痊愈。

【出处】《实用民间土单验秘方一千首》

乳香、没药等可治肛瘘 >>>>

配方及用法：乳香、没药、儿茶、马钱子、五倍子各 20 克，轻粉 10 克，冰片、麝香各 3 克。将上药研为极细粉面，装瓶密封。取适量药粉，以醋调成糊状，涂于患处，每日 3 次。痔核肿痛者，每次涂药后最好局部热敷 30 分钟至 1 小时，以助药力。

【荐方人】内蒙古董惠新。

【出处】《当代中医师灵验奇方真传》。

乳没膏治肛裂 >>>>

配方及用法： 乳香、没药各 20 克，丹参 10 克，冰片 5 克，蜂蜜 30 克。先将前 4 味药共研细末，用 75％乙醇适量，浸泡 5 天左右，加入蜂蜜调匀，即行煎熬加工成油膏状，贮瓶备用。用药前嘱病人排尽大便，以 1∶5000 高锰酸钾溶液坐浴 10 分钟左右，再用双氧水溶液清洗创面裂口，再经干棉球拭干泡沫，再取药膏外敷创面处，然后覆盖无菌纱布，胶布固定。每日换药 1 次，直至裂口愈合。

功效： 活血止血，止痛生肌。

【出处】《百病中医膏散疗法》。

润肤膏治肛裂 >>>>

配方及用法： 当归、生地各 15 克，麻油 150 克，黄蜡 30 克。先将当归、生地入油内煎熬，药枯后去渣，投入黄醋，即成半液状油膏，备用。每天大便后，清洗疮面，然后取药膏适量涂敷于患处。每日换药 1 次。

功效： 润肤生肌。

【出处】《疡科妙方》。

生肌膏治肛裂 >>>>

配方及用法： 冰片、煅龙骨粉各 6 克，朱砂 7.5 克，煅炉甘石 64 克，煅石膏 143 克，凡士林 264 克，麻油适量。先取冰片及少许煅炉甘石共研成细末。再入煅龙骨粉、朱砂及余下的煅炉甘石，混合均匀，掺入煅石膏，拌匀后倾倒凡士林内充分搅拌，最后加适量麻油调成软膏，备用。肛门局部用红汞消毒后，据肛裂范围，涂满此膏，用纱布盖好，胶布固定。

功效： 止血敛疮，封口止痛。

白及膏治肛裂 >>>>

配方及用法： 取白及 200 克置铝锅内，放入适量的清水（约药物体积的 3 倍），在煤炉上煮沸，待药汁呈黏稠状时，将白及滤出，用文火将药汁浓缩至糊状，离火，再用煮沸去沫的蜂蜜 50克，兑在一起搅拌均匀，待冷后放入膏缸内即成。患者于每日大便后用温水坐浴，取侧卧位，再用 1 ：1000 新洁尔灭溶液清洗肛门及裂口处，用小药签将白及膏涂在患处，盖敷料，胶布固定，每天换药 1 次。如有便秘情况还需服用通便润肠药物。

验证： 先后用白及膏治疗 50 例肛门破裂患者，其中，男性21 例，女性 29 例，病史最短的 15 天，最长的达 3 年之久。初期肛裂 27 例，二期肛裂 23 例，用药后疼痛逐渐减轻，一般涂用5 ～ 10 次后肛裂全部愈合。

【出处】《江苏中医杂志》（1980 年第 6 期）、《中医单药奇效真传》。

花槟榔治肛门瘙痒 >>>>

配方及用法： 花槟榔 30 克，加水 200 毫升，煎成 30 毫升，每晚保留灌肠。再以雄黄粉 10 克，调成糊状后外敷肛门周围。

验证： 治疗 50 例肛门瘙痒症，全部治愈。

【出处】《浙江中医杂志》（1982 年第 4 期）、《单味中药治病大全》。

崩大碗可治肛门病 >>>>

配方及用法： 鲜崩大碗适量。先将崩大碗及捣药用的器具洗净，再用开水冲洗一遍，后将崩大碗捣烂榨汁，弃渣用汁，用棉片蘸取药汁敷于肛门患处，并用尼龙薄膜覆盖，胶布或丁字带固定。每天换药 2 ～ 3 次，5 天为 1 个疗程。

备注：崩大碗又名"积雪草"，具有清热祛湿、祛瘀消肿、凉血止痛之功效。

验证：治疗肛门疾病 300 多例，发病早期用药 1 个疗程痊愈，绝大多数患者在 1 周内治愈。

【荐方人】广东潘希望。

【出处】《当代中医师灵验奇方真传》。

脱肛

鳖头可治脱肛 >>>>

配方及用法：鳖头 6 只，黄酒 180 毫升。将鳖头分炙，并分研细面。每日 2 次，每次 1 只，用 30 毫升黄酒冲服。

验证：治疗因久痢脱肛患者共 12 例，5 例只服药 2 天即愈，7 例 3 天而愈。

【荐方人】内蒙古张瑞华。

【出处】《当代中医师灵验奇方真传》。

木鳖子治脱肛 >>>>

配方及用法：木鳖子 1 个去壳。平碗内加少许淡茶水，以木鳖子研（如研墨状）后备用。以棉花球蘸药涂脱肛处，每隔 1 日 1 次，最多 5 次即愈。

【荐方人】河北聂赤峰。

【出处】广西医学情报研究所《医学文选》。

蜗牛壳涂患处治脱肛 >>>>

配方及用法：蜗牛壳 3 个。将上药焙干研成细面，待脱肛时抹于患处。一般 2 ~ 3 次痊愈。

【出处】《实用民间土单验秘方一千首》。

蝉蜕、白矾治脱肛 >>>>

配方及用法： 蝉蜕适量，白矾适量。将蝉蜕洗净泥沙，去头、足、翅，只留后截，研成细面备用。用白矾水洗净肛门及脱出物，撒上蝉蜕面，将脱出部分推进肛门内，令患者侧卧 1 ~ 2 小时即可。

【出处】《实用民间土单验秘方一千首》。

柴胡、黄芪等治脱肛 >>>>

配方及用法： 柴胡 6 克，生黄芪 30 克，升麻 9 克，党参 15 克，共研细末，贮瓶备用。每次取本散 5 ~ 10 克，用食醋调敷肚脐上，外以纱布覆盖，胶布固定，每日换药 1 次。脱肛严重者，可加用本散煎服，每日 1 剂。

验证： 辽宁王安才，男，53 岁，农民。他说："村民王有田由于便秘导致脱肛，每次大便完毕就出现直肠脱出，行动非常不方便，十分烦恼。后来我用本条方为他试治，1 周后痊愈。"

【出处】《中药鼻脐疗法》

黄芪、党参等可治脱肛 >>>>

配方及用法： 黄芪 40 克，党参、白术、当归、枳壳各 15 克，柴胡 10 克，升麻、五味子各 8 克，甘草、乌梅各 5 克。水煎，分 2 次温服。

【荐方人】湖北潘胜福。

【出处】《老年报》（1997 年 12 月 4 日）。

第十章
五官科疾病

眼疾

猪肝夜明汤治诸眼疾 >>>>

配方及用法：猪肝 100 克，夜明砂 6 克（中药店有售）。将猪肝切成条状，锅内放入一碗水，同夜明砂以文火共煮。吃肝饮汤，每日服 2 次。

功效：补肝养血，消积明目。用治小儿出麻疹后角膜软化，贫血引起的眼朦、夜盲、视力减退。

用黑芝麻治眼睛昏花 >>>>

荐方由来：人步入中老年，因肝肾逐渐亏虚，容易发生眼睛昏花。《内经》云："视物不明肾气衰。"指出了眼睛昏花的致病原理。黑芝麻有补肝养血之功效，常吃可以补益肝肾。吃法是：将黑芝麻炒后研粉，早晨起床后以及晚临睡时，各服 1 汤匙（约 20 克）。1980 年初，我年逾 50 岁时，眼睛视物逐渐昏渺，不得不借助老花镜写字、看报。我经常吃黑芝麻，2 年后不再戴眼镜，眼睛保持明亮，到 60 多岁时仍然如此。

【荐方人】四川邓朝纲。

用搓脚心法治两眼昏花 >>>>

凡患有两眼昏花者，不论老少都可用。每晚临睡前用手搓脚心，两脚都搓，每只脚搓100下。在早上要起床时还是同样进行。天天如此，不要间断，若揉搓2个月，效果很好。

【荐方人】河南刘承伟。

吃生花生治老花眼 >>>>

荐方由来： 沈阳74岁退休干部张中山，从43岁时眼睛开始老花，先戴150度花镜，后发展到350度。1982年初，每日喝酒时抓15克左右生花生米吃，从未间断。1983年冬，视力彻底恢复，能看报了，10多年一直保持视力良好。

【荐方人】贵州胡定绶。

吃药黑豆可治两眼昏花 >>>>

荐方由来： 我一直有看书的习惯，可是进入花甲之年后，两眼昏花，戴400度的花镜只能看10多分钟，头晕目眩不能坚持，只有休息一会儿再看。在1993年冬听友人介绍，吃药黑豆对眼花、眼昏都有效，并能增强脑力。我连用一年多，确实有效，用250度的花镜看一两个小时书报也没事。

配方及用法： 先将药黑豆杂质拣去，然后用冷水将豆淘洗净，每500克豆另加50克枸杞子，一并放入锅内加水煮。水适量，先大火煮，后用小火浸煮，至水烧完，豆已熟时，再加100克红糖，糖化再浸煮，至无水即可。放冷后保存备用。豆、糖、枸杞子都属热性，不能多用，每日早晚各用两羹勺，细嚼食用，喝点开水。

备注： 要经常用，冷天豆容易保存，热天豆可放在冰箱内。没有冰箱可少煮点，用瓶子装好放在通风阴凉处。用1个月即可见效，但应经常服用。

【荐方人】河南曲海岳。

米酒可治老花眼 >>>>

荐方由来： 河南王世英，57岁，看书报戴花镜已有6年之久，可是后来不用戴花镜了。原来，他有个秘方：自做米酒，也叫黄酒（用小米煮粥加入陈曲"麦曲"制成）。米酒内泡入适量党参或生熟地，每天喝50～100克，坚持了2年，看书报不用戴花镜了。

【荐方人】河南岳建雷。

熟地、白芍等可治瞳孔散大 >>>>

配方及用法： 熟地、白芍、当归、杞果、菟丝子、山萸肉、天冬、寸冬、盐黄柏、盐知母、粉丹皮、泽泻、菊花、草决明各9克，川芎1.5克，五味子6克，青葙子13克，薄荷3克。清水煎服，每日早、晚各服1次。早期治疗有特效。

备注： 服药期间禁食鸡、鱼、羊肉及辛辣之物。

【荐方人】河北张元衡。

【出处】广西医学情报研究所《医学文选》。

黑豆桑葚可治眼前黑影症 >>>>

配方及用法： 先将桑葚熬汁，去渣，再将干净黑豆倒入桑葚汁中一起煮，火不要太大，使汁完全浸入黑豆中，最后晒干收藏备用。一天3次，每次用盐开水冲黑豆100粒。我共用黑豆2500克，桑葚2500克，服了3个月，眼前的黑影已完全消失，而且感到眼睛也比以前好了。

验证： 河北刘宣麟，女，医生。她说："本县妇女张春花，有一天感觉双眼中有黑圈，在医院检查为玻璃体浑浊，服药几个月收效甚微。后来我告诉她用本条方治疗，效果颇佳，已接近痊愈。"

【荐方人】河南吴甲南。

睛明饮治眼前飞蚊症 >>>>

配方及用法： 生地、茯苓、当归、青葙子、夜明砂各 15 克，山萸肉 10 克。每天 1 剂，水煎服。

验证： 倪某，女，51 岁。自述 2 年来左目视区外侧，有一黄豆大阴影上下移动。诊见面红目赤，溲黄便秘，舌红、苔黄，脉弦有力。治宜滋肝阴、泻阴火。以上方加山栀子 6 克，牛膝 9 克，大黄 15 克。服 11 剂后，阴影缩小大半，目赤消失，二便如常，舌淡、苔薄，脉缓。再以上方加杞子 10 克滋养肝肾，服 10 剂后病愈。

【出处】《湖北中医杂志》（1990 年第 3 期）、《单方偏方精选》。

马钱子、菟丝子等治眼肌重症肌无力 >>>>

配方及用法： 马钱子（先下）3 克，菟丝子、枸杞子、车前子（布包）各 20 克，丹参 30 克，覆盆子 15 克，五味子、地龙各 12克。上药先煎马钱子 10 分钟，然后全药共煎 20 分钟取汁，约 300毫升，每日服 3 次。便溏乏力者加党参 30 克，白术 12 克；眩晕、睑肤麻木者加黄芪 30 克，当归 12 克。

验证： 治疗 11 例，痊愈（临床症状消失，举睑自如）10 例，治疗时间最短 8 天，最长 84 天。

【荐方人】 四川彭暾。

【出处】《当代中医师灵验奇方真传》。

苦黄汤治睑缘炎 >>>>

配方及用法： 苦参 20 克，黄连 6 克，黄柏 10 克。水煎，用棉球蘸药水洗涤眼睑缘患处，每剂洗 2 次，每天洗 3 次。若睑缘奇痒，加花椒 3 克。

备注： 用药期间注意眼部卫生，禁止揉擦，忌烟、酒、辛辣及其他发物。

验证：治疗 215 例，痊愈 206 例，显效 8 例。

【出处】《四川中医》（1987 年第 4 期）、《实用专病专方临床大全》。

六虫散治眼底病 >>>>

配方及用法：土鳖虫、壁虎各 10 克，麝香 0.1 克，全蝎 6 克，蜈蚣 2 条，白花蛇 1 条。上药共研细末，每天服 2 次，每次 5 克，以温开水冲服。

验证：此方治疗视网膜静脉阻塞 30 例，治愈 13 例，显效 16 例，有效 1 例。

【出处】《陕西中医》（1991 年第 111 期）、《单方偏方精选》。

白头翁、秦皮等可治急性结膜炎 >>>>

配方及用法：白头翁 30 克，秦皮 12 克，黄柏、黄连各 6 克。每天 1 剂，水煎 2 次，混匀，分早、晚 2 次口服。

验证：此方治疗急性结膜炎 103 例，均治愈。服药最多者 5 剂，少者 3 剂。

【出处】《广西中医药》（1989 年第 1 期）、《单方偏方精选》。

白蔻、藿香等可治结膜炎 >>>>

配方及用法：白蔻、藿香、黄芩、连翘、薄荷各 10 克，茵陈、桑叶各 15 克，石菖蒲、木通各 6 克，滑石（布包）12 克。将上药先用清水浸泡 20 分钟，再煎煮 10 ~ 15 分钟，每剂煎 2 次，将 2 次药液混合约 300 毫升，每日 3 次温服，并配以蒲公英 50 克煎汤熏洗眼部。

【荐方人】甘肃周斌。

【出处】《当代中医师灵验奇方真传》。

用茶水浸烟丝外治急性结膜炎 >>>>

配方及用法： 茶叶、烟丝各适量。先用开水浸泡茶叶一小杯，待冷后倒出茶水，然后把烟丝放入茶水中浸渍 1 小时左右，倒尽茶水取出烟丝轻捏至不滴水为止。睡前用温开水清洗双眼，然后以烟丝敷眼皮，用纱布一小块覆盖，绷带固定。第二日清晨打开绷带，弃烟丝即可。轻者做 1 次，重者次日再做 1 次。用时要避免烟丝误入眼内。

验证： 贵州王兆美，男，66 岁，教师。他说："有一次我一只眼患了结膜炎，且比较严重，全眼已发红而且视力也有所减退。我用本条方治疗，结果仅两夜就完全好了。"

【出处】《广西中医药》（1990 年第 3 期）、《单味中药治病大全》。

当归、大黄等治结膜炎 >>>>

配方及用法： 当归、大黄、赤芍、甘草各 100 克。上药分别研末，混合均匀即成。每天服 3 次，每次 3 克，饭后温开水送服。

验证： 此方治疗急性结膜炎 80 多例，大多数服药 3 天痊愈。

【出处】《浙江中医杂志》（1986 年第 1 期）、《单方偏方精选》。

黄柏、蜀葵子可治慢性泪囊炎 >>>>

配方及用法： 黄柏 25 克，蜀葵子 18 克，硼砂 12 克，冰片 4 克。上药加蒸馏水 500 毫升煮 1 小时滤出药液，再以同法煎取第二次药液。将两次药液合并浓缩至半流质状态冷却，加入 95% 乙醇（为半流质状药液的 3 倍）静置 24 小时后，取上清液过滤 2 次，挥发至乙醇无味，加蒸馏水 1000 毫升，调 pH 值至 6，分装消毒备用。对慢性炎症者，先挤压泪囊部存留脓液，生理盐水冲洗后再注入上药 1 毫升；对单纯性泪囊狭窄者，可直接将上药注入泪道，每天 1 次。

验证：本方治疗慢性泪囊炎 130 例，治愈 84 例，好转 44 例，无效 2 例。

【出处】《陕西中医》（1993 年第 2 期）、《单方偏方精选》。

用天茄棵煮汁浸眼治近视 >>>>

配方及用法：取天茄棵 250 克煮沸，把煮的汁液倒入广口瓶内，同时把瓶口放在患者眼上（瓶口大于眼睛），抬起头，使药水浸入眼内 1 ~ 2 分钟。每天 3 次，5 天为 1 疗程。治 1 疗程后，休息一两天，再进行第二个疗程。如此反复，四五个疗程即可痊愈。

【荐方人】河南傅优优。

石菖蒲、党参等治近视眼 >>>>

配方及用法：石菖蒲 6 克，党参 5 克，远志 6 克，云苓 12 克，盐知母 6 克，盐黄柏 6 克，生地、熟地各 15 克，菟丝子、茺蔚子、五味子、车前子、枸杞子各 10 克，水煎服。伴有多梦多惊者加磁朱丸 10 ~ 15 克；伴有复视症状者加羌活 6 克，防风 6 克，细辛 0.5 ~ 1 克；伴有失眠者加柏子仁、薏米、枣仁；伴有肺病者加天冬、麦冬；伴有头晕头痛、眼前发花者加石决明 15 ~ 30 克，杭菊花 10 克。

验证：福建唐日珍，男，干部。他说："我镇陈明加患近视已 5 年之久，戴 400 度近视镜。用本条方治疗 9 天后，经眼科医生检查，近视已由原来的 400 度降到 100 度了。"

【荐方人】河北郝德新。

【出处】广西医学情报研究所《医学文选》。

蝉蜕治早期白内障 >>>>

配方及用法：蝉蜕 9 克。每天 1 剂，温开水或黄酒送服。

验证：张某，男，62 岁。患早期白内障，双眼视力均为 0.4。经服本药 2 周，左眼视力增至 0.7，右眼增至 0.6。继服本药，视力继续好转，左眼增至 0.9，右眼增至 0.8。

【出处】《医药卫生》（1976 年第 6 期）、广西中医学院《广西中医药》增刊（1981 年）。

"三白散"可治白内障 >>>>

配方及用法：白术、白及、云苓各 50 克，研为细末，经过细筛后，以 10 克为一包，可包制 13 ~ 15 包，待服用。主要采取食疗法，即于每天晚饭后、临睡前用制好的"三白散"药粉 1 包，加适量净水配 1 ~ 3 个鸡蛋煎饼食之。做时用植物油少许，亦可加入少量的面粉和适量食盐，注意药粉要与鸡蛋混合均匀，用文火煎成饼，切不可大火爆煎。

白内障患者若将一剂药粉服完一半或全部服完后，感到病情明显好转者，可继续再服一二剂或数剂，待完全恢复正常方可停药。一剂药粉可服 13 ~ 15 次，即 15 天为 1 个疗程。初患白内障者一剂药粉服完即可治愈。

备注：（1）服药期间忌食刺激性食物（如辣椒、大蒜等）和生冷坚硬的食品。

（2）服药期间房事要尽量减少。

（3）正常情况下，一包药粉配 3 个鸡蛋煎饼。如系高血压患者，可在煎制药饼时，一包药配 1 个鸡蛋煎饼，亦可将大部分蛋黄去掉，光用蛋清。

（4）一剂药要连续服完，切忌中途停止。

（5）服药期间除要避免眼睛过度疲劳外，应注意加强营养，供给优质蛋白，注意摄取含维生素 B1、维生素 B2、维生素 C、维生素 E 等较多的食物和动物肝脏（如牛肝、猪肝、羊肝等），也要多吃含锌食物（如苹果、花生、柿子、牛奶、鱼虾、牡蛎及豆制品等）。除通过食物补给外，也可在医生指导下适量服用含上述成分的药物，以利延缓老年性白内障的发生。

验证： 广西韦绍群说："本县煤矿退休干部贾茂立患白内障，曾多次在县医院治疗，吃了很多药就是不见效，医生说需手术。因他害怕手术，便向我求方，我遂将本条方告诉他。他用此条方治疗不到1个疗程，眼睛就完全好了。"

【荐方人】安徽黄子善。

黑豆、枸杞子治早期白内障 >>>>

配方及用法： 黑豆500克，枸杞子50克，洗净混合倒入砂锅，加水1000毫升，煮沸至水干。取出分为20份，每天起床后和睡前各服1份，咀嚼后咽下。10天为1个疗程，连服3个疗程，有效者可继续服用。

验证： 退休干部徐修文，患老年性白内障。服用此方前，查双目视力均为0.8，服用本方3个疗程后，双目视力均提高到1.2。

【荐方人】河南卫宣文。

【出处】《老人春秋》（1997年第9期）。

食用小米砂仁绿豆粥可治老年性白内障 >>>>

配方及用法： 小米50克，绿豆20克，砂仁10克。将上述3味同入砂锅内煮成米粥，每日2次，早晚食用。

备注： 治疗本病是长期的任务，不能在短时间内收效，故药补不如食补。小米有较高的营养价值，绿豆和砂仁既可解毒消食，又能健脾和胃、益气明目，为老年人服用佳品。

【出处】河北科学技术出版社《灵验偏方治百病》。

常饮熟地鳖甲酒可治老年性白内障 >>>>

配方及用法： 熟地、鳖甲各50克，白酒500毫升。先将熟地切成段，鳖甲捣碎放入白酒中贮存2年，之后每日饮一小杯，不超过30毫升。

验证：王某，男，62 岁，军官。双眼患白内障已 5 年，未经任何治疗。自坚持按上法饮用，自感视力提高，视物清楚，发须也变黑，检查晶状体前囊浑浊大致同 5 年前。

【出处】河北科学技术出版社《灵验偏方治百病》。

车前子汤可治青光眼 >>>>

配方及用法：车前子 60 克，加水 300 毫升，一次煎服。

功效：用此方治疗青光眼有良好的疗效。

【出处】《浙江中医杂志》(1986 年第 1 期)、《单方偏方精选》。

香附、葶苈子等可治慢性青光眼 >>>>

配方及用法：香附、葶苈子、酸枣仁各 10 克，川芎 5 克，芦根 25 克，茯苓、夏枯草、车前子(布包)各 20 克，益母草 15 克，槟榔 15 克，生甘草 3 克，当归 10 克。上药水煎 20 ~ 30 分钟，取汁约 500 毫升，分 3 次温服，每天 1 剂，30 天为 1 个疗程。肝肾阴虚及视力损害较重者加枸杞子 15 克，菟丝子 20 克，石斛 15 克；血压高者加石决明 20 克，菊花 15 克，丹参 15 克。

验证：治疗患者 60 例，治愈(服药 1 个月后眼压控制在正常范围，视力有提高或保持原有视力)34 例，好转(服药 2 ~ 3 个月，眼压接近正常或轻度偏高，视力保持治疗前水平或略减退)24 例，无效(眼压无明显下降，需改用西药或手术治疗)2 例。

【荐方人】广东叶宝祥。

【出处】《当代中医师灵验奇方真传》。

当归、白芍等可治暴盲症 >>>>

配方及用法：当归、白芍、焦术、茯苓各 6 克，银柴胡 5 克，甘草 3 克，黑栀子 4 克，丹皮 4 克，五味子 3 克，升麻 1.8 克。水煎服。

验证：此方治疗 72 人，疗效颇佳。

【荐方人】河北庞传新。

【出处】广西医学情报研究所《医学文选》。

当归、怀生地等可治目中云翳症 >>>>

配方及用法：当归 10 克，怀生地 12 克，黄芩 10 克，栀子 6 克，蝉蜕 6 克，谷精草 6 克，杭菊花 10 克，川羌 6 克，防风 6 克，柴胡 6 克，青皮 10 克，胆草 6 克，水煎服。口渴加麦冬 10 克，花粉 12 克；眼珠憋胀加石决明 10 克，杭芍 10 克，粉丹皮 6 克。

验证：湖南曾社祥，男，51 岁，教师。他说："本村曾维突然嘴歪，下眼皮翻下，目中云翳，脸发肿。我用本条方为他治疗，吃 5 剂药痊愈。"

【出处】广西医学情报研究所《医学文选》。

红番薯叶、羊肝治夜盲症 >>>>

配方及用法：红番薯叶 150～200 克，羊肝 200 克。薯叶洗净，切碎，羊肝切片，加水同煮。食肝饮汤，连服 3 日，每日 1 次。

功效：补肝养血，清热明目。用治夜盲。

白毛水芹菜治眼珠生白点病 >>>>

配方及用法：白毛水芹菜，量不拘。将芹菜洗净甩干水，捣汁用盅盛之，用时将汁点白疔上，每日点数次。

备注：服药期间禁食辛辣刺激食物。

【荐方人】江西吉招生。

【出处】广西医学情报研究所《医学文选》。

用苍术羊肝汤治夜盲症 >>>>

配方及用法：茅山苍术 30 克，鲜羊肝 100 克，谷精草 10 克，

荠菜花 10 克（或鲜荠菜 50 ~ 100 克）同煮。每日 1 剂，每剂煎
2 次，饭后 1 小时左右服用，喝汤吃肝，可放少许香菜、酱油、
食醋。

【出处】《中医药奇效 180 招》。

用百草霜治夜盲症 >>>>

配方及用法：百草霜（别名锅底黑灰、锅烟子）涂猪肝上，
服后夜盲症即愈。

【荐方人】四川庄树森。

【出处】广西医学情报研究所《医学文选》。

胡萝卜汤防治夜盲症 >>>>

配方及用法：胡萝卜（选用紫红色胡萝卜更佳）、牛脑各适
量。煮汤。可加调料服食。

功效：养肝明目。防治夜盲症。

猪肝、野菊花治夜盲症 >>>>

配方及用法：野菊花叶 12 克，鲜猪肝 60 克。野菊花叶研为
细末，装瓶备用。猪肝清蒸，熟后口服，每次 15 克与野菊花叶末
3 克同服。

【出处】《实用民间土单验秘方一千首》。

黑豆、黑芝麻可治迎风流泪症 >>>>

配方及用法：黑豆、黑芝麻各 50 克。将黑豆和黑芝麻研细成
末，每日冲服 10 克，白开水送下，分 2 次服。

备注：用本方时忌食生蒜、生葱、生姜、辣椒等刺激性食物。

验证：杨某，女，56 岁。双眼经常流泪，见风更甚，尤其冬
季流泪更为严重。检查泪道通畅，用本方治疗 12 天，流泪即止。

【出处】河北科学技术出版社《灵验偏方治百病》。

用猪蹄冰糖治迎风流泪症 >>>>

配方及用法：肥壮的猪蹄（后脚）7 只，冰糖 350 克。每天用 1 只猪蹄加冰糖 50 克，放适量水，置高压锅内煮成稀烂，一次连汤服完，或分早晚 2 次服，连服 7 天即愈。如没有根治的话，可再服 7 天。

【荐方人】林锦全。

【出处】广西科技情报研究所《老病号治病绝招》。

食海带、黑木耳治迎风流泪症 >>>>

配方及用法：海带 250 克，黑木耳 50 克。将海带、黑木耳洗净，切成细丝，清水煮熟，每日食用 20 克。

【出处】河北科学技术出版社《灵验偏方治百病》。

用三黄汤治针眼 >>>>

配方及用法：黄连、生大黄各 10 ～ 15 克，黄芩 15 克。每天 1 剂，水煎，取 1/2 药液待温内服，余下药液趁热熏蒸敷洗患处。若热重者加金银花 30 ～ 60 克，血瘀者加红花、赤芍各 10 克，眼痛牵引致头痛者加川芎、菊花各 10 克。

验证：此方治疗睑腺炎 166 例，经 1 ～ 2 剂治愈者 61 例，3 ～ 5 剂治愈者 105 例。

【出处】《湖北中医杂志》（1990 年第 2 期）、《单方偏方精选》。

涂五倍子膏治倒睫 >>>>

方法：用五倍子膏（五倍子 31 克，研成细末，加入适量蜂蜜均匀调拌，调至稠糊为度）涂布于距睑缘 2 毫米处，每日 1 次。

【出处】《江苏中医》（1964 年第 8 期）、《中医单药奇效真传》。

石灰入眼白糖水可救治 >>>>

方法：如有石灰入眼，则不仅疼痛难耐，而且还有可能导致失明，不可掉以轻心。遇此可用极细之白糖，化为清水之后，取其中浓而清者，将入灰之眼皮展开，并用糖水滴入之，便可救治。

【出处】陕西人民教育出版社《中国秘术大观》。

耳疾

枯矾、冰片治中耳炎 >>>>

配方及用法：枯矾 5 克，冰片 3 克。共研极细末，装瓶备用。用时先以双氧水冲洗外耳，棉签吸干。再取本药少许，吹入耳内，每天 1 次，连用 3 次即愈。

功效：主治急慢性中耳炎，听力减退，有脓液外溢者。

猪胆粉剂治中耳炎 >>>>

配方及用法：猪胆 1 个，白矾 9 克。将白矾捣碎放入猪胆内，阴干或烘干，研成细末，过箩，先用 3% 的双氧水洗净耳，拭干脓液，然后用笔管吹入猪胆粉剂。每 2 ~ 3 天用药 1 次。

功效：清热解毒，消肿止痛。用治化脓性中耳炎。

用明雄黄、白矾治中耳炎 >>>>

配方及用法：明雄黄（雄黄）2 克，白矾 2 克，捣碎成粉末。用香油或菜油调均匀，然后用火柴棒缠上一点药棉，蘸上药将棉球放进耳朵内，不要轻易取出，待稍干后取出，这样放进 2 ~ 3 次见效。一般药棉球放进后，在鼓膜会结上药痂，感到不舒服，千万不要乱弄，实在不行，用手在耳外揉搓几下。

【荐方人】陕西李事斌。

用明矾散治慢性中耳炎 >>>>

配方及用法：取猪胆 1 个（猪胆不能破裂，原胆汁要保留在内），在胆上部开一小口，塞入一些明矾（医疗、化工商店有售），使明矾全部浸没在胆汁里，然后用线在开口处扎牢，再把猪胆挂在通风处阴干。经过一段时间，待胆汁干了后，就把胆内的明矾倒出，研成粉末，即成"明矾散"。使用时，取一段空心麦草秆，在麦草秆中放入少许药粉，叫另一人把麦草管的一头伸进患者的耳道里，另一头用嘴吹，把麦草管内的药粉吹入耳道深处。每天吹药 2 ～ 3 次，直到耳内没有脓液、耳道内干燥为止。

验证：江西叶礼忠，男，教师。他说："本村叶发成之子患中耳炎 4 年多，到医院治疗只能维持 1 星期左右。后来我用本条方为他治疗 2 次见效。我村邹叶华之子患中耳炎，也是用本条方治愈的。"

【荐方人】浙江杜应松。

【出处】广西科技情报研究所《老病号治病绝招》。

用蜈蚣黄连治中耳炎 >>>>

配方及用法：蜈蚣 3 条，黄连 6 克，香油 50 克。先将香油倒入锅内，再将蜈蚣、黄连放入香油内，用小火慢炸，待药汁已浸入油，去药渣，把冰片 2 克加入香油内，溶解后滴耳。

【荐方人】王兆友。

用脓耳散治化脓性中耳炎 >>>>

配方及用法：四川黄连 10 克，冰片 5 克，枯矾 20 克，龙骨 20 克，鱼脑石 20 枚。上药共研细末，装瓶备用。治疗时先将耳内脓液用双氧水洗净，再用消毒棉签将耳道拭干净，用纸筒（呈喇叭状）将药末装入，由他人轻轻将药末吹入耳内，然后用消毒棉球轻轻堵塞外耳道，以防药末脱出。每晚睡前用药 1 次，一般药末与脓液干结后可自行脱落掉出。用药 6 ～ 10 次即愈。

备注：使用该方，药物制作必须研成粉状细末，吹入耳内要让其药末与脓汁干结后自行脱落掉出，若药末在耳内长期不脱出，可用双氧水反复浸泡冲出，不可用金属利器掏出，以防损伤局部黏膜引起炎症。

验证：共治疗 103 例，一般疗程 10～15 天即痊愈。特殊患者反复发作可继续治疗。

【荐方人】山东李贵海。

【出处】《亲献中药外治偏方秘方》。

用增效联磺片治中耳炎 >>>>

配方及用法：先用棉签蘸生理盐水将患耳内脓液洗净，保持耳内湿润，然后将增效联磺片研成细末，取适量药粉轻轻吹入耳内，每日 1 次，一般 2～4 天即可痊愈。此法治疗化脓性中耳炎，具有药源广，简单易行，花钱少，收效迅速，愈后不复发，无副作用等优点。

验证：用增效联磺片治疗化脓性中耳炎 80 例，取得显著疗效。

【荐方人】刘加森。

蛇胆蜘蛛治中耳炎 >>>>

配方及用法：蛇胆 10 克，蜘蛛 10 克，枯矾 30 克，冰片 5 克。前两味药用新瓦焙干研面，与后两味调匀备用。用双氧水把患耳脓液洗净，干棉球擦干，把药粉吹入患耳内，每日 1 次。

验证：治疗 104 例，治愈 101 例，一般 1 次见效，3～4 次即愈，最多不超过 1 星期。

【荐方人】山西魏首鹰。

【出处】《当代中医师灵验奇方真传》。

虎耳草治中耳炎 >>>>

配方及用法：取虎耳草叶 2～3 片，用清水洗净，将叶片捣出汁，然后取其汁液滴入患耳，1次即愈。

【荐方人】江苏苏永春。

核桃肉治慢性中耳炎 >>>>

配方及用法： 核桃肉（适量）。取核桃肉油滴耳用，每日2次。核桃肉沥油后放置时许，去除底部的沉渣部分，将患耳脓液洗净，将油滴入耳道。

【荐方人】湖南张岐。

【出处】《当代中医师灵验奇方真传》。

马钱子油塞耳可治中耳炎 >>>>

配方及用法： 用马钱子1粒，打碎，放入碗中，加入茶油少许，用文火炖数十沸制成马钱子油，配油30毫升。用时先将耳内脓液揩拭干净，然后用药棉蘸马钱子油塞入耳中，早晚各换药1次。

【出处】《浙江中医杂志》（1987年第11期）、《中医单药奇效真传》。

白矾、食盐等治中耳炎 >>>>

荐方由来： 我叔叔陈纪明患中耳炎，长期治疗不愈，后从本乡医生胡连毅处得此方，2次治愈。

配方及用法： 白矾3份，食盐1份，樟脑2份，冰片2份，共为细末，装入瓶内备用。用药时，先将耳孔中脓液用干净棉花蘸净，再将黄豆大的药面撒入耳内，最后用约1.5厘米长的大葱塞住耳孔，每日1次，一般2～3次痊愈。

【荐方人】河南陈建辉。

用龙骨、枯矾治中耳炎 >>>>

配方及用法： 煅龙骨、枯矾各等份。上药分别研末，过120目细筛，然后将两药混合拌匀装瓶密封，放阴凉干燥处备用。用药前先用3%双氧水把耳道内脓液及分泌物洗净，患耳周围用75%酒精常规消毒，停2～3分钟后，用消毒棉签擦干耳道，然后取塑料管或麦秆蘸取药粉，轻轻吹入耳道，每天1次。如渗出液较多，可早晚各用药1次，直至痊愈。

验证：此方治疗中耳炎58例，全部治愈。

【出处】《四川中医》（1991年第9期）、《单方偏方精选》。

蚯蚓白糖液治化脓性中耳炎 >>>>

配方及用法：活蚯蚓30～40条，白糖31克。取肥大的活蚯蚓，用清水洗净后置于消毒的容器内，再入白糖，用消毒镊轻轻搅拌。20～30分钟后，白糖溶化，蚯蚓躯体萎缩卷曲，渗出清液，与白糖混合在一起，呈一种黄白色黏液，再用一层纱布滤过，将蚯蚓白糖液盛入消毒瓶内，备用（不宜存放时间过长）。使用前，用3%的双氧水清洗中耳内脓性分泌物，反复洗2次，用消毒棉球擦干。然后将蚯蚓白糖液滴入3～4滴，每日2～3次，滴药后在外耳道塞一无菌干棉球，一般4～5天后即可痊愈。

验证：治疗50例中，急性化脓性中耳炎31例，慢性化脓性中耳炎19例，1周内全部痊愈。

【出处】《吉林中医药》（1986年第5期）、《实用专病专方临床大全》。

红升丹、冰片等可治化脓性中耳炎 >>>>

配方及用法：红升丹60克，冰片3克，麝香0.5克。上药共研成极细末，用脱脂药棉搓成长2～3厘米、直径0.1厘米的药捻，消毒备用。首先清除外耳道脓性分泌物，再以2%双氧水擦拭干净，然后以75%酒精浸湿药捻，将药粉沾匀，置于外耳道底部（注意药捻应与鼓膜保持约2毫米之距离，以免刺激鼓膜，产生不适）即可。每日换药1次，分泌物少时可隔日一换。

功效： 清热解毒，散瘀利湿，宣窍收敛。治疗化脓性中耳炎。

【出处】《百病中医诸窍疗法》。

耳疳散治慢性化脓性中耳炎 >>>>

配方及用法： 已出蛾蚕茧 10 个，冰片 0.15 克。将茧壳剪碎，置瓦上煅存性，加入冰片，共研极细末，贮瓶中备用。取耳疳散少许，吹入耳中，每天 2 次。

【荐方人】湖北翟敬文。

蜈紫液治脓耳 >>>>

配方及用法： 蜈蚣 1 条，紫草、五倍子、连翘、大黄、苦参各 10 克，冰片 3 克，枯矾 4 克，麻油 120 毫升。先把麻油倒入铁勺或铁锅内（视制备药量多少而定）放在炉火或柴火上加热，再加入蜈蚣、紫草、五倍子、连翘、大黄、苦参炸焦变枯捞出，待油冷却后，再将已研为极细粉末的冰片、枯矾放入，搅拌均匀，储瓶备用。用时，先用 3% 的双氧水将耳内脓性分泌物清洗干净，以棉棒将局部拭干，滴入药液 2 ~ 3 滴，外耳用棉球堵塞，以免药液外溢，每日 3 次。

验证： 治疗患者 300 例，疗效颇佳。

【出处】《当代中医师灵验奇方真传》。

以蛇蜕治耳流脓症 >>>>

配方及用法： 蛇蜕 1 条，冰片 10 克。将蛇蜕、冰片分别碾成细末，再与核桃油调成液体，装入瓶内保存。为了使用方便，可找一个眼药瓶装入此液，睡觉时向耳内滴入 2 ~ 3 滴。此药不仅能治耳流脓，对中耳炎、耳流水、外耳道炎、耳部湿疹也有疗效。治疗耳部湿疹时，可用药棉蘸上药液涂于患处。

验证： 辽宁李树彬用此方治好了他外甥 10 多年的耳流脓病，

现在听力已逐渐恢复。

【荐方人】陕西王天福。

用香葱、糯米、猪膀胱治耳聋 >>>>

配方及用法：香葱（切碎）30克，糯米30克，猪膀胱（洗净）1个。将前两味药纳入猪膀胱内，煨烂食之；或用香葱30克，鸡蛋1个去壳，两味一起搅拌蒸吃或煎吃，7天为1个疗程，一般1个疗程即愈。

【荐方人】安徽刘宏启。

用三花汤治耳聋 >>>>

配方及用法：二花、槐米、杭菊各9克，青茶叶引。上药煎20～30分钟，取汁约300毫升，早晚各服1次。

备注：服药期间，保持静态休息，忌食生冷酸辣及荤厚油腻食物。

验证：治疗患者64例，治愈（用药3剂，炎症消失，完全恢复听觉功能）62例，显效（用药5～6剂，炎症有消减，耳聋有所改善）2例。

【荐方人】陕西许书民。

【出处】《当代中医师灵验奇方真传》。

用鸡蛋巴豆治神经性耳聋 >>>>

配方及用法：取1个鸡蛋先开一孔，将巴豆1粒（去皮、去心膜）由孔放入鸡蛋中搅匀，取汁滴于耳中。每日滴2～3次，连续用3个月。

备注：因巴豆有大毒，在滴耳治疗时，一旦发生耳内肿痛或急性皮炎，应立即停用此药。

【出处】《偏方治大病》。

生石膏、麻黄等可治突发性耳聋 >>>>

配方及用法：生石膏 15 克，麻黄、生甘草各 3 克，石菖蒲、杏仁、蝉衣、薄荷各 6 克，生姜 3 片。上药 1 剂煎 2 次，每次煎 10～15 分钟，取汁约 150 毫升，分上、下午温服。

【荐方人】浙江许雅萍。

【出处】《当代中医师灵验奇方真传》。

验证：治疗多例，1～2 剂即愈。

【出处】《实用民间土单验秘方一千首》。

熟地、淫羊藿等治老年性耳聋 >>>>

配方及用法：熟地 30 克，淫羊藿 10 克，骨碎补 15 克，丹参 30 克，川芎 10 克，水蛭 4 克，黄芪 20 克，当归 10 克，泽泻 10 克，石菖蒲 10 克，磁石 30 克。其中，磁石先煎，每日 1 剂，水煎，分 2 次服。

【荐方人】河南刘函鹤。

仙鹤草可止聋 >>>>

配方及用法：新鲜连根仙鹤草 150 克。每天 1 剂，加水浓煎频饮。

功效：此方治疗肌内注射链霉素致耳失聪者，收效满意。

验证：段某，女，52 岁。患者因浸润性肺结核，每天肌内注射硫酸链霉素 1 克，连续 1 个月，耳渐失聪，近日加剧，听觉丧失。停用硫酸链霉素，以本方治疗，连服 10 剂，听力复常。

【出处】《中医杂志》（1992 年第 9 期）、《单方偏方精选》。

麻黄汤治耳鸣 >>>>

配方及用法：麻黄、桂枝、桑白皮、菖蒲各 6 克，杏仁、桔梗、郁金各 9 克，甘草 3 克。上药先泡 2 小时，煎 15 分钟，取汁约 400 毫升，分 2 次服，早晚各 1 次。

验证：治疗 16 例，均获痊愈。

【荐方人】河北赵景华。

【出处】《当代中医师灵验奇方真传》。

生熟地、麦冬等治神经性耳鸣 >>>>

配方及用法：生地、熟地、麦冬、元参各 30 克，川芎 15 克，香附 15 克，柴胡 15 克，菖蒲 10 克，水煎服，每日 1 剂，分 2 次服完。一般 2 ~ 3 剂痊愈。

验证：云南郑荣，男，54 岁，干部。他说："我于 1998 年 5 月突患耳鸣，工作、休息都不得安宁，医院诊断为神经性耳鸣，服药打针花去 30 多元毫无效果。后用本条方服药 2 剂治愈，才花 8 元钱。"

【出处】《实用民间土单验秘方一千首》。

灵磁石、五味子等可治神经性耳聋耳鸣 >>>>

配方及用法：灵磁石 30 克，五味子 10 克，龙胆草 6 克，生地黄 30 克，山药 12 克，山茱萸 12 克，泽泻 10 克，丹皮 10 克，茯苓 10 克，水煎服。先将灵磁石煎 15 ~ 20 分钟，然后再和其他药共煎 20 分钟，即可服用，每日 1 剂，早晚各服 1 次。

验证：贵州李元发，男，52 岁，工人。他说："朋友张某患神经性耳鸣，左耳听力严重减退，与人交谈非常困难，为此他很苦恼，求治于医院也未能治愈。后经我用本条方治疗，病告痊愈，未见复发。"

【出处】《人民日报》。

用公猪肉丝加菖蒲治疗耳膜穿孔 >>>>

配方及用法：公猪肉丝 120 克，菖蒲 60 克。上两味文火同煮，待肉熟烂后，肉、药、汤同吃。

【荐方人】河南王发祥。

鼻症

蒺藜煎汁治鼻塞流水 >>>>

配方及用法：蒺藜，水煎浓汁。患者仰卧，口含清水，滴入鼻中，如未通畅可再滴，至愈。用以治疗鼻塞流水，有神效。

【出处】《中药鼻脐疗法》。

大蒜可治鼻炎流清涕 >>>>

配方及用法：取大蒜 4～6 瓣，洗净切碎备用；将 3 厘米宽纸条卷成筒，筒壁以两层纸厚为宜。将蒜末装入筒内，以两头开口处不外漏为宜，将此蒜筒插入鼻孔，5 分钟后取出，可治流清鼻涕。

验证：黑龙江徐长福，男，50 岁。他说："我患鼻炎多年，无论冬夏，流清涕不止，天冷时早晨起来不停地打喷嚏，这对我的工作和生活都有很大的影响。后来我用本条方治疗，仅 1 次就治愈了。"

【荐方人】韩小瑞。

【出处】《健康顾问》（1996 年第 3 期）。

茅根、葛花煎服可治鼻涕不止 >>>>

配方及用法：茅根 124 克，鲜葛花 124 克，大葱 2 根，无根水（下雨时盆接的水）2 升。将上 3 味药和水一起熬，一次服完，每日 1 次。

【荐方人】河南马广振。

斑蝥方治鼻炎 >>>>

配方及用法：斑蝥适量。将斑蝥去足、翅研细末，贮瓶备用。用时取斑蝥粉适量，以水或蜂蜜调为稠糊状。病人取仰坐或仰卧位，擦洗干净印堂穴。取 1 小块胶布，中间剪一黄豆粒大小的孔，先贴于印堂穴，后将药粉直接涂于小孔之内，外以胶布贴盖，24 小时后去掉。本方通窍拔毒。

【出处】《上海中医药杂志》（1990 年）。

外用蒜液治鼻炎 >>>>

配方及用法：大蒜（选紫皮蒜最佳）。蒜洗净，捣烂如泥，过滤取其汁，与生理盐水配成 40% 大蒜液，或与甘油配成 50% 大蒜油。同时以棉卷蘸液涂布鼻腔内，每日 3 次。

功效：治萎缩性鼻炎。症见头痛、鼻塞、嗅觉减退或消失、鼻腔内有黄绿色痂皮附着、鼻干、流涕或黄绿色鼻涕、出血等。

苍耳子、豆油可治鼻炎 >>>>

配方及用法：苍耳子 15 ~ 20 粒，豆油 50 克。将苍耳子炒后，再将豆油入锅，至沸腾无沫再放苍耳子，至苍耳子煎至黑色焦状为止，再用纱布过滤。将过滤后的药油浸泡纱布条（1 厘米 ×4 厘米）备用。取油纱条放置在双下鼻甲上，隔日或每日涂药 1 次，也可用此药油滴鼻，每日 1 次。

功效：祛风、消炎、通窍。慢性单纯性鼻炎，过敏性鼻炎及肥厚性鼻炎。

【出处】《黑龙江中西药》（1988 年）。

苍耳子、炙麻黄等治鼻炎 >>>>

配方及用法：苍耳子 15 克，炙麻黄 9 克，辛夷 9 克，蝉衣 15 克，甘草 9 克。头痛者加白芷 10 克；涕多黄黏者加黄芩 15 克。煎 2 遍和匀，每日 3 次分服。

功效：苍耳子、蝉衣祛风通窍；炙麻黄宣肺；辛夷利九窍而通鼻塞；甘草调和诸药。本方祛风宣肺、通利鼻窍，为治鼻炎之良药。

备注： 服药期间应避风寒及接触过敏物质，并且发作时及早服药。

香附、荜茇可治鼻炎 >>>>

配方及用法： 香附、荜茇各等份，大蒜适量。将上药捣成饼，备用。贴囟门。并用艾条隔药悬灸。

功效： 散寒、理气、拔毒。老人鼻流清涕。

【出处】《外治汇要》。

用藿香猪胆治鼻炎 >>>>

配方及用法： 取藿香（最好是根部）30克，猪胆5克，分别研成粉末，然后将两者混合，放入3～4颗泡煮烂熟的红枣，共捣烂至黏稠，再搓捏成小丸后服用，每日2次。一般患者服半个月即有效。病情严重者可延长服药时间。

【荐方人】明道荣。

【出处】广西科技情报研究所《老病号治病绝招》。

用搓鼻法治鼻炎 >>>>

荐方由来： 我30多岁即患鼻炎，双鼻经常阻塞，非常难受。在无奈中，我自觉不自觉地以手指搓鼻，以求暂时缓解。孰知，常用此法，果然奏效。早晚坚持搓鼻，可防止复发。

方法： 以双手中指沿鼻梁两侧，从眼角至迎香部位上下搓动，每次以200下为宜，每天早晚各1次。搓揉时，勿压太紧，以免搓伤皮肤。常年坚持必有效果。

验证： 湖北吴文之，男，57岁，医生。他说："我用搓鼻法治好一大批被误诊为感冒的慢性鼻炎患者。"

【荐方人】安徽陈华。

生吃大葱治疗鼻炎 >>>>

荐方由来：我患鼻炎症有十几年了，经医生确诊为慢性鼻炎、鼻窦炎。此病经常发作，鼻腔不能通气，还伴随着头痛，难受至极。后得一偏方，试之，效果很好。

方法：在吃饭时，生大葱随其他菜同吃均可。在生吃的过程中，最好在口内自觉地控制生葱的辣味从鼻腔内通过，这样治效果最好。

【荐方人】宗忱。

【出处】《晚晴报》（1996年9月24日）。

用霍胆丸配辛夷花、苍耳子治鼻炎 >>>>

配方及用法：霍胆丸每天服3次，用量依照霍胆丸说明，重者需连续服10瓶。在开始服用霍胆丸时，取中药辛夷花、苍耳子适量，每次各15克煎水当茶饮（此为1日药量）。辛夷花、苍耳子水煎时间不宜久，药开后2分钟即可滤出药汤，然后用开水泡药渣。喝完原药汤后，再喝泡药渣所得的药液。辛夷花、苍耳子当茶饮时，一定要配合服完霍胆丸为止。

【荐方人】河北董德行。

【出处】《老年报》（1997年9月18日）。

用霜后苍耳子粉治鼻炎 >>>>

荐方由来：我用过许多中西药治疗慢性单纯性鼻炎，总是不能根治，每年复发。后来一位老中医告诉我，采秋后霜打的中草药苍耳子（当地俗名：老母猪油），晒干碾成面，早晚各服1勺，用温开水送下，连续服药1个月。我就是用这种方法根治了我的鼻炎，而且10多年来从未复发。

【荐方人】乔阳华。

【出处】《家庭保健报》（1996年9月24日）。

青苔治急慢性鼻炎 >>>>

配方及用法： 垣衣适量。每日刮取新"垣衣"适量，用干净薄纱布包裹后塞入鼻孔（两鼻孔交替），鼻塞解除，流涕及其他伴随症状完全消失后，再继续应用 3～4 天。

备注： 垣衣即生长在背阴潮湿处古老砖墙上的青苔。

验证： 治疗 22 例，症状分别于 1～11 天（平均 5 天）消失。随访 2 个月至 3 年余，除个别患者有复发，经再度使用本法很快见效外，多数病例未见复发。

【出处】《浙江中医药》（1978 年第 1 期）、广西中医学院《广西中医药》增刊（1981 年）。

猪胆、冰片治慢性鼻炎 >>>>

配方及用法： 猪胆 1 个，冰片 15 克，麝香 0.2 克。将冰片、麝香装入猪胆内，阴干后，去掉胆皮，研为极细末，装入小瓶封闭备用。用时将脱脂棉捻成细条，沾药末少许，放入患侧鼻孔内，或将药末吹入鼻孔内。

备注： 本药芳香走窜，活血散瘀。

验证： 本方治疗慢性鼻炎 53 例，全部治愈；治疗慢性鼻窦炎 74 例，痊愈 69 例，显效 5 例。

【荐方人】 黑龙江刘玉春。

【出处】《亲献中药外治偏方秘方》。

鲜蜂蜜点鼻孔治萎缩性鼻炎 >>>>

配方及用法： 鲜蜂蜜适量。用洗干净的眼药瓶，装入鲜蜂蜜，睡觉前、起床后各点鼻孔 1 次，10 日可见效。

验证： 朱某，女，患萎缩性鼻炎 2 年余，经常头痛，多方医治无效，用此方 20 天痊愈。

【荐方人】 河南李纯修。

桃树叶可治萎缩性鼻炎 >>>>

配方及用法：桃树嫩尖叶适量。将桃树嫩尖叶 1 ~ 2 片用手揉搓成棉球状，塞入患鼻（直达病处）10 ~ 20 分钟，待鼻内分泌大量清鼻涕，不能忍受时再弃药。每日 4 次，连续用药 1 周。

验证：共治 40 例萎缩性鼻炎，痊愈 37 例，好转 3 例。

【出处】《广西中医药》（1981 年第 6 期）、《单味中药治病大全》。

白芥子、玄胡等可治过敏性鼻炎 >>>>

配方及用法：白芥子 2 份，玄胡、甘遂、丁香、白芷、细辛各 1 份。上药共研成细末，过 80 目细筛，用新鲜生姜汁调匀成糊状，贮罐备用。用小匙取出一定量药膏放于 4 厘米 ×4 厘米的纱布棉垫中央，贴敷于大椎、肺俞（双）、膏肓（双）、肾俞（双）、膻中穴上，用胶布固定。每次贴敷 3 小时，5 天贴 1 次，3 次为 1 个疗程。

功效：散寒逐饮，理气化痰，祛风抗敏。治过敏性鼻炎。

【出处】《外治汇要》。

白芥子、细辛等可治过敏性鼻炎 >>>>

配方及用法：白芥子、细辛、甘遂、辛夷各等份，麝香适量。将前 4 味药共研细末，贮瓶备用。麝香研细另装。用时取药末适量，用姜汁调成糊状，做成如铜钱大的药饼。药面放入少许麝香，分别贴敷于肺俞（双）、膏肓（双）、百劳（双）穴上，每次贴 6 ~ 8 小时后除去，10 天贴药 1 次，3 ~ 6 次为 1 个疗程。

功效：温化逐饮，通窍抗敏。治过敏性鼻炎。

验证：若出现水疱者，可挑破涂以甲紫药水，以防感染。此外，要注意天气变化，避免寒冷刺激和可能引起的过敏因素。

【出处】《治验秘录》。

黄芪、诃子肉等可治过敏性鼻炎 >>>>

配方及用法： 黄芪、诃子肉、干地黄、乌梅、豨莶草各 10 克，柴胡 3 克，防风 6 克，蜂蜜 30 克（兑服）。见畏寒怕冷、苔白、脉细等寒象者，加细辛、荜茇；清涕甚多者，加石榴皮、益智仁；反复发作，难以根治者，加重黄芪、柴胡、防风 3 药用量。水煎服。

【荐方人】 河南张小英。

用氯苯那敏、冰片治过敏性鼻炎 >>>>

配方及用法： 氯苯那敏 400 毫克，冰片 3 克，共研细末，贮瓶备用，勿泄气。每次将本散少许置指头上，按于鼻孔吸之。每日吸 2 ～ 3 次。

验证： 山东谢振刚，男，工人。他说："张某患过敏性鼻炎，每年秋季犯病。到医院治疗，花费 600 多元未见好转。我用本条方为她施治，病人反映效果很好，以前白天鼻塞，现在已通了。"

【出处】《中医杂志》（1990 年第 10 期）、《中药鼻脐疗法》。

吃炖乌龟治过敏性鼻炎 >>>>

荐方由来： 我患过敏性鼻炎 10 余年，中西医治疗都无效果，曾做了一次激光治疗也无效，晚上睡觉鼻子不通，很难受。有一次在老年刊物上看到乌龟可以治疗过敏性鼻炎，我抱着试试看的态度，在市场上买了一只 2 千克左右的乌龟，杀后洗净，把内脏挖出来，加上猪肉 250 克，大料 10 多个，大葱 60 ～ 90 克，置锅内添上水，炖得很熟。早晚各吃一碗汤和肉，连吃了一个星期，我的鼻炎好了。

【荐方人】 林振礼。

【出处】《晚霞杂志》（1996 年第 9 期）。

用王不留行子贴压耳穴治过敏性鼻炎 >>>>

配方及用法：王不留行子。取消毒后的王不留行子贴在小块胶布中间，用75％酒精消毒双耳、内鼻、外鼻、肺、肾上腺穴，每穴位贴上王不留行子胶布。按压王不留行药子，力度要适中，每次按压30余下，使耳部产生胀、重、痛的感觉，每天3次以上。5天换药1次，休息2～3天再行第2次压药，4次为1个疗程。

验证：此法治疗过敏性鼻炎50例，痊愈8例，显效33例，进步9例。

【出处】《浙江中医杂志》(1991年第11期)、《单方偏方精选》。

黄芪、白术等可治过敏性鼻炎 >>>>

配方及用法：黄芪20克，白术10克，防风、辛夷花各6克，苍耳子9克，炙甘草5克。每天1剂，水煎服。

【荐方人】四川王明怀

辛夷、蔻仁治鼻窦炎 >>>>

配方及用法：辛夷（取心去壳）、蔻仁各3克，川黄连6克。上药共研极细末，贮瓶备用。以棉裹药，塞纳鼻中。

功效：化痰热，通鼻窍。鼻窦炎，急性鼻黏膜炎，慢性肥厚性鼻炎，嗅觉迟钝或消失者均可用之。

【出处】《新中医》（1954年）。

辛夷花、白芷等可治鼻窦炎 >>>>

配方及用法：辛夷花15克，白芷、苍耳子各10克，桂枝5克。将上药烘干研末过筛，装瓶备用。每天晚饭后取药末1克，以3寸见方双层纱布2块，将药末分包成2个药球，以棉纱扎紧，并留线头1寸左右，先塞1个药球于一侧鼻孔，用另一鼻孔呼吸；1小时后将药球拉出，将另1药球塞入另一侧鼻孔。一般5天左右即见好转。10天为1个疗程，轻者2个疗程可愈，重者亦可减轻诸症。

备注：使用上药容易出现打喷嚏及鼻涕增多现象，药球每随喷嚏而出，重新塞入即可。

验证：吕某，女，50岁，1987年6月诊。鼻塞、头痛、语音重浊10余年，经多方治疗无效，经用上药塞鼻，当即显效，塞鼻2小时后取出，即感鼻腔通畅，头痛明显好转，坚持治疗1个月而愈。

用精盐水点鼻可治鼻窦炎 >>>>

配方及用法：精盐50克，开水50～100毫升。可随便配制，没有严格要求，病重浓度高一点，病轻浓度低一点。把泡在盐水中的药棉拿出来塞在鼻孔内20～30分钟，此时不要仰卧床，淌水应流于鼻外。轻者3～5次，重者5～7次可治愈。不愈者多用几次，有特效。

【荐方人】辽宁宋洪刚。

金银花、夏枯草等可治鼻窦炎 >>>>

配方及用法：金银花、夏枯草、桔梗各15克，藿香15～20克，白芷、菊花、赤芍、川芎、苍耳子、炒防风、辛夷花各10克，生苡仁、蒲公英各30克，升麻10～15克，生甘草6～9克，水煎服，每日1剂。气虚者加黄芪30～60克；血虚者加当归10～15克，丹参20～30克。久治不愈的鼻窦炎患者不妨一试。

验证：广东陈三兴说："我爱人的姐姐患有慢性鼻窦炎，5年来，去过多家医院治疗，鼻侧两面打过多次针，中药、西药服了不少，病况还是依然。后来我用本条方给她试治，服药17天病情好转，连服5剂治愈。"

【荐方人】常怡勇。

芙香辛冰散治急慢性鼻窦炎 >>>>

配方及用法：芙蓉叶、香白芷、辛夷花各 15 克，细辛 3 克，冰片 1 克。上药共研细末和匀，贮瓶备用，勿泄气。使用前用药棉签将患鼻腔内的涕液拭干净后，取上药末适量吹入患侧鼻腔内，或用鼻吸入，每天 3 次，每次吹 2 ~ 3 下。

验证：此方治疗急慢性鼻窦炎数百例，疗效甚佳。

【出处】《四川中医》（1984 年第 2 期）、《单方偏方精选》。

加味葛根汤治急慢性鼻窦炎 >>>>

配方及用法：粉葛根、桂枝（后下）、桔梗、赤芍各 9 克，炙甘草 4.5 克，鹅不食草、鱼腥草各 12 克，玉米须 15 克。上药水煎，取汁盛入一器皿中（口要小），每次均水煎取汁入器皿，备用。患者趁热将鼻孔对准盛药器皿口熏蒸，并令反复吸之。每日数次，熏后取药汁内服。若复发，再用有效。

备注：临床应随症加减，若头痛鼻塞甚者加蔓荆子 9 克，薄荷（后下）、细辛各 3 克；流浊脓涕、腥臭特甚者加苍耳子、辛夷花、升麻各 6 克；热重者加连翘、甘菊花各 9 克；湿甚者加苡仁 15 克；鼻衄者加侧柏叶、白茅根各 9 克；头晕甚者加苦丁香 6 克，夏枯草、旱莲草各 9 克。本方试用于急慢性过敏性鼻炎，亦有效。

验证：经治慢性鼻窦炎 54 例，用后症状均消失。部分病例 2 年内复发，再用有效。

【出处】《新中医》（1987 年第 10 期）、《中药鼻脐疗法》。

辛夷花、苍耳子治慢性鼻窦炎 >>>>

配方及用法：辛夷花 15 克，苍耳子 10 克，细辛、白芷、冰片各 5 克。上药共研成细末，装瓶备用。使用时取块药棉以开水浸湿（以捏不出水为度），沾药末塞入鼻腔，两侧鼻孔轮流塞，2 个小时更换 1 次，每日用药 8 小时。连续用药 3 日后鼻塞通畅、头痛减轻、鼻涕减少，用药半个月左右可愈。

【出处】《老年报》（1997年9月18日）。

用苍耳子汤治鼻窦炎 >>>>

配方及用法：苍耳子10克，用半碗水煎汤口服，每日2次。病程短的1～2次见效，病程长的则多服几次。

【荐方人】江苏朱定远。

【出处】广西科技情报研究所《老病号治病绝招》。

用鹅不食草治鼻窦炎综合征 >>>>

荐方由来：我患鼻窦炎，久之出现综合病症：鼻塞、胀酸、流涕，咽喉常发炎。用鹅不食草粉塞入鼻腔30余日，每日3～5次，每次少许，后鼻镜检查鼻内炎症消除，困扰多年的综合病症全无。

鹅不食草长在房前屋后，夏秋采集全草洗净晒干研成细粉即可用，既经济有效又方便。

【荐方人】广西肖铭新。

用雄黄、冰片等治鼻息肉 >>>>

配方及用法：雄黄15克，冰片6克，硇砂15克，鹅不食草15克，共研粉贮瓶备用。棉球蘸湿拧干，蘸药粉塞入鼻孔内，左右交替，塞后5分钟流涕、打喷嚏。配合内服桑叶、甘菊各9克，龙芽草15克，水煎服。

验证：广东林顺余，男，62岁，乡医。他说："李宝莲患鼻息肉10多年，在镇江人民医院手术2次，回家后不久又复发。我用本条方为她治疗20多天痊愈，未再复发。"

【荐方人】福建马长福。

【出处】广西医学情报研究所《医学文选》。

用乌梅肉、冰片治疗鼻息肉 >>>>

配方及用法： 个大肉多乌梅适量，冰片少许。将乌梅用清水浸透，把肉剥下，焙干研为极细末，加冰片混匀贮瓶备用。用时以消毒棉签或棉球蘸药末敷撒患处，每天 3～4 次，至息肉脱落为止。

验证： 河南张志宽，男。他说："我老伴患鼻息肉，曾在市第一人民医院做过手术，现在又复发。息肉堵塞鼻腔，造成呼吸困难，花 1000 多元也未治好。后来我用本条方为她治疗，用药后呼吸畅通，鼻腔舒适，连用 1 星期后鼻息肉脱落痊愈，共花 2.5 元钱。"

【出处】《国医论坛》（1989 年第 6 期）、《单方偏方精选》。

焦山楂治声带息肉 >>>>

配方及用法： 焦山楂 24～30 克。上药煎 2 次，得汁 1500 毫升，凉后慢慢服完。服药期间勿大声喊唱，以使声带得到充分休息。

验证： 治疗 10 余例，均在 10～15 天息肉消除，发音正常。

【出处】《天津医药》（1977 年第 6 期）、广西中医学院《广西中医药》增刊（1981 年）。

真松花粉闻鼻治鼻炎流臭水 >>>>

配方及用法： 真松花粉，研末装瓶，勿泄气。用时揭开瓶盖，对准鼻孔（患鼻）闻之、吸之，每日闻 3～6 次，半日可根治。

【出处】《中药鼻脐疗法》。

用蒜泥敷脚心治鼻衄 >>>>

方法： 取大蒜头适量，捣烂成泥。先用凡士林或菜油在两足底中心处（涌泉穴）薄薄涂一层，再把蒜泥涂在穴位上，敷料覆盖，胶布固定，20 分钟后鼻血即止，然后去药。

大蓟根、白茅根等可治顽固性鼻流血 >>>>

配方及用法： 大蓟根 100 克，白茅根、朝天罐各 65 克，倒触伞、岩桑根各 45 克，枇杷叶、棕榈心各 30 克，皆为鲜草。煨水服，直到色淡汤清。若效果不明显，可连服 2 剂。

验证： 陕西张南勇，男，农民。他说："我村一位老太太患鼻出血半年多，如果用力过猛或稍加劳累就鼻出血，看了几个医生，花了 300 多元钱也没有治好。后来我让她用本条方治疗，她连服 3 剂药就好了。"

【荐方人】贵州陶昌武。

用白茅根治鼻衄 >>>>

方法： 挖取白茅根一大把（也可用干根），扒去根外包衣，洗净后用棒敲击一遍，使白茅根中汁液易溶于水中，加水 1500～2000 毫升，煮沸 15 分钟后捞去根渣，取汤当茶饮，随时服用，服完为止。

验证： 贵州刘振山，男，66 岁，退休。他说："我用本条方治鼻衄患者 4 人，均当天痊愈。"

【荐方人】周永昌。

【出处】广西科技情报研究所《老病号治病绝招》。

人发灰入鼻可治鼻衄 >>>>

配方及用法： 用人头发 50 克烧成灰，吹入鼻孔内，可立即止血。

验证： 江苏余连生，男，77 岁，教师。他说："我村李娟鼻子经常出血，到医院用止血药，吃消炎药，也是时好时坏不能去根。后经我用本条方为她治疗，仅用几次就好了。"

【荐方人】湖北鲍明智。

水牛角粉治鼻衄 >>>>

配方及用法：水牛角 30 ~ 50 克，研粉连服 3 天即效。为巩固疗效再连服 7 天，防止复发。

【荐方人】安徽潘秋成。

白及粉治鼻衄 >>>>

配方及用法：白及适量。上药焙干研末，过 160 目筛后装入棕色瓶中备用。以白及末撒于凡士林纱条或纱球表面后，再行填塞鼻腔或后鼻道，每次填塞需用白及粉 4 ~ 5 克。

【出处】《实用中西医结合杂志》（1991 年第 4 期）、《单味中药治病大全》。

马勃揉团塞鼻孔治鼻衄 >>>>

配方及用法：马勃适量，揉成小团，塞入鼻孔。一般 1 次即愈。

【出处】《实用民间土单验秘方一于首》。

鲜茅根、鲜小蓟、川牛膝治鼻衄 >>>>

配方及用法：鲜茅根 50 克，鲜小蓟 30 克，川牛膝 15 克。加水 1000 毫升，煎取 300 毫升，分 2 次服，每日 1 剂。一般 1 剂即愈。

【出处】《实用民间土单验秘方一千首》。

用寸冬、玄参、生地治鼻衄 >>>>

配方及用法：寸冬 60 克，玄参 40 克，生地 50 克。水煎服，每日 1 剂，早晚分服。1 剂止血，3 剂可根除。

验证：浙江毛日祥，男，54 岁，医生。他说："水泥厂毛日法时常鼻出血，经医院治疗，时好时坏。我按本条方为他治疗，只用药 3 剂就彻底止住了鼻血，现已 1 年多没有再犯。后来我又用此条方治好 2 名鼻出血患者。"

【出处】《实用民间土单验秘方一千首》。

鼻塞大黄炭末可治鼻衄 >>>>

配方及用法：将生大黄明火烧焦存性（烧至七八成）碾成细末，装瓶待用。用时取大黄炭末，用温开水调匀，塞患侧鼻孔。

验证：用此方治愈鼻衄患者 30 余例。其中，14 例经中西药长时间治疗无效，成顽固性鼻衄，反复发作，用此法皆获良效。

【出处】《四川中医》（1987 年第 12 期）、《单味中药治病大全》。

丹皮、仙鹤草等治各种鼻出血 >>>>

配方及用法：丹皮 6 ~ 9 克，仙鹤草 6 ~ 12 克，香附 6 ~ 12克，阿胶 6 ~ 9 克，水煎服，每日 1 剂，5 天为 1 个疗程。另外，鼻出血局部可以给予凡士林纱条填塞，压迫止血。

验证：治疗 88 例，治愈 87 例，有效 1 例。

【出处】《中医杂志》（1991 年第 6 期）、《实用专病专方临床大全》

香附花煮鸡蛋治鼻出血 >>>>

配方及用法：香附花（土名棱草花）7 朵，鸡蛋 4 个，红糖适量。把香附花放入锅内，加水一碗半，煮沸 2 分钟，再把鸡蛋打入，煮 3 ~ 5 分钟后，加入适量红糖，熬至一碗汤时，待温服下。每天 1 ~ 2 次，连用 3 ~ 4 天即可见效，并可根除。

【荐方人】河南盛昌秋。

鲜韭菜、青蒿治鼻出血 >>>>

配方及用法：鲜韭菜 100 克，青蒿 50 克，鱼腥草 100 克，混合熬水喝。

【荐方人】甘肃全彬华。

三七参叶煮鸡蛋治鼻出血 >>>>

荐方由来：同村高丘和经常流鼻血，自从吃了三七参叶煮鸡蛋后，病痛根除。

配方及用法：三七参叶 6 片，鸡蛋 1 ~ 2 个，清水 2 碗，一同放在铁锅或砂锅中，煮 15 ~ 20 分钟，凉后一次服下。轻者 1 次可愈，重者每日 1 次，可连用 3 ~ 4 次，就可根除。

【荐方人】河南司少恒。

三鲜汤治鼻出血 >>>>

配方及用法：鲜生地 30 克，鲜白茅根 25 克，鲜藕节 20 克，水煎 2 次后混合药液，放入生蜂蜜 3 汤匙调匀，待凉后服下。一般服用 2 剂即可治愈，效果显著。

【荐方人】李俊。

【出处】《晚晴报》（1997 年 2 月 15 日）。

向耳内吹气可止鼻血 >>>>

方法：施术者用手将患者的耳朵口适当张大，嘴巴对准患者耳朵口，用力缓缓地向内吹气，两耳各连续吹三口气即可。若血未完全止住，待 1 ~ 2 分钟后，再吹 1 次。

此法之所以能止血，其原因可能是因气流刺激内耳神经反射弧及交感神经，使鼻黏膜血管收缩，达到促进凝血的效果。

验证：四川蒋康健，男，农民。他说："我用本条方治好 3 人的鼻出血症，均未花钱。"

【荐方人】辽宁张文西。

高举手可治鼻出血 >>>>

方法：左鼻孔出血举右手，右鼻孔出血举左手，两鼻孔出血举双手。举手时身体要直立，手与地面垂直，与身体平行。

【荐方人】甘肃王忠华。

用鲜藕治鼻出血 >>>>

方法： 将买来的鲜藕去掉外面老皮，向藕孔中塞入生姜、葱等作料（不用塞满），然后放入锅中煮烂，一日三餐食用，1周后即可奏效。

【荐方人】江苏王世高。

【出处】广西科技情报研究所《老病号治病绝招》。

知母、石膏等可治鼻血不止 >>>>

配方及用法： 知母15克，石膏50克，白茅根15克，大青叶15克，菊花15克，甘草15克。水煎服。3剂即可痊愈。

【荐方人】河南许世平。

杏仁末加乳汁敷患处治鼻疮 >>>>

荐方由来： 张某鼻中生疮20余日不愈，鼻中疼痛刺痒，痛苦万分，经口服抗生素及局部涂用抗菌软膏无效。后用杏仁研末，乳汁调敷，1次即愈。

【出处】《浙江中医杂志》（1990年第1期）、《中医单药奇效真传》。

桑地藿草汤治嗅觉丧失 >>>>

配方及用法： 桑白皮24克，地骨皮12克，藿香叶（猪胆汁拌）16克，炙甘草10克，粳米1撮。每天1剂，水煎服。病好转则以本方4倍量研细末，水泛为丸服之。

功效： 此方治疗嗅觉减退或丧失者有效。

【出处】《浙江中医杂志》（1991年第9期）、《单方偏方精选》。

喉疾

用蜂蜜浓茶治咽炎 >>>>

配方及用法：取适量茶叶用开水泡成茶汁，再加适量蜂蜜搅匀。每隔半小时用此液漱喉并咽下，一般当日可以见效，2天即痊愈。

验证：辽宁倪殿龙，男，70岁，离休。他说："我村郭洪艳患扁桃腺炎，打针吃药治疗1周，病情不见好转。后用本条方治疗，很快见效，疼痛基本消失。"

胖大海、玄参等治咽炎 >>>>

配方及用法：胖大海、玄参、桔梗各10克，生甘草3克，泡水代茶饮。

验证：河南常正光说："我老友张浩由于感冒引起咽喉肿痛，吃饭喝水都有障碍。我用本条为他治疗，服药3剂，仅花5元钱，咽喉炎即愈。"

【荐方人】安徽石月娥。

【出处】《安徽老年报》（1996年12月11日）。

用刺猬皮炭粉治喉咙发炎 >>>>

方法：将鲜刺猬皮晒干，放在瓦片上以慢火焙烤成炭，然后碾成粉末，再将粉末吹进喉咙，每次少许，每隔3～5小时吹1次。

【荐方人】山东林伟民。

【出处】广西科技情报研究所《老病号治病绝招》。

干桑木柴可治咽炎 >>>>

荐方由来：我老伴患咽炎，症状是咽部不适，声音嘶哑，说话费劲，病顽持久。7年来，总是麦梢黄开始，立秋后渐轻。为治病，请中医，拜西医，远近医院去了不少次，结果疗效甚微。

一次，朋友来家言传秘方，用药后，2天见轻，3天痊愈。以后此方传递几人，皆药到病除。

配方及用法：干桑木柴500克，开水500毫升，白砂糖50克。将烧成的火炭（桑木）放进盆或锅内后，立即把开水浇到火炭上，并加盖闷气。待水温时去渣兑糖，一次饮完，每日1剂。

验证：江苏陆红菊，女。她说："我患咽喉炎2年多，说话嘶哑费劲、咽痛。去医院治疗过，输过液，吃过中药，结果是当时有好转，过后就复发。后来我用本条方自治，3天便见轻，4天痊愈。"

【荐方人】河南林齐庆。

黄花、龙葵治咽疾 >>>>

荐方由来：我母亲彭云秀，年过八旬，久蛰乡村，虽为文盲，但喜闻善记，乐于实践。在先前住缺少医药之乡下，遇家人或邻里小疾，常用民间之法，取效快捷，看似平淡，实寓医理。今录治咽疾一法，以示读者。

配方及用法：一枝黄花31克，龙葵15克，土牛膝31克。以上均为鲜品全草，1剂量，若干品用其2/3量。上3药均为夏秋采取，去净泥土，鲜用或晒干切碎备用。3药混合煎服；每1剂可煎2次，温服，在口中含数十秒钟后慢慢饮下。一般1～3剂可愈，重者每天可2～3剂量，频频饮之。

【出处】《家庭中医药杂志》（1996年第4期）。

八角茴香、蜂蜜等可治咽炎 >>>>

配方及用法：白砂糖、蜂蜜、芝麻油各500克；八角茴香7个，碾碎；鹅蛋1个，去壳与上药混在一起拌匀，如蒸馍一样蒸熟备用。每日3次，每次3小勺，开水冲服，服完为止。轻者1剂治愈，重者连服2剂即愈。

验证：新疆孙占武，男，56岁，干部。他说："酒厂退休工人马梅患咽喉病多年，复发时，吃饭饮水特别困难，疼痛难忍。经医院诊断为咽炎，服消炎药阿莫西林和注射青霉素等均无效，花药费百余元。后按本条方治疗，只服1剂药就治好了她多年的咽炎。"

【荐方人】河南张伯揆。

【出处】《老人春秋》（1997年第4期）。

天冬、生地等可治慢性咽炎 >>>>

配方及用法：天冬15克，生地30克，玄参25克，党参20克。每天3次，每剂煎3次，连续服40剂。

【荐方人】湖北李开来。

槐娥、急性子治慢性咽喉炎 >>>>

配方及用法：槐娥（槐耳）、急性子（吉星子）、硼砂（月石）各等份，白糖适量。先将前3味药研细面，再用开水把白糖溶化到饱和程度，然后与药面拌和成丸（每丸重约10克），每日2次，每次1丸，含化。一般用药2天后病情好转，5~7天痊愈。

【荐方人】河南陈志安。

【出处】广西科技情报研究所《老病号治病绝招》。

酢浆草当茶饮治急性咽炎 >>>>

配方及用法：鲜酢浆草30克（干品9克）。上药加水煎服，少量多次频饮当茶。

验证：共治疗 40 例，服用本品后，全部病例于 2 天内好转，经 3 ~ 5 天全部治愈。

【出处】《赤脚医生杂志》（1975 年第 3 期）、《单味中药治病大全》。

草河车、元参等治急性咽喉炎 >>>>

配方及用法： 草河车（又名蚤休）、元参各 9 克，桔梗、牛蒡子各 6 克，甘草 4.6 克，薄荷 3 克。上药用水 3 杯煎取 1 杯半，渣再用水 2 杯煎取 1 杯，混合 2 次药液徐徐服下。

【荐方人】福建许少麟。

【出处】广西医学情报研究所《医学文选》。

藕节可治急性咽喉炎 >>>>

配方及用法： 藕节 1 枚，将生藕节去毛洗净，放入食盐里贮存 2 周以上备用。用时取出藕节，以开水冲洗后放入口中含服。每日 2 次，每次 1 枚。

验证：本方治疗急性咽喉炎 26 例，均痊愈。少则含 1 枚，多则含 4 枚病愈。

【出处】《广西中医药》（1989 年第 3 期）、《单方偏方精选》。

麝香散治咽喉肿痛 >>>>

配方及用法： 麝香 2 克，冰片 25 克，青黛 30 克，硼砂 100 克。先取硼砂与麝香研细末，再加青黛、冰片研细，和匀，瓶装，密封备用。用时用吹药器吹入咽喉，每 4 小时 1 次。

验证：用于临床 10 余年，对咽喉肿痛等确有良效。

【出处】《四川中医》（1991 年第 2 期）、《实用专病专方临床大全》。

二根汤治急性扁桃体炎 >>>>

配方及用法：板蓝根 20 克，山豆根 15 克，土茯苓 20 克，射干 12 克，银花 12 克，蒲公英 10 克，黄芩 10 克，防风 10 克，甘草 4 克，每日 1 剂，水煎服，分 2 次内服。

验证：观察 111 例患者，全部治愈。其中，1 ～ 3 天内治愈者 76 例，4 ～ 7 天治愈者 35 例，治愈平均天数为 3.21 天。

【出处】《湖南中医杂志》（1987 年第 5 期）、《实用专病专方临床大全》。

红根草治扁桃腺炎 >>>>

配方及用法：鲜红根草 100 克（干品 50 克），加水 500 毫升，煎成 250 毫升，每天 2 次分服。

验证：共治疗 80 例，全部治愈，治愈平均天数为 3.1 天。而对照组（青霉素、链霉素治疗）治愈天数为 4.4 天。

【出处】《人民军医》（1983 年第 8 期）、《单味中药治病大全》。

雄黄、月石等治扁桃腺炎 >>>>

配方及用法：雄黄 9 克，月石 28 克，苦瓜霜 4.6 克，正二梅片 2.4 克，薄荷脑 1.6 克。共研极细粉，以喉枪吹入，每日 3 ～ 6 次。

【荐方人】江西黄毅然。

【出处】广西医学情报研究所《医学文选》。

壁虎粉吹喉治扁桃腺炎 >>>>

配方及用法：壁虎适量。夏秋将壁虎捕捉后，立即去内脏，晒干研粉备用（无须消毒）。使用时，令患者张口，每用少许吹入咽喉。

备注：以夜间灯光诱捕壁虎为妙，捕得后即剖腹去内脏，用竹片贯穿头腹，将尾用绳固定于竹片上，然后晒干研粉，采集加工时，注意勿使尾部脱落。

验证： 经治 36 例扁桃腺炎和扁桃腺肿大患者（急性 25 例，慢性 11 例），除 4 例体温在 39℃ 以上而运用其他方法辅助治疗外，其余均单用该药全部治愈（平均 3 天）。

【出处】《山东中医杂志》（1989 年第 6 期）、《单味中药治病大全》。

用喉症丸治扁桃腺炎 >>>>

配方及用法： 喉症丸 20 ~ 30 粒，压碎，研成面，放入容器中，用米醋浸泡，大约 5 分钟，搅匀倒在纱布上，敷于两侧扁桃体。

备注： 此方对于感冒引起的咽喉肿痛、扁桃腺炎疗效甚佳。

【荐方人】 黑龙江康洪。

苏梗、杏仁等可治外感失音 >>>>

配方及用法： 苏梗、杏仁、桔梗、前胡、蝉蜕、木蝴蝶各 10 克，牛蒡子、诃子各 6 克，甘草 3 克。上药日煎 3 次服，日服 1 剂，每次煎 15 ~ 20 分钟，取汁约 200 毫升温服。兼咽痒咳嗽者加麻绒（炙）10 克，细辛 3 克；喉干舌燥者加芦根 15 克，槟榔 10 克；咽痛者加射干 10 克，赤芍 15 克。

验证： 治疗 200 例，均属外感所致。其中，88 例单纯声音嘶哑，咽喉不适，用本方 1 ~ 2 剂立效，声音恢复正常；74 例兼咽痒咳嗽，38 例并喉间干燥灼辣，按前述随症加味，服 3 ~ 5 剂痊愈。

【荐方人】 云南马显忠。

【出处】《当代中医师灵验奇方真传》。

用醋煮鸡蛋治不能发声 >>>>

配方及用法： 用搪瓷器皿盛普通食醋 250 毫升，加入鸡蛋 1 个，煮 10 ~ 15 分钟，然后去蛋壳再煮 10 ~ 15 分钟，将鸡蛋连同食醋一起服下。通常吃 1 个鸡蛋即可痊愈，不愈可再服 1 个。醋煮鸡蛋可治各种原因引起的急性喉炎、声带发炎，对因剧烈咳嗽而引起的声音嘶哑亦有效。

验证：黑龙江欧日超，男，67 岁，退休教师。他说："我有一次突然说不出话来，口腔内干得厉害，于是按本条方治疗，没用多长时间就恢复了正常。隔几日又治 1 次，未再犯。此方还使我的耳鸣消失了。"

【荐方人】山东孙梅香。

【出处】《中国民间疗法》（1997 年第 3 期）。

苍耳根茎调盐频饮治失音 >>>>

荐方由来：潘某，男，50 岁。自述咳嗽声音嘶哑 3 天，曾服西药不效。诊见声嘶咽痛，咳痰不爽，咽部潮红，诊为失音症。取鲜苍耳根茎 250 克洗净，加水 1000 毫升，煮沸 20 分钟，加食盐适量调味，每日服 1 剂，代茶频饮。1 日后语音嘶哑减轻，续服 2 剂后，语音清晰。

【出处】《广西中医药》（1988 年第 3 期）、《中医单药奇效真传》。

苦酒汤治失音症 >>>>

配方及用法：制半夏 15 克，加水 400 毫升，煎 20 分钟丢渣，加入苦酒（米醋）70 毫升，待半冷时再放入鸡子清 2 个，搅匀即成。徐徐含咽，不拘于时，每日 1 剂。

验证：治疗 33 例，一般服药 2 ~ 3 天即获愈。

【出处】《湖北中医杂志》（1985 年第 5 期）、《实用专病专方临床大全》。

青蒿代茶饮治失音 >>>>

配方及用法：青蒿干品 60 克（鲜者 120 克），加清水 1000 毫升，武火急煎，或用开水泡代茶饮，每天1剂，分2~3次服。

验证：本方治疗失音（音哑）18例，均治愈，一般2~3剂即愈。

【出处】《山东中医杂志》（1986年第1期）、《单方偏方精选》。

吃甘蔗治失音症 >>>>

配方及用法： 甘蔗60克，麦冬9克，胖大海6克。将上药加水适量，稍煎取汁，不拘时，徐徐缓饮。

【出处】《小偏方妙用》。

艾叶尖、棉油治突然失音 >>>>

配方及用法： 艾叶尖7个，棉油60克，鸡蛋（去壳，打碎）2个。先将棉油煎滚，炸艾叶至焦黑色，把艾叶捞出，再将鸡蛋打碎，搅均匀后，放在油内炸至黄焦色，趁热食之。

验证：曾治疗100余例，均有明显效果。

【出处】广西医学情报研究所《医学文选》。

服鸡心粉治声音嘶哑 >>>>

配方及用法： 鸡心7个。焙黄研成细末，分成7包，第1次服1包，以后2次各服3包，黄酒送服，每日1剂。一般1~2剂即愈。

【出处】《实用民间土单验秘方一千首》。

皮蛋、冰糖同煎可治声音沙哑 >>>>

配方及用法： 皮蛋（俗名变蛋）2个，冰糖31克，同煎一大碗汤服之，早晚各服1次，1~2剂可愈。

【出处】广西医学情报研究所《医学文选》。

蝉衣、蜂蜜治声哑 >>>>

配方及用法：蝉衣 15 克，蜂蜜 30 克。将蝉衣用水洗去沙土，加入 500 毫升水，煮开锅后，凉 15 分钟，过滤去渣，然后加入蜂蜜在火上煮，边煮过搅，一沸即可。应趁热饮，并当茶慢慢喝，凉了再热。一般 2 ~ 3 剂即愈。

【荐方人】河南曹冬庆。

青蒿胖大海治哑嗓 >>>>

配方及用法：青蒿 60 克，胖大海 3 枚，加水 300 毫升煎服，每日 1 剂。

【荐方人】福建陈桂风。

核桃、鸡蛋治疗嘶哑症 >>>>

配方及用法：7 粒核桃，2 个鸡蛋。将核桃壳、肉都捶碎加水与鸡蛋一起煮，鸡蛋熟后再将蛋壳打碎用文火煮，然后吃鸡蛋、核桃仁，喝水。2 周后即见奇效。10 多年来未复发过嘶哑症，而且声带结节也不见了。

【荐方人】安徽王秉曦。

指甲、土牛膝治暴喑病 >>>>

配方及用法：人指甲若干，土牛膝根 46 克。用人指甲 3 或 7 个（先洗净，擦干手后剪下），以纸卷之成卷烟状，再点火吸此卷烟如抽香烟状数口，一会儿声出，再煎服土牛膝根，可煎 1 ~ 2 次，频频饮之。

【出处】《家庭中医药杂志》（1996 年第 4 期）。

牙痛

破故纸、白蒺藜等可治牙痛 >>>>

配方及用法： 破故纸 10 ~ 12 克，白蒺藜 9 ~ 12 克。痛甚加防风、荆芥各 6 克；血瘀加桃仁 9 克，红花、川牛膝各 12 克；便秘加大黄 9 ~ 12 克；小便黄赤加栀子 6 ~ 9 克，竹叶 6 克；牙齿松动加玉女煎；牙龈肿痛，口气臭秽加清胃散；夜间口咽干燥加熟地 30 ~ 60 克，巴戟天 12 ~ 20 克，麦冬 10 克，茯苓 9 克，五味子 5 克；牙痛昼轻夜甚加当归 15 ~ 30 克，知母 15 克；遇冷痛剧加麻黄 10 克，制附子 6 克，细辛 3 克。水煎服，每日 1 剂。

功效： 消炎、去痛。

验证： 陈某，女，1984 年 6 月 16 日诊。右侧牙龈肿痛，痛无休止，右面颊部肿胀、拒按，张口困难；伴恶寒发热，大便秘结，舌红、苔薄黄、脉弦数。予上方合清胃散加味。处方：白蒺藜 10 克，升麻、黄连各 6 克，当归 15 克，破故纸、生地、丹皮各 12 克，金银花 60 克，连翘、生石膏各 30 克，大黄 9 克，3 剂药后痛减热退，能进软食。嘱服知柏地黄丸善后，随访 2 年未复发。

石地丹黄汤治牙痛

配方及用法： 生石膏 30 克，鲜生地 12 克，丹皮 10 克，川黄连 9 克。每日 1 剂，痊愈为止。

功效： 消炎、去痛。

姜矾粉止牙痛 >>>>

配方及用法： 老姜、枯矾等份。老姜用瓦焙干，研末，枯矾研细，与姜末调匀。涂搽病牙。

功效： 止牙齿疼痛。

白信、川黄柏等治牙痛 >>>>

配方及用法： 白信、川黄柏、甘草各 5 克，红枣 50 克，青黛 10 克，硼砂 20 克，乳香、没药各 2.5 克，冰片 7.5 克。先将红枣去核切片，白信研末加入拌匀于瓦上，以炭火炙至信枣烟尽为度，取出候冷研细，其他各药则分别研细除冰片外皆调匀后收藏，先将患部洗净，然后把收藏的药加入冰片后，取少许撒敷患处，每日 5 或 6 次。

功效： 清热解毒，化瘀止痛，祛腐生肌。牙疳。

【出处】《浙江中医杂志》（1959 年）。

防风、细辛等可治各种牙痛 >>>>

配方及用法： 防风、细辛、荜茇、荆芥、硫黄各 6 克，冰片 33 克。上药共研细末，取玻璃杯 1 只，砂纸 1 张，将砂纸包在杯口上，系之，将药粉放在砂纸上，堆成圆柱形，然后在顶上点火，令药粉慢慢燃烧，待烧到药堆到底部（注意不要烧到砂纸）把药灰和砂纸除去，刮下玻璃杯内壁上的降丹，贮瓶备用。取降丹少许放在棉花中，再将药棉贴于牙痛处，咬紧即可。

功效： 祛风、消炎、止痛。各种牙痛。

验证： 临床应用多年，治疗各种牙痛均有较好的止痛效果。一般用药 1 次，8 分钟后即可止痛，效佳。

【出处】《百病中医诸窍疗法》。

胡椒、绿豆治牙痛 >>>>

配方及用法： 胡椒、绿豆各 10 粒。将胡椒、绿豆用布包扎，砸碎，以纱布包作一小球，痛牙咬定，涎水吐出。

功效： 清热，止痛。用治因炎症和龋齿所引起的牙痛。

韭菜根、花椒止龋齿痛 >>>>

配方及用法： 韭菜根 10 根，花椒 20 粒，香油少许。洗净，共捣如泥状，敷病牙侧面颊上。

功效： 止痛。

验证： 据《千金方》载，敷此方"数次即愈也"。

海椒面治牙痛 >>>>

荐方由来： "牙痛不算病，痛起来真要命"。我于 1978 年患牙痛病，当时由于经济条件所限，没有到医院求医。后经人介绍一偏方，试后果真有效。

配方及用法： 海椒面 250 克，红糖 250 克，猪油 250 克。先把海椒面放在锅里炒焦，起锅，再把猪油放到锅里熬化，加红糖，待红糖熔化后，将炒焦的海椒面倒入锅内混合搅匀，起锅待凉。牙痛时，将混合的海椒面取一撮按在痛处，过一会儿咽下，再按，重复多次，直到把海椒面吃完为止。

【荐方人】四川胡里仁。

【出处】广西科技情报研究所《老病号治病绝招》。

花椒粒止牙痛 >>>>

方法： 用干花椒 1 ~ 2 粒，去子放在患处（如手放不方便，可用舌尖舔到患处）。花椒放在患处约 1 刻钟，即发挥效用，感觉患处及患处附近肌肉有麻木感，此时疼痛即减轻，随着药效继续发挥，疼痛即可停止。花椒入嘴后产生的唾液，可以吐出也可咽下，对人体均无妨碍。我用此单方，每次都有效。

【荐方人】安徽连方。

生地、元参等治牙痛 >>>>

配方及用法： 生地、熟地各 30 克，元参、二花各 15 克，骨碎补 9 克，细辛 3 克。每日 1 剂，水煎服。

验证： 杨某，男，干部。左下第二白齿疼痛十分剧烈，但痛牙之局部又无明显之炎症，经用哌替啶（杜冷丁）50 毫克肌注，缓解不到半小时，仍疼痛难忍。予以上方治疗，服药 2 剂而痊愈。

【出处】内蒙古科学技术出版社《中国验方全书》。

"牛奶子"治牙痛 >>>>

荐方由来： 年过花甲的我，常有牙痛之患。虽经多家医院治疗仍久久不愈，焦虑万分。一天上午，我的牙痛得特别厉害，脸颊也红肿了，不得不硬着头皮朝医院走去。路过一家零售报摊前，顺便买了一份《家庭医生报》看看，想借它转移注意力以缓解牙痛。话说来就那么巧，当我拿过报纸，浏览粗阅标题时，"牛奶子"根治牙痛有奇效的醒目字样首先跳入我的眼帘，顿时这篇文章就像磁铁般吸引着我的视线，不由自主地取出老花眼镜戴上，站在街沿聚精会神地看了 2 遍。读完之后，我抱着试试看的心理，连医院都没去直奔草药摊前，买了"牛奶子"根带回家里，让老伴帮我洗干净，然后把根上的小肉剪下来砸破放在痛牙的牙龈处。的确有效，大概只要一两分钟的时间，牙痛消失了。为巩固疗效，我又用了一次药。此后一个多月我的牙齿、牙龈一直没有再痛过。

【荐方人】四川郭正川。

【出处】《家庭医生报》（1995 年 11 月 6 日）。

枸杞、蒺藜等治牙痛 >>>>

配方及用法： 枸杞、蒺藜各 30 克，生地、熟地各 15 克，全虫、骨碎补各 10 克。每日 1 剂，水煎，分 2 次服。苦偏头痛者，加蜈蚣 2 条，僵蚕 10 克，赭石 30 克；若胃火牙痛者，加生石膏 30 克；若牙宣者，加马鞭草 30 克，人中白、黄柏各 10 克；若虫牙患者，加花椒 5 克，乌梅 10 克。

验证：用此方治疗牙痛患者 70 例。其中，治愈 59 例，显效 11 例。

【出处】内蒙古科学技术出版社《中国验方全书》。

脱脂棉浸人乳治牙痛 >>>>

配方及用法：用医用脱脂棉花（普通新棉花也行）浸足人的乳汁，于睡前放于牙痛处，轻者 1 次即愈，重者 3 次可愈。

验证：本方经多人验证，十分有效。

【荐方人】辽宁张新春。

茄子皮灰治牙痛 >>>>

方法：用生茄子皮化灰，放于避风处过夜去其火气，与蜂蜜拌匀，涂于痛处，立即见效。

验证：广西韦绍群说："我应用本条方不但医好了自己的牙痛病，也医好了我老伴的牙痛。我还经常用此条方免费为别人治疗牙痛。"

【荐方人】河南何永全。

八爪丁治牙痛 >>>>

方法：当牙痛时，即将八爪丁中药切碎含在痛处，待 10 ~ 20 分钟后，将热涎吐出，其痛慢慢减轻；如再出现牙痛，再照法治之，牙病自除。

备注：八爪丁素有"开喉剑"之美称，是治疗口腔咽喉疾病的消炎良药。

验证：湖南高根普，男，65 岁。他说："我用本条方治好了高安付的牙痛，随访 9 个月未见复发。"

红皮大蒜敷虎口穴治牙痛 >>>>

荐方由来：我老伴突患牙痛，哎声不止，饭、水不入，半边脸浮肿。后得一方试之，效果很好。用红皮大蒜一头，剥皮捣成蒜泥，敷至右手虎口处，用纱布缠牢。第二天除掉，会有水疱生起，越起越大。这时不要害怕，2 天后水疱老化成熟，用穿线大针横穿拉过去，随即黄水溢出，水疱消失，牙痛病除。

【荐方人】贺培银。

【出处】《晚晴报》（1996 年 12 月 7 日）。

独头蒜煨熟治风虫牙痛 >>>>

配方及用法：独头蒜 2 ~ 3 头。将蒜去皮，放火炉上煨熟。趁热切开熨烫痛处，蒜凉再换，连续多次。

功效：消炎杀菌，解毒。用治风虫牙痛。

车前草治牙痛 >>>>

荐方由来：牙痛的滋味我深有体会，深受其害。少时嗜糖如命，常常躲在被窝里偷偷吃，上了岁数后牙痛便接二连三地光顾。经常是一痛半个月，一肿半边脸。为此我想方设法多寻医问药，针剂注射过，药剂口服过，土法偏方屡次尝试，却往往是"按下葫芦起来瓢"。5 年前得一偏方：仲秋时节从野外采摘大量车前草，连根拔起，洗净晒干。择两株车前草配以两块似核桃大的冰糖煎煮，文火熬制一茶杯汤水口服。每日 3 次，7 日为 1 个疗程，一般 2 个疗程痊愈。我试用此法后（连服 2 个疗程），长达 7 年之久的顽疾牙痛终于根治了。而听我介绍使用此法的患者也一一报告喜讯，分文未花，顽疾除根。

验证：广东甄沃根，男，53 岁。他说："我用本条方治好多位牙痛患者。"

【荐方人】新疆罗雪玲。

酒泡大黄治牙痛 >>>>

配方及用法：大黄、白酒各 15 克。将大黄放入茶缸内，然后将白酒倒入，浸泡 10 分钟后，再倒入开水一满缸，待半温后饮用，喝完再倒热开水连续喝一天，喝五六茶缸。第二天，再换新大黄和白酒，仍按此方法使用，直喝到牙不痛为止。

【荐方人】河南赵国池。

【出处】《老人春秋》（1997 年第 8 期）。

熟地、生地等治牙痛 >>>>

配方及用法：熟地、生地各 50 克，大黄 5 克，升麻、卜子、荆芥、防风、甘草、双花各 10 克，水煎服，每日 1 剂。重者 2～3 剂即可见效。

验证：云南郑荣，男，54 岁，行政人员。他说："我本人患牙痛，并有脓肿出血现象，遇冷热也痛，使我寝食难安。后来我按本条方服药 2 剂就治好了自己的牙痛病。"

【荐方人】河南师清民。

了刁竹酊治疗各种牙痛 >>>>

配方及用法：将了刁竹、两面针、樟脑、冰片等药浸入 75% 酒精 500 毫升内，泡 15 天后，过滤而成。先用棉签将牙洞清理干净，然后用药棉做成牙洞大小棉球蘸了刁竹酊后塞进牙洞内，无洞的患牙可用棉签蘸药液擦放于牙龈周围。

备注：放药液时的流涎要吐出，不能吞。

验证：覃某，女，58 岁，退休干部。于 1991 年 3 月 13 日就诊。主诉：牙痛伴头痛 10 天，曾服用消炎止痛药无效，痛势剧烈难忍，彻夜不能寐，抱头痛哭。检查：下口左后大牙有玉米粒大小的洞，洞较深且牙周围红肿。即予了刁竹酊，塞牙洞处，7 分钟痛止（其他药停用）。当晚即能安然入睡，头痛也除。随访 4 年未复发。

【荐方人】广西黄运拼。

【出处】《中国民族民间医药杂志》（1997 年 4 月第 2 期）。

两面针等治各种牙痛 >>>>

配方及用法：两面针干品 20 克，独行千里干品 15 克，鲜蔷薇花嫩叶 60 克，鲜雷公根 60 克。上 4 味加入清水 800 毫升浸泡 10 分钟后，以武火煎沸约 5 分钟，改用文火，待药液煎至 300 毫升左右停火，并倒出药液待用。先饮药液于口内，然后在口中慢慢地边含边漱，5 分钟左右再将药液徐徐咽下，如此一口一口地慢慢含漱、咽下，直至把药液服完为度。若为重症者每天服 2 剂，轻症者每天服 1 剂。

备注：两面针：芸香科植物，微毒，不可过量。独行千里：又称膜叶槌果藤，白花菜科植物。蔷薇花：蔷薇科植物。雷公根：又称崩大碗，伞形科植物。

【荐方人】广西唐业建。

【出处】《中国民族民间医药杂志》（1997 年 8 月第 4 期）。

薄荷、肉桂等治牙痛 >>>>

配方及用法：薄荷、肉桂、细辛、良姜各 10 克。上药 10 克为 3 剂药量，把 10 克各分成 3 份，水煎早晚分服。

验证：根据临床 32 例证实，1 剂见效，3 剂治愈。

【荐方人】河南王传华。

公丁香治各种牙痛 >>>>

配方及用法：取公丁香数十粒，研细末，贮瓶中备用。牙痛者可将丁香粉纳入龋洞内或牙隙处。用后数秒钟即能止痛，重者可连续使用 2 ~ 3 次。

验证：北京孙东复，男，62 岁。他说："村民贾贺生突患牙痛，我按本条方在他牙痛处敷上药粉，疼痛逐渐消失。又敷 1 次，牙痛即愈，未再复发。本镇石材厂主任邓彪患牙痛，疼痛剧烈，我用本条方为他治疗，很快牙就不痛了。"

【出处】《四川中医》（1990 年第 5 期）、《单方偏方精选》。

荆芥、黄芩等可治牙痛 >>>>

配方及用法：荆芥 15 克，黄芩 6 克，防风、升麻、连翘、生地、栀子、大黄、甘草各 9 克，竹叶为引，水煎服。

验证：湖南高根普，男，65 岁，工人。他说："孙纽英长期牙痛，我用本条方为她治疗，仅花 5.6 元钱就治好了。"

【荐方人】河南张晓阳、谢怀盈。

瓦松、白糖治牙痛 >>>>

配方及用法：瓦松 1 把，白糖 100 克。将瓦松（有的地方称瓦棕）用水洗净，放入锅内，加水一大碗，煎至半碗，将瓦松捞出，把药液倒入白糖碗内喝下，1 次即愈。

验证：江苏蒋顺洪的老伴患突发性牙痛，痛得呼天抢地，束手无策。后来用此方治疗，3 天后消肿痊愈。

【荐方人】河南曲书祥。

煅石膏、生地等治各种牙痛 >>>>

配方及用法：煅石膏 2.1 克，生地 6 克，荆芥 3 克，防风 3 克，丹皮 3 克，生甘草 2.1 克，青皮 1.8 克，水煎服。上门牙痛属心火，加半夏 2.4 克，麦冬 3 克；下门牙痛属肾火，加知母 3 克，炒黄柏 3 克；两边上牙痛属胃火，加白芷 2.4 克，川芎 3.6 克；两边下牙痛属脾火，加白术 2.4 克，白芍 3.6 克；左边上牙痛属胆火，加羌活 3 克，龙胆草 2.4 克；左边下牙痛属肝火，加柴胡 3 克，炒栀子 3 克；右边上牙痛属肠火，加炒枳壳 3 克，大黄 3 克；右边下牙痛属肺火，加桔梗 3 克，炒黄芩 3 克。

验证：30 余年治牙痛上千例，无不效果显著。仅 1983 年就治 58 例，按上方辨证施治，服 3 剂愈者 12 例，服 6 剂愈者 35 例，服 9 ~ 12 剂愈者 4 例，反复发作（逆行性 3 例，龋齿者 4 例）根治者 7 例，经观察 2 年均未犯。

【荐方人】北京侯士林。

【出处】《当代中医师灵验奇方真传》。

马蜂窝可治牙痛 >>>>

配方及用法：马蜂窝 1 个，烧酒小半碗。把蜂窝撕成像槽牙一样大的块（五六块）放到酒碗里，点燃烧酒，待酒烧沸时，用筷子夹一块蜂窝置痛牙上咬住闭嘴，等到口中的蜂窝没有热度了吐出，再从燃烧的碗中夹一块蜂窝趁热换上（不要怕烫）。如此不过三块，牙痛可止。

【荐方人】北京谢德春。

块樟冰、生石膏等可治各种牙痛 >>>>

配方及用法：块樟冰、生石膏、大青盐各 50 克，花椒 15 克，薄荷冰 50 克。将前 4 味药共研细末，用连颈葱根 100 克打汁，和药末放入铜勺内置炭火上烧之。溶化后，待药面翻泡微冒烟，再将薄荷冰兑入拌搅数次离火，待冷，研细备用。用时以湿棉球蘸药敷患处。如因牙周炎引起的疼痛，将药敷在牙龈上；如牙根残部肿疼，须将药敷在残根上；如龋齿疼痛，将药棉球塞至蛀孔中即效。一般用药后不到 1 分钟即可止痛，龋齿病人用药后常数月乃至数年不再作痛。个别牙周炎病人用药后数小时或数日再痛，可以上药重复使用。

功效：本方具有祛风散火、杀虫止痛之功。

【出处】《中药科技报》（1989 年 10 月 6 日）。

石膏、花椒治牙痛 >>>>

配方及用法：石膏 30 克，花椒 15 克，共研细末，装瓶密封备用。用时抹牙痛处。

验证：内蒙古王兴贵，男。他说："我用本方治疗多位牙痛患者，均用药后立刻见效。"

【荐方人】山东李修成。

生石膏、当归等治牙痛 >>>>

荐方由来：我于1988年出差到昆明，住在翻胎厂旅社，见该旅社一服务员因牙痛异常，以致休克，注射青霉素无效，后用此方治愈。于是我虚心求教而讨得此方。我曾用此方治好了一位严重的牙痛病患者。

配方及用法：生石膏15～30克，当归15克，升麻5克，黄连5克，生地15克，丝瓜15克，丹皮5克，牛蒡子10克，煎服，每日3次。可治牙齿剧烈疼痛。

验证：广东梁振，男，73岁。他说："某年夏天我右上牙痛得非常厉害，并伴有高烧，坐卧不安。后我按本条方服药，7分钟后痛止，又服1剂痊愈。"

【荐方人】云南杨家仁。

生地、丹皮等可治牙痛 >>>>

配方及用法：取生地、丹皮、甘草、熟石膏4味药，并可因不同齿痛另加2味药，即上庭四齿属心，痛则加川连、麦冬；下庭四齿属肾，痛则加黄柏、知母；左上盘牙属胆，痛则加羌活、胆草；左下盘牙属肝，痛则加柴胡、山栀；右上盘牙属大肠，痛则加枳壳、大黄；右下盘牙属肺，痛则加白芷、川芎。以上六方，各6味药，每味药各取6克，不得代替。

验证：广西王世和说："我用本条方治好牙痛病人60例。其中王启仁夫妇同患牙痛，去县中医院和个体牙科诊所花去70余元未治好。我按本条方让两人睡前各服1剂，第二天早晨两人的牙就不疼了。"

用仙人掌贴脸可治牙痛 >>>>

方法：牙痛时，取一块鲜嫩肥大的仙人掌，用水洗净，剪去表面的针刺，再对剖成同样厚的两片，把带浆的一面贴在牙痛部位的脸上。

【出处】《老同志之友》（1992年第5期）、《中医单药奇效真传》。

防风、青皮等可治牙痛 >>>>

荐方由来：我常患牙痛，其苦难言。后来，陕西潼关县一朋友闻知后，寄此药方，据说是家传秘方，服后至今未痛。

配方及用法：防风、青皮、丹皮、当归、生地各9克，升麻3克，灯心少许，薄荷少许。根据牙痛的部位，分别加以下几味药。牙齿全部痛者加川芎、白芷、白术各9克；上门齿、犬齿痛者加黄连3克，寸冬15克；下门齿、犬齿痛者加知母12克，黄柏15克；左上边前臼齿、臼齿痛者加羌活、胆草各15克；左下边前臼齿、臼齿痛者加柴胡、栀子各15克；右上边前臼齿、臼齿痛者加枳壳15克，灵军（大黄）9克；右下边前臼齿、臼齿痛者加黄芩15克，桔梗12克。水煎服，服后睡觉。

【荐方人】河南刘顶牢。

山奈子末熏吹鼻治牙痛 >>>>

配方及用法：山奈子研末，每用少许，摊在纸上卷筒成香烟状，点燃后吹灭，先熏鼻，随即趁热取药粉吹入鼻中，牙痛即止。

【出处】《中药鼻脐疗法》

四辛茶叶酊塞鼻治各种牙痛 >>>>

配方及用法：生石膏45克，细辛、川芎各3克，川椒、茶叶各5克，75%酒精300毫升。上药共研细末，入酒精内浸泡1周后，将药盛瓶放锅中隔清水煮沸 30 分钟，取出自然冷却，滤出药渣即成酊剂。取医用消毒棉球多个，放入本酊液中浸之，用时用钳子夹起，迅速放入牙痛部位，上下牙咬紧，再取另一棉球塞入患者痛牙对侧之鼻内（即左牙痛塞右鼻孔，右牙痛塞左鼻孔，两侧牙痛塞任何一鼻孔内），痛止后 5～10 分钟取出药棉即可。

验证： 一般用药后，多在 5 分钟内痛止。经治 54 例，均在 1～5 分钟止痛。

【出处】《新中医》（1990 年第 3 期）、《中药鼻脐疗法》。

用苏叶、乳香等治牙痛 >>>>

配方及用法： 苏叶、乳香、白芷、细辛各 1 份，冰片半份，共研细末后，装入 0.5 克的空心胶囊内备用。这是 1 剂药量，一天内服完（可分 2 次服）。如果弄不清 1 份和半份量的问题，可按苏叶、乳香、白芷各 5 克，细辛 2 克，冰片 0.05 克量来配制。按上法配药服用而牙痛未愈时，可再继续配药连服 2 日。

备注： 本方适用于风冷牙痛，症见牙龈无红肿，遇冷痛甚；风热牙痛禁用；服药期间忌食辛辣之品。

验证： 辽宁张广生，男，60 岁，干部。他说："我患牙痛 30 多年来陆续在各医院治疗多次，虽有所缓解，但是总不能去根，这些年的医药费也不计其数。后来我用本条方治疗，果然很有效，几分钟就止痛了，现已 3 个多月未犯。此次治疗仅花 10 多元钱，真是偏方治大病。"

【荐方人】 吉林孔令举。

【出处】《当代中医师灵验奇方真传》。

将雄黄、乳香等研末吹鼻可治牙痛 >>>>

配方及用法： 雄黄 10 克，乳香 6 克，胡椒 10 克，麝香 0.5 克，荜茇 6 克，良姜 9 克，细辛 5 克，共研细末，分装密封保存。

用时将少许药吹鼻中（男左女右），用药后牙痛立止，有特效。

【出处】《中药鼻脐疗法》。

用露蜂房煎汁漱口治牙痛 >>>>

荐方由来：严某，男，50 岁。1980 年 3 月 2 日初诊，多年来反复牙痛，时有牙龈红肿疼痛，寝食俱废。方用露蜂房 20 克，煎浓汁，含漱口，几次即愈。几年来，未见复发。

验证：山东耿际茹，男，51 岁。他说："我按本条方用露蜂房煎汁漱口，治好了牙痛，至今未复发。"

【出处】《四川中医》(1985 年第 6 期)、《中医单药奇效真传》。

醋煮蜂房漱口治牙痛 >>>>

配方及用法：露蜂房 1 个，醋 500 毫升。将蜂房浸泡醋内于锅内煮沸，待凉后漱口，每日数次。

【出处】《实用民间土单验秘方一千首》。

用白芷、细辛、冰片治牙痛 >>>>

配方及用法：白芷 30 克，细辛 15 克，冰片 6 克。将细辛焙黄，与白芷、冰片共研成细面，用药棉包裹，塞入鼻孔，每次 0.5克，止痛后即可取出。

验证：湖北陈志明说："堂兄陈正云经常牙痛，一痛脸就肿，睡不好觉，几天不能吃饭，痛苦万分。我用本条方为他治疗，真是药到病除。"

【出处】《实用民间土单验秘方一千首》。

用生地、元参、猪肉治牙痛 >>>>

配方及用法：生地、元参各 30 克，猪肉 250 克。水煎煮，食肉喝汤，每日 1 剂。一般 1 剂止痛，3 剂不再复发。

验证：福建余景峰，男，75 岁，退休干部。他说："我弟媳牙痛数日，打针几日不见效，吃不下饭，睡不好觉。后我按本条方只给她服用 3 次，就治好了她的牙痛病。"

【出处】《实用民间土单验秘方一千首》。

皮蛋泥外敷治牙痛 >>>>

方法： 取皮蛋的泥（粘在皮蛋外面的泥）用水调成糊状，敷在患侧，一般 3 ~ 5 分钟止痛，15 ~ 20 分钟去掉（超过时间局部会起疱）。再连续吃 3 ~ 4 个皮蛋，无论对蛀牙痛还是火牙痛都有显著的止痛效果。

【出处】《浙江中医杂志》（1996 年第 12 期）。

用香椿树皮加糖口服治牙痛 >>>>

配方及用法： 香椿树皮 30 克，白糖适量。香椿树皮加水煮沸后去皮加糖口服。

验证： 广西陈小玲，女，62 岁。她说："我用本条方，没花一分钱就治好了自己的牙痛，而且再未复发。"

【出处】《实用民间土单验秘方一千首》。

刺激手部穴位治牙痛 >>>>

方法： 牙髓炎发作时最好的治疗方法就是刺激位于掌内小指第一关节上的肾穴。如有发炎时，用牙签刺激肾穴，可降低疼痛感。其次是齿黏膜的疼痛。如果是齿黏膜疼痛，最有效的方法就是刺激合谷穴，这样有很好的疗效。另外，刺激齿痛点也很有效果。齿痛点位于中指和无名指交叉处，即在感情线的上方。刺激上述两个穴位对治疗牙髓炎的疼痛有很好的效果。还有就是令牙科医生也头痛的齿面疼痛，在冬天时牙齿难挡风寒，瞬间感到刺痛，这种疼痛的原因至今不明。不过，使用手掌按摩法治疗却很有疗效，即强刺激掌内无名指上第二关节的肝穴。

备注： 因为中医学把肾脏失调也看作是齿痛的原因之一，所以刺激和肾脏密切相关的肾穴也有很大的疗效。

青矾煎白醋可治虫牙痛 >>>>

配方及用法： 青矾 10 克，煎白醋含漱，1 次可以痊愈。

【荐方人】广东陆志园。

用柏树皮治虫牙痛 >>>>

配方及用法： 取柏树二层皮适量，焙干、揉碎（不能过碎），装在旱烟袋内。吸满口烟，噙在嘴里（切记不要咽烟气），停一会儿再吐出烟气。如此吸 2 袋烟，疼痛即缓解。

【荐方人】河南雷天佑。

黑松可治龋齿痛 >>>>

配方及用法： 黑松（也叫油松）节（就是剪下的松树分叉节部分），剁成小块，取 50 ~ 100 克，用搪瓷缸装水，文火煮半小时，口含松节水漱口 20 分钟。

验证： 安徽余萍，女，52 岁。她说："我龋牙特多，经常疼痛，采用本条方治疗，仅几次就不疼了。"

蟾酥丸可治龋齿疼痛 >>>>

配方及用法： 蟾酥 0.025 克，冰片 0.03 克，樟脑 0.03 克，白芷 0.5 克，荜茇 0.5 克，公丁香 0.2 克，细辛酊（适量细辛浸泡在 65% 医用酒精液中，7 天后过滤，取液即可）适量。将冰片、樟脑、白芷、荜茇、公丁香诸药微烘干，共研为细末，将蟾酥加入其中拌匀，再加入适量细辛酊搅拌成糊状，做成粟米大小样颗粒，烘干备用。使用时先将患牙龋洞内的食物残渣去除干净，再将药粒塞入龋洞内即可，每日 1 ~ 3 次。

备注： 用药后口中涎沫吐出，不宜咽下。

验证： 治疗患者 78 例，一般用药后 1 ~ 5 分钟疼痛停止。

【荐方人】 湖南唐本发。

【出处】 《当代中医师灵验奇方真传》。

用干茜草根治龋牙痛 >>>>

配方及用法： 干茜草根 1 克，用纱布包好放在碗内消毒，加乳汁 10 毫升，浸泡数分钟，待液体成淡红色即可应用。用时将浸液滴入牙痛患者双眼的泪囊口处，每 1 ~ 2 分钟滴 1 次。

验证： 用上方治疗龋齿牙痛 1700 余例，一般用 1 次即可止痛，少数病例 2 次止痛，用药 30 分钟后疼痛减轻，1 ~ 3 小时症状消失。

【出处】 《新医学》（1974 年第 10 期）、《单味中药治病》。

用韭菜子、香油治蛀牙疼痛 >>>>

配方及用法： 韭菜子 25 克研成末，与香油 25 毫升混合，放杯内，用火在杯内烧，至发出香气。再将葱或竹管一头放到蛀牙处，用嘴吸香气，20 分钟后即可。

【荐方人】 辽宁杨永利。

韭菜子烟可治虫牙痛 >>>>

配方及用法： 取韭菜子 25 克，用纸卷成烟条状，再用火点燃，放在口中，像抽烟一样地吸；或者捣烂用醋调，敷在虫牙上；或将韭菜子放在烧红的瓦上，用漏斗罩住，引烟熏虫牙。本方在许多朋友当中试过，虽讲不出多少理论，但经实践极为灵验，且 1 次治愈。

【出处】 《神医奇功秘方录》。

吃水煮新鲜地骨皮根可治虫牙痛 >>>>

配方及用法： 取新鲜地骨皮根 62 克，加水 1000 克，用砂锅煮沸后再改文火煮 30 分钟，然后再取 4 个新鸡蛋，将新鸡蛋上面用针各扎几个小孔，放入锅内煮熟。吃完鸡蛋后，再用锅内的药水漱口，每次漱 1 ~ 2 分钟，直到把药水漱完为止。但要注意的是，不要把漱口水咽下。用此方 2 ~ 3 天后即可见效。根据病情，多用几剂，方可除根。

【荐方人】陕西汝东。

用土豆片贴腮治虫牙痛 >>>>

荐方由来：我以前常因牙有小洞疼痛难忍。有时牙根也肿起来，不敢吃东西。吃药也不见效，输液也没解决问题。后来采用土豆片贴腮法治疗，果然见效。

方法：将生土豆片在凉水中泡一会儿，贴于患牙根腮帮部位，反复换两三次就能止痛消肿。

【荐方人】辽宁王凤言。

八角粉当烟吸治虫牙痛 >>>>

配方及用法：香烟 1 支，八角粉适量，5 厘米 × 10 厘米纸条 1 张。撕开烟纸，取其烟丝，将八角粉拌入烟丝内，以纸条卷烟 1 支。点火吸烟，吸一次后，闭口稍停后吐出烟，间断吸烟，往往 1 支烟未吸完，痛止。再吸 1 支，巩固疗效，不再复发。不论会吸烟或不会吸烟，男女老少皆宜。

【荐方人】云南刘元民。

口服苍耳子鸡蛋治龋齿牙痛 >>>>

配方及用法：苍耳子 9 克，鸡蛋 2 个。将苍耳子炒黄去外壳，子仁研成糊，再与鸡蛋同煎（不用油和盐），待煎熟后 1 次口服。一般 1 次即愈。

【出处】《实用民间土单验秘方一千首》。

用雄黄香油治龋齿牙痛 >>>>

配方及用法：雄黄 100 克，香油 50 毫升，调成糊状，涂抹于患牙处，痛止后用清水漱口。立即见效。

验证：安徽王瑞国说："我外甥女患龋齿，牙根溃疡，连左上门牙牙根都已烂掉，从牙根空洞里往外流脓水，去过几家医院治疗均不见效。后来我用本条方为她治疗，2 天后脓水就没有了，一星期后空洞开始收口，1 个月后长出新牙。"

【出处】《实用民间土单验秘方一千首》。

用苦参治龋齿疼痛 >>>>

方法：龋齿疼痛时，患者每日可用苦参 15 ~ 20 克（鲜者用量可略大），放入有盖瓷杯或保温杯中，用滚开水冲泡，不烫口时便可含漱。含漱时间尽量长一点，含漱次数不限。一般一日药加开水 3 ~ 4 次。含漱后疼痛减轻，有的一漱就见效。如果能坚持含漱 3 ~ 5 天，效果更佳。

备注：苦参味苦、性寒，有清热解毒、祛湿、杀虫等功效。含漱后口中有苦味，可用温开水漱口，但要注意短时间内不宜吃甜食，以免影响疗效。此药药店、医院都可买到，价廉，不需煎煮，无副作用。

【荐方人】曹河山。

【出处】《晚晴报》（1997 年 10 月 28 日）。

桃树枝热气熏烤治龋齿牙痛 >>>>

配方及用法：鲜桃树枝一根，用香油点火，烧烤桃树枝一端，有热气时放在龋齿上，反复数次，20 分钟后牙痛即愈。

【出处】《实用民间土单验秘方一千首》。

含醋地骨皮液治龋齿牙痛 >>>>

配方及用法： 鲜地骨皮60克，食醋250毫升。将地骨皮洗净加入醋内浓煎，去渣取液，连续口含数次，30分钟后牙痛可愈。

【出处】《实用民间土单验秘方一千首》。

用石地丹连汤治牙痛 >>>>

配方及用法： 生石膏30克，鲜生地12克，牡丹皮10克，川黄连9克，水煎服，每日1剂，分2～3次服。

验证： 河南王金学说："我利用本方于临床治疗15例牙痛病人，全部治愈。"

【荐方人】苏晓燃。

【出处】《新中医》（1983年第1期）。

黄芪、甘草治气虚牙痛 >>>>

配方及用法： 黄芪100克，甘草50克。水煎服。

验证： 治疗36例患者，均获良效。

【荐方人】河北袁增喜。

【出处】《当代中医师灵验奇方真传》。

牛膝、生地等治火邪牙痛 >>>>

配方及用法： 牛膝30克，生地、玄参、麦冬各20克，知母（炒）12克，黄柏（炒）、荜茇各10克，细辛3克。将上药用冷水浸泡30分钟，再煎沸20分钟后取汁，约200毫升。每日1剂，煎3次服3次。实火牙痛者加生石膏（先煎）40克，虚火牙痛者加骨碎补15克。

验证： 治疗150例，治愈（临床症状消失，牙痛2周内不复发）136例，好转（临床症状改善，牙痛明显减轻）14例。

【荐方人】云南苏忠应。

【出处】《当代中医师灵验奇方真传》。

生鸡蛋可治火牙痛 >>>>

配方及用法：生鸡蛋破壳加一匙白糖，另加醋 1 ~ 2 匙，搅匀服下，几分钟痛止。

验证：辽宁倪殿龙，男，73 岁，离休。他说："邻居王庆禄因家庭琐事患了火牙痛，痛得不能吃饭。我用本条方为他治疗，半个小时痛止，连服 2 次痊愈。"

【荐方人】黑龙江高洪川。

七叶一枝花治风热牙痛 >>>>

配方及用法：七叶一枝花 10 克，冰片 1 克，食醋 20 克。上药共研细末，用食醋拌均匀，成团状，敷于患牙痛处，日用数次。

验证：治疗牙痛 62 例，治愈（用药 3 次痛止，症状消失）54 例，好转（用药 3 次，症状改善）8 例。

【荐方人】湖南徐南雄。

【出处】《当代中医师灵验奇方真传》。

细辛、生石膏治风火牙痛 >>>>

配方及用法：生石膏 45 克，细辛 4.5 克。2 味药水煎 2 次，将 2 次药液混匀，一半漱口，一半分 2 次服下，每日 1 剂。

验证：治疗 38 例，全部治愈。一般用药漱口后 5 分钟即可见效。

【出处】《山西中医》（1986 年第 3 期）、《实用专病专方临床大全》。

大黄末吹鼻可治胃火牙痛 >>>>

配方及用法：大黄研细末，先令患者口含清水，再用药末少许吹入健侧鼻中，牙痛立止。用于胃火牙痛，效佳。

【出处】《中药鼻脐疗法》。

樟脑、川椒可治风火牙痛与龋齿牙痛 >>>>

配方及用法： 樟脑、川椒各3克，细辛2克。将以上三药研细放铜勺内，用茶盅盖上，再调面糊密封四周，放在微火上烧15～20分钟，闻觉樟脑气透出即离火，待冷后揭开，药霜俱在茶盅底，取下药霜，入瓷器瓶中贮存。牙痛时取少许药霜塞痛处，一般3～5分钟止痛。

验证： 湖南高根普，男，65岁，工人。他说："我用本条方治好高秀花的牙痛。"

【荐方人】王来林。

【出处】《家庭医生报》（1996年2月19日）。

用蛇皮油酒治牙痛病 >>>>

配方及用法： 半条蛇皮（最好用野鸡脖子蛇，且人工剥的皮较好。如没有人工剥的蛇皮，药店出售的蛇蜕也可，但剂量需大一点），白酒适量（视自己酒量大小而定，如能喝100毫升酒，就要备125～150毫升）。将白酒点着，用筷子夹着蛇皮放到酒火上烧，把蛇皮油滴在酒里。待蛇皮烧净后，将酒火熄灭，趁热将酒猛喝下（喝时可就点菜），感觉头晕时，躺下睡一觉，牙痛即可消除。如不愈，可照此法再来一次。

验证： 云南杨中明，男，52岁，检察官。他说："我患有牙痛病，久治不愈，疼痛难忍时就拔掉，以致上牙已拔光，仅剩下牙。上次牙痛我选用本条方自治，果然治好了。"

生地、熟地等可治牙痛 >>>>

配方及用法： 生地、熟地各30克，当归20克，川芎12克，白芷、菊花各10克，升麻3克，细辛5克，甘草6克，煎服。

黄柏、升麻等可治肾虚牙痛 >>>>

配方及用法：黄柏 10 克，升麻 10 克，食盐 3 克，水煎服，连服 5 剂。服完上药后，再煎服以下方药：熟地 12 克，麦冬 12 克，牛膝 10 克，当归 15 克，黄柏 10 克，升麻 10 克，食盐 3 克。连服 2 剂。

备注：开始服药时，牙痛加剧，但坚持服下去，自会好转。

验证：广东邵庆焕，男，67 岁，教师。他说："本村邵文泉患肾虚牙痛，我用本条方为他治疗，服药 4 剂痊愈。"

【出处】《家庭医生报》（1996 年 7 月 15 日）。

牛角汤治齿衄 >>>>

配方及用法：水牛角（锉粉）、石斛各 10 克，生地、熟地、仙鹤草各 30 克，白茅根 50 克，白芍 15 克。每天 1 剂，水煎至 600 毫升左右，分 3 次服完。10 剂为 1 个疗程，一般 2 ~ 3 个疗程即可收良效。

验证：此方治疗齿衄 100 余例，多获良效。

【出处】《广西中医药》（1990 年第 4 期）、《单方偏方精选》。

知母、黄柏可治牙痛 >>>>

配方及用法：知母、黄柏（盐炒）、升麻、薄荷各 9 克，水煎服。

功效：知母、黄柏滋阴泻火。升麻、薄荷发散风热，四味同煎，滋阴而抑阳，清热又泻火，故治肾虚牙痛效果明显。

【荐方人】河南吴元泉。

生石膏、山药等治牙龈出血 >>>>

配方及用法：生石膏、山药各 15 克，知母、泽泻、生地、甘草、丹皮各 10 克，连翘 12 克，大黄 5 克。水煎服，每日 1 剂，分 2 次服完。一般 1 剂止血，3 剂不再复发。

验证：江苏季妙贤，男，54 岁，乡村医生。他说："有一次，一患者牙龈出血，很严重，打针输液效果不佳，最后我按本条方给他服药 3 剂治愈。"

【**出处**】《实用民间土单验秘方一千首》。

口疮

珍珠、儿茶等治口疮 >>>>

配方及用法：儿茶 2.5 克，珍珠 6 个，硼砂、寒水石、神砂、冰片、麝香各 1 克。上药共研为细末，密封备用。用时涂擦疮面。

【**荐方人**】陕西王成德。

【**出处**】《中国当代名医秘验方精粹》。

细辛治口疮 >>>>

配方及用法：细辛（江南地区产的土细辛无效）9 ~ 15 克。将细辛研为极细末，加适量的蜂蜜调和成糊状，捏成一个如硬币大小的小药饼。先用温水洗净肚脐孔及周围，用一层纱布裹住药饼，贴于脐中央，外以麝香止痛膏覆盖固定，3 天一换。一般初发病人 1 剂即愈，顽固性复发病人也不超过 5 剂即愈。

备注：在治疗期间，要保证足够的营养、睡眠，避免恣食辛辣、刺激食物，讲究口腔卫生，保持大便通畅。

【**荐方人**】江西俞瑜。

儿茶治口疮 >>>>

配方及用法：用消毒棉签蘸适量儿茶粉末涂抹患处，每日涂抹 2 ~ 3 次，吞下无碍。

验证：治疗 162 例，全部治愈。其中，涂抹 1 次痊愈者 106

例，涂抹 2 次痊愈者 42 例，涂抹 3 ~ 5 次痊愈者 14 例。

【荐方人】吉林孔令举。

【出处】《当代中医师灵验奇方真传》。

用吴茱萸治口疮 >>>>

配方及用法：取 62 克吴茱萸，研为细末，以少量食醋煮开 2 ~ 3 分钟，凉后用醋将吴茱萸调成泥状，晚寝前贴两脚心，用绷带缠起来。次日可揭下，口疮基本痊愈，轻微患者使用 1 剂即愈。

【荐方人】河北李宏发。

【出处】《老年报》（1997 年 10 月 14 日）。

大枣、白矾等治口疮 >>>>

配方及用法：大枣（去核）10 枚，白矾（打碎）20 克，干苦瓜叶、青黛各 10 克，冰片 3 克。将矾放枣内，煅至矾枯白、枣焦黑，冷后加苦瓜叶研末，再入后两味药研细，装瓶。冷盐水漱口后，涂抹药，每日 1 ~ 2 次。

验证：经治 400 余例，轻症 1 日即愈，重症 2 ~ 5 日愈。

用冰茶散治口疮 >>>>

配方及用法：冰片 75 克，儿茶 100 克，枯矾 50 克，混合研成粉末装入瓶中备用。取少许冰茶散药粉，涂于口腔黏膜溃疡面，30 分钟局部保持干燥，而后可漱口，每天 2 ~ 3 次，2 ~ 3 天可治愈。

功效：冰茶散具有清热收湿、敛疮止痛的作用。外用对黏膜溃疡有独特疗效。

备注：本药无毒副作用。

【荐方人】黑龙江李祖烈。

【出处】《老年报》（1998 年 9 月 3 日）。

百草霜、五倍子等可治口疮 >>>>

配方及用法：百草霜、五倍子各 10 克，细辛 1 克，冰片 3 克。上药先将细辛、五倍子研细，再加入百草霜、冰片重复研为细末，混合均匀，装瓶备用，勿泄气味。先用淡盐开水漱口，然后将药末敷于疮面，每日 2 ~ 3 次。

验证：治疗患者 50 例，治愈（用药 2 ~ 3 天，疮面愈合）45 例，好转（用药 2 ~ 3 天后疼痛减轻，疮面缩小）5 例。

【荐方人】甘肃丁木柜。

【出处】《当代中医师灵验奇方真传》。

吴茱萸、胆南星等外敷治口疮 >>>>

配方及用法：吴茱萸、胆南星、生大黄（按 4 ∶ 1 ∶ 2 比例配方）。上药共研细末，与陈醋适量调成糊状，备用。涂敷于两足心（涌泉穴），外加纱布包扎，12 小时去之。可根据病情次晚再用 1 次。用量应按病势而酌情变更。

功效：导热下行。

【出处】《浙江中医杂志》（1990 年）。

硼砂、玄明粉等治口疮 >>>>

配方及用法：硼砂、玄明粉各 1.4 克，青黛 4 克，煅炉甘石、煅石膏各 1 克，雄黄 0.6 克，煅人中白 1 克，冰片 0.4 克。上药共研极细末，贮瓶备用。先用茶水漱口，取药粉撒敷患处疮面，每日 1 ~ 2 次。

功效：清热解毒，敛疮止痛。

【出处】《外治汇要》。

硼砂治复发性口疮 >>>>

配方及用法：硼砂 20 克，药溶于 80 ~ 100 毫升冷开水中，配制成 2%～3% 溶液。患者以此溶液于饭后漱口或刷牙，每天 2 次以上，长期坚持使用。

验证：共治疗 85 例，均在口疮发生时就诊。使用此法后，3 天内疼痛消失，溃疡愈合者 33 例，4～5 天获愈者 42 例（另有 10 例同时兼服中西药物亦愈，不算在内）。

【出处】《广西中医药》（1991 年第 1 期）、《单味中药治病大全》。

五倍子、枯矾等治鹅口疮 >>>>

配方及用法：五倍子 30 克，枯矾 15 克，食盐 15 克，柳树莪 30 克。文火烘干焙黄，研为细面，吹敷患处，每日 3 次。

验证：治疗 100 余例，均愈。

【出处】《实用民间土单验秘方一千首》。

用灯芯草粉涂治口腔溃疡 >>>>

方法：将灯芯草干品 15 克放入生铁小平锅中，在火上烧，直至锅内药物黄焦或黑末燃着为止，然后取出研末，涂抹于患处，每日 2 次。

验证：四川喻学瀚、陈金黄夫妇说："彭秀患口腔炎，多次复发，久治不愈，后用本条方仅 3 次就治好了。"

【出处】《上海中医药杂志》（1985 年第 3 期）、《中医单药奇效真传》。

青黛、硼砂等治口腔溃疡 >>>>

配方及用法：青黛 30 克，硼砂 30 克，薄荷 15 克，人中白 30 克，玄明粉 15 克，粉口儿茶 30 克，马勃 15 克，冰片 6 克。上药共研粉过细筛，装瓶密封备用。用冷盐开水口腔含漱后，将药粉撒布患处。每日 3 次，不易涂布之患处可用芦管吹之。

验证： 江苏韩志，用本方给病人治疗 1 次痊愈。特别对牙床红肿患者，药到即消。

喝核桃壳汤治口腔溃疡 >>>>

荐方由来： 有一次，我患了严重的口腔溃疡。正当我病痛难熬时，《老年报》"送"来了一个良方——核桃壳煎汤治口腔溃疡，这真是雪中送炭。于是，我就按报纸上介绍的方法，每天取核桃壳 10 个左右，用水煎汤口服，每日 3 次，连续服用。我连服 9 天，溃疡痊愈。

验证： 湖北吴志恩，男，65 岁，退休。他说："我患有严重的口腔溃疡病，先西医治疗没有好转，又转到中医治疗，每天吃消炎片、牛黄解毒片、知柏地黄丸等药物，一天不吃药病就复发，治疗半年时间未见效果。在没有办法的情况下，我采用本条方治疗，连续服用 15 天后，严重的口腔溃疡病就好了。"

【荐方人】河南侯振荣。

【出处】《老年报》（1997 年 9 月 18 日）。

用明矾摩擦患处治口腔溃疡 >>>>

方法： 取一小块一头略尖的明矾，将其放在患处稍用力来回摩擦（摩擦时有疼痛感）5 ~ 10 秒钟，由于药物的作用，溃疡边缘与正常组织之间形成一圈较明显的分界线（倘若能将溃疡周围的一圈微白色边缘摩擦掉，效果将会更加理想，且容易根治），此时即可停止摩擦。每天早晚各摩擦 1 次，一般情况下，病人只需摩擦 2 次，便可获得较好疗效。症状较重者，连续摩擦 3 ~ 4 次也可获良效。

验证： 福建汤冬信，女，60 岁，退休。她说："我老伴患口腔溃疡，我用本条方为他治疗，每天 1 次，约 1 星期，逐渐一圈一圈地愈合了。"

用黄柏治口腔溃疡 >>>>

荐方由来：我已年逾古稀，几个月前患了口腔溃疡，曾去知名大医院医治 2 个多月，没有效果。我从《老年报》上看到介绍用黄柏治疗口腔溃疡的方法后，便到中药店买了 30 克黄柏，放到家用小电烤箱中烘烤。待黄柏呈淡焦色便取出晾凉，粉碎后添加三四匙蜂蜜调成糊状存放在一小玻璃罐中，每日涂溃疡处 3 ~ 5 次，仅 1 周时间，口腔溃疡就治愈了。

【荐方人】黑龙江陈继伦。

【出处】《老年报》（1997 年 9 月 4 日）。

用酒精治疗口腔溃疡 >>>>

配方及用法：用棉签点上 95% 酒精，轻压口腔溃疡点，并轻轻转动棉签除去溃疡面上的腐败组织。每天 2 ~ 3 次，每次时间 20 ~ 30 秒，不服任何药物。

验证：《新医学》杂志报道，13 年来用此法共治疗 300 多例患者，除极少数溃疡面大而深的患者需 3 ~ 5 天愈合外，绝大部分病人均在 2 ~ 3 天愈合。针头般大的白点和溃疡周围的红点，1 天见效，2 天即愈。

【出处】《实用西医验方》。

矾糖膏治顽固性口腔溃疡 >>>>

配方及用法：白矾 6 克，白糖 4 克。将上药放入器皿内，文火加热，待其熔化成膏后稍冷却即可使用。气候寒冷时需加温熔化再用。用棉签蘸本药膏涂于溃疡面上，每日 1 次，用药后，溃疡处疼痛增剧，口流涎水，一般 3 ~ 5 分钟后涎水即可消失。

备注：口中流出的涎水不可咽下。

【出处】《云南中医杂志》（1985 年第 3 期）、《单味中药治病大全》。

水煎女贞叶连服可治顽固性口腔溃疡 >>>>

荐方由来：罗某，女，57岁。患口腔溃疡，反复发作，经中西医治疗无效。此次复发已半月，口腔、唇周广泛糜烂，疼痛难忍，饮食时痛苦更甚。即嘱自取鲜女贞叶7片，水煎服，每日3剂。连服3天而愈，至今未见复发。

【出处】《浙江中医杂志》（1990年第7期）、《中医单药奇效真传》。

木附子、青黛治口腔炎 >>>>

配方及用法：木附子35克，青黛20克，猪胆矾（猪苦胆装入枯矾粉阴干）25克，瑞龙脑10克，白秋霜10克。上药分别研成细粉后，按比例兑在一起，掺和均匀，贮瓶密封备用，或分成2~5克装小瓶，便于病人携带。用时用纸筒或竹管将药粉吹入患处，轻者每日吹2~3次，甚者每日吹5~6次。一般轻者1~2日显效，3~5日痊愈，甚者1~2周内可获康复。

备注：该方对口腔黏膜病变等疗效卓著，对细菌性或其他复杂因素所致的黏膜损害，以及久病寒盛的患者，需进行辨证施治，根据病情，适当配合内服药物，才能取得显著的疗效。治疗期间忌烟酒及辛辣厚味之品。

【荐方人】江苏李学声。

【出处】《亲献中药外治偏方秘方》。

山豆根、大黄等治口腔炎 >>>>

配方及用法：山豆根、大黄各30克，黄连15克，人中白2克，青黛20克，砂仁10克，孩儿茶、枯矾、没药各15克，冰片3克。上药共研细末，过100目筛，装瓶消毒备用。口腔消毒，用2%甲紫调敷患处。

功效：消炎止痛。

【出处】《四川中医》（1985 年）。

西瓜硝、西月石等可治口腔炎 >>>>

配方及用法：西瓜硝 120 克，西月石 120 克，朱砂 3.3 克，龙脑（冰片）0.3 克。先将西瓜硝、西月石共研极细末，过 120 目筛，再放入朱砂同研极匀，最后再加龙脑末和匀，密封放阴暗处保存。取少量药末喷于患部，每日 3～4 次，重症可每 2 小时 1 次。

备注：西瓜硝制法：夏季收西瓜放置阴凉透风处，大寒季节取完好无损者 15 千克，连皮切块，另取含水分较多的白萝卜 15 千克，切法同上。先加水 30 千克煎煮西瓜 1 小时后，加入萝卜继续同煮 1 小时，过滤去渣。加入朴硝 5 千克，搅拌溶尽，移置阴暗处，液面上用干净麦秆纵横覆盖，候溶液冷却，麦秆上即出现白条状结晶附着，取下平摊竹匾上，风干即成。

【荐方人】江苏陈起云。

【出处】广西医学情报研究所《医学文选》。

用绿豆汤冲鸡蛋治烂嘴角病 >>>>

配方及用法：取绿豆 30 克洗净，放在一碗冷水中浸泡 10 分钟，然后加热煮沸 5 分钟（煮沸时间不宜过长），再将此汤冲入早已打好的一个新鲜鸡蛋液中，趁热空腹喝下，早晚各服 1 次。每次都换新绿豆，用过的绿豆可作他用。

验证：新疆邢源恺，男，干部。他说："许俊光患口腔溃疡，经乌鲁木齐各大医院治疗，均无效果。后用本条方连治 1 周，伤口竟神奇般地治愈，至今未再复发。"

【荐方人】河北殷玉清。

【出处】《老年报》（1997 年 11 月 6 日）。

乌梅炭、枯矾等可治烂嘴角 >>>>

配方及用法：乌梅炭 10 克，枯矾 10 克，儿茶 10 克，硼砂 3 克，珍珠 1 克，冰片 3 克。将乌梅放铁锅里用烈火煅，使乌梅肉变成黑褐色即可，不可过火。再将各药研成极细面（越细越好，里边不可有药渣），最后兑在一起，加入冰片，混匀即成，装在能密封的瓶中备用。用药前，先用淡盐开水漱口，再将少许药面敷于患处，闭口 2 ~ 3 分钟后把分泌的口水吐出。每天用药 3 ~ 4 次。

【荐方人】河南吴甲南。

用蜂糖冰硼散治烂嘴角 >>>>

配方及用法：用棉球蘸蜂糖，再沾上冰硼散涂患处，每日饭后睡前将口角洗净，涂抹 2 ~ 9 次，连续几天即愈。

【荐方人】广西林贞元。

蛋黄油治嘴唇干裂 >>>>

配方及用法：用熟鸡蛋黄 1 个，放入勺中，边加热边碾碎，使出油成焦黑色，加适量香油调匀，涂在患处。每天 2 ~ 3 次，多次更好，特别是夜间，几天便愈。

【荐方人】辽宁汤洪贵。

第十一章
骨伤科及风湿性疾病

风湿性关节炎

鼠尾猪蹄汤除风湿 >>>>

配方及用法： 鼠尾（中草药）50 克，猪蹄 1 只，盐少许。将猪蹄劈开切块，加水与鼠尾共炖，食盐调味。吃猪蹄饮汤。

功效： 祛风湿，舒筋络。治风湿性关节痛、腰脊劳损、跌打扭伤等。

【出处】《新中医》。

桂枝、白芍等治风湿病 >>>>

配方及用法： 桂枝 15 克，白芍 15 克，甘草 3 克，知母 12 克，附片 9 克，麻黄 6 克，防风 15 克，生姜 3 片。上药冷水浸泡半小时，熬开后文火煎煮 10 分钟。每日服 3 次，饭前服 200 毫升，每日 1 剂，10 剂为 1 个疗程。

功效： 主治风湿引起的多种病症。

备注： 服药期间忌食笋子、醪糟，尽量少在水中作业。

【荐方人】四川郭桂明。

用酒烧鸡蛋法治风湿病 >>>>

荐方由来：我患风湿病5年，起初是浑身瘙痒，后来发展为腰、膝盖、肩部关节又凉又痛，冬春更甚。吃过大活络丸、人参再造丸，可疗效甚微，病情愈加严重。岳母给我提供了一个偏方——酒烧鸡蛋。具体做法是：将3个红皮鸡蛋洗净擦干，放入铝盘（瓷盘也可），再倒入50度以上的白酒适量（以不浸没鸡蛋为宜）。盘底先加热一会儿，再点燃白酒，至自行灭火。然后将鸡蛋和残酒一同吃完，上床蒙头发汗（时间在晚上）。轻者吃1次，重者吃3次。

经此方治疗，我腿不疼了，腰不凉了，肩也好了。以后又有几位多年的风湿病患者试用此方，都有显效。

【荐方人】河北宋瑜。

【出处】广西科技情报研究所《老病号治病绝招》。

用青蛙酒治风湿病 >>>>

荐方由来：我患风湿病22年，用多种方法治疗无效。后来，我妻子的舅父传给我一个药方，经用此方治疗后获良效。

配方及用法：土茯苓250克，青皮青蛙1只（活的）作药引子。用白酒将青蛙浸泡死，再加入土茯苓浸泡1周后服用，每天3次。用量视患者酒量而定。

【荐方人】四川张昌若。

牛膝、甘草等可治风湿病 >>>>

配方及用法：牛膝、甘草、苍术、麻黄、乳香、没药、全蝎、僵蚕各38克，马钱子（生者）30克，此为1料。牛膝、甘草、苍术、麻黄、全蝎、僵蚕用砂锅炒成黄色。乳香、没药用瓦（瓦洗净）炒去油（将油渗入瓦内），炒至基本没泡沫为度。马钱子先用砂锅煮，内放一把绿豆，绿豆煮开花时即为煮好，然后剥去黑皮，切成薄片（热者易切），经两三日晒干后，再用砂锅掺沙土炒至黑黄色。以上诸药合碾成面，即可服用。一般成人每次 2.4 ～ 2.8 克，6 ～ 15 岁小孩每次 0.6 ～ 1.2 克。每日 1 次，黄酒 100 毫升或白开水送下。睡前空腹服，服后应坐半小时再睡。

备注： 如中毒发生牙关紧闭时，饮几口温水即可好转；用药期间及用药后 3 ～ 4 日内，忌腥荤、茶叶、生冷食物、绿豆等，并避冷风冷水浸身；身体生疮疖或有伤口时要忌用。

验证： 辽宁李树彬，男，54 岁。他说："我妻子患风湿病，疼痛时睡不好觉，我按本条方为她治疗，仅服用 2 剂药就治好了她的风湿病。"

【荐方人】河北辛龄香。

【出处】广西医学情报研究所《医学文选》。

姜辣药汁熏敷治风湿性关节炎 >>>>

配方及用法： 干姜 60 克，干辣椒 30 克，乌头 20 克，木瓜 25 克，水 2000 毫升。将上药四味放入水中煮 30 ～ 40 分钟。用煎好的药趁热熏患部，药凉再加热，将药汁倒出，用干净毛巾蘸药汁敷于患部。如此反复 2 ～ 3 次，每日早晚 1 遍。

功效： 温经散寒，除湿止痛。用于风湿性关节炎或慢性关节炎之遇寒痛甚、屈伸不利，伴有脚趾麻木。

备注： 乌头（中药名），含乌头碱，有剧毒，主根经加工炮制后毒性减低，中医用作温经散寒、止痛药品。为此，蘸药汁使用过的毛巾，建议不再使用时应当丢弃，以防发生中毒。

【出处】《健康报》。

做叉手操治风湿性关节炎 >>>>

荐方由来： 1984 年我 55 岁时，小指关节突然肿痛，经治疗无效，结果关节僵直、扭曲。到 1992 年，我已有四个手指活动不灵，到友谊医院就诊，医生说可能是类风湿，但检查是阴性，否认了此病。因我患有牛皮癣，医生又判断是牛皮癣型关节炎，这等于给我的手判了死刑。从此，我每次一摸冷水就犯病。

后来我听一位老同事讲，经常叉手对治疗关节炎有好处，从此我便每天做叉手操。做法：十个手指自然张开，用力交叉插入手指缝中，共做32遍。再一个一个手指相交叉，即先将左手心向下，右手掌与左手成垂直状，手心向内，然后右手拇指与左手拇指相叉，做32遍，食指、中指、无名指、小指再做同样的动作。五个手指各做32遍。接着换手，右手在上，手心朝下，左手手心朝内，做同样动作。每天做一次此操。

坚持1个月后，我的关节痛明显好转，3个月后用冷水洗手也不犯病了。想不到，简单易行的叉手疗法治好了我的手关节炎。

【荐方人】北京刘振民。

用白芥子花椒治风湿性关节炎 >>>>

配方及用法：根据患病部位的大小、多少，到药店买回中药白芥子。然后取与白芥子等量的花椒，与白芥子共同焙干碾细，再用红壳鸡蛋清调成糊状敷于患处，用草纸包好，并用毛巾包扎好，以免药液流失。包好后5～7小时患部开始发烫，发烫3～5小时后解开，不然患部要出现小疱。重者一般反复包3～4次即愈，轻者一般1～2次即愈。

验证：广西王世和，男，54岁，农民。他说："我用本条方治好一名膝关节肿大病人。此人膝关节红肿疼痛，走路困难，不能下地劳动，用多种药治疗无效。后来按本条方治疗4次即愈。"

【荐方人】四川唐德文。

【出处】广西科技情报研究所《老病号治病绝招》。

白芥子、川乌等治风湿性关节炎 >>>>

配方及用法：白芥子、川乌、草乌、江子霜、蟾酥、透骨草、杜仲炭各等份研为细末，以人乳调和成膏，摊布上，敷患处。约在 20 小时内，患处奇痒，或出现水疱时即去药。待水疱消失后，再敷之。五六次即可痊愈。此方适用于急慢性风湿性疼痛。

验证：辽宁罗振亚，男，85 岁，退休干部。他说："我家邻居患大拇指肿痛，不能弯曲，经医院诊断为风湿病。我按本条方为他治疗，仅服 5 剂药就治好了他的病。"

【荐方人】河北董阴庭。

【出处】广西医学情报研究所《医学文选》。

黄芪、丹参等治风湿关节炎 >>>>

配方及用法：黄芪、丹参各 30 克，川芎、赤芍各 25 克，当归、威灵仙各 20 克，独活、乌梢蛇各 15 克，全蝎 10 克。每天 1 剂，水煎服。病情重者每天 2 剂，1 个月为 1 个疗程。服药期间不加任何抗风湿西药及中成药。

验证：此方治疗风湿性关节炎 68 例，临床痊愈 60 例，显效 6 例，有效 2 例。

【出处】《山东中医杂志》（1993 年第 2 期）、《单方偏方精选》。

用爬岩姜治风湿性关节炎 >>>>

荐方由来：四川李祥伦，1983 年开始患了关节炎病，吃了不少药，始终未能见效。一次，一位医生让他将爬岩姜捣细、炒热，放入白酒调匀，贴在患处。没想到这办法还真顶用，他贴了 10 多次，病就渐渐好了起来。后来他的关节炎基本上没再复发。

【出处】广西科技情报研究所《老病号治病绝招》。

祛风灵治风湿性关节炎 >>>>

配方及用法： 制首乌 15 克，制草乌 6 克，追地风 12 克，千年健 12 克，制马钱子 3 克。准备好白酒 500 毫升，将上药同时浸泡于白酒内，密封 48 小时，然后过滤。每次口服 5～10 毫升，每日 3 次。

备注： 祛风灵能补益精血，增强身体抗寒能力，强筋健骨，通经活络，祛风止痛。

验证： 辽宁杨纪文说："我右手拇指部位痛得睡不着觉，拿不住饭碗，吃饭不得不用匙。到厂医务室门诊确诊为风湿性关节炎，经治无疗效。我用本条方试治，1 剂药刚服一半，手疼痛减轻。吃完 1 剂药，手一点也不痛了，拿东西也敢用劲了。"

【荐方人】陕西张开义。

【出处】《当代中医师灵验奇方真传》。

服生地液治风湿性关节炎 >>>>

配方及用法： 干生地 90 克。将药切碎，加水 600～800 毫升，煮沸约 1 小时，滤出药液约 300 毫升，为 1 日量，1 次或 2 次服完。

【出处】《中药新用》《单味中药治病大全》。

麻黄、牛蒡子、乌鸡治风湿性关节炎 >>>>

配方及用法： 麻黄、牛蒡子各 12 克，雌乌鸡 1 只。先将乌鸡捏死或吊死，勿见铁器，去毛及内脏，洗净，放入砂锅或铝锅内，加水淹没鸡为度。用纱布将麻黄、牛蒡子包裹，同时放入锅内炖煮，可加少量食盐调味，勿加别的调味品，以肉熟烂为度，取出麻黄、牛蒡子，食乌鸡肉喝汤各半碗（汤约 500 毫升），早晚各服 1 次。

验证： 此方治疗风湿性关节炎 5 例，均服药 1 剂痊愈。

【出处】《四川中医》（1984 年第 1 期）、《单方偏方精选》。

每日喝薏米粥可治风湿性关节炎 >>>>

荐方由来： 郑某，女，患风湿性关节炎已有数年，用多种中西药治疗皆无效。后用薏米煮粥吃，每次 60 ～ 250 克，能多吃更佳，每日 3 次。服用 3 千克后，症状消失。

【出处】《中医灵验方》《中医单药奇效真传》。

黄蜡、香油等可治风湿性膝关节炎 >>>>

配方及用法： 黄蜡 60 克，香油 30 克，红花、枯矾、白矾各 15 克。将后三味药共研为极细末，加香油调和，再将黄蜡化开，共调和为膏状，待冷热适度时将药膏直接敷于患者的膝盖上，最后用细白布包扎固定。1 周后揭开，翻过来再贴 1 周。

备注： 治疗期间勿洗冷水澡，患处避免冷水侵袭，并忌食生冷、腥发之物。

【荐方人】俞瑜。

【出处】《农村百事通》杂志。

狗骨酒治风湿性关节炎 >>>>

配方及用法： 狗骨（炒）100 克，38 ～ 60 度白酒 500 毫升。将狗骨研细面，与白酒共置于密封瓶中，浸泡 15 ～ 20 天后开始饮用。每次 5 ～ 15 毫升，每日 3 次。一般服用 3 ～ 5 天症状好转，服完 500 毫升后症状消失而愈。

备注： 狗骨性温，味辛、咸，无毒，具有健脾活络、除风祛湿、消肿止痛的功效。

【荐方人】内蒙古王利。

【出处】《当代中医师灵验奇方真传》。

用红花、川芎等泡酒治关节炎 >>>>

配方及用法： 红花、川芎、防风、甘草、牛膝各 18 克，当归、木瓜、草乌、川乌、五加皮各 30 克。用黄酒或白酒 1000～1500 毫升，和药共同放入罐内，封好口深埋地下，8 天后取出过滤。药渣用水煎服 2 次。药酒每日服 2 次，每次 1～2 酒盅。一般 1 剂药即可治愈。

验证：四川冯启培，男，67 岁，退休。他说："我患风湿病、骨质增生、痛风 8 年多，经过多次治疗，医疗费花了几百元，却始终不见好转。后来我用本条方与醋蛋液疗法联合治疗，病情大有好转。"

用豨莶草、臭梧桐等治风湿性关节炎 >>>>>

配方及用法：豨莶草、臭梧桐、虎杖各 120 克，生麻黄、老鹳草各 90 克，细辛 30 克。上药共研为细末，炼蜜为丸，每丸 9 克，每日早晚各服 1 丸。

【荐方人】天津刘淑珍。

【出处】《当代中医师灵验奇方真传》。

酒曲、仔公鸡治风湿性关节炎 >>>>

配方及用法：酒曲 200 克，仔公鸡 1 只。把仔公鸡剁成块，用多量猪油炒熟，不放海椒（辣椒），将酒曲混入，发酵一夜后，第二天蒸熟吃，分几次吃完。

验证：辽宁王秀芝用此方为别人治疗关节炎，效果非常好。

双乌、生浙贝等可治风湿性关节炎 >>>>

配方及用法：生川乌、生草乌、生浙贝各 10 克，艾叶 50 克。锅里放 5 升左右水，将 4 味药放入水中煎熬，双膝盖置于锅口上，用棉被将膝部盖严（勿着风），两膝出汗时，用双手按摩患处。待火渐熄，水温稍降后，用药水洗患处。

验证：王春苗患风湿性关节炎多年，膝部红肿疼痛，用此方 3

次治愈。

【荐方人】河南王德生。

乳香、没药等可治风湿性关节炎 >>>>

配方及用法： 乳香、没药、全虫、姜虫、牛膝、甘草、茅术、麻黄各36克，制马钱子300克。前8味药炒后与马钱子共研为粉，装入胶囊。临睡前服药1次，每次3~4粒。

验证： 应用近20年，疗效颇佳。

【出处】《实用民间土单验秘方一千首》。

用沙蒿子治风湿性关节炎 >>>>

配方及用法： 用沙蒿子适量，加冷开水调成糊状敷患处。

备注： 体外肿疖，中间破了流脓，可在周围敷药，以防脓口感染。此药无毒副作用。

验证： 甘肃唐平寿用沙蒿子治好了父亲的风湿性关节炎。

【出处】广西科技情报研究所《生命水治病100例》。

用生黄芪、川牛膝煎治风湿性关节炎 >>>>

配方及用法： 生黄芪24克，川牛膝90克，远志90克，石斛12克，双花30克。前4药用500毫升水煎至300毫升，再入双花煎至150毫升，顿服，每日1剂。

【出处】《偏方治大病》。

用五枝煎治风湿性膝关节炎 >>>>

配方及用法： 桃枝、桑枝、柳枝、竹枝、酸枣枝各30克。上述5种枝以新枝为好，不能用干枝，精细似筷子，切成1寸长短，加水3000毫升煎煮。煎成的五枝液，趁热放入盆中。让病人躺下并用棉被盖严，不得漏风，双膝屈曲，盆放双膝之下，让蒸气蒸熏膝关节，以膝关节及下肢发汗为宜，时间1小时左右。同时内服中药和西药。每天 1 次，连续 10 天为 1 个疗程。

【出处】《偏方治大病》。

麻痛灵治风湿麻木 >>>>

配方及用法：麻黄、青风藤、灵脂、元胡、牛膝、苍术、乳香、没药、川乌、草乌、全虫、僵蚕、羌活、独活、桂枝、甘草、丹参、曼陀罗花各 20 克，蜂蜜 400 克。诸药微炒，研细过箩，炼蜜为丸，每丸 2 克。体壮者每次 2 ~ 4 克，年老体弱者每次 1 ~ 2 克。一般每日 1 次，晚上睡前服，黄酒作引。不能饮酒者开水送服。一般病症用此方 1 剂或半剂即可痊愈，新病患者服数次即愈。

备注：服药期间至服药后的 4 日内禁食大肉、茶叶及生冷食物，同时要避风护身，忌冷水洗涤。疮疡、刀伤患者忌之。麻痛灵三世秘传，治麻木疼痛效果特别好。

验证：新疆龙儒川说："陶瓷厂 60 岁退休老工人钟林，四肢关节疼痛已久，尤其是手腕和下肢腿关节肿胀疼痛，行走困难。虽经其他各种疗法治疗过，但病情不稳定，吃药就好转，停药就疼痛。特别是在夜间疼痛难忍，不能入眠。后来我用本条方为他治疗，并配合服用其他药，1 个月后病情好转，经 2 个多月的治疗，四肢关节疼痛症状基本痊愈了。"

【荐方人】刘本善。

【出处】《当代中医师灵验奇方真传》。

当归、台参等可治风湿骨痛 >>>>

配方及用法：当归 15.5 克，台参 31 克，防风、川芎、桂尖、秦艽、炙甘草各 15 克，焦白术、牛膝、苍术各 18 克，寄生、白芍、木瓜、茯苓、钩藤、龙眼肉、红枣各 31 克，熟地 62 克，三花酒泡 1 个月。每日早晚服用，每次 30 ~ 60 克。

【荐方人】广西易新。

【出处】广西医学情报研究所《医学文选》。

八虎通痹搽剂治寒湿痹症 >>>>

配方及用法： 生川乌、生草乌、生南星、生半夏、当归、鸡血藤、路路通、生黄藤各等份。将上述 8 味中药在适量的 50% 酒精中浸泡 1 周，然后取出浸泡液适量搽患者痛处，同时用电吹风烤患处 3 分钟左右，每日 2 次。

备注： 用八虎通痹搽剂治疗千余例类风湿疼痛患者，疗效颇佳。该方一般搽 1 次就可减轻或消除疼痛，对跌打损伤瘀肿有特效。

【荐方人】湖北曾小平。

【出处】《当代中医师灵验奇方真传》。

白芍、桑寄生等治半边手足麻痹症 >>>>

配方及用法： 白芍 24 克，桑寄生 15 克，山羊角（家畜羊角亦可）、甘草各 9 克。用水 3 碗，先煎山羊角至 2 碗，再纳诸药煎取 1 碗，每日分 2 次服，每日 1 剂。

备注： 曾治愈几十人，3 剂病减，10 剂痊愈。

【荐方人】广西魏守疆。

【出处】广西医学情报研究所《医学文选》。

羌活、秦艽治风湿性腰腿痛 >>>>

配方及用法： 羌活、秦艽、黄精各 30 克，独活、寻骨风、活血藤、石南藤、伸筋草、牛膝各 20 克，细辛 10 克，杜仲 15 克。将上药用干净布包好，浸入纯谷酒中，7 天后即可饮用。如患者骨节痛，加松节 20 克劈开浸入白酒内。每日饮用 2 ~ 3 次，每次 3 ~ 5 盅。

验证： 治疗风湿腰腿痛 10 例，患者饮用白酒 5 ~ 7 天后，临床症状消失而痊愈。

【荐方人】湖北李旺龙。

【出处】《当代中医师灵验奇方真传》。

用川芎、全虫等治风湿关节肿痛 >>>>

配方及用法：川芎、全虫、牛膝各6克，木瓜、苍术各12克，乳香、草乌各4克，防风7克，威灵仙7克。将上述中药配好，粉碎成粉末，用100～150目筛过细，装成3克一小包即可。每次服用1包，每天服用2～3次。

验证：四川曹鸿根，男，65岁，退休。他说："亲属徐芝英患风湿病20多年，在医院住院治疗，打针吃药不见效，花药费2000多元。我用本条方为她治疗，目前已初见效果，以前拄的拐棍现在已不再使用，她的心情非常舒畅。此方治风湿病果真有效。"

【荐方人】湖南杨晚生。

铁屑、川乌等可治风湿痛 >>>>

配方及用法：铁屑69克，川乌、木瓜、苍术、白矾、羌活各3克。上药共研细末，用稠大米汤调敷患处。

【荐方人】四川王渭川。

【出处】《中国当代名医秘验方精粹》。

用蓖麻子灸治风湿疼痛 >>>>

配方及用法：取干蓖麻子去掉外硬壳，再配以1/3的生草乌。将蓖麻子（整粒）和生草乌浸入三花酒中7日后把蓖麻子取出晒干备用。使用时，在患者痛处贴上生姜片，再以钳子夹取制好的蓖麻子，点火在患者贴有姜片的患处上来烧灸，使热透入患处。通常灸后症状可马上减轻，轻者一次即告痊愈。

【荐方人】广西唐汉章。

【出处】《当代中医师灵验奇方真传》。

两面针煮鸡蛋祛风止痛 >>>>

配方及用法： 两面针（入地金牛）10 克，鸡蛋 1 个。将两面针与鸡蛋同煮，蛋熟去皮再煮片刻。饮汤食鸡蛋。

功效： 定痛。用治风湿骨痛、胃痛、牙痛以及挫伤疼痛等。

备注： 虽然两面针有较好的止痛作用，但过量可致头晕、眼花、呕吐。

【出处】 《临床杂志》。

猪肉炖沙参治风湿痛 >>>>

配方及用法： 瘦猪肉 250 克，沙参 30 克，油、盐、葱、姜各少许。瘦猪肉切片，锅置于火上烧热下油，先煸炒猪肉，再放入沙参及各种调料，加适量温水煮熟。连肉带汤分 2 次吃下。

功效： 治风湿疼痛。

樟脑燃灸治风寒湿疼痛 >>>>

配方及用法： 天然樟脑。①取天然樟脑 1 克，用少许脱脂棉包裹，搓紧为樟脑棉球。②用 40 厘米 ×24 厘米细草纸 1 张，对叠 3 次成为 8 层正方草纸垫。③用清水将草纸垫完全浸湿后，夹在干毛巾中将水挤干，使之成为湿润草纸垫备用。④将湿润草纸垫置于所需燃灸穴位处，在草纸垫中心放樟脑棉球一个点燃。⑤当温度随樟脑棉球燃烧升高，患者感到皮肤微烫时，术者即用手指将樟脑棉球按熄，并略加压力数秒钟。一个樟脑球可反复燃灸5 次。注意在燃灸时不要烫伤患者皮肤。⑥若治疗需大面积燃灸，可用毛巾浸湿拧干，将天然樟脑用白酒调化均匀撒在毛巾上置患处，点燃后温度升高使患者感到微烫时，术者即用手掌扑按至熄，并略加压力数秒钟。

验证： 治疗肩关节周围炎 28 例，燃灸肩井、肩贞穴，3 次治愈 15 例，疼痛缓解 13 例。

蒸气治疗关节疼痛 >>>>

荐方由来：自去年秋开始，我感到右手指掌关节轻微疼痛，使筷运笔不太灵活。开始不怎么在意，但渐渐严重，于是我就开始自行用药，活络油、狮子油、跌打膏等都各用过好长一段时间，但就是不见效。春节期间，天气特冷，有一晚看书时我用右手罩在刚注满滚水的杯子上取暖，不经意间发现指掌渐舒，疼痛减轻。于是，我就改用蒸气治疗关节疼。办法是，用大杯注满滚水，把疼痛的指掌罩在杯口上，让蒸气烘。每天早晚各 1 次，每次约 20 分钟，持之以恒。约 3 个月过去了，关节就不疼了，使筷运笔也灵活自如了。

【荐方人】王炳振。

【出处】《老人报》（1996 年 9 月 17 日）。

曼陀罗果治关节疼痛 >>>>

配方及用法：曼陀罗果实适量。将曼陀罗果晒干研末撒在普通膏药上贴患处，2 天为 1 个疗程，每个疗程间隔 3 天。

验证：所治 100 例患者大多数在 1 ~ 5 个疗程内痊愈或减轻。

【出处】《河北中医》（1986 年第 1 期）、《单味中药治病大全》。

服黄鼬骨粉治腿痛髌骨凉 >>>>

荐方由来：王某，男，45 岁。患腿疼痛不能独立，自感膝髌骨甚凉，微有肿胀，初痛时关节有响声，渐不敢屈伸。遂嘱其取黄鼬骨头适量置瓦上焙干，研为极细面，每次服 3 克，黄酒送下。如不愈，隔 7 日再服 1 次。服后盖被微汗。经服本方 2 次，症状消失，逐渐痊愈。

【出处】《中医灵验方》《中医单药奇效真传》。

类风湿

用黄芪、党参等治类风湿 >>>>

配方及用法：黄芪 50～100 克，党参、苍术、茯苓、秦艽、松节、桑枝、蚕沙、忍冬藤各 15 克，当归 10～20 克，白术、路路通、蜂房、防己、赤芍各 10 克，甘草、草乌、川乌、乳香、没药、红花、土鳖虫、附子各 6 克，威灵仙 15～30 克，白芍、虎杖各 20 克，蜈蚣 3 克。每天 1 剂，其中除蜈蚣、蜂房、土鳖虫研成粉外，余药水煎服，每日服 2 次。在服煎剂的同时，把蜈蚣、蜂房、土鳖虫粉分 2 次服。

备注：服药期间忌食腥、酸、辣的食物。服药初期可出现腹胀、食欲缺乏、轻微腹泻，有的患者还可出现疼痛加剧。

【荐方人】广西李元龙

用雷公藤、生二乌治类风湿 >>>>

配方及用法：雷公藤 250 克，生二乌各 60 克，当归、红花、桂枝、羌活、地榆各 18 克。首先将诸药用水浸泡一会儿，然后添水 2500 毫升，煎成 1000 毫升，过滤弃渣，加糖 250 克。待药汁冷却后，再兑入 55 度左右的白酒 2000 毫升搅拌均匀，装瓶备用。中年人每次服 30～50 毫升，每日 3 次，老人酌减。

备注：因本方毒性大，有胃、心、肝、肾病者禁用，其他人也应慎用。

【荐方人】河南黄福林。

【出处】《老年报》（1991 年）。

二乌酒治类风湿关节炎 >>>>

配方及用法：川乌（制）、草乌（制）、乌梅、金银花、甘草、川牛膝、川木瓜各 10 克，蜈蚣 4 条，全蝎 7 个。先将川乌、草乌敲成碎块，用煎好的绿豆汤（用 100 克绿豆煎煮，去豆取汤）浸泡 24 小时后，取出药与诸药混合，用白酒（粮食酒）500 毫升装瓶浸泡 7 天，过滤出的药酒加红糖 50 克，搅匀。每日早晚各服 10 毫升，25 日为 1 个疗程。最少服 1 个疗程，最多服 4 个疗程。服药期间偶有头晕、咳嗽，停药后即可消失。如有周身麻木感为中毒反应，可用绿豆 100 克，甘草 40 克煎汤服用，1 ~ 2 次即愈。反应过后可继续减量服用。

验证：治疗风湿病患者 50 例，服药 1 ~ 2 个疗程痊愈 45 例，好转 5 例。治疗类风湿患者 50 例，服药 1 ~ 4 个疗程痊愈 43 例，好转 5 例，无效 2 例（停药后转西医治疗）。

【荐方人】内蒙古高翔。

【出处】《当代中医师灵验奇方真传》。

用黄柏外洗治类风湿关节炎 >>>>

配方及用法：黄柏 20 克，苦参、浮萍、地肤子、蛇床子各 10 克。上药加清水煎沸后，将药液倒入盆内，备用。用消毒毛巾蘸药液擦洗患处，每次擦洗 5 ~ 10 分钟，每日 3 次。

验证：河北赵士良，男，60 岁，医生。他说："高凤娟患类风湿，腕膝关节肿痛 1 年多，走路困难，手不能端东西，我用本条方结合泼尼松龙局部注射为其治疗，很快就不痛了。"

【出处】《百病中医熏洗熨擦疗法》。

祛风止痛散治类风湿 >>>>

配方及用法：西红花 18 克，血竭 95 克，桂枝 25 克，制首乌 30 克，木香 25 克，独活 25 克，三七 14 克，骨碎补 20 克，海风

藤 30 克，牛膝 25 克，土鳖虫 40 克，龟甲胶 15 克，制马钱子 20
克，冰片 20 克，自然铜 20 克。分别将上述 15 味药干燥后粉碎，
并分别过 100 目筛，然后一同混合均匀，分装成每包 5 克，即成
祛风止痛散。治风湿痹痛，每天可服 10 克，分 2 次服。

【荐方人】湖北陈志超。

用血藤祛痹汤治类风湿关节炎 >>>>

配方及用法： 鸡血藤 50 克，威灵仙、秦艽、益母草、乌梢蛇
各 30 克，黄芪、当归各 20 克，川乌（制）15 克，桂枝、防风、
白芍、乳香各 10 克。上药煎 20 ~ 25 分钟，取汁约 300 毫升，每
日服 3 次。偏热者加生石膏、知母各 30 克；偏寒者桂枝加倍，加
细辛 10 克；寒热错杂者加首乌、豨莶草各 20 克，治疗时禁忌酸
辣之品。

验证： 治疗患者 119 例，治愈（用药 2 个月，临床症状消失，
指、趾关节肿痛陆续消退）81 例，好转（用药 3 ~ 5 个月，临床
症状改善，关节肿痛明显减轻，性质有所改变）38 例。

【荐方人】四川谭正。

【出处】《当代中医师灵验奇方真传》。

腰腿痛

谷子秆烧灰治腰腿痛 >>>>

配方及用法： 谷子秆（茎）。用谷秆烧灰熏烤，并以热灰敷于
患处，每晚 1 次，8 次见效。

功效： 祛寒湿，舒筋骨。治寒湿性腰腿痛、肩背痛、关节痛。

验证： 江西一农民，患腰腿痛多年，久治不灵，后经用上方
后，疼痛减轻，再治疗后，腰腿痛基本消失。2 年未见复发。

【出处】《卫生报》。

马钱子、地龙治腰腿痛 >>>>

配方及用法：制马钱子 30 克，地龙 20 克，全虫、川木瓜、制乳香、制没药、川牛膝各 10 克，共研细末，用黄酒或白开水冲服。每日 1 次，每次 2.5 ~ 3 克。

备注：本品主要含有士的宁（马钱子碱），士的宁对脊髓神经有强烈的兴奋作用，可引起强直性惊厥。

验证：辽宁刘志厚用此方治好了自己的腰腿痛和坐骨神经痛。

【出处】《商丘科教》。

吃猪腰可治腰痛病 >>>>

配方及用法：取新鲜猪腰子 1 对（保留猪腰子外面的薄皮）洗净，晾干；用小锅，在锅底铺上一层食盐（最好是粗海盐），将猪腰子放在盐上，再用食盐盖好，盖上锅盖，用文火烧，待猪腰子熟后离火，温热时吃猪腰子即可。

备注：食盐必须干燥，锅内不能加水，猪腰子外面的薄皮应完好。

【出处】《家庭医生报》（1996 年 8 月 12 日）。

拉单杠法可治腰痛病 >>>>

方法：第一步，手拉单杠，脚尖固定踏地，将腰部前后摆动 16 ~ 20 次；第二步，再手拉单杠，靠手臂上下屈伸，使脚离地面，身体悬空，做 16 ~ 20 次。

验证：湖北蒋必科，男，74 岁，离休。他说："我于 1999 年 12 月在县人民医院确诊为腰椎骨质增生，经住院治疗 20 多天，花费近千元，疗效甚微。后我用本条方治疗，收到了良好的效果。"

【出处】《老年周报》（1996 年 11 月 23 日）。

练伸展大腿法可治腰痛 >>>>

荐方由来：我有一个老毛病，有时蹲着或弯腰做些什么，时间长了站起来就觉得腰痛，只好靠止痛药片或膏药解除痛苦，就是这样也得两三天才能缓过劲来。有一天，我腰痛的老毛病又犯了。我头脑一热，何不做一次大腿伸展动作试试，起码也会松弛一下。我当即站到写字台前做了一次大腿伸展动作，做完之后立竿见影，腰不痛、腿不酸了，当然也就不用服止痛药片，也不用贴膏药了。

大腿肌肉伸展动作法：先把左腿伸直抬起来，把脚放在一定高度的窗台或其他台面，右腿要站直，上身向前倾，这时用右手拍打伸直的左腿膝盖 80 ~ 100 下。然后撤下左腿，把右腿伸直抬起来，再把脚搭上去，左腿站直，上身向前倾，用左手拍打膝盖 80 ~ 100 下。

【荐方人】苑书翰。

【出处】《晚晴报》（1997 年 5 月 14 日）。

花旗参蒸猪肉治气虚腰痛 >>>>

配方及用法：花旗参 3 克，猪肉酌情搭配，将花旗参切片，与猪肉同蒸，食尽。

【荐方人】辽宁李峻峰。

【出处】广西医学情报研究所《医学文选》。

杜仲、破故纸等可治腰痛 >>>>

配方及用法：杜仲、破故纸、小茴香各 9 克，新鲜猪腰 1 对。将猪腰切成片，与上述中药加适量水共煮至猪腰片发黑。喝药汤，吃腰片，每日 1 剂。连用 3 剂，腰痛消失，连服 5 剂即可痊愈。

验证：广西韦绍群说："我患腰痛已有 2 个月了，夜晚睡觉不敢翻身，动则疼痛难忍。后试用本条方治疗，服完 1 剂药腰就不痛了，晚上睡觉也可以随意翻身了，走路也能挺胸直腰了。"

【荐方人】湖北袁从愿。。

【出处】《现代生活》（1986 年 11 月）。

艾叶炭、鸡蛋等治腰痛 >>>>

配方及用法：艾叶（野生）炭 15 克，鸡蛋 3 个，水 3 碗，红糖适量。将干艾叶用火点燃后用碗扣灭成炭备用。将鸡蛋 3 个放铁锅内，加水 3 碗，煮剩 1 碗水，然后捞出鸡蛋，剥去蛋壳，再放锅内轻煮。将鸡蛋、红糖、艾叶炭同时放入碗内，用锅内煮蛋汤冲之，蛋汤全部服完。每晚睡觉前服用，连服 3 天即可痊愈。

【荐方人】河南谭志强。

【出处】《老人春秋》（1997 年第 9 期）。

红砒、艾叶治老寒腿 >>>>

配方及用法：红砒 1 克，艾叶 10 克，透骨草 10 克，共为细末。把药末用纸包一长包，外用纱布重包，用线缝好，装入袜子内，垫在脚心下。白天穿上，夜晚可以脱下，10 天换 1 次。轻者 1 料愈，重者 2 料愈。

备注：以上为一条腿的药料，如两腿痛，可增 1 倍。

【荐方人】河北曹春。

【出处】广西医学情报研究所《医学文选》。

用醋精治老寒腿 >>>>

荐方由来：我患老寒腿多年，起初用酒精止痒，后改用核桃树叶水清洗，但都未去根。最后，我就试着用浓度 30% 的醋精洗腿。这样连洗 3 天，即有效果，既不痒也不痛了。我连洗半月病愈，3 年没犯。

【荐方人】辽宁衣裳。

用蛇蜕煎鸡蛋治风寒腿痛病 >>>>

我是一位地质科研工作者，由于多年来在野外工作中受风湿、风寒的影响，退休后我的左小腿经常疼痛，尤其以秋、冬季为甚。最近一友人介绍一偏方给我，经过几个月的服用，已基本治好了我的腿病。现介绍如下。

（1）把适量的干净蛇蜕用剪刀剪碎，剪得愈碎愈好。

（2）将一个新鲜鸡蛋打入碗中。

（3）将剪碎的蛇蜕和鸡蛋放在一起，搅拌均匀。注意其中不要加盐或其他东西。

（4）大勺放荤油（植物油也可）适量，烧热后，把搅拌好的鸡蛋和蛇蜕一起倒入油中，煎熟（注意不要煎煳了）后服下即可。此方每天服1次，连续吃1～2个月，一般均可见效。

【荐方人】杨学增。

【出处】《辽宁老年报》（1997年3月3日）。

吃生栗子可治肾亏腰脚无力症 >>>>

配方及用法：将生栗子去壳皮，每日早晚各吃4～5个，细嚼慢咽。另用猪肾30克，粳米70克，熬粥调服。

备注：栗子味甘咸，性温，《常见药用食物》载其功效为"益气、厚肠胃，生用嚼食，治腰脚不遂"。《本草纲目》中记载，有个叫周武的人患腰腿无力症，不能行走，百药无效。有一天好朋友们用车载其到树林中去游玩，众人将他放在栗树下，他看见栗子正熟，个个饱满，随即产生了食栗的念头。朋友们为他采摘了许多，他越吃越觉得味道甜美，一连吃了很多。吃后不久，奇迹出现了，他突然从车上走下来，行走自如，疾病全除。这个故事虽然有些夸张，但栗子补肾益气、强壮腰腿的功效是肯定的。

【出处】《小偏方妙用》。

肩周炎

忍冬藤泡白酒可治肩周炎 >>>>

配方及用法：忍冬藤250克，白酒250毫升。用时将上药兑入两倍量净水中浸泡，晚上7～9点（戌时）用文火炖至忍冬藤烂熟。晚上9～11点（亥时）滤出药液，趁热一次服下；将药渣用生白布包好，热敷患侧肩部，使其微有汗出。此时患者自觉疼痛减轻，可令其安睡，待1～3时（丑时）醒来就会疼痛消失，活动自如。

验证：湖南高新苗说："我市技工刘应和，男，55岁。患肩周炎5年，左肩部肌肉部位有针刺样疼痛，活动时或夜间疼痛更甚，不能外展上举。我用本条方为他治疗，只用药2剂，6天时间，便活动自如。"

【荐方人】河南庞士统。

【出处】《当代中医师灵验奇方真传》。

用刺血拔罐法治肩周炎 >>>>

功效：在患者曲池、阿是穴（肩部疼痛点）进行常规消毒，以中号玻璃拔火罐拔吸6分钟起罐，用七星针（也叫皮肤针）在预拔罐的部位内叩击50次，见有微出血时，再在此处拔罐15分钟，见有一颗颗像黄豆大的水珠冒出即可起罐，然后用消毒棉球擦洗净。每次连续拔三罐，如需进行第二次拔罐治疗，须隔3天。

验证：患者100例，经治疗后，痊愈80例，有效20例。

【荐方人】广西唐汉章。

故纸、防风等治肩周炎 >>>>

配方及用法：故纸、防风、防己、炮姜、乳香、没药、秦艽、杜仲、元胡、独活、茯苓、桃仁、红花各 15 克，川断、当归、地龙各 20 克，鸡血藤、苡仁各 30 克，肉桂枝、细辛各 10 克，木瓜 25 克。上药粉碎成极细面，每次 6 克，温开水送下。每日 3 次，20 天为 1 个疗程。类风湿加蜈蚣 15 克，全蝎 10 克，炙川乌 10 克。

验证：湖南宁秋元，男，59 岁。他说："我内兄罗元井于 2002 年 12 月患肩周炎，当时右肩部疼得很厉害，右手不能抬起，不能脱衣服，连吃饭都很困难，要靠家人照顾。发病后在当地医院吃药、打针不见效，疼痛不堪。我用本条方为他治疗，2 天就见了成效，右手能上举，动作正常。又治疗一段时间，完全康复。"

【荐方人】辽宁白宝成。

【出处】《当代中医师灵验奇方真传》。

用热水袋熨烫治肩周炎 >>>>

荐方由来：我患肩周炎 9 个多月，左肩部胀痛难忍，穿脱衣服常因手臂不能伸直而感到困难，晚上睡觉胀痛不安，进入寒冬，疼痛加剧。在万般无奈的情况下，我试用热水袋装热水（90℃）熨烫患处，每晚睡觉时热敷 2 小时。坚持 20 多天的治疗，我的肩周炎彻底治好了，手臂屈伸自如。

【荐方人】浙江竺苏尘。

【出处】广西科技情报研究所《老病号治病绝招》。

用螃蟹泥治肩周炎 >>>>

配方及用法：取活螃蟹 1 个（小的可取 2 个），先让螃蟹在清水中泡半天，待其把腹中的泥排完，取出捣成肉泥，待用。将捣好的螃蟹泥摊在粗布上，直径不宜超过 8 厘米，贴敷在肩胛最痛的部位。晚上 8 点贴上，第二天早晨 8 点取掉，疼痛就可以消失。

【出处】《偏方治大病》。

用耸肩法治肩周炎 >>>>

荐方由来：我患左侧肩周炎多年，左前臂和左手麻木，经过针灸、按摩和口服中西药物等多种方法治疗，效果不显著。后来一位经常扭秧歌的老年朋友介绍说，扭秧歌耸肩能缓解肩臂疼痛，以后我也学着他的样子经常做耸肩运动，不到 3 个月，我的左侧肩周炎和左臂、左手麻木等症状基本消失了，高举和前后运动不疼了，恢复了正常活动。

方法：每天晨起到公园活动时，边走边做两肩上提，颈微缩，腿脚和腰部都扭起来，两手也随着前后左右摆动起来，形似扭秧歌的姿势，但不管你怎么扭怎么动都别忘了耸肩。除早晚定时去公园活动外，其他时间也做，比如坐办公室累了，可放下笔，站起来耸耸肩、伸伸腰，活动活动，可提高工作效率。又如，在家时或睡觉前，都可做一些耸肩活动。建议有肩周炎和上肢麻木的人坚持下去，必有好效果。

【荐方人】润生。

【出处】《晚晴报》（1997 年 2 月 5 日）。

用抡臂法治肩周炎 >>>>

荐方由来：几年前，我患有肩周炎，患臂既不能高举，也不能后伸，活动受限。经过服药和理疗，症状虽有缓解，但仍不能痊愈，给生活带来诸多不便。

后从一本杂志上看到"自我抡臂内旋外转活动方法"，于是照此方法进行练习，做了一段时间后，我的肩周炎痊愈了。此后，我每见到患有此病的老同志，都向他们介绍此法，经试用都反映疗效显著。这种方法简便，患病者可治病，没病可防病健身。

方法；患肩做上臂内外旋转活动（或反复上伸），每次内外各旋转 50 圈。反复锻炼，每天可多做几次。开始时有疼痛感，可缓慢进行，如能坚持，很快会缓解或痊愈。

为了预防肩周炎，平时可双肩轮换旋转上臂。经常坚持锻炼，可防止复发。

验证：福建吴鹏飞，男，68 岁，退休干部。他说："我患肩周炎已经有 15 年了，发作时疼痛难忍，行动不便，很苦恼。自从用本条方治疗半个月后，疼痛有所缓解，又坚持治疗 1 个月，肩周炎基本治愈了。我老伴也有肩周炎，用此条方自疗后，也收到同样好的效果。"

【荐方人】辽宁王本义。

用头压手掌法治肩周炎 >>>>

方法：晚上睡前和早上起床前，仰躺在床上，两腿直伸，手掌向后伸至头下，掌心向上，掌背向下；用头紧紧压在手掌中心（哪边肩疼就压哪边手掌），每次压 20 分钟。开始做的头几天，肩周还痛，手臂不能转动过大，很难向后伸至头下，可先用手臂转动较小、侧睡头压手掌的办法，经多次锻炼后，才能用仰睡头压手掌的办法。只要依此方法认真去做，定能收到良好的效果。

【出处】《老年报》（1995 年 8 月）。

跌打损伤、腰肌劳损

羌活、桂枝等治软组织损伤 >>>>

配方及用法：羌活、桂枝、荆芥、防风、川芎、炒赤芍、苏木、当归、枳壳、泽兰、葱头。水煎服，加白酒 60 毫升兑入。

功效：治跌打损伤。

川乌、栀子等治软组织损伤 >>>>

配方及用法：生川乌、生栀子、赤芍各 1000 克，生南星、川续断、紫荆皮、白芷、泽兰各 500 克。上药共研细末、过 45 目筛，每300克药粉加凡士林150克，蜂蜜500克，混合调匀成膏（先将蜂蜜、凡士林加热熔化后逐渐下药搅拌调匀），贮罐备用。用时根据损伤部位大小，将膏药摊于棉垫（或牛皮纸）上，摊的药膏无须过多。损伤处若有皮肤破损者，须先用敷料盖住，然后再敷药膏，以防感染。余则贴敷伤处，敷药后用绷带包扎固定。3～4日换药1次。换药前先洗净患处原敷的药膏。敷药后局部皮肤出现疹痒等反应，应停止用药。

功效：消肿止痛。

验证：治疗2000余例，敷药后均能获得明显消肿止痛效果，经过数次换药即可治愈。疗程短，功能恢复快。

【出处】《湖北中医杂志》（1984年）。

红花、赤芍等治软组织损伤 >>>>

配方及用法：红花、赤芍、白芷、栀子、桃仁、乳香、没药各15克，大黄30克。上药共研细末，用酒调匀成糊状，备用。外敷患处。为防止药物脱落，减少蒸发，外用塑料纸包扎，如干燥后，可取下再加酒调敷，连续敷用3～4天后去除。若尚未治愈，可用第2剂重新调敷。

功效：活血化瘀，消肿止痛。

验证：治疗302例，一般用药2～4日即愈。

【出处】《陕西中医》（1984年）

栀子仁、白芷等治软组织损伤 >>>>

配方及用法：生栀子仁90克，白芷30克，生南星、生半夏、生川乌、生草乌、细辛、土鳖虫、制乳香、制没药、药花、当归尾各9克。上药烘干后研为细末，用饴糖、酒或醋（开水亦可）调匀后置瓷钵中备用。用时将药摊在塑料纸上，外敷患处，并以胶布固定。每日换药1次，3次为1个疗程。

功效： 消肿止痛。

验证： 治疗近 100 例，效果满意。

【出处】《江西中医药》（1984 年）。

绿豆、鱼腥草等治软组织损伤 >>>>

配方及用法： 绿豆 50 克，鱼腥草 30 克，生大黄 10 克，泽兰 10 克，生草乌 4 克，冰片 2 克，生栀子 15 克，桃仁 10 克，红花 10 克。上药晒干分别研细末，过筛备用。按损伤部位大小取药粉适量，混匀，加蜂糖及适量面粉调成糊状，敷于患处，然后用纱布绷带包扎。每日换药 1 次，3 天为 1 个疗程。

备注： 局部伤口较深及缝合、皮肤过敏、湿疹、伤部近面目部、伤口近二阴部者禁用。

验证： 515 例患者中，1 ~ 2 个疗程痊愈 480 例，3 个疗程痊愈 35 例。

【荐方人】 广东庞仲常。

【出处】《亲献中药外治偏方秘方》。

泽兰、苏木等治软组织挫伤 >>>>

配方及用法： 泽兰 8 克，苏木 10 克，丹参 30 克，川楝子 12 克，枳壳 10 克，黄芩 12 克，虎杖 18 克，五指毛桃 30 克。将上述药水煎，每日 1 剂，饭前服，每日 2 次，连服 5 ~ 10 剂；病久者需服 20 ~ 25 剂。

【荐方人】 福建戴义龙。

【出处】《当代中医师灵验奇方真传》。

桃仁、双乌等治软组织损伤 >>>>

配方及用法： 桃仁、生川乌、生草乌、玄胡各 500 克，栀子、地龙、乳香、没药各 250 克。上药研末，用陈醋、医用凡士林调成糊状，外敷患处，2 天后再换敷，痊愈为止。

备注：使用该散外敷，对局部皮肤有刺激性，少数患者敷药后如有皮肤发痒则应停止用药。

【荐方人】湖北蔡和益。

【出处】《亲献中药外治偏方秘方》。

蓖麻叶、七叶一枝花等治软组织挫伤 >>>>

配方及用法：蓖麻叶500克，七叶一枝花1000克，旱烟丝1000克，金盏银盘（又名方枝苦楝）1000克，鹅不食草1000克，山枝子1000克，两面针500克，厚香草头500克。以上均为干品，烘干碾细末袋装备用。根据损伤情况，如系关节或肌腱错位者，需先纠正关节位置及理顺肌筋后，按损伤范围的大小，取药粉适量，用酒、醋各半调药末成糊状涂于纱布或绵纸上，厚约0.5厘米，敷于患处，再用绷带包扎，每日换药1次。

功效：本方具有消肿散瘀快，止痛效果好，药源广，经济简便，无副作用等优点，适用于急性闭合性软组织挫伤、关节扭伤、热毒痈肿等。

【荐方人】广东陈培龙。

硼砂、土鳖虫等可治跌打损伤 >>>>

配方及用法：硼砂、土鳖虫、自然铜（醋淬7次，醋淬指将煅红透的药材迅速投入醋中待凉取出）、血竭各24克，木香18克，当归15克，桃仁9克，白术15克，五加皮（酒炒）15克，猴骨（醋制）15克，延胡索（醋炒）12克，三棱（醋炒）12克，苏木12克，五灵脂（醋炒）9克，赤芍9克，韭菜子9克，生蒲黄9克，熟地9克，肉桂6克，补骨脂（盐炒）9克，广陈皮（炒）9克，川贝9克，朱砂9克，葛根（炒）9克，桑寄生9克，乌药6克，羌活6克，麝香1.5克，杜仲（盐水炒）6克，秦艽（炒）6克，前胡（炒）6克，蛴螬6克，青皮（醋炒）6克。以上33味药，先取麝香、硼砂、血竭、自然铜分别研细，再将其余29味药共研成细粉，掺入麝香等细粉调匀，然后取黄米粉120克煮糊，泛药粉制丸如豌豆大，晾干，装瓶备用。每日3次，每次9克，用黄酒冲服。

功效：活血祛瘀，通经活络，消肿止痛，舒筋壮骨。对于一切跌打损伤、毒邪恶疮、风湿腰腿痛、四肢麻木、偏瘫，均有良效。

【出处】《佛门神奇示现录》。

用酸枣树根治各种皮肤损伤 >>>>

方法：取酸枣树根洗净泥土，剥取根皮切成小块，然后烘干，碾细成末备用。用药前先用毛巾蘸温水擦净皮肤损伤部位的污物，然后将所制的细末药粉撒在损伤部位，并用纱布包好。同时注意不要用水洗患处，保持其清洁与干燥。2天后，患部就会变干，结痂，随即痊愈。

【荐方人】四川吴隆杰。

【出处】广西科技情报研究所《老病号治病绝招》。

用麸醋热敷解痛方治跌打损伤 >>>>

配方及用法：麸皮1000克，米醋300毫升（或酌情定量）。将米醋均匀拌入麸皮内，分2次放锅内炒热，用布包扎后，于患处局部热敷，两包交替使用，每次热敷1小时左右，每日1～2次。

备注：使用中要注意不要烫伤，始用热度较高，可酌情隔垫软布。用后若醋量不足，可适当加入后再炒用。

【荐方人】山东宋会都。

【出处】《亲献中药外治偏方秘方》。

用透骨草等可治跌打损伤 >>>>

配方及用法：透骨草30克，刘寄奴30克，鸡血藤25克，桑枝 15 克，桂枝 15 克。将这 5 味药同放在一个容器里，加水适量放在炉上烧开，然后闭火。把患处放在烧开的药液上用蒸气熏，直到药水不太热。然后用药水洗患处，洗到药水凉了为止。下次继续用此种方法。每天 3 次，每剂药用 1 天，一般 2~3 天就能治愈。

【出处】《家庭保健报》（1997 年 3 月 7 日）。

用栀子、大黄等治跌打损伤 >>>>

配方及用法： 栀子、大黄各 30 克，冰片 150 克，芒硝 60 克，上药共为细末，备用。用时将上述药末用 75％ 酒精或醋或鸡蛋清调成糊状，贴敷患处，外用塑料袋覆盖，包扎固定，干后揭下。如肿胀未完全消退，还可继续敷用。

备注： 有伤口、流血者忌用。

验证： 新疆王志成，男，50 岁，工人。他说："有一次我下公共汽车，由于路滑跌倒，拉伤膝关节，当时疼痛难忍，不能活动，到医院检查是韧带部分断裂，医生说要打石膏，并需卧床休息 30 天。当时我没有同意，回到家后用本条方外敷治疗，4 小时后肿胀消退，疼痛消失，可以走路了，1 剂药还未用完就完全好了。"

【荐方人】河北张殿明。

【出处】《亲献中药外治偏方秘方》。

用仙人掌治外伤性红肿 >>>>

配方及用法： 新鲜仙人掌，生石膏（研末），两药比例为1：2。将仙人掌去皮、刺洗净，切碎捣烂，与生石膏调成糊状，装瓶备用。用时将药外敷于红肿处，以绷带包扎。每 8~12 小时换一次药。最快 4 小时见效，一般 2~5 天痊愈。

验证： 陕西姜旭峰，女，61 岁。她说："邻居王玲膝盖不慎摔伤，在医院治疗 20 多天没见效。我用本条方为她治疗，用药 1 次伤口就有好转，用药 2 次就完全好了。"

【荐方人】山东张启栋。

【出处】《当代中医师灵验奇方真传》。

用元寸、血花治跌打损伤 >>>>

配方及用法：元寸 1.5 克，血花 30 克，珍珠 3 克，牛黄 1.5 克，琥珀 6 克，藏红花 6 克，三七 9 克，高丽参 9 克，乳香（炒去油）3 克，没药（炒去油）3 克，冰片 1.5 克。上药共碾为极细粉末，过箩，装瓶备用。用时将少许药粉匀撒于患处，用拇指或鱼际处按摩患处，用力宜轻，逐渐加重，使药粉进入皮下即可。

验证：有一位患者，因走路不慎，扭伤右足，足踝关节筋伤，患处红肿疼痛，卧床治疗，经用中西药治疗月余未愈。后用此法治疗，7 天痊愈。

【出处】《中医杂志》。

用赤小豆治外伤血肿 >>>>

配方及用法：赤小豆适量。将赤小豆研成细末，用凉开水或凉茶水调成糊状敷在患处，其上隔一层塑料胶纸（以防止其中水分蒸发，结成干块），再在胶纸上敷上纱布包好。每日或隔日换药 1 次。

验证：治疗 60 例外伤血肿病人，经赤小豆粉调敷后，3 多数疼痛迅速缓解，2～3 天肿胀消失，肢体功能恢复正常。

【出处】《浙江中医杂志》（1989 年第 7 期）、《单味中药治病大全》。

用赤小豆治血肿 >>>>

配方及用法：赤小豆适量。将赤小豆研细末，用冷开水调成糊状敷患处。

功效：凡遇跌打血肿，用上法调敷，没有不愈者。

【出处】《当代中医师灵验奇方真传》。

跌打丸治刀伤感染 >>>>

配方及用法：跌打丸 1 个。将跌打丸压成饼状，贴敷患处，外用纱布包扎。

验证：治疗多例，1 次即愈。

【出处】《实用民间土单验秘方一千首》。

用鱼肝油治外伤 >>>>

配方及用法：取鱼肝油，按常规消毒处理伤口后，将鱼肝油丸剪破，取其油将创面完全覆盖，2～3 天后伤口即愈合，且不留疤痕。

验证：贵州刘振山，男，66 岁，退休。他说："我按本条方用鱼肝油治疗外伤获良效，用药当天痊愈。"

【出处】《中国老年报》（1996 年 2 月 17 日）。

用当归、丹参等治腰痛 >>>>

配方及用法：当归、丹参、续断、枸杞、枣皮各 15 克，苏木、乳香、没药、甘草各 9 克，杜仲 12 克，水煎服，每日 1 剂。

备注：胃溃疡或服药后胃部不适者，减去乳香、没药，加玄胡 15 克；慢性挫伤和复发者，加茴香、故纸。

验证：用此方临床治疗急慢性闪挫伤、腰痛 40 余年，治愈病人不计其数。用此方最少 2 剂，最多 6 剂治愈。服药后最早 2 天，最迟 4 天下床行走，7 天恢复正常。

【荐方人】湖北戴靖清。

【出处】《当代中医师灵验奇方真传》。

生麻黄、地龙等泡酒可治慢性劳损性腰痛 >>>>

配方及用法： 生麻黄 15 克，地龙 15 克，制草乌 15 克，熟附子 15 克，全虫 15 克，苏木 15 克，苍术 30 克，当归 30 克，细辛 10 克。上药共为细末，每 80 克药末泡于 500 毫升白酒（50 度以上）中，1 周后即可服用，服时摇匀。每次饮 15 毫升药酒，每晚 1 次，20 天为 1 个疗程。

验证： 近 10 年来，临床验证 207 例，屡用屡效。其中服 1 个疗程痛止者 19 例，2 个疗程痛止者 174 例，3 个疗程以上痛止者 13 例，服 3 个疗程以上无明显疗效者 1 例。

【荐方人】河南周培奇。

【出处】《当代中医师灵验奇方真传》。

扭伤

木香、小茴香等煎服治急性腰扭伤 >>>>

配方及用法： 木香、小茴香、延胡、红花、续断、泽兰、淮牛膝、甘草。水煎服，每日 1 剂。

功效： 行气活血止痛。气血瘀滞之腰痛症。症见腰痛如刺，痛有定处，拒按，转侧不利，舌紫黯或瘀斑，脉涩。多见于急慢性腰肌损伤、腰椎骨关节损伤、坐骨神经痛等属急性发病者（俗称闪腰）。

【出处】《医学文选》（1988 年）。

羌活、麻黄等治急性腰扭伤 >>>>

配方及用法： 羌活、麻黄、当归各 50 克，公丁香 100 克，独活、生附子、苍术、草乌各 20 克，升麻、半夏、川乌、白芷、姜皮、桂枝、菖蒲各 50 克。上药用香油 1500 克浸泡 7 日熬枯去渣，炼至滴成珠，下黄丹 3000 克，搅匀待冷，将肉桂、乳香、没药、大黄、青皮各 30 克研细粉加入和匀备用。外敷患处。

功效：祛风除湿，温经散寒，活血化瘀，通络止痛。

【出处】《疡医大全》。

牵牛子可治急性腰扭伤 >>>>

配方及用法：生牵牛子、炒牵牛子各 9 克，白酒适量，广木香、三七各 6 克。将生牵牛子与炒牵牛子一起研末，分成 4 小包。广木香与三七放入白酒内制成药酒液，冲服牵牛子粉。早饭前及晚睡前温服 1 小包，一般 2 天可愈。

【出处】《民族卫生报》（1996 年 10 月 26 日）。

杜仲、田七等泡酒治急性腰扭伤 >>>>

配方及用法：杜仲、田七、白术各 15 克，地龙 12 克，红花 10 克，当归 25 克，大活血 20 克，蕲蛇 12 克，红参 20 克，白芍 15 克，鸡血藤 20 克，熟地 25 克，川芎 10 克，黄芪 20 克，何首乌 20 克，党参 25 克，枸杞 20 克，远志 10 克，配白酒 2000 毫升制成药酒，过 5 ~ 6 天开始口服。每晚睡前喝 1 小杯，不会喝酒者可饮半小杯，亦可外擦。药酒服完再次加入白酒。

备注：该药方高血压患者不能使用。

【出处】《黑龙江老年报》（1995 年 12 月 10 日）。

蜈蚣、牛膝等治急性腰扭伤 >>>>

配方及用法：蜈蚣 1 条，牛膝 12 克，露蜂房 10 克，猪骨 250 克，川芎 10 克，田三七（冲）6 克，黄芪 25 克，桑枝 10 克，桂枝 5 克，地龙 10 克。每日 1 剂，水煎服，连服 3 ~ 5 剂。

验证：治疗 100 例，治愈（腰部疼痛及压痛完全消失，肌痉挛缓解，腰部活动正）95 例，好转（腰部疼痛及压痛明显减轻，腰部活动功能明显改善，生活能自理，但不能恢复原工作）5 例。服药最多 5 剂，最少 2 剂。

【荐方人】福建兰友明、兰义明。

【出处】《湖南中医杂志》（1997 年第 3 期）、《广西中医药》（1997 年第 4 期）。

姜大黄治急性腰扭伤 >>>>

配方及用法：生姜 60 克，生大黄 30 克，冰片 1.5 克。将生姜去皮、洗净、捣烂、挤汁，大黄、冰片研成细粉，再将各药加适量开水共调成糊状。使用前，先用葱白头 5 根，捣烂炒热，用布包好，在痛处揉擦至局部皮肤发红，然后将上药敷上，用敷料包扎，每天换药 1 次。

验证：治疗 32 例，2 ~ 3 天痊愈者 17 例，4 天痊愈者 13 例，5 天痊愈者 2 例。

【出处】《广西赤脚医生》（1976 年第 3 期）、《广西中医药》增刊（1981 年）。

用黄白酒治扭挫而致的腰痛病 >>>>

配方及用法：大黄、白芷、肉桂各 10 克，樟脑 2 克。上 4 味用好酒 150 毫升浸泡 1 日，于饭后服，每次 10 毫升，每日 2 次。

备注：若是因扭挫而致的腰痛，不管如何厉害，服下去可立竿见影；若因受寒而引起的腰痛，只要不发烧，也有效果。用以外搽，还可治冻疮。

验证：辽宁陈中仁，男，厨师。他说："村民郑贵芳在秋收时不慎将腰扭伤，疼痛难忍，弯不下腰，走路也很困难。当时买了三七片口服，未见明显好转。后经我用本条方治疗，服药当天就有明显效果，第二天又服 1 次，腰痛就好了。"

【荐方人】湖南丁子念。

吃生芋头治腰部扭伤 >>>>

配方及用法： 生芋头（即芋艿，有赤白两种，宜用白者）去皮，大者 1 枚，小者 2 ~ 3 枚，生嚼食之。若不愈，次日再食之，一般食 2 次可愈。初起食之尤为有效。生芋头嚼之味辛涩口，而闪腰者嚼食则无异味。

验证： 广西廖德明，男，54 岁，复员军人。他说："我不慎腰部严重扭伤，痛得不敢坐下，即使勉强坐下，需扶东西才能站起来。我用本条方治疗后，第二天便不痛了，试着挑东西，如同没扭过腰一样。"

【出处】《老年周报》（1996 年 9 月 14 日）。

凤仙花可治脚扭伤肿痛 >>>>

配方及用法： 取凤仙花（即指甲花）茎叶，要白色的，鲜的或干的均可（干茎叶应取阴干的，不可用晒干的），将其捣蓉用白酒调敷患处，效果颇佳。

备注： 干茎叶药效低弱，以用新鲜的凤仙花茎叶为佳。

【出处】《神医奇功秘方录》。

用荆芥、防风等治脚踝、手腕扭伤 >>>>

配方及用法： 荆芥、防风、桂枝、牛膝、木瓜、艾叶各 50克。用 3000 ~ 3500 毫升水将上药煮开，倒入盆内，趁热熏患处（盆口与患处用毛巾围住，便于熏蒸），待药液稍温后，将患处放入药液浸泡 10 ~ 15 分钟。每日早晚各熏泡 1 次。去冬今春，我们这里有三位离退休同志，在晨间活动时，由于不慎，相继发生扭伤，经我介绍此方治疗均已消肿止痛，效果满意。

【荐方人】河南杨静超。

用八角枫叶醋调敷治踝关节扭伤 >>>>

配方及用法： 八角枫叶适量。将上药研细末，与醋调和成糊饼状，外敷于患处，绷带外固定，每天换药 1 次。

验证： 李某，女，于某天下午 3 时下楼梯时右足不慎踏空，右踝关节过度内翻，致右踝关节青紫肿胀，疼痛敏感，行走不利，经 X 线摄片排除骨折，诊为右踝关节扭伤。即予上方治疗，次日换药即肿消痛减，再用 1 剂痊愈。

【出处】《浙江中医杂志》（1990 年第 2 期）、《单方偏方精选》。

用韭菜三七泥敷治足踝扭伤肿痛 >>>>

配方及用法： 新鲜韭菜 20 克捣成泥状，取三七片 5 片研粉，拌入韭菜泥中。先将伤处用冷水洗净，再用韭菜三七泥敷患处，外加塑料薄膜包好，一次敷 10 小时，以睡前敷为好。一般敷 3 ~ 4 次即愈。

【出处】《安徽老年报》（1996 年 10 月 30 日）。

乳香、草乌等可治扭伤 >>>>

配方及用法： 乳香 12 克，草乌 9 克，琥珀 7 克，红花 12 克，没药 12 克，甘草 10 克，丹皮 12 克，杜仲 10 克，花粉 10 克，牛膝 10 克，当归 10 克，骨碎补 9 克，血竭 10 克，肉桂 10 克，土鳖虫 10 克，三七 4 克，广木香 12 克，川羌活 10 克。将上药在松节油或米酒瓶内浸泡使用。跌打伤严重者，可外擦内服。内服有两法：①此 18 味药共研为细末，每次 9 克，米酒引服；②此 18 味药用酒水（各半）煎汤服。

【荐方人】 湖北马明。

栀子粉拌酒精外敷治扭挫伤 >>>>

配方及用法： 栀子粉适量，拌酒精外敷，包扎固定患部。

验证：治疗 407 例四肢扭挫伤患者，肿胀疼痛消失时间为 30 小时，肢体功能恢复时间平均为 5.1 天。

【出处】《中医杂志》（1964 年第 12 期）、《单味中药治病大全》。

外伤出血、外伤溃疡

铁线草治创伤出血 >>>>

配方及用法：将铁线草去掉枯老根茎和枯叶，取鲜嫩尖部晒干研细过筛备用。用时将药粉直接撒在创面，可立即止血止痛。每天换药 1 次。创口多则 7 天，少则 4 天即可生肌愈合。

【荐方人】四川朱厚银。

【出处】《亲献中药外治偏方秘方》。

紫金粉治刀伤 >>>>

方法：先将伤口洗净消毒，敷上紫金粉，再滴几点香油，包扎好，隔日换药 1 次，5 ~ 7 天伤口痊愈。

【出处】《安徽老年报》（1996 年 9 月 25 日）。

用生石灰、大黄治刀伤 >>>>

配方及用法：生石灰（陈久者佳）120 克，生大黄 30 克，同炒至石灰呈粉红色，大黄呈焦褐色，共研细粉备用。根据外伤创口大小取适量撒患处，覆盖消毒纱布，胶布固定，或用干净白布裹敷。

备注：上药研细末后应密封保存，防止受潮变质，影响疗效。

验证：陕西田万春说："一个刷漆工因铁锤误砸在手上，当时手肿得很大，在厂医院治疗 3 次未好。我揭开纱布，发现指甲已掉，并开始化脓。于是征得他的同意后，先给他消毒，然后用本条方制好的药粉为他包扎好，并嘱咐他不要着水，3 天后他说伤已经好了，也不用再上药了。我用此条方已治好 10 多人的跌打损伤，都非常有效。"

【荐方人】山东孙冠兰。

【出处】《山东中医》（1986 年第 1 期）。

冰片、白芷等可治刀伤 >>>>

配方及用法：冰片、白芷、黄丹、滑石各 6 克，红花、没药、乳香、生石膏粉各 9 克，麝香 0.3 克，薄荷 3 克（如无麝香，薄荷应减去）。上药晒干共研极细末，用有色玻璃瓶装好密封备用。保存得好，10 年后仍有效。

功效：止痛、杀菌、消炎。

【荐方人】江西曹祥生。

当归、汉三七治刀伤出血 >>>>

配方及用法：当归、汉三七各 3 克，老枣树皮 9 克，共研末，敷伤口。

功效：止血、结痂快。

【出处】《常见病特效疗法荟萃》。

地鳖虫、胆南星治破损流血 >>>>

配方及用法：雄地鳖虫 12 克，胆南星 15 克，血竭 15 克，没药 20 克，马钱子（炒）9 克，真龙骨 9 克，南红花 15 克，川羌活 9 克，螃蟹骨 9 克，当归 10 克，净乳香 30 克，防风 15 克，白芷 5 克，升麻 15 克，菖蒲 9 克，川芎 12 克，生大黄 30 克。上药合研细末，贮瓶备用。使用时根据损伤部位大小取适量药粉，用黄酒加醋调成糊状，涂绵纸上，厚薄均匀，敷贴患处。

验证：治疗患者几万人。对早期损伤，敷贴本方起效迅速。如对破损流血者，5 分钟可以血止痛缓，3 ~ 7 天可以肿消痛止。

【荐方人】江苏葛培基。

【出处】《当代中医师灵验奇方真传》。

花头地龙治外伤出血 >>>>

配方及用法：花头地龙（头颈部有道圈，体较小，以韭菜地里的为佳，用新瓦焙干）10克，马勃30克，赤石脂45克，煅龙骨10克，老松香45克，冰片适量。上药共研极细末，放瓷瓶内高压消毒后备用。用时先用冷开水清洗创口，再以此药粉撒于伤口，加压包扎。伤口较大或血流如注者，可将适量药粉放消毒纱布上直接用手将药压在伤口上，伤口渗血者，可随时撒药粉至血不外渗为止。隔一二日可打开查看，已结痂者不必加药，倘未结痂可在原药上加此药一层，包扎好。

备注：伤口已经化脓者，不宜用此药。

验证：用此药治疗外伤出血者不下千例，都是一经敷药，血止痛解，立见效果。大多是敷药1次，结痂痊愈。此药不仅能防止伤口溃烂，还可防治破伤风。

【出处】《中药科技报》（1989年11月26日）。

生白附子、羌活等可治外伤出血 >>>>

配方及用法：生白附子（制过的无效）372克，羌活、生南星、天麻、白芷、防风各31克。这是大剂量。小剂量如下：生白附子38克，羌活、生南星、天麻、白芷、防风各3克。将6味药在阳光下晒干，切不可用火烘干。晒干后，每样药分别研细末，各包标号，照方称准药量，将6味药末合起来共研细末，然后装入玻璃瓶内，用黄蜡封口，切勿漏气。遇到外伤出血时，急取此药干敷伤口，止血后用布包好伤口，以后不必打开，不用换药，数日伤口结痂痊愈。

备注：生白附子与附子是2味药，用法与效果完全不同，切不可混淆。但是生白附子如是制过的无效，在制药时一定要购生白附子。

【荐方人】广东黄世藩。

用白糖外敷法治外伤流血 >>>>

荐方由来： 1980 年冬，《参考消息》报刊登了阿根廷医生用白糖治疗创伤有奇效的报道。我从中受到启发，先后用此方治疗刀伤、擦伤 38 例，均在 2 ～ 3 日治愈，且愈后无伤疤。对化脓伤口，可先用冷开水洗净，再用药棉轻轻擦干水，敷上白砂糖包扎好（不能再打湿）即可。

验证： 新疆邢源恺，男，干部。他说："我老伴切菜时不小心，切破了手指，我用本条方为她治疗，果然有效，愈合迅速且不发炎，止血快。我自己划破手指也用此条方治好，效果显著。"

【荐方人】四川邓碧兰。

【出处】《农家科技》（1997 年第 12 期）。

仙鹤草、艾叶治外伤出血 >>>>

配方及用法： 仙鹤草、艾叶（端午艾为正品）。①用仙鹤草鲜叶打烂敷伤口，能立即止血，口嚼更佳。只用一次，不沾生水，不要换药，用净布包扎（不可用胶布）。如未伤及血管，药干时伤口即愈合。用药期间禁吃黄豆、虾、螃蟹。②用艾叶全草晒干制成粉外敷伤口，疗效可与使用云南白药媲美。

验证： 黑龙江韩某之妻因干活不慎将脚割伤，伤口长 1 厘米，流血不止，用此方治疗后，血立止。

【荐方人】江西郭宏开。

牛胆、石灰治外伤出血 >>>>

配方及用法： 牛胆 1 个，石灰 20 ～ 30 克。取石灰装牛胆内，以胆汁浸没石灰为度，置通风处阴干，去皮研末装瓶备用。遇各种外伤出血时，取少许敷伤口血立止。

验证：治疗各种不同程度的外伤出血 33 例，1 周左右痊愈，无疤痕。

【荐方人】湖南张冬兰。

【出处】《当代中医师灵验奇方真传》。

用仙人掌治外伤感染 >>>>>

方法：把家中种的仙人掌掰下几片来，去其刺，在蒜臼里捣成泥状，敷在感染处，用布包好，再套上塑料袋。

验证：四川丁光文说："我用本条方治疗外伤感染很有效。"

【荐方人】河南史好欣。

柳叶煮水治外伤感染 >>>>>

配方及用法：鲜柳叶或嫩芽洗净，加水煮 2 ~ 4 小时，过滤，再同法煎一次，合并 2 次煎液，浓缩成膏。患处酒精消毒后敷膏，每日 1 次。

验证：30 余例疖肿及外伤感染，轻者 1 次，重者 2 ~ 5 次治愈。

【出处】《常见病特效疗法荟萃》。

凤凰衣贴敷治慢性溃疡 >>>>>

配方及用法：凤凰衣（新鲜鸡蛋的卵膜）。溃疡创面常规处理，待肉芽水肿减轻，局部脓汁不多时，即可贴敷凤凰衣。按创面大小剪取凤凰衣，新鲜凤凰衣可直接贴敷，用 75% 酒精贮存的凤凰衣须用无菌盐水冲洗后贴敷。凤凰衣应单层平整敷于创面，若衣下有气体应驱尽，使之与创面贴紧。若创面较大，可在凤凰衣之间留有间隙；若创面不大但分泌物多或肉芽水肿，可在凤凰衣上开窗数个，以防渗液积存使凤凰衣漂浮而移位。贴紧后外敷无菌纱布，加压包扎。如贴敷成功，24小时后改暴露。如一次不能愈合，可隔2～4日换贴1次。

验证：所治38例均愈。换贴次数1～14次。

【出处】《中医杂志》（1987年第6期）、《单味中药治病大全》。

用锌皮压迫治外伤性溃疡 >>>>

配方及用法：锌皮。取锌皮一块（略大于皮肤溃疡之创面），锌皮边缘剪成圆形，并将锌皮覆盖面用刀轻刮，清水洗净后放锅内煮沸，消毒约10分钟，冷却后备用。使用前将创面常规消毒，去除分泌物，继之将锌皮压迫在皮肤溃疡创面上，用胶布打"十"字固定锌皮，然后覆盖纱布块，再以胶布固定。一般2天更换一次锌皮，原锌皮仍可利用，用时仍需用刀轻刮皮面，方法同前。

备注：旧电池外层锌皮亦可使用。

验证：临床治病30多例，病人均愈。

【出处】《新中医》（1989年第9期）、《单味中药治病大全》。

蜈蚣、全蝎治外伤性下肢溃疡 >>>>

配方及用法：蜈蚣（去头足）1条，全蝎3条，鸡蛋1个。上药焙干，共研细末，取鸡蛋开一小孔，纳入药末，搅匀，用面团包裹，放草木灰中烧熟食之。每天1次，每次1个，10天为1个疗程。上药分别研成极细末，混合装瓶备用。先将溃疡面用3%双氧水冲洗干净（无双氧水，用盐开水亦可），然后取适量药粉撒布于溃疡面即可。

验证：此方治疗外伤性下肢慢性溃疡10例，全部治愈。

【出处】《四川中医》（1987年第5期）、《单方偏方精选》。

颈椎病

葛根、丹参等治颈椎病 >>>>

配方及用法：葛根、丹参、白芍、威灵仙、防风各50克，川芎、乳香、没药、川椒、五加皮、桂枝、桑枝、荆芥、生甘草各20克，细辛3克，全蝎、蜈蚣各10克。将上药研为极细末，装入瓶内备用，每次服3克，黄酒或温开水送服。每日3次。

验证：用本方治疗颈椎病患者72例，其中治愈者6例，显效者4例，有效者3例。

全蝎、蜈蚣等治颈椎病 >>>>

配方及用法：全蝎9克，蜈蚣2条，鹿含草30克，乌蛇、当归、川芎、自然铜各15克。若上肢麻木疼痛较重者，加桑枝；若颈部强直疼痛重者，加葛根；若眩晕者，加地龙、钩藤、泽泻；若气候剧变时症状加重者，加汉防己、秦艽。将上药水煎，分2次口服，每日1剂。

验证：用上药治疗颈椎综合征患者19例，其中症状完全消失或其本消失者11例，主要症状显著改善者5例，服药15剂以上症状无明显改善者3例。服药最少者12剂，最多者60剂，平均36剂。

全当归、细辛等治颈椎病 >>>>

配方及用法：全当归、三七、红花各等量。将上药共研为极细末，过120目筛后，装瓶备用。用时，每次服3克，用黄酒或温开水送服。本方也可做成胶囊吞服，每粒重0.5克，每服4～5粒。每日3次。10天为1个疗程。

验证：用本方治疗各型颈椎病患者 95 例，其中治愈者 86 例，显效者 5 例，无效者 4 例。治愈的 86 例中，1 个疗程治愈者 32 例，2 个疗程治愈者 44 例，3 个疗程治愈者 10 例。

葛根、白芍等治颈椎病 >>>>

配方及用法：葛根、白芍、当归各 30 克，丹参、木瓜、生地、全蝎、川芎、桂枝、酸枣仁、乳香、没药各 10 克，细辛 3 克，生甘草 12 克。每日 1 剂，水煎分 3 次口服。

验证：用本方治疗颈椎病患者 113 例，其中治愈者 102 例，显效者 6 例，无效者 5 例。治愈的 102 例中，5 ～ 10 剂治愈者 42 例，11 ～ 15 剂治愈者 22 例。

用乌梢蛇、全蝎治颈椎病 >>>>

配方及用法：乌梢蛇 10 克，全蝎 10 克。将上述药物焙干研末等分成 8 包，首日上、下午各服 1 包。继之每日上午服 1 包，7 日为 1 个疗程，2 个疗程间隔 3 ～ 5 天。一般 12 个疗程可获效。

验证：治疗 60 例，痊愈（主要症状和体征消失或基本消失，恢复病前工作能力，经半年以上随访未复发者）27 例，好转（主要症状和体征基本消失，劳累后偶有不适，但不影响工作者）20 例，有效（主要症状、体征减轻者）11 例，无效（症状和体征均无改善者）2 例。

【荐方人】湖南刘艳。

【出处】《湖南中医药导报》（1996 年第 5 期）。

艾条灸治颈椎病 >>>>

方法：艾条灸，每次选用 4 ～ 5 个穴位，艾条悬起灸，每穴每次 5 ～ 10 分钟，或实按灸 5 ～ 7 次。每日或隔日 1 次，10 次为 1 个疗程。

当归、川芎等治颈椎病 >>>>

配方及用法：当归、川芎、桂枝、川乌、鸡血藤、红花各10克，白芷12克，苏木15克，仙鹤草9克。将上药共研细末，混合均匀后装入布袋内，并将袋口缝合备用。将药袋放在颈部，用细绳固定，白天用之，夜间摘掉。一般用此药袋治疗3～5天后，局部疼痛明显减轻，半个月可达到治愈的效果。如患腰腿痛时，将药袋固定在疼痛部位，同样可获得很好的疗效。

验证：黑龙江李殿臣，男，60岁。他说："本市教师王秋娥，女，患颈椎病已达5年之久，除颈部疼痛外，头后、后背和肩也疼痛，手麻木。曾做过牵引、按摩，也口服过颈复康、壮骨丸、骨刺消等药，但效果甚微。后来我用本条方为她治疗，1个月后痊愈。"

【出处】《老年报》（1996年4月18日）。

用头写"米"字治颈椎病 >>>>

荐方由来：友人朱某患颈椎病，到医院治疗多次，虽稍有好转，却未能治愈，常感到头晕，手臂发麻，肩背放射性疼痛。我曾在杂志上看到过某地有人用头部写"米"字的方法治愈了此症。于是将此法教给他。他认真习练，1个多月就治愈了颈椎病。

方法：先将两掌搓热，擦后颈和颈部左右侧，使整个颈部血流通畅。然后两脚并立，吸气时提肛收腹，头向后仰，同时两手在身后互握，逐渐用力向上提，呼气时放松还原。接着两脚与肩同宽站稳，两手叉腰，以头部带动颈部写"米"字，按笔画顺序写，做八个方位的旋转，共默数八拍，一横为两拍，一竖为两拍，其他四笔均为一拍，这样默数拍子是为了使动作有节奏。书写的动作要自如、连贯、缓慢、柔和，用力得当而柔中有刚。幅度要略大一些，两眼随笔画走，认清所写的"米"字。头部旋转时，笔画一定要到位，方能见效。画上10多个"米"字后，可以自由活动一下。每日早晚各做1次，工作间歇还可加做一次。

【荐方人】江苏俞晓明。

用电吹风温熨法治颈椎病 >>>>

方法：首先，自己以正坐位姿势，用左手先在颈部扪及压痛点，随后将右手握着的吹风机接通电源，将热风对着压痛点频频温熨，并使颈部做左右旋转、前后俯仰动作，再用左手指轻轻按摩压痛点。如熨时局部有灼热感，则可能电压偏高，或熨时过长，或吹风机距皮肤太近。为防皮肤灼伤，可关上开关，暂停操作，待灼热感消失后，续用前法，感到热风作用于皮肤的温度适宜，持续一刻钟左右即可。除炎热天气外，每天早晚按上法分别操作一次。

【出处】《老年健康》。

用点穴法治疗颈椎病 >>>>

方法：（1）选穴。所用穴位有4对：①腕骨穴，位于两手掌的外侧第五掌指关节和腕关节之间；②外关穴，位于两小臂的腕关节后三指，尺、桡骨的正中骨缝处；③肩井穴，位于两侧肩峰与第一胸椎棘突连线的1/2处；④风池穴，位于头后枕骨下方两旁的凹陷处。上述4对8个穴位在点穴时都有明显的酸胀感，可用此感觉寻找和定准穴位。

（2）操作。用拇指或食指尖端点穴。首先从腕骨穴开始，依次至外关、肩井、风池穴。在穴位上先施行由轻渐重的点穴按压法5～10分钟，再在穴位上做顺时针揉按10～15分钟。在进行点穴操作的同时，轻轻转动颈部，以增强点穴力度。

功效：点穴疗法依据中医经络学说制定，具有活血行气、舒筋通络和祛风镇痛的良好功效。

备注：此法好掌握，易操作，只要找准穴位，熟悉手法，不需求助他人，自己便可为自己施治。

验证：云南焦文智，男，76岁，离休。他说："代宝英患颈椎病多年，头不能转动，吃药无效。自从我用本条方为她进行穴位按摩后，已有好转，头能转动了。"

【荐方人】王诚祥。

【出处】《陕西老年报》。

枕小枕头治颈椎病 >>>>

荐方由来：我已年近花甲，10多年前就患了颈椎病，整天头晕，两手及肩都发麻，严重时晚上整夜不能睡觉，身体向左卧左侧手臂发麻，向右侧卧右侧手臂发麻，仰睡时两侧均麻。早上起来，双手不能握拳。我到医院就诊，拍了颈部 X 片，诊断为颈部骨质增生，颈椎弯曲消失，医生叫我做牵引治疗。那时每天工作很忙，没有时间天天去医院做牵引。一次偶然的机会，我在一份医学报刊上看到一篇报道用小枕头防治颈椎病的文章，抱着试试看的心理，照着做了一个小枕头，试用后效果真不错，不到 1 个月，我的颈椎病就好了不少，再过 1 个月双手基本不麻了，现在基本痊愈了。据说颈椎病在老年朋友中发病不少，我曾将此法介绍给好几位病友，疗效均不错。

病人仰面朝天，在颈下部放置一个 20 厘米 ×40 厘米大小的圆筒状枕头，使头稍向下垂，颈部过伸，起到牵引作用。可用棉花或木棉做芯，亦可用稻糠壳或荞麦壳做芯。如同时患有高血压，可购买川芎、白芷、丹参、菊花等量（够一个枕芯量），用槌将药槌碎一些，然后装入枕中。用棉花做的枕芯一定要包紧，不宜太软。开始使用时觉得不舒服，只要坚持每晚使用，逐渐就会适应了。在发病时，用此法可使症状减轻，以至消失，无症状时可预防发病。

【出处】《老年春秋》。

用黄豆枕头治颈椎病 >>>>

方法：将 2500 克左右的黄豆晒干拣净后，装进一个用布缝好的口袋里，把口袋当枕头用。

验证：湖北朱达银，男，50 岁，维修工。他说："有一次我患了颈椎病，没有用任何药物，而是用本条方治疗，用了 7 个晚上，颈椎病就好了，所有症状全部消失。"

【荐方人】河南白保国。

用转体摆臂后瞧法治颈椎病 >>>>

荐方由来：我患颈椎病 20 多年，也到不少大医院治疗和按摩过，但效果不佳。随着年龄的增长，颈椎病越来越重，也就无心治疗。看了去年 12 月份《验方集锦》专栏里的《转体摆臂往后瞧治肩周炎和颈椎病》一文，我就按照其方法步骤进行锻炼，不到 1 周病情便好转。我还把这个方法介绍给其他人，其他人照此方法来做，都有明显效果。

【荐方人】河南亢明阳。

【出处】《老人春秋》（1997 年第 4 期）。

枕水枕头可治颈椎病 >>>>

荐方由来：美国约翰·霍普金斯医院最近完成的一项研究表明，水枕像水床一样，对健康有奇妙功效，可以帮助颈椎间盘突出、颈椎骨质增生等颈椎病患者减轻疼痛，尽快入睡。

该院专家让 20 名男患者和 21 名女患者先睡 1 周普通软枕头、2 周圆柱形枕头后，再睡 2 周水枕头，结果发现：水枕头可使患者的睡眠质量明显提高，并使其每天起床后颈部疼痛程度减轻。有关专家指出，全世界 35%～80% 的人一生中会遇到各种颈部疼痛症，选择合适的枕头则是减轻颈部疼痛最简捷、最有效的办法。水枕的制作十分简便，只需在一个可调节水量的长方体水袋上覆盖大约 10 厘米厚的蓬松人造纤维即可。

【荐方人】吕晓春。

【出处】《晚晴报》（1997 年 7 月 22 日）。

白花蛇、麝香等治神经根型颈椎病 >>>>

配方及用法：白花蛇 10 克，麝香 1.5 克，肉桂、乳香、没药、川草乌、川椒、白芥子各 5 克，冰片少许。先将白花蛇焙黄，乳香、没药去油后，再同上药共为细末，装瓶备用。用时在胶布上撒药粉少许，贴于颈部压痛最明显处。同时配服：葛根、威灵仙各 30 克，全虫 6 克，透骨草、仙灵脾、白芍、狗脊、鸡血藤、木瓜各 15 克，桑枝 10 克，青风藤 12 克。

验证：治疗 93 例，经治疗 3 个疗程，痊愈 45 例，显效 24 例，有效 15 例。

【出处】《百病奇效良方妙法精选》《实用专病专方临床大全》。

用威灵仙乌蛇饮治颈椎腰椎增生 >>>>

配方及用法：威灵仙 30 克，乌蛇 1 盘（去头，重 20 克左右），丹参、木瓜、狗脊、秦艽、当归、姜黄、补骨脂各 15 克，苏木、花椒各 10 克。煎 3 次，混合药液，分别在早 8 时、下午 3 时及晚上 12 时服用，每天 1 剂。颈椎骨质增生加葛根 15 克，腰椎骨质增生加骨碎补 15 克。

验证：文某，男，50 岁，教师。3 年前自觉头痛项强，左臂时感麻木不舒。近半年来症状加重，伴头痛恶心，时欲呕吐。X 线片示颈椎变直，椎间隙变窄，第 6 颈椎椎体后缘有唇样骨质增生。给予威灵仙乌蛇饮加葛根 15 克，用 7 剂后症状明显改善，继服 12 剂症状大减。为巩固疗效，嘱服骨刺片 30 天，后随访无任何后遗症。

【出处】《陕西中医》（1992 年第 6 期）、《单方偏方精选》。

睡觉不枕枕头治颈椎增生病 >>>>

荐方由来： 我患有颈椎（2 ～ 3 节颈椎）骨质增生，头痛、头晕，十分痛苦，吃药、打针无明显效果。后经朋友介绍一种"睡觉时不枕枕头"的方法，我照此法坚持 1 个月，病即痊愈。

验证： 山东田淑秀，女，50 岁，农民。她说："我去年冬天患颈椎病，用本条方治好了。"

【出处】《晚晴报》（1997 年 8 月 2 日）。

腰椎间盘突出

用雷公藤、牛膝等治疗腰椎间盘突出症 >>>>

配方及用法： 雷公藤、牛膝各 15 ～ 30 克，龙须藤、白芍、熟地、肉苁蓉各 20 ～ 30 克，青风藤、海风藤、狗脊各 30 克，蜈蚣 2 ～ 4 克，杜仲、地龙各 15 ～ 20 克，制乳香、没药各 12 ～ 15 克。以上为基本方，可根据患者病情及身体状况加减。每日 1 剂，早晚各一煎，饭后服，15 天为 1 个疗程。

验证： 浙江傅兆兴，男，49 岁。他说："沈雪松患腰椎间盘突出症，在镇医院和县医院治疗无效，到骨伤科医院治疗仍不见效，前后共花费 500 多元。我知道后告诉他用本条方治疗，他服药 10 剂即感觉好转，后再服 10 剂，基本痊愈。"

【荐方人】 江苏蔡俊。

【出处】《当代中医师灵验奇方真传》。

伸筋草、透骨草等可治腰椎间盘突出症 >>>>

配方及用法： 伸筋草、透骨草各 15 克，五加皮、海桐皮、刘寄奴、红花各 10 克，苏木、川断、黄柏、牛膝各 6 克。将上药装入纱布袋内，每次 2 包。每包加入白酒 10～15 毫升，置入空罐内盖好，放入水中炖热。先取一包热敷患部，凉后再换一包热敷 40 分钟，1 个月为 1 个疗程。

备注：皮肤病或溃破者勿热敷。

验证：林某，男，58 岁。患腰椎间盘突出症，经多家医院治疗无效，后用本条方治疗，症状逐渐消失，1 个月后痊愈，又巩固治疗 1 个月，5 年未见复发。

【荐方人】福建陈水成。

【出处】《亲献中药外治偏方秘方》。

用白面酒糊治腰椎间盘突出 >>>>

荐方由来：有一次，我突感腰痛难忍。此时想起在 1968 年我患过腰椎间盘突出症，经一位老太太指点，用白酒和白面在腰部连续糊了五昼夜，症状消失，解除了痛苦。此次仍用此法在患部涂糊白面酒糊，昼夜不停，面干了更换接着糊，三四天后，痒得难受。为防手挠感染，用火罐拔，拔完再糊，糊完再拔，连续治疗半个月，疼痛症状消失。

验证：四川杨仁玉说："杨玉芬，女，于 1998 年 8 月腰部突然疼痛难忍，不能走路，卧床翻身都得爱人帮忙。到县医院拍片，确诊为腰椎骨质增生。10 月初让我治疗，我用本条方为她治疗 5 天就不痛了。后又连续治疗半个月，活动完全自如，又能参加劳动了。"

【荐方人】辽宁王景春。

用拍捶及沉腰法治腰腿痛 >>>>

荐方由来：腰腿痛酸麻，叫人地上爬。我的病严重的时候，令我坐立不安，走不了路。X 线摄片后，怀疑我椎管内异物增生。我自己平时用手掌拍拍腰部，用拳头捶捶腰椎，用力适中，轻了作用不大，重了不利于内脏，以此改善血液循环，帮助神经系统的正常工作。接着身体俯卧床上，胸部和大腿部垫放枕头，枕头数量视病情而定，重少轻多。腰部必须放松下沉，坚持数分钟直至更长时间。

病体好转，就下床做。在胸部和大腿部放两个凳子，身体俯卧，腰部放松腾空下沉，沉腰时间根据身体耐受情况增减。身体康复后，如有能力，还可以轻轻上下弹动腰部。

经过长期努力，我明显感到腰腿舒展灵活，轻松自如。有时照照镜子，似乎感到腰背笔挺，神气了许多。根据中医理论，腰背部有许多重要穴位，如肾俞、命门、腰眼、阳关等，通过拍捶、推拿、按摩、沉腰、弹动等方法，可促进人体气血畅通，舒经活络，脏腑强健，使突出的椎间盘恢复正常，令下肢的酸痛麻木逐步消失。

【荐方人】金荣。

【出处】《鲞生报》（1997 年 9 月 2 日）。

金钟花根、生地等治腰椎间盘突出症 >>>>

配方及用法： 金钟花根、生地各 500 克，鸡血藤 250 克，杜仲、桂枝各 200 克，白酒 5 升。将药入白酒中浸泡 7 天。饮白酒，每次 10 毫升，每日 3 次，逐渐增量，至四肢有麻木感为佳的治疗量，以此为限，服 1 周后逐渐减量至维持量（每次 10 毫升，每日 3 次）。

验证： 治疗 10 例均见效。

【荐方人】吉林刘素云。

【出处】《当代中医师灵验奇方真传》。

骨质增生

川芎、没药等外敷治骨质增生 >>>>

配方及用法：川芎、没药、乳香、红花、白芍各60克，草乌、川乌、防己、杜仲、川续断、牛膝各30克，羌活、白芷、干姜、秦艽各20克，冰片3克。若伴颈椎病和高血压者，去白芷、干姜，加葛根、透骨草各20克；若腰酸痛者，加鸡血藤、狗脊各20克。将上药共研为细末，用陈醋和白酒各半调药末成糊状外敷患处，每日换药1次。1周为1个疗程。

验证：用本方治疗骨质增生患者200例，其中治愈者185例，显效者10例，好转者3例，无效2例。

川芎末醋调外敷治骨质增生症 >>>>

配方及用法：川芎末6～9克，山西老陈醋适量，药用凡士林少许。将药末加老陈醋调成浓稠糊状，然后混入少许药用凡士林调匀。随即将配好的药膏涂抹在患者增生部位，涂好后盖上1层塑料纸再贴上纱布，用宽胶布将纱布四周固封。2天换药1次，10次为1个疗程。

验证：经治20例，其中颈椎骨质增生9例、肱骨外上髁骨质增生7例、腰椎骨质增生2例、脚跟骨质增生2例。经治疗后自觉症状消失者13例、好转者5例，有2例在敷药中出现局部灼痒、起丘疹，停止治疗。治疗次数最多18次，最少7次。

生川乌、川芎等治腰椎骨质增生 >>>>

配方及用法：生川乌、川芎、樟脑各15克，细辛、小牙皂各5克，制马钱子、仙灵脾、石猴子、甘遂、芫花各10克，威灵仙、穿山龙各 20 克。上药共研末，用陈醋浸透，装布袋内缝牢，摊在患处，然后用热蜡袋放在布药袋上加热，使药物向肌骨渗透，保持约 3 小时，热消后连药袋取去。每日 1 次，连用 5 天换药一次，15 天为 1 个疗程。

验证：山东唐功晓，男，农民。他说："我表哥 52 岁，1998 年突患腰痛，干农活除草时需爬着进行，经市人民医院确诊为腰椎骨质增生。我用本条方为他治疗 1 个月，就什么活都能干了，共花费几十元钱。"

【荐方人】江西华尚福。

威灵仙、肉苁蓉治足跟骨质增生 >>>>

配方及用法：威灵仙 15 克，肉苁蓉 15 克，熟地 15 克，青风藤 15 克，丹参 15 克。上肢麻、痛者加姜黄 10 克；下肢麻痛加怀牛膝 10 克。每天 1 剂，煎 2 遍和匀，每日 2 次分服。或研末炼蜜为丸，每粒 10 克，每服 1 粒，每日 2 次。

功效：主治颈椎、腰椎及足跟骨质增生，老年骨关节炎疼痛等。

粉葛、秦艽等治骨质增生症 >>>>

配方及用法：粉葛、秦艽、威灵仙、当归各 20 克，白芍 30 克，延胡、制川乌、独活各 10 克，蜈蚣 3 条（去头足），天麻 6 克（为末吞服）。若偏寒者，加桂枝、细辛、白芥子、制附片、淫羊藿；若偏热者，酌加板蓝根、银花、连翘；若偏湿者，酌加茯苓、薏苡仁、苍术；若气虚血滞者，加入党参、丹参；若肾虚者，加枸杞子、巴戟。将上药水煎，分 2～3 次口服，每日 1 剂。

验证：用上药治疗颈椎骨质增生患者 257 例，其中痊愈 223 例，显效 22 例，有效 12 例，无效 5 例。

蜈蚣等治骨质增生 >>>>

配方及用法：蜈蚣 10 条，白僵蚕、白芷、全蝎、生川乌、生草乌各 50 克。将上药共研为极细末，装入瓶内备用。用时，取适量药粉加白酒调成糊状，外敷于骨质增生处。每日换药 1 次，至痊愈为止。

验证：用本方治疗骨质增生患者 121 例，经换药 5 ~ 8 次后，其中治愈者 116 例，显效者 4 例，无效者 1 例。愈后经 1 ~ 2 年追访，均未见复发。

当归、白芍等外敷治骨质增生 >>>>

配方及用法：全当归、白芍各 40 克，川芎、炒艾叶、地龙、炙川乌、五加皮、木通、川花椒、萆薢、防风各 30 克，生姜汁100 毫升，陈醋适量，冰片 5 克。将上药共研为极细末后，加入姜汁、陈醋成糊状，贮瓶内备用。用时，以此药糊敷患处，每日换药 1 次。1 剂药一般可用 2 ~ 3 天。2 剂药为 1 个疗程。

验证：用本方治疗骨质增生患者 65 例，经用药 1 ~ 3 个疗程后，治愈者 61 例，显效者 3 例，无效者 1 例。

用陈醋搓可治腰椎骨质增生 >>>>

荐方由来：我老伴 60 岁，患腰椎间盘骨质增生 20 余年，疼痛难忍，经多方治疗效果不佳。1996 年 9 月《晚晴报》登载了"用陈醋搓治骨质增生"的方法，我看后认为该方法简便易行，就买了一瓶山西陈醋，在老伴骨质增生部位早晚各搓 1 次。用此法 1周后，老伴腰痛明显减轻，半个月后基本痊愈，1 个月彻底治好。

方法：先用热湿毛巾拭干净患处，然后将 2 ~ 3 汤匙醋倒在一个小碗里，先用手指蘸醋涂患处，接着用手掌由轻到重地来回搓，觉着发黏发干时，再涂再搓，直至把醋搓完；再用一块塑料布盖上，用拳头轻轻打 2 ~ 3 分钟，将塑料布取下，用热湿毛巾拭干。

验证：四川陈上琼，女，72 岁。她说："我老伴患腰椎骨质增生症，我用本条方为他治疗 20 多天痊愈。"

【荐方人】辽宁刘立埠。

用蝲蛄酒治腰椎骨质增生症 >>>>

荐方由来：我是一名退休工人，几年来经常腰痛，翻身困难，在县医院确诊为骨质增生。各种药吃了不少，总不见好。后来有一位朋友告诉我一个验方，我服用 3 剂就好了，现在什么活都能干。

配方及用法：7 个活蝲蛄（河里有）用 500 毫升白酒（60 度）泡 7 天后饮用，每天 3～4 次，每次饮 1 大口即可。

【荐方人】辽宁刘万江。

用醋拌钢末治脊椎增生症 >>>>

方法：收集锯钢落下的钢末，用水洗净油污，放在铁锅内炒红，倒出摊凉至呈蓝色。取 1 千克炒过的钢末倒入 50 毫升醋（越陈越好）中，然后装入布袋（钢末与醋占布袋的 1/3）用两手揉搓，使醋拌匀，钢末发热，再搓约 10 分钟即可捂患处。把布袋拍平，垫一块塑料布，放在布上，用患处压住布袋。最好用毛巾裹住布袋，以免烫伤。一次捂 6 小时，每天 1 次，连捂 7 天。每次都要用新炒钢末。如果脊椎增生节数多，应增加钢末和醋的用量。

验证：内蒙古赵桢，男，66 岁，农民。他说："刘德林患腰椎骨质增生 12 年，增生压迫神经疼痛难忍，直不起腰。在医院多次治疗无效，病情越来越重。到大医院治疗，花掉 8000 余元也不见效。又去北京诊治，医生说需手术切除。他因年老体弱，怕下不来手术台，非常担心。我用本条方为他试治，敷药 6 天，腰不痛了，腿也不酸了，行动自如，患了 12 年的顽疾彻底告愈。后来我又用此条方治好 4 名骨质增生患者，都是敷药 6 天痊愈。"

【出处】广西科技情报研究所《老病号治病绝招》。

用铁粉、红花治髌骨增生症 >>>>

荐方由来：我老伴前几年髌骨后侧上下缘均发生骨质增生病变，走路困难，坐卧时有阵痛感。曾多次服用中西药，收效甚微。近日觅得一偏方，用后收效良好。

配方及用法：铁粉 250 克，红花 5 克，用好醋 50 毫升滴入拌匀，装入布袋中。待铁粉升温至 30℃左右时，放在患处热敷约 3 小时。每日 1 次，连续三五次即可见效。热敷总次数多少，可视具体病情而定。

【荐方人】河北王占英。

用红花、当归治骨质增生 >>>>

配方及用法：红花 60 克，当归 80 克，制何首乌 60 克，鸡血藤 80 克，乌梅 60 克，50 度以上白酒 2500 毫升。将上药制为粗末，入绢袋盛之，把口扎紧，浸入酒中，20 天后取药酒饮之。每日早晚各 1 次，每次 20～30 毫升，最大量不超过 50 毫升。

验证：山东衣玉德，男，60 岁，农民。他说："我兄弟衣玉强患骨质增生，腰部有三节椎骨增生，突出很高。我看见很吃惊，真是太严重了，而且脖子还歪向一边，走路非常吃力。经医院诊断是严重的骨质增生，用一次药就花 370 多元，并且效果还不理想。后经我用本条方为他治疗，病情大有好转。"

【出处】《安徽老年报》（1995 年 11 月 8 日）

仙灵脾、鹿衔草等治骨质增生症 >>>>

配方及用法：仙灵脾、鹿衔草、鸡血藤各 30 克，骨碎补、木瓜各 15 克，桂枝、细辛各 5 克，熟地、当归、鳖甲、龟板、甘草各 10 克。每日 1 剂，水煎 2 次，分服。发于颈椎者加葛根 10 克，发于腰椎者加附片 5 克，发于膝者加怀牛膝 10 克。

验证： 临床观察 88 例，疗效颇佳。

【出处】《古今名医名方秘方大典》（1993 年第 1 版）、《实用专病专方临床大全》。

用活蚯蚓加糖涂患部可治肘关节骨质增生及肿胀 >>>>

荐方由来： 卫某，男，58 岁。两肘关节肿胀疼痛，局部肿胀高出皮肤 1 厘米，两手无力拿住饭碗，手指无力抓棋子，两肘关节不能做伸、屈、旋转运动，经 X 线摄片诊为肘关节骨质增生，骨齿有 1.6 厘米长。经服骨刺丸 3 个月无效。取活蚯蚓数条，加白糖适量，使其化为黏液，涂敷患处，覆以干净白纸，纸外再包白布，用烙铁加热至适当温度，反复熨烫，直到黏液烫干为度，每天 2 次。治疗 20 天肿胀明显消退，疼痛减轻。治疗 6 个月后肘关节功能完全恢复，活动自如，X 线摄片复查显示骨齿全部消失。

【出处】《浙江中医杂志》（1985 年第 7 期）、《中医单药奇效真传》。

足跟痛、足跟骨刺

用仙人掌治足跟痛 >>>>

配方及用法： 取鲜仙人掌一片，两面的刺用刀刮去，然后剖成两半。将剖开的一面敷于脚疼痛处（冬天可将仙人掌剖开的一面放在热锅上烘 3 ～ 4 分钟后趁热敷），外面用胶布固定，经 12 小时后再换另半片敷，2 ～ 3 周症状全部消失。晚上贴敷较好。

备注： 治疗期间应穿布鞋；应适当活动，使气血经络疏通，利于疾病早愈。

验证： 江苏李猛，男，他说："我县赵思英，女，51 岁。2 年前她脚后跟长骨刺（骨质增生），非常疼痛，不能走路。曾四处寻医治疗，效果均不理想。后来镇医院准备为她施行手术治疗，由于她害怕动刀，迟迟未下决心。最后我向其提供本条方，经2周治疗痊愈，分文未花。"

【荐方人】陕西周熙平。

【出处】广西科技情报研究所《老病号治病绝招》。

用芥面醋敷治足跟骨刺 >>>>

方法： 取两小匙芥末面，放入小碗中，慢慢倒入9度米醋（不要用醋精勾兑的或假米醋），用竹筷子调匀成糊膏状，然后摊在长30厘米、宽15厘米的棉布一端，厚度为0.3～0.5厘米，再将棉布对称折叠，把糊膏夹于棉布中间敷在足跟骨刺患处，外用塑料薄膜包好，用布条扎紧。约30分钟敷处有温热感，继续敷30～40分钟后取下，热敷后皮肤呈浅红色，不会灼伤。2天热敷1次，一般7～9次痊愈。此方法经济简便，无任何副作用，见效快。

【荐方人】黑龙江孙登瀛。

用热醋浸脚法治足跟痛 >>>>

荐方由来： 我患足跟痛多年，用醋（米醋也可）1000毫升适当加热，将脚浸在热醋中约50分钟，醋温下降后再适当加热，这样连续浸泡1个多月，我的足跟痛竟治好了，上街行走也不觉得痛了。另外，我还长期患脚气病，每到晚上睡觉时奇痒难忍，这次用热醋治足跟痛的同时，我意外发现多年的脚气病也治好了，至今没有再犯。

验证： 福建李金祥，男，63岁，教师。他说："我爱人左脚有骨刺，脚踏地足跟就很痛，我让她用本条方治疗，但是她不相信，一心想去医院。她的哥哥是医生，得知后让她用药膏敷，结果脚都肿了，也没有治好。我坚持用此条方为她治疗，20多天后，脚跟就不痛了。"

【荐方人】河南陈玉珍。

食醋熏蒸治跟骨骨刺 >>>>

配方及用法： 新砖一块，在火上加热至发红后放于一瓷盆内，将食醋 2500 毫升泼于砖上，然后将患足置于其上并以小棉被覆盖进行熏蒸，直到蒸气消散为止。每日 2 次。

验证： 治疗 104 例，其中治疗 1 周足跟疼痛消失的 34 例，2 周消失的 54 例，3 周消失的 12 例。另 4 例治疗 4 周，疼痛消失和减轻的各 2 例。

【荐方人】河南秦化鹏。

用长头发治老年足跟痛 >>>>

方法： 将长头发握卷，压在布鞋后底内，每次踏 1 周再换头发，一般 1 个月左右可愈。

验证： 许霞，女，78 岁，农民。1994 年 10 月就诊，自诉 1 年前因劳动出现右足跟痛，影响行走，以后稍劳动疼痛即加重，用人发垫脚跟一个半月痊愈。

【荐方人】河南郑春来。

用荞穗、防风等治足跟痛 >>>>

配方及用法： 荞穗、防风、蝉蜕、透骨草、川椒、乳香、没药、天虫各 3 克。上药共研细末后，装入小薄布袋中，用胶布或布带捆绑固定在脚后跟上，或固定在袜子后跟上，24 小时不离脚。10 天左右即可痊愈，男女皆宜。

上述药量，仅是一只脚的用药，如双脚痛，药量要加倍，用同样方法治疗。

【荐方人】辽宁孙占林。

【出处】《辽宁老年报》（1997 年 3 月 26 日）。

用蒸豆腐熏脚法治足跟痛 >>>>

荐方由来：几年来我没什么大病，就连感冒也没得过。但是不知什么原因，我的脚突然不能走路了，一走路脚后跟就会钻心似的疼。喜欢运动的我，怎么能耐着性子待在家里呢？怎么办？去看医生。医生说，这种病是一种老年人的顽症，只能吃点药止痛，在家里走一走，但时间不要太长。天哪！怎么会得这种顽症呢？我非常苦恼，甚至对生活失去了信心。正在这时，有一位朋友告诉我悦，用蒸豆腐就能根治脚后跟痛。我按她说的办法，把老豆腐蒸透了，取出放在脚盆里，先将脚放在豆腐上方熏，等豆腐不太烫的时候，再把脚踩下去。豆腐凉了再热。如此反复做了 5 天，脚就不痛了。我用这个方法治好了脚跟痛，至今没有复发。

验证：广西韦绍群说："我家附近有一人患脚跟痛 2 年无法下床走路，我用本条方给他治好了。"

【出处】《老年天地》（1995 年第 7 期）。

喝杞果酒可治足跟骨刺 >>>>

荐方由来：我左脚后跟痛，拍片诊断为骨质增生，多次治疗无效。后来一个街坊说了个单方：杞果 50 克，白酒 500 毫升，泡一星期后服用。每天 3 次，每次 1 盅。我抱着试试看的态度，用了 1 剂，病就好了。几个月后，右脚跟又痛，我又服了 1 剂即愈。

验证：山东尹逊田，男，57 岁，教师。他说："我左足跟痛，在医院确诊为足跟长骨刺。曾多次服用骨刺片、壮骨关节丸等，一直未能治愈。后来用本方服药 2 剂，只花 20 多元钱，就将我患了五六年的足跟痛治好了。"

【荐方人】河南康振声。

【出处】《老人春秋》（1997 年第 4 期）。

木瓜、牛膝等可治脚跟骨刺痛 >>>>

荐方由来：我患脚后跟痛病已有 10 余年之久，疼起来不能走路。经医院拍片检查，确诊为骨质增生（右脚后跟内长有 3 根骨刺）。用多种方法治疗都无济于事，非常苦恼。后得一方，即用木瓜、牛膝、灵仙、海桐皮各 10 克，螃蟹 500 克，米醋 500 毫升，先将螃蟹去脐（即腹部），不去盖，捣碎用布包住滤汁于砂锅内，然后与米醋和药一并煎熬。过滤后，每天早晨空腹喝一大酒盅，开水冲服。服 3 剂就治好了，2 年没有再疼过。

验证：广西沈宣耀，男，医师。他说："沈纪琳患右侧足跟疼痛 1 年多，每行数十步，就要停一阵才能再走，非常痛苦。曾在县人民医院确诊为右足跟骨质增生，经多方治疗无效。后来用本条方连服 20 剂，只花 60 元钱，1 个月后即能站立行走如常人。"

【荐方人】河南张承德。

【出处】《老人春秋》（1997 年第 9 期）。

用双白防风治足跟骨刺 >>>>

配方及用法：白芷、白术、防风各 10 克。取棉布一块，将上三药包起，放入食醋内浸泡 10 分钟，将电熨斗接通电源，夏天 3 分钟、冬天 6 分钟即离开电源。此刻病员取俯卧位，把药包放在患处，随即将电熨斗平压在醋药包上，持续 15 ~ 20 分钟即可。每日早晚各 1 次，连续用 6 ~ 12 次疼痛即除。治足跟骨刺用加温的醋浸泡药包 10 分钟，取砖头一块，在平面上拓出一凹窝，放炉火中烧红，离火源后向砖的凹窝里倒食醋 100 毫升，再把醋泡的药包放在醋砖上，随将患足骨刺部位踏在药包上约 20 分钟即可。每日早晚各 1 次，每次用 1 剂，连用 6 ~ 12 剂疼痛即除。

验证：治疗腰椎增生及足跟骨刺 180 例，治愈（用上方法 6 ~ 12 次，临床症状消失）96 例，好转（用上方法 6 ~ 12 次，临床症状明显改善）84 例。

【出处】《当代中医师灵验奇方真传》。

荆芥、千年健治足跟骨刺 >>>>

配方及用法：荆芥、千年健、苍术、银花、地骨皮各30克，连翘、防风、甘草各20克，追地风50克，官桂40克。用此方剂浸泡（温水）足跟，或将药研成细末，用酒搅匀贴患处。

【荐方人】河北刘振惠。

皂荚血余汤治足跟痛 >>>>

配方及用法：皂荚、血余（布包）各100克。将上药加水2000毫升，煎至1500毫升，烫洗浸泡患处（注意水温适度，以免烫伤）。每日1～2次，10日为1个疗程。

备注：用本方治疗各种原因引起的足跟痛，对于无骨刺形成的足跟痛可以彻底治愈，对于有骨刺形成的足跟痛，虽然根治不了骨刺，但可以缓解疼痛，改善症状。

【荐方人】山西赵玉林。

【出处】《当代中医师灵验奇方真传》。

鲜川楝叶、红糖制膏敷可治足跟痛 >>>>

荐方由来：患者徐某，女，76岁，1985年11月8日初诊。患足跟痛，反复发作10年余，每年发作一两次。近来又复发，举步艰难，足跟拒按，不红不肿。即用鲜川楝叶60克，红糖适量，混合捣成膏状，外敷足跟，24小时更换。敷1次疼痛减轻，敷2次疼痛消失，行走如常，半年未复发。

【出处】《四川中医》（1987年第2期）、《中医单药奇效真传》。

用川芎药袋垫鞋治足跟骨刺痛 >>>>

配方及用法：川芎45克，研成细末分装在用薄布缝成的布袋里，每布袋装药末 15 克。将药袋放在鞋里，直接与痛处接触，每次用药 1 袋，每天换药 1 次。3 个药袋交替使用。换下的药袋晒干后仍可再用。

【出处】《四川中医》（1989 年第 3 期）、《单方偏方精选》。

骨折

旋覆花白糖治骨折 >>>>

配方及用法： 旋覆花 15 克，白糖 31 克（按伤部大小加减）。将旋覆花研为末，和白糖放入锅内，加适量水熬成浓膏，涂于筋断处，10 日后解开，视筋断处两头各生一小疙瘩，再敷 20 日即完好如初。

【荐方人】湖北张松岩。

【出处】广西医学情报研究所《医学文选》。

双乌、附子治锁骨骨折 >>>>

配方及用法： 川乌、草乌、附子、姜黄、桂枝、白芷、山栀、黄芩、细辛各 20 克，乳香、没药、儿茶、土鳖虫、自然铜各 15 克，三七、血竭各 25 克。上药共研细末，凡士林调外敷，胶布固定后外用毛巾固定（先将 2 条毛巾做成 2 个略大于肩周径的圈，将毛巾圈分别套入双肩部，嘱患者双手叉腰挺胸提肩，术者站在患者背后拉紧毛巾圈，用 2 条短布带将毛巾圈的上部及下部相对扎紧，最后用 1 条长布带系住胸前的毛巾，防止滑脱，但不宜拉紧）。

验证： 治疗 24 例，全部治愈（解剖对位或近解剖对位，但不超过一侧骨皮质）。

【荐方人】黑龙江陈佰奎。

马钱子、枳壳等治骨折 >>>>

配方及用法：马钱子（制）300克，枳壳（制）150克，煅自然铜200克。上药制马钱子、枳壳混在一起，煅自然铜单包，两种药末分别贮存，临时配用。10～20岁两种药末各用0.6克；20～30岁各用0.9克；30～40岁用制马钱子、制枳壳1.8克，煅自然铜0.9克；40～60岁用制马钱子、制枳壳2.1克，煅自然铜0.01克。将两种药末混合后用引药煎酒调服，7天为1个疗程。如骨未接好再服1个疗程，至骨痂形成，接好为止。伤在头部者，以升麻、川芎各9克为引；伤在上肢者，以桂枝、桑寄生各9克为引；伤在下肢者，以牛膝15克，木瓜9克为引；伤在胸前者，以枳壳、桔梗各15克为引；伤在下腹者，以大腹皮9克为引；伤在背部者，以独活9克，麻黄根3克为引；伤在腰部者，以杜仲9克为引。用时以水、酒各半煎引药调服药味。服后盖被睡卧（早晚各服1次），不可见风。如未破口者则将药末用酒调敷患处，若已破口出血者则将药末撒布患处，外以纱布盖贴固定，有止血、定痛、消肿之功。并配合内服药。

备注：服用本方的患者，骨折必须先整复。此药服后患部必然发生跳动，体弱者当日即可发生，体强者服后2～3天发生。在服药后平均跳动1～2天，每天1～3次，每次2～10分钟，如药物剂量不足则不发生跳动。

验证：治疗骨折患者174例，全部治愈。

【荐方人】辽宁董汉杰。

【出处】《当代中医师灵验奇方真传》。

骨碎补、当归治骨折 >>>>

配方及用法：骨碎补25克，当归25克，制乳香15克，没药

15 克，血竭 10 克，儿茶 5 克，自然铜（醋淬 7 次）20 克，土鳖虫24 个。上为接骨专药，主要用于外伤骨折。先将患者伤骨整理妥当（复原），用两块小夹板固定，以带捆好，不可移动。再将后两味研制好的细面药粉同前 6 味药共煎浓缩汁冲服（必须固定夹板，否则服药后就有麻烦了）。服药半小时至 4 小时，听到局部有响声为验。

验证：内蒙古赵桢，男，66 岁，农民。他说："我按本条方仅用药 1 剂就治愈了亲家母的闭合性耻骨骨折。亲家母 65 岁，因坐马车中途惊车，车翻被砸坏，即送到乡卫生院，经检查确诊为闭合性耻骨骨折，因种种原因没有住院。她躺在床上 8 天没合眼，虽然按时吃药，但是疼痛难忍，吃喝不下。我用本条方为她治疗，用药后 32 分钟就听到骨响，接着疼痛开始减轻，当夜安然入睡，并停服了一切药物。治疗 19 天后，她已能下地做饭，基本痊愈。"

【荐方人】贵州刘平。

当归、续断、五加皮等治骨折 >>>>

配方及用法：当归、续断、五加皮、菟丝子、刘寄奴各 60克，熟地 120 克，川芎、白芍、杜仲、桂枝、三七粉、木瓜、党参、补骨脂各 30 克，黄芪（炙）15 克，骨碎补、地鳖虫各 90 克。上药共研细末，用糖水调制成水丸晾干。每次服 12 克，每日服2 ~ 3 次，黄酒送服。

【荐方人】山东刘冠军。

【出处】《当代中医师灵验奇方真传》。

骨碎补、续断等治骨折 >>>>

配方及用法：骨碎补、续断各 18 克，制乳香、制没药、元胡、五灵脂、肉桂各 12 克，麝香 2 克。上药麝香除外，余药入750 毫升香油中浸 2 天，文火煎 45 分钟去渣加麝香 2 克（研为细末）后，入黄丹 380 克收膏。将膏药入冷水中拔去火毒后摊于棉布上，每块布摊膏约 0.25 厘米厚、直径为 15 厘米的圆形。用时，将膏药加热软化后贴患处，7 天换一次。

备注： 骨折者进行用药固定后，还需骨科透视，如骨折已复位，固定正确即可，否则重新处理。使用该药 14 天后不显效者，宜尽快采取其他相应措施。皮肤损伤、过敏者勿用。

验证： 经治 53 人，治愈 50 人，好转 3 人，一般 3 ~ 30 天临床治愈。

【荐方人】江苏潘俊山。

【出处】《亲献中药外治偏方秘方》。

元胡土鳖虫等治骨折 >>>>

配方及用法： 元胡 30 克，土鳖虫 5 克，三棱 15 克，莪术 5 克，白芷 15 克，血竭 10 克，黄柏 30 克，五倍子 15 克，黄芩 10 克，大黄 15 克，木香 25 克，半边莲 15 克，芙蓉叶 25 克，当归 30 克，羌活 15 克，独活 15 克，王不留行 15 克，赤芍 10 克，生南星 30 克。先将上药用白酒浸泡 1 周，然后焙干，研细末。

备注： 本方主要用于外敷，按照损伤部位大小用山西产老陈醋调好后，摊于油纸或纱布上，贴于患处。24 小时换药一次或 2 天换药一次均可。对陈醋过敏的患者，可改用白开水或少量蜂蜜调和。

验证： 本方应用于临床中，对肱骨踝间粉碎性骨折、肋骨后肢骨折，胫腓骨中下段骨折，股骨粗隆间骨折，膝关节外侧韧带损伤，半月板损伤，腕部、桡侧韧带扭挫伤，踝关节外侧韧带扭挫伤，腰部扭挫伤等，疗效颇佳。

【荐方人】宁夏余林涛。

【出处】《亲献中药外治偏方秘方》。

公牛角治闭合性骨折 >>>>

配方及用法：公牛角1个，榆树内层皮46克，大杨树叶30克，花椒10克，醋250毫升。用炭火烤公牛角至黄色，用刀刮其外层，反复多次，刮完为止；将榆树皮、杨树叶、花椒共为细末；将醋放锅内煎熬数沸，放入上述粉末熬成膏，摊在白布上，贴敷患处，周围对拢，外用夹板固定，5 ～ 7天去掉即可。

【出处】《实用民间土单验秘方一千首》。

青皮、五加皮治骨折 >>>>

配方及用法：青皮、五加皮、儿茶、没药、血竭、海马、乳香各10克，元寸1克，白鸡1只。将上药和鸡迅速捣为泥状，涂在敷料上，撒上元寸，包裹复位后的患处，外用夹板固定，24小时将药取下，夹板固定数日。

【出处】《实用民间土单验秘方一千首》。

活蟹泥生姜治骨折 >>>>

配方及用法：取活蟹1个捣烂如泥，生姜200克，醋1盅，老酒1碗，共捣匀滤汁，煎热滚时服之。药渣炒热敷患处，外以杉木板夹住骨，24小时即须除去。如属四肢骨头破裂而不折断者，只饮酒，不敷药渣亦可。

【出处】《神医奇功秘方录》。

接骨膏治骨折 >>>>

配方及用法：制乳香12克，制没药9克，儿茶9克，三七14克，血竭16克，共为细末，另备鲜姜500克取汁，水胶60克。取水胶入砂锅内以姜汁泡2小时，用文火熬1.5小时，待水胶溶化后，边搅拌边向里放药，搅匀，浓缩到1/4左右，呈膏状，摊匀于布上即成。用于局部无感染的闭合性骨折，具体用法：把骨整复好，用75％的酒精将患处擦洗干净，将膏药贴于骨折部位的皮肤上，敷膏药的范围要大些，尤其关节附近的骨折，一般要包括远端的肢体在内。贴敷时，要使膏药与皮肤充分接触，不存皱褶，勿留空隙，以免发生水疱，而后用绷带松松捆几周，根据不同部位选好纸压垫及夹板，固定好，其松紧度以布带在板上来回活动1厘米为宜。贴敷时间因病情而定，轻度一般7～15天，重者半个月后换一次。

验证： 耿某，男，72岁，山东人。右下肢被马车轧伤2小时余，在医院拍片示，右股骨颈呈横行骨折，远端向上错位约2厘米。病人不同意手术治疗，即用本条方治疗，经整复后贴接骨膏2次，80天即能下地行走。

【荐方人】山东赵泽强。

生白附子、生草乌等治骨折筋伤 >>>>

配方及用法： 生白附子30克，生草乌20克，生南星15克，生泽兰20克，生韭菜20克，生葱头15克，生老姜25克，生山螃蟹5克，小公鸡1只。将山螃蟹去壳，小公鸡去肠肚毛脚，然后将以上诸药与螃蟹、小鸡一同打碎和匀，再用糯米粉、白酒入锅内拌成膏浆封上断骨处，24小时解开即愈。

备注： 此方与其他接骨神方内服药同时使用，效果更佳，但是应先把骨折处复位固定。

【荐方人】湖南梁志红。

【出处】《当代中医师灵验奇方真传》。

五加皮、地鳖虫等治骨折及骨不连接 >>>>

配方及用法： 五加皮600克，地鳖虫100克，肉桂500克，饴糖2800克。前3味药分别研粉过100目筛，混匀调入饴糖成膏，外敷于骨折端表皮。可加速骨痂生长，促进骨折愈合。

沉香、西红花等可治骨质疏松性骨折 >>>>

配方及用法：沉香、西红花各8克，木香、白芷各6克，川芎、桂枝各15克，三七、制马钱子各4.7克，川续断、土鳖虫各15克，骨碎补8克，牛膝6克，黄瓜子33克，鸡骨17克，大黄3克。将上药分别用干燥法干燥6小时，把干燥后的药和自然铜6.8克、冰片4.8克、血竭33.5克（这3味药不必干燥）分别粉碎，并各过100目筛，筛余物再粉碎，直到全部通过100目筛为止。将各药混合均匀，分装为每袋5克的药粉袋。每天可服10克，分2次服（每次5克），半个月为1个疗程。

验证：河南孙建志，男，60岁。他说："我老伴在地板上滑倒，左手腕关节骨折，到医院骨折复位后打上了夹板。回家后，我想可能老伴已上了年纪骨质较疏松，容易骨折，就按本条方为她治疗，1个月后基本痊愈。"

桑白皮、五加皮等治胳膊骨折 >>>>

配方及用法：桑白皮、五加皮、血竭花、儿茶、海螵蛸、乳香、没药、煅牡蛎各50克。用乌鸡1只，去毛及内脏后，连肉带骨、血、油等与上药共捣如泥状，摊在药布上待用。将骨折处先整理好，用摊在药布上的药包好，再用夹板固定，记好时间，到4小时把药去掉。不可超过时间，否则骨痂增大影响疗效。如患处出血，可少加麝香于药内。

烈性白酒可减轻脱臼骨折患者的疼痛 >>>>

配方及用法：50度以上的烈性白酒200毫升。①取药棉像做棉签一样在筷子一端做一个核桃样大的棉球，外用纱布两层紧裹，并用线缠绕固定备用。②用干净毛巾入热水中浸湿后拧干，对叠成两层，热敷在脱臼骨折或闪挫处。手持筷子一端将棉球入酒内浸湿，点着火，将火球在毛巾上来回反复敲打。受伤局部发烫后再把毛巾叠成四层。温度不高敲快一些，温度过高则敲慢一些，棉球火灭往酒里滚一下再点，如此反复10多分钟后揭下毛巾迅速施行常规手法进行复位。如治疗闪挫则进行捏、拉、捶等手法。

【荐方人】新疆冉启辉。

【出处】《当代中医师灵验奇方真传》。

鲜骨碎补可助消肿接骨 >>>>

配方及用法：鲜骨碎补（用量视患者肿痛部位大小而定）。将鲜骨碎补捣碎敷患处，用纱布固定，24小时换药一次。鲜骨碎补采来后，用细沙子埋藏，保持新鲜。此药可内服，无毒性及任何副作用。

验证：对骨折患者，促进骨折愈合，经敷药69例，有显效；对跌打损伤肿痛者敷药124例，有特效。

【荐方人】江西熊泽南。

【出处】《亲献中药外治偏方秘方》。

红花、透骨草可治骨折后肿胀瘀血痛 >>>>

配方及用法：红花、透骨草各100～150克。上药用冷水3000毫升浸泡，铝锅煮沸后，文火煎20分钟，离火弃渣即可。先将患处置于药液上方，用热气熏蒸，待温度下降后用纱布蘸药液淋洗，不烫时浸泡患处至凉，最后擦干皮肤。不宜浸泡处，如腰背部，可用毛巾浸药液，轻拧至不滴水，趁热敷于患处，上盖塑料布，外加热水袋，以维持温度。每日2～3次。

备注：勿烫伤。另外，该药为外用熏洗药，可反复加热使用。

药液浓缩，可加水适量。连续使用 1 周左右更换新药。药液有异味变质时不可再用。

【荐方人】程玲。

【出处】《亲献中药外治偏方秘方》。

芒硝治骨伤肿胀 >>>>

配方及用法：芒硝 2 千克。将芒硝捣碎成细末，视肿胀部位大小，用双层纱布将芒硝末平铺于纱布层中约 1 厘米厚，四周缝合，然后敷于肿胀皮肤上，其周围超过肿胀块约 0.2 厘米，外用绷带包扎固定，防止因患者活动而使药物脱落，使充分作用于患处。敷后芒硝易吸收水分并得热溶化，患者自觉局部有清凉感和虫行感。8 ~ 12 小时更换一次，以防芒硝时间过长硬化而磨损刺激皮肤。

验证：45 例患者用药后均于 12 ~ 48 小时内肿胀消退，或部分消退，疼痛显著减轻。

【荐方人】内蒙古白向军。

【出处】《当代中医师灵验奇方真传》。

三七、当归可治骨折后遗症 >>>>

配方及用法：三七、当归各 100 克，丹参、土元、莪术各 30 克，生半夏、生南星、白附子、僵蚕各 60 克，生黄芪、骨碎补、伸筋草、木香各 30 克。上药为散，用时取适量与医用凡士林搅和，微微加热，摊于绷带上（视患处大小决定摊药面积），厚 3 ~ 4 毫米，外敷于患处，再在其上置一塑料薄膜，包扎好，外用热水袋热敷，2 ~ 3 天换药一次。

备注：方中生半夏、生南星有毒，切勿内服；少数患者用药后皮肤出现丘疹、瘙痒，不用担心，此系药物刺激过敏所致，可停止换药 2 ~ 3 次，然后继续用药，患处皮肤可逐渐适应。

验证：临床治疗患者 200 例，效果良好。骨折后期伤处疼痛者，使用上方 2 ~ 3 次后疼痛即可缓解。

【荐方人】陕西卜明。

【出处】《亲献中药外治偏方秘方》。

骨髓炎、骨膜炎

麝香、牛黄治骨髓炎 >>>>

配方及用法：麝香、牛黄各 6 克，僵蚕 30 克，蜈蚣 3 条，血竭、冰片、朱砂各 6 克。上药研极细末和匀，贮瓶备用。用时取药粉少许外敷伤口及死骨上。

功效：腐蚀死骨。

【出处】《奇难杂症》。

牡蛎蜈蚣粉治骨髓炎 >>>>

配方及用法：煅牡蛎 30 克，蜈蚣 3 条。瓦上焙黄，共研细面。先用五枝（杨、柳、桃、槐、艾）煎水，洗净疮口，再将药面倒入疮孔内，患处流出溃腐液即愈。

验证：治疗多例，10 ~ 15 天痊愈。

【出处】《实用民间土单验秘方一千首》。

白砒、明矾治骨髓炎 >>>>

配方及用法：白砒、明矾各 30 克，雄黄 10 克，乳香、朱砂、冰片各 6 克。将白砒、明矾研成细末，入小罐内煅至青烟尽、白烟起时，停火放地一宿，取出研末，加朱砂、雄黄、乳香、冰片共研细末，米糊为条。用时取药条塞入窦道、瘘管。

功效：活血化瘀，解毒止痛，腐蚀瘘管。

【出处】《奇难杂症》。

消疽散治骨髓炎 >>>>

配方及用法：马铃薯、白矾、冰片，配伍比例为 10：3：0.5。将药物按比例制成消疽散，混合备用。用时将消疽散与蜂蜜加开水调成糊状，外敷于病灶区皮肤上，其范围大于病灶 2～3 厘米，厚 2 厘米，外用纱布包裹 3 层，24 小时更换一次，10 天为 1 个疗程。

验证：治疗 30 例，治愈 28 例，好转 2 例。

【荐方人】河北田传明、王文智。

【出处】《当代中医师灵验奇方真传》。

独角莲膏治骨髓炎 >>>>

配方及用法：独角莲（鲜品）、樟丹各 1 份，香油（花生油、豆油亦可）2 份。先将独角莲根切成片，放入油中，待煎至焦黑色时即将其捞出，继以微火炼油，至滴水成珠（珠不散为度）将火移开，慢慢将樟丹倒入油中，边倒边搅，充分搅匀，再用微火将油及丹熬成黑色后离火放入冷水中，即成独角莲膏。需将膏药烤软摊在布上，贴在患处。如患处已破溃，需将膏药中间剪一小孔，使破溃面露在膏药外面，便于脓汁流出。

验证：治疗 6 例，均痊愈。

【出处】广西中医学院《广西中医药》增刊（1981 年）。

麻油、桑树枝等可治骨髓炎 >>>>

配方及用法：麻油 500 毫升放锅内熬开，加入桑树枝、柳树枝、槐树枝、桃树枝、榆树枝各 1 尺（约 33 厘米）长，并剪成小段放油锅内熬枯，弃枝，再加入乳香 31 克、没药 31 克（先研粉末）煎熬，待麻油熬至滴水成珠时加入重楼粉 30 克，阿魏 30 克，樟丹 150～250 克，这时油药均变成稠黏状，迅速倒在事先准备好的质量稍好点的纸面上，用剪刀剪成所需要大小的膏药。使用时放在火上烘熔立即贴在患处，每 5 ～ 7 天一换。

【荐方人】江苏张万基。

四枝黄丹芝麻油膏治骨髓炎 >>>>

配方及用法： 柳树枝、槐树枝、杨树枝、桑树枝（粗如筷）各 35 厘米，芝麻油 1000 毫升，黄丹 500 克。上四枝剪成寸许，以芝麻油炸枯去药渣，入黄丹熬至滴水成珠，收膏备用。敷患处，5 天换药一次。一般 3 ～ 5 次痊愈。

【出处】《实用民间土单验秘方一千首》。

蜈蚣、蝎子草花等治骨髓炎 >>>>

配方及用法： 蜈蚣 3 条，蝎子草花、黄香、乳香、没药、儿茶、龙骨、全蝎、铜绿各 9 克，大麻子适量。共捣成膏，贴敷患处，外用纱布包扎，每天一换。

验证： 治疗多例，均于 15 日左右痊愈。

【出处】《实用民间土单验秘方一千首》。

黄连液浸浴法治指骨骨髓炎 >>>>

配方及用法： 黄连 65 克。将黄连捣成粉，置烧瓶中，加水至 2000 毫升，煮沸 3 次，冷却备用，不去渣（以期渣内尚存之有效成分不断溶解，不加防腐剂）。用时注药液于小瓷杯，患指除去敷料后伸入浸泡。瓷杯大小以能使药液浸没全部病灶为度，每日 1 次，每次 1 ～ 3 小时（视病情轻重而定）。浸浴毕，按常规换药。根据病灶情况选用各种纱条。在治疗过程中，估计创口能很快愈合时，可停止浸浴，仅予换药。否则就继续浸浴，直至痊愈。患者在浸浴治疗的同时，一般无须其他特殊治疗。

验证： 治疗 87 例指骨骨髓炎，全部治愈。

【出处】《中西医结合杂志》（1985 年第 10 期）、《单味中药治病大全》。

黄连、黄芪、甘草等治急慢性骨髓炎 >>>>

配方及用法： 黄连、黄芪、甘草、梨头草、鹿角霜各 20 克，二花、茯苓、活地龙、菟丝子各 15 克。加适量水用文火煎熬浓缩成 150～200 毫升，以红糖为药引，分成 3 等份，早、中、晚饭前 1 小时各服 1 份。

备注： 治疗期间应坚持连续服药，不可间断；对有软组织脓肿形成而未破溃者，应用消毒注射器抽脓，以减少感染或再感染；有瘘管形成者，应保持引流通畅，以便脓液及死骨能顺利排出；如有病理性骨折者，应包扎固定。

【荐方人】安武根。

【出处】《健康向导》（1997 年第 4 期）。

生黄芪、杜仲治肋软骨炎 >>>>

配方及用法： 生黄芪 10 克，杜仲（炒）12 克，丹参 12 克，红花 12 克，制乳没各 9 克，蒲公英 15 克，板蓝根 12 克，连翘 9 克，郁金 9 克，山楂 12 克。每日 1 剂，水煎服。

验证： 治疗 27 例，疗效颇佳。

【荐方人】安徽朱国仁。

【出处】《当代中医师灵验奇方真传》。

白芷散治关节积液 >>>>

配方及用法： 白芷适量。上药研细末，黄酒调敷于局部，每天换药 1 次。

功效： 此方治疗关节积液有良效，一般 7～10 天关节积液即可吸收。

验证： 赵某，劳动时跌伤左膝，当时轻微疼痛，尚能步行，2 天后左膝关节突然肿胀，行走受限。X 线片未见骨折征象，浮髌试验为阳性，诊为左膝关节积液。用本方治疗 9 天，肿胀全消而愈。

【出处】《浙江中医杂志》(1989 年第 3 期)、《单方偏方精选》。

陈醋煮葱可治骨膜炎 >>>>

方法：500 毫升陈醋，500 克葱（必须是黄葱，去叶洗净，要根白部分），放在锅内熬七八分钟后，下面小火不断地烧着，上面用手沾水拍患处，拍完为 1 个疗程。第二天照着做，2 ～ 3 次可愈。

【荐方人】孔祥党。

【出处】《老人春秋》（1997 年第 3 期）。

落枕、腿抽筋

整砖治落枕 >>>>

配方及用法：整砖 1 块。患者平躺在床上，两腿自然合拢，全身放松，由一人扶住其双腿，另一人将一本薄书垫在其落枕一侧的脚底处，用一块整砖隔书猛击脚底三四下即可。

功效：用治落枕牵动脖颈疼痛难忍。

验证：据《老年报》介绍，此法为一老中医所传授，治疗 1 次疼痛减轻，次日自愈，已治愈落枕患者数十例。

拔火罐治落枕 >>>>

方法：取颈部压痛最明显处拔火罐。用一直径约 5 厘米的火罐，罐口涂以少许凡士林，然后点燃一酒精棉球，放入罐内，迅速拔罐。

备注：少数患者有局部过敏现象，一般不需要特殊处理，在局部涂以甲紫液即可。

验证：治疗 48 例，多数患者 1 次痊愈。

【出处】《江苏医药》（1976 年第 3 期）、广西中医学院《广西中医药》增刊（1981 年）。

葛根、菊花治落枕 >>>>

配方及用法： 葛根 30 克，菊花、粉丹皮各 15 克，生白芍 24 克，柴胡 12 克，生甘草 9 克。上药水煎后，加红糖 30 克，一次服下。服后卧床休息 1 小时（以全身稍发汗为度），即可痊愈。

【荐方人】河南周爱云。

按压天窗穴治落枕 >>>>

方法： 患者取坐位（以右侧为例），右手前臂放在诊桌上，术者站在患者右侧，用左手拇指按压天窗穴，由轻到重向颈椎方向按压，直至患者感到酸胀，并持续 2～3 分钟，患者自觉症状可立即消失，头项部活动自如。当有的患者仍感项部疼痛，活动不便时，可增加按压痛侧或双侧手三里穴 2～3 分钟，并嘱患者做环绕颈项运动，效果更佳。

验证： 治疗 120 例，按压 1 次治愈者 104 例，按压 2 次治愈者 15 例，1 例无效，经 X 线拍片检查，确诊为合并颈椎病。

【荐方人】方灶顺、周华银。

用点穴法治落枕 >>>>

方法： 令患者将患侧手伸出，用大拇指端紧按液门穴（位于第 4、5 掌指关节间凹陷中，属手少阳三焦经穴），同时嘱患者颈部尽力做前屈后伸、左右旋转动作约半分钟，此时疼痛即可缓解。然后在原痛处稍加按摩，有温热感即可，症状即可全部缓解。

【荐方人】河北王志华。

耳穴压豆可治落枕 >>>>

方法： 取颈、神门穴。用绿豆 1～2 粒放在活血止痛膏或伤湿止痛膏剪成的约 1 厘米 ×1 厘米方块中间，粘贴在选定的耳穴上，将边缘压紧。同时按压已贴好的耳穴 0.5～1 分钟，手法由轻到重，按至有热胀感和疼痛（以患者能忍受为度）。并嘱患者转动头颈，在这期间大多数患者可自觉症状缓解或消失，再用手时常按压粘贴耳穴，以巩固疗效。第二天取掉，一般即可痊愈。

【荐方人】江苏夏金陵。

防落枕妙招 >>>>

方法：开始两臂侧平举与肩平，再把手弯向前胸握拳，拳心向下，耸肩缩颈，然后脖子慢慢转到左边看到肩，再从左边慢慢转到右边，再转回到左边，依次做七八次就行了。一下不能做七八次，可以少做，每天坚持活动一次。

【荐方人】河北吕峰。

吃鸡蛋壳粉治腿抽筋 >>>>

荐方由来：近年来，我的腰腿痛、脚抽筋症状厉害了，牙齿也有所松动。为此，也没少跑医院，但疗效不太理想。继而，我翻了几本保健书，看到人近老年易发生钙代谢不平衡，而出现骨骼脱钙、骨质疏松及骨折等现象。而腰腿痛及抽筋等症状，都同缺钙有关。可吃了一段钙片和奶、豆等含钙食品，效果也不明显。

随后，我又从书上看到蛋皮（壳）含有碳酸钙和磷酸钙。我就试着把蛋壳在大勺里焙干捣碎嚼吃，一次吃加工过的两三个蛋壳，吃了几次，觉得不错。此后，我便继续剥蛋壳嚼吃。自从每周都吃一两次加工过的鸡蛋壳后，我的腰腿痛、脚抽筋都好了，牙齿也坚固了，也没有副作用。我把此法介绍给身边的亲友，试过的都觉得不错。

【荐方人】刘振操。

【出处】《晚晴报》（1997年5月7日）。

每晚用热水烫脚可治小腿抽筋症 >>>>

荐方由来：我的小腿常痉挛（或称抽筋），深夜睡醒后发生较多，有时走到路上也抽筋。后来见报上说，热水烫脚好。我就每晚睡前坚持热水烫脚 20 ~ 30 分钟，直至身上发热。说来也怪，烫了 20 多天，就很少抽筋了。由于坚持用热水烫脚，并结合自我按摩，现在已不抽筋了。

【荐方人】四川贺焕。

第十二章
妇科疾病

子宫疾病

黄柏、炒蒲黄等治宫颈糜烂 >>>>

配方及用法：黄柏 7.5 克，炒蒲黄 3 克，五倍子 7.5 克，冰片 1.5 克。上药共研细末，装瓶备用。先用 1% 绵茵陈煎剂冲洗阴道并拭干，再将上药粉喷洒于子宫口糜烂处，以遮盖糜烂面为度（如果阴道较松者再放入塞子，保留 24 小时，自行取出）。隔日冲洗喷药 1 次。10 次为 1 个疗程。治疗期间停止性生活。

功效：消炎拔毒，收敛生肌。

验证：治疗 57 例，痊愈 41 例，显效 2 例，无效 14 例。

【出处】《新中医》（1979 年）。

鱼腥草、麻油治宫颈糜烂 >>>>

配方及用法：鲜鱼腥草、麻油各 500 克，蜜蜡 60 克。麻油煎开，将洗净晾干的鱼腥草放入油内共煎，5 分钟后用纱布过滤去渣，再将蜜蜡放入滤液内，冷却后成糊状备用。用 1/5000 的高锰酸钾溶液冲洗阴道，除去宫颈分泌物后，用消毒带尾的棉球涂上此膏贴在宫颈糜烂处。每日 1 次，至愈为度。

功效：清热解毒，生肌定痛。

验证：治疗 115 例，痊愈 68 例，好转 26 例，中途停治 21 例。

【**出处**】《赤脚医生杂志》（1976 年）。

孩儿茶、苦参等可治宫颈糜烂 >>>>

配方及用法：孩儿茶、苦参、黄柏各 25 克，枯矾 20 克，冰片 5 克。上药共研细末，过 200 目筛，后加冰片拌匀，密封保存。用时以香油调成糊状。先用干棉球拭净阴道后，再将带线棉球蘸药膏放在糜烂面上，24 小时后自己将药棉球取出，每隔 2 天上药 1 次，10 次为 1 个疗程。

功效：清热燥湿，祛腐生肌。

验证：经治 598 例，全部有效，其中痊愈 515 例，显效 45 例，好转 38 例。

【**出处**】《吉林中医药》（1982 年）。

公英、土茯苓等可治宫颈糜烂 >>>>

配方及用法：公英、土茯苓、败酱草、黄柏、苍术、甘草、珍珠、朱砂、儿茶、煅石膏、煅蛤粉、炉甘石、冰片、连翘、雄黄各 5 克。将各药研成面，用香油调成膏。取长约 20 厘米纱布条，将药膏均匀摊在纱布上，厚度为 0.6 ~ 1 毫米，将纱布条塞入阴道。轻者每日 1 次，约 10 小时，重者可用 2 次，早晚各 1 次。

备注：用药期间禁忌房事。

验证：治疗患者 84 例，治愈（临床症状消失，宫颈壁平滑，恢复原状）80 例，好转（临床症状消失，患有子宫肌瘤未痊愈）4 例。

【**荐方人**】山东李遵华。

【**出处**】《当代中医师灵验奇方真传》。

三炭青黛治宫颈糜烂 >>>>

配方及用法：柿饼炭 50 克，椿树根皮炭 50 克，杜仲炭 50

克，青黛 10 克。前 3 味药共研细末与青黛调匀备用。每次 10 克，红糖水冲服，每日 3 次，连服 9 天为 1 个疗程。

备注：忌生气，辛辣食物。

验证：治疗 300 余例，一般 1 个疗程即愈。

【出处】《实用民间土单验秘方一千首》。

用紫草根、黄柏治宫颈糜烂 >>>>

配方及用法：紫草根 9 克，黄柏、生大黄各 15 克，芝麻油 150 克。先将前 3 种药物放入麻油中浸泡半天，再倒入小锅中炸枯去渣，待药油温后装瓶备用；同时用消毒脱脂药棉做如荸荠大小之棉球 10 个，并以消毒棉线扎好，分别将棉球放入药油中浸泡 1 日后备用。每晚临睡时取药棉球 1 个，塞入阴道深部宫颈处，留长线在外，并用消毒药棉堵住阴道口，以月经带护之就寝，翌晨拉出药棉球。

验证：治疗 80 例，全部有效。

【出处】《安徽中医学院学报》（1989 年第 1 期）、《实用专病专方临床大全》。

用桃树根内皮水煎服治宫颈糜烂 >>>>

配方及用法：桃树根内皮 200 克，水煎，每日 1 剂，分早晚 2 次服，连用 3 ~ 5 天。

验证：治疗 10 人，均痊愈。

【出处】《实用民间土单验秘方一千首》。

败酱草、附子等可治盆腔脓肿 >>>>

配方及用法：湿热型：败酱草 30 克，附子 3 克，薏苡仁 10 克，丹参 15 克，赤芍 15 克，桃仁 6 克。气滞血瘀型：丹参 20 克，赤芍 20 克，桃仁 6 克，海藻 6 克，昆布 6 克，三棱 6 克，莪术6克。上药水煎15～20分钟取汁200～300毫升。每日服2次，每日1剂。湿热型治疗以清热解毒利湿为主。气滞血瘀型治疗以活血化瘀为主，软坚散结为辅。食欲不振加焦三仙10克，腹胀者加厚朴、枳实各6克，便秘者加大黄3～6克（后下）、芒硝（冲服）2克。

验证：治疗盆腔脓肿49例，最短10天，最长150天，症状消失，包块消失，全部治愈。

【荐方人】山西李惠。

【出处】《当代中医师灵验奇方真传》。

用红藤汤治急慢性盆腔炎 >>>>

配方及用法：红藤、败酱草各30克，桃仁、赤芍各15克。上药浓煎2次，共取药液400毫升，早或晚灌肠1次。每次灌肠后卧床休息1小时，一般7天为1个疗程。

验证：用此方治疗急慢性盆腔炎121例，治愈94例，好转27例。用药最短5天，最长15天。

【出处】《陕西中医》（1993年第6期）、《单方偏方精选》。

以水煎益母、枳壳治妇女子宫脱出 >>>>

配方及用法：益母草15克，枳壳6克。水煎，每日2次分服。另用益母草、枳壳各15克水煎熏洗患处。

【出处】广西医学情报研究所《医学文选》。

升麻散治子宫脱垂 >>>>

配方及用法：升麻4克，鸡蛋1个。将升麻研末，鸡蛋顶开一黄豆粒大小的圆孔，把药末放入蛋内搅匀，取白纸一小块蘸水将蛋孔盖严，放蒸笼内蒸熟。每天吃药鸡蛋1个，10天为1个疗程。休息2天，再服第2个疗程。

验证：此方治疗子宫脱垂 120 例，1 个疗程治愈 62 例，2 个疗程治愈 36 例，3 个疗程治愈 8 例，3 个疗程后显著进步 12 例，无效 2 例。

【出处】《山东中医杂志》（1986 年第 3 期）、《单方偏方精选》。

用蜗牛治子宫脱垂 >>>>

配方及用法： 地蜗牛适量，去壳洗净后焙干，研成细末，然后以桐油混合调匀成黏稠状即成。用药前，将脱出部分用双氧水洗涤清洁，将上药涂敷子宫体及韧带周围，同时以消毒纱布将子宫还纳于阴道内，以 "T" 形带固定。每天敷 1 次，每 4 天为 1 个疗程。

验证：所治 49 例患者中，属 Ⅱ 度脱出者 22 例，属 Ⅲ 度脱出者 27 例，经治疗后（1～3 个疗程）均痊愈。

【出处】《单味中药治病大全》。

坤草、桃仁等可治子宫肌瘤 >>>>

配方及用法： 坤草 30 克，桃仁、生蒲黄、生茜草各 15 克，生水蛭、乌药各 12 克，土虫 9 克，三棱、莪术、炮甲、三七各 10 克，生大黄 5 克，白茅根 20 克。上药水煎 20 分钟取汁约 300 毫升，每日服 3 次。气血亏虚者加党参 10 克，黄芪 18 克，熟地 10 克；黄带有热者加黄柏 10 克，丹皮 10 克，败酱草 15 克，生薏米 15 克；宫寒腹痛者加黑附子 5 克，肉桂 3 克。

验证：治疗患者 5 例，治愈（用药 8 剂，临床症状消失，B 超检查肿瘤消失）4 例，好转（用药 2 剂，流血止、腹痛减，服 9 剂肿瘤变小）1 例。

【荐方人】吉林李庆丰。

【出处】《当代中医师灵验奇方真传》。

葵花盘止崩漏 >>>>

配方及用法：葵花盘（去子）1 个，黄酒适量。将葵花盘晒干，用砂锅焙成炭，研为细面，过箩备用。每次 3 克，黄酒送服，每日 3 次。

功效：清热解毒，达邪外出。用治崩漏。

备注：服药期间忌辛辣食物及房事，崩漏初起者忌用。

【出处】《中医实用效方》。

三仙花治重症崩漏 >>>>

配方及用法：取三仙花适量，慢火炒微黄，研末冲服。每日 1 次，每次 10 克。轻症患者服药 1 次，重症患者服药 3 次即愈。

【荐方人】河南陈志安。

【出处】广西科技情报研究所《老病号治病绝招》。

用野葡萄根皮治崩漏 >>>>

配方及用法：取新鲜野葡萄根的皮约 150 克，切细用布包好，与瘦猪肉 200 克（剁成肉饼，加少许食盐），共放碗里隔水蒸熟，去布包葡萄根，食肉饮汤。

【荐方人】陕西刘正根。

【出处】广西科技情报研究所《老病号治病绝招》。

槐角烧灰用酒调下治崩漏 >>>>

配方及用法：槐角烧灰为末，用酒调下，每次服 6 克。

验证：北京李淑秀，女，46 岁。她说："有一中年妇女患崩漏，经医院治疗没有治好，后来我用此条方为她治愈了。"

【荐方人】四川宋肖龙。

用醋炒元胡炭等治疗妇女崩漏 >>>>

配方及用法：醋炒元胡炭 10 克，炒黑五灵脂 10 克，贯仲炭

10克，姜炭5克，炒白术10克，炒黑藕节6克，炙甘草5克，炒桃仁、红花各1克为引。上药水煎2次，每次约30分钟，取汁约500毫升，分2次温服，每日服1剂。如无器质性病变，3天即愈。

【荐方人】山西朱巨才。

【出处】《当代中医师灵验奇方真传》。

人参、白术等治中老年妇女崩漏 >>>>

配方及用法：人参（炖）10克，白术（蜜炙）、甘草（蜜炙）、黄芩（酒炒）、熟地黄、山萸肉、阿胶（烊化）各12克，黄芪（蜜炙）、白芍（酒炒）各16克，加水煎取浓汁300毫升。每日3次，每次100毫升。血热及肾阴虚者，方中酒制品均改为生用或清炒用，并加生地黄16克；血瘀及子宫肌瘤者，加三七6克，茜草炭、生蒲黄（包煎）、水蛭粉（冲服）各8～10克，制鳖甲（先煎）、乌梅炭各10～12克，白花蛇舌草20～30克，任选2～3味；气滞者加川楝子、佛手柑、厚朴花、制香附各8～10克；阳虚甚者加炮干姜、艾叶炭各6～8克；食欲不振者加藿香、砂仁各10克。

备注：用药期间禁食烟酒、鱼虾、辛辣等。

验证：屡用屡效。治疗患者（45～64岁）83例，病程均在3个月以上，服药1～2周，痊愈75例，有效8例。

【荐方人】湖北余先福。

【出处】《当代中医师灵验奇方真传》（1990年第4期）、《单方偏方精选》。

用川芎白酒治崩漏 >>>>

配方及用法：川芎24～28克，白酒30毫升。川芎、酒置容器内，再加水250毫升浸泡1小时后，用文火炖煎，分2次服。不饮酒者可单加水炖服。

备注：川芎含挥发性油状生物碱和阿魏酸，少量用能刺激子宫收缩，从而压迫宫内血管止血。

验证：张某，49岁，阴道出血已25天，曾经刮宫及服止血药、激素等药效不佳。近2天出血量增多，以紫暗血块为主，伴腹痛、乏力，腰膝酸软，面色萎黄。以此方治疗2天后血止。为巩固疗效继服8天，随访1年未复发。

【出处】《陕西中医》。

用青莱菔治崩漏 >>>>

配方及用法：取青莱菔（俗称"萝卜"，药用全株）捣汁，加白糖数匙，微火炖温服，连续饮到3大碗（1000～1500毫升）即见效。轻者1次即好，严重者2～3次痊愈。

【出处】《家庭保健报》（1996年5月31日）。

用蚕沙治崩漏 >>>>

方法：用蚕沙18克，炒炭为散，每服6克，黄酒送下，一日夜服完。

【出处】《中医杂志》（1964年第3期）、《中医单药奇效真传》。

用赭石醋治崩漏 >>>>

配方及用法：赭石50克，醋500毫升。赭石用火煅7次，每次把赭石煅红入醋中，然后取出研细，用白开水冲服，一次用完。一般1次可愈。

备注：用焦炭火煅赭石更好。

【出处】《实用民间土单验秘方一千首》。

荆芥穗、黑豆等可治血崩 >>>>

配方及用法：荆芥穗50克，黑豆70克，棉籽50克，地榆25克。将上4味药炒成炭共为细末备用。每日3次，每次15～25

克，黄酒或红糖水送下。

备注： 忌食辛辣食物，避免劳累。

验证： 治疗 180 例，治愈 178 例，其余 2 例与维生素 K 等药物配用亦愈。

【出处】《实用民间土单验秘方一千首》。

用牛膝治阴道出血 >>>>

荐方由来： 一位姓赵的中年妇女，48 岁，1980 年 11 月 25 日诊。阴道出血已 40 多天，曾经刮宫服止血药、激素等，效果不显。近日出血增多，混有紫暗血块，腹痛乏力，腰膝酸软，色萎黄，舌淡有瘀斑，脉细涩。每日用牛膝 30 克，水煎分 2 次服，2 日后血止。1981 年 1 月 3 日，又见阴道出血，复按上法治之，2 日后血止。10 个月后随访，未见复发。

【出处】《浙江中医杂志》（1982 年第 2 期）、《中医单药奇效真传》。

地榆、阿胶等可治功能性子宫出血 >>>>

配方及用法： 地榆（炒炭）10 ~ 20 克，阿胶（烊化）10 ~ 20 克，仙鹤草 30 ~ 90 克，三七粉（冲服）5 ~ 10 克，甘草 10 克。上药用食醋 50 毫升加水同煎，每日 1 剂，分 2 次服。气虚加黄芪、党参，血瘀加当归、茜草，血热加栀子、黄柏，血寒加艾炭、炮姜，脾虚加白术、砂仁，肾阳虚加杜仲、鹿角胶，肾阴虚加女贞子、旱莲草。

备注： 全方 5 味药配伍精当严谨，止血功效颇佳。临床依此随证加减，对不同证型的功能性子宫出血及月经量多者有显著疗效。但对宫颈癌出血、前置胎盘出血及宫外孕无效。

验证： 曾治疗数百例功能性子宫出血及月经量多患者，一般服药 1 ~ 3 剂可愈，多者 5 ~ 6 剂。

【荐方人】天津张洪昌。

【出处】《当代中医师灵验奇方真传》。

阴道炎、阴道瘙痒、外阴湿疹

六神丸外用治滴虫性阴道炎 >>>>

配方及用法: 本丸是中成药,药店有售。患者临卧前用洁净开水清洗外阴,上床后仰卧位,取六神丸 15 粒塞入阴道,每晚 1次,经期停用。6 天为 1 个疗程,一般在 2 个疗程内痊愈。

功效: 治阴道炎有疗效。

【荐方人】河南张春花。

黄柏、枯矾治阴道滴虫 >>>>

配方及用法: 黄柏 15 克,枯矾、雄黄各 10 克,轻粉、冰片各 5 克。上为细末,用凡士林 60 克调成软膏,备用。先用鲜大青叶 100 克,蛇床子、地骨皮、五灵脂各 50 克,煎水冲洗阴道后(每天早晚各 1 次),再取此膏涂敷患处。每日 1 次。

功效: 解毒、燥湿、杀虫。

【出处】《新中医》(1985 年)。

灭滴栓治阴道炎 >>>>

配方及用法: 雄黄 1 克,生烟 2 克,明矾少许,鲜猪肝 60克。先将雄黄等 3 药共研细末,再将猪肝切成三角形,在肝上用缝衣针扎些小孔,把药粉撒在小孔内。晚上塞入阴道里,早上取出,并用高锰酸钾溶液(1/5000)冲洗阴道。

功效: 解毒、燥湿、杀虫。

验证: 一般连用 4 ~ 7 天即可痊愈。

【出处】《赤脚医生杂志》(1975 年)。

三黄粉治阴道炎 >>>>

配方及用法： 黄连、黄芩、黄柏、紫草根各 60 克，枯矾、去水硼砂各 120 克，冰片 2 克。

先将黄连、黄芩、黄柏、紫草根烘干研粉，过 120 目筛。次将枯矾研末过筛，再将硼砂置于铁锅内烤干去水后过筛，装瓶密封备用。用时先排空小便，用窥器扩开阴道，以 0.1% 高锰酸钾液冲洗阴道、外阴。擦干阴道、外阴，用药匙取三黄粉 2 克，撒布阴道内，再用棉签蘸取药粉撒布在阴道口、小阴唇皱褶及大小阴唇沟。每天治疗 1 次，5 ~ 7 天为 1 个疗程。

验证： 治疗霉菌性、滴虫性阴道炎共 380 例。结果：属霉菌性阴道炎者 345 例，其中痊愈（阴部瘙痒症状消失，白带减少，阴道黏膜红肿消失，分泌物镜检霉菌或滴虫消失）276 例，好转（阴部瘙痒症状消失，白带减少，阴道黏膜红肿消失，分泌物镜检霉菌或滴虫少许）69 例。属滴虫性阴道炎者 35 例，治后均痊愈。

大蒜治阴痒 >>>>

配方及用法： 大蒜 2 头。大蒜去皮，捣碎，加水熬汤。每日局部浸洗 2 ~ 3 次。

功效： 杀菌，消炎，止痒。用治阴痒及滴虫性阴道炎。

猪肝马鞭草治阴痒 >>>>

配方及用法： 猪肝 60 克，马鞭草 30 克。将猪肝及马鞭草切成小块拌匀，用盖碗盖好，放蒸锅内蒸半小时即可食用。一次服。

功效： 清热，祛湿，解毒。用治妇女阴痒、白带过多及经闭。

鲜桃树叶治阴痒 >>>>

配方及用法： 鲜桃树叶 30 克，灰藜 25 克。用水 1000 毫升，将上述两味煮沸 20 分钟。待稍温，用此液冲洗阴道。每日 1 ~ 2

次，连续 1 周为 1 个疗程。

功效：杀滴虫，止阴痒。用治滴虫性阴道炎。

以黄芪、党参治阴吹 >>>>

配方及用法：黄芪、党参各 30 克，升麻、白术、陈皮各 12 克，当归 18 克，甘草 6 克。每天 1 剂，水煎服。

验证：用此方治疗妇女阴吹 36 例，全部治愈。

【出处】《河北中医》（1987 年第 3 期）、《单方偏方精选》。

龙胆草、龙黄治阴痒 >>>>

配方及用法：龙胆草 50 克，龙黄、生苡仁、苦参各 25 克，蛇床子、白鲜皮、薄荷各 30 克，川黄柏、全当归、益母草、蝉衣、茯苓各 20 克。将上药用纱布包煎，加水至 300 毫升，煮沸后先作热熏，待温度适当时坐浴，每日 1 剂，早晚各洗 1 次。1 周为 1 个疗程。

验证：用本方治疗外阴瘙痒症患者 95 例，经用药 1 ~ 2 个疗程后，其中治愈 90 例，显效 3 例，有效 2 例，总有效率为 100%。

蛇床子等治外阴瘙痒 >>>>

配方及用法：蛇床子、白鲜皮、黄柏各 50 克，荆芥、防风、苦参、龙胆草各 15 克，薄荷（后入）1 克。若带下多而黄者，黄柏加倍，有滴虫者苦参加倍，霉菌感染者龙胆草加倍。对各种因原发病因素引起的并发症加用其他药物治疗。将上药水煎，外用熏洗，每日 2 次。如阴道内瘙痒可熏洗阴道。10 ~ 15 天为 1 个疗程，一般 1 个疗程后即明显好转或治愈。

验证：用上方治疗外阴瘙痒症患者 400 例，其中 392 例外阴、阴道瘙痒症消失，8 例好转。绝大多数患者带下过多、外阴湿疹、阴道炎性充血等症状随之消失或减轻。

花椒等治阴痒 >>>>

配方及用法： 蛇床子、败酱草、白鲜皮、苦参各30克，百部、防风、透骨草、花椒各20克，冰片4克。若外阴溃烂者，加白矾40克；若外阴部疼痛，加白芷15克。将前9味中药水煎，约得药液2000毫升，加入冰片搅拌，乘热熏外阴15～20分钟，待药液稍凉后洗涤患处，每日1剂，早晚各1次。

验证： 用本方治疗外阴瘙痒症患者135例。经用药5～10剂后，其中治愈128例，显效4例，有效2例，无效1例。

柳叶粉等治外阴湿疹 >>>>

配方及用法： 柳叶粉500克，纯酒精500毫升，樟脑10克，依沙吖啶1克，冰片适量。

将杨柳叶及嫩柳枝尖晒干，碾后过筛制成柳叶粉，取柳叶粉加入纯酒精，浸泡7日过滤，放入樟脑、利凡诺、冰片，加入凉开水至1000毫升，即成复方柳叶浸剂备用。用1：5000高锰酸钾液冲洗外阴，再用复方柳叶浸剂，涂擦阴道和外阴，每日1次，连用4天。

验证： 用上药治疗外阴湿疹患者146例，疗效颇佳。

蒲公英等治外阴湿疹 >>>>

配方及用法： 蒲公英、金银花、土茯苓、萆薢、浮萍各15～20克；连翘、苦参、蝉衣、全虫、紫苏叶、川黄连各10～12克，生甘草8～10克。将上药头、二煎合并药液，分2～3次口服。第三煎药液趁热熏洗患处，每晚睡前1次。3天为1个疗程。

验证： 用本方治疗外阴湿疹患者95例，经用药1～2个疗程后，其中治愈91例，好转4例。

地锦草等治外阴湿疹 >>>>

配方及用法： 地锦草、地稔各 100 克，川黄柏、生川军（焙黄）、五倍子各 50 克，雄黄、密陀僧、青黛各 20 克，冰片 8 克，炉甘石、轻粉各 10 克。将上药共研为极细末，过 120 目筛后装瓶备用。用时取药末适量加入蜂蜜调成稀糊状，涂擦局部，每日 2 ~ 3 次。5 天为 1 个疗程。必要时包扎，直至痊愈为止。

验证： 用本方治疗外阴湿疹患者 213 例，经用药 1 ~ 3 个疗程，治愈者 208 例，显效者 5 例。

带下病、倒经

胡椒鸡蛋止带 >>>>

配方及用法： 胡椒 7 粒，鸡蛋 1 个。先将胡椒炒焦，研成末。再将鸡蛋捅一小孔，把胡椒末填入蛋内，用厚纸将孔封固，置于火上煨熟。去壳吃，每日 2 次。

功效： 温中散寒，化湿止带。用治寒性白带色清如水、面色苍白、口淡无味。

验证： 据《新中医》介绍，疗效颇佳。

高粱根止带 >>>>

配方及用法： 陈年（3 年以上）高粱根、红糖各适量。将高粱根洗净，晾干，炒研为末。用红糖水（或米汤）送服。

功效： 温中散寒，化湿止带。用治白带过多、有臭味。

荞麦粉鸡蛋止带 >>>>

配方及用法： 荞麦粉 500 克，鸡蛋 10 个，甘草末 60 克。将荞麦粉炒成金黄色，晾凉，鸡蛋清倒入碗内，放入甘草末搅拌，再加入荞麦粉和温水调为小丸，晒干备用。每日早晚各 1 次，每次 30 克，以开水送下。

功效：健脾祛湿，理中止带。用治白带相兼、伴小便胀满、头晕目眩、食欲不振、面色苍白、身有微热。

验证：经临床治疗 117 例，治愈 103 例，好转 13 例，无效 1 例。

白扁豆止带 >>>>

配方及用法：白扁豆、红糖、怀山药各适量。白扁豆用米泔水浸后去皮，同另两味共煮，至豆熟为度。每日 2 次，经常服用收效。

功效：健脾祛湿，化带浊。

小丝瓜止带 >>>>

配方及用法：小丝瓜（经霜打的）三指长。置新瓦焙焦黄，研末。每服 6 克，临睡时开水送服。

功效：清热凉血，止带浊。用治年久不愈的赤白带下。

鱼鳔胶、猪前蹄止带下 >>>>

配方及用法：鱼鳔胶 6 克，猪前蹄 1 只。以清水 4 碗，砂锅内文火炖烂。食肉饮汤。

功效：行瘀补血。用治带下。

向日葵梗或根、荷叶治带下病 >>>>

配方及用法：向日葵梗或根 12 克，荷叶 12 克，红糖适量。以向日葵梗或根与荷叶加水 3 碗煎至半碗，加红糖当引子。每日 2 次，饭前空腹服下。

功效：温中止带。用治白带过多。

用干墨鱼加鸡蛋治带下病 >>>>

荐方由来： 我爱人近年来患了严重的带下病，整天无精打采。吃了很多中西药，花了不少钱，疗效不佳。后来用下方治疗，第一剂病情好转，第二剂病就痊愈了。

配方及用法： 干墨鱼1只，温水泡软后切成细丝，和3个新鲜鸡蛋搅拌均匀。用少许清油入锅炒热，把墨鱼和鸡蛋倒入，翻动1～2次，接着倒入25毫升甜米酒或葡萄酒炒几下即好，不放盐，趁热吃下。

【荐方人】江西钟德茂。

【出处】广西科技情报研究所《老病号治病绝招》。

用木槿花治妇女带下病 >>>>

配方及用法： 取木槿花干品10克，加水500毫升浸泡半小时后，先用旺火煮沸，再改文火煎至200毫升温服。每日1次，连服5～7天。

【出处】《农村百事通》（1997年第9期）。

人参、生黄芪治老年经血复行 >>>>

配方及用法： 人参24克（宜酌量），生黄芪31克，熟地31克，焦术15克，胶珠3克，萸肉6克，香附3克，黑芥穗6克，甘草6克，木耳炭3克。水煎空腹服，每日1剂，每日可服2次。

验证： 治疗百余人，屡用屡效。

【荐方人】吉林蔡雨亭。

【出处】广西医学情报研究所《医学文选》。

乳腺疾病

半夏闻鼻治急性乳腺炎 >>>>

配方及用法：半夏6克，大葱根7个。共捣烂如泥，分7份，用纸卷筒状即成。先用手指按压健侧鼻孔，再将药筒放在患侧鼻孔闻之，如法将7份药筒闻完，半小时左右为宜。一般闻1~2次即愈。

验证：经治52例，均痊愈。

【出处】《辽宁中医杂志》（1983年第4期）、《中药鼻脐疗法》。

水煎当归、川芎等治急性乳腺炎 >>>>

配方及用法：当归、川芎、益母草、泽兰、苍耳子各12克。水煎，冲黄酒服。

功效：活血祛瘀通络，用治乳痈（急性乳腺炎）初起，尚未成脓者。

用乳香、没药等治急性乳腺炎 >>>>

配方及用法：乳香、没药、大黄、蜂房各10克，蜂蜜适量。将前4味药混合研细末，再加蜂蜜调成膏状，敷盖于乳房结块处，用布覆盖，胶布固定，每天换药1次。

验证：此方治疗乳痈30例，均治愈。

【出处】《陕西中医》（1991年第5期）、《单方偏方精选》。

用全瓜蒌、赤芍治急性乳腺炎 >>>>

配方及用法：全瓜蒌、赤芍、生甘草各30克，丝瓜络15克，水煎后加红糖适量趁热饮服，微出汗。每日1剂。

【荐方人】山东梁兆松。

用鲫鱼草治急性乳腺炎 >>>>

配方及用法：鲫鱼草60克。上药加酒捣烂榨汁，加温内服（服后食管可有热感）。第一日服2次，以后每日服1次。如病情重的，兼用药渣敷于患处。

验证：共用此方治愈100例，一般服药4次，即可痊愈。

【出处】《广东医学》（1966年第2期）、《单味中药治病大全》。

公丁香塞鼻可治急性乳腺炎 >>>>

方法：公丁香研末，裹于干棉球内，或用酒精药棉沾药，塞入健侧鼻孔中。每日换药3次，每次6小时。用于治疗急性乳腺炎有神效。

【出处】《中药鼻脐疗法》。

陈皮、甘草治急性乳腺炎 >>>>

配方及用法：陈皮60克，甘草8克。用砂锅水煎，每日1剂，早晚分服。

功效：用于急性乳腺炎。

【出处】《实用民间土单验秘方一千首》。

用芫花根皮塞鼻治急性乳腺炎 >>>>

配方及用法：芫花根皮适量。将芫花根皮刮去皮毛，剔除木质心，剪成长约3厘米的小段，置冲筒内打烂，或在青石板上用铁锤打烂，搓成一圆柱形小药团。取药团塞入鼻孔内（如刺激性大，可用香烟锡纸或蜡包裹后，剪去两头，塞入鼻孔内）。在鼻孔内产生热刺激感时（一般在20分钟左右消失），再待5～10分钟后取出。每日1～2次。

验证：治疗200例。全部病例均在塞鼻治疗4天内血象恢复正常，肿块消失时间不一，一般在 1 周左右。

【出处】《赤脚医生杂志》（1975 年第 6 期）、《中药鼻脐疗法》。

水煎赤芍、甘草治疗急性乳腺炎 >>>>

配方及用法： 赤芍 50 克，甘草 50 克，水煎，每日 1 剂，分 2 次饭后服，3 天为 1 个疗程。局部脓性分泌物较多者加黄芪 30 克，局部湿疹瘙痒者加地肤子 20 克，乳房结核伴乳腺炎者加昆布 20 克。

验证： 四川宗燮维，男，69 岁，退休干部。他说："我爱人胡心琴左乳肿痛，而且发痒，非常难受，吃药敷药不见好转。后来用本条方治疗，服药后症状就减轻了，连服 3 剂后一切症状消失，病获痊愈。"

【荐方人】湖南贺方礼。

【出处】《当代中医师灵验奇方真传》。

白矾、大葱白治急性乳腺炎 >>>>

配方及用法： 白矾（研末）6 克，大葱白 7 节（根底部 2 厘米为一节），葱根（带须）7 个。将大葱白切碎捣成泥糊，与白矾末合在一起，分成 7 小堆，然后将 7 个葱根洗净放在碗内，用滚开水冲泡，待温后用葱根水送服药，分 7 日连续服下，服药后见汗即愈，一次成功。

验证： 治疗 75 人，均痊愈。

【荐方人】北京王金海。

【出处】《当代中医师灵验奇方真传》。

用乳香、没药治乳腺炎 >>>>

配方及用法： 乳香 30 克，没药 30 克，血竭 30 克，儿茶 30 克，大麻子 30 克，芒硝 15 克。上药共捣如泥，贴涂红肿疼痛之处。如药干燥可加少许香油调用，盖油纸，加纱布包扎。48 小时换药 1 次，3 次即愈。

【出处】《当代中医师灵验奇方真传》。

用威灵仙治急性乳腺炎 >>>>

配方及用法： 鲜威灵仙根。将威灵仙平地面砍去泥土外的藤蔓，挖出长在泥土里的根须，去泥土，用冷水洗干净，切下根须约50克，用旧棉纱布包裹，以针线悬吊于内衣，使药囊贴近乳房肿痛处即可。

备注： 本方所选为毛茛科多年生攀援性灌木威灵仙的新鲜根须，刺激性很强，易使皮肤发红起疱。

验证： 数年来，经治急性乳腺炎（初期）200余例，均有效。

【荐方人】江西汤振才。

【出处】《亲献中药外治偏方秘方》。

用大青叶、双花治乳腺炎 >>>>

配方及用法： 大青叶30克，双花30克，鹿角霜（研细末）30克，米酒或白酒30毫升。水煎大青叶、双花约300毫升，去渣冲服研细末的鹿角霜，饮米酒或白酒30毫升，盖被出微汗即愈。每日1剂，3剂为1个疗程。

【荐方人】山东郭庆连。

【出处】《当代中医师灵验奇方真传》。

用仙人掌外敷治乳腺炎 >>>>

配方及用法： 新鲜而多汁的仙人掌100～150克，剥掉外皮切细，捣烂成糊泥状，加入鸡蛋清适量，和匀后，摊于布或敷料上敷于患处，用胶布固定。每日换药1～2次，一般敷4～6次就可以治愈。如合并发热或腋下淋巴结肿大者，可加用抗生素治疗。

验证： 治疗乳腺炎初期患者60例，经外敷2～10次，全部治愈。

【出处】《四川中医》（1987 年第 3 期）、《单味中药治病大全》。

瓜蒌、蒲公英等可治乳腺炎 >>>>>

配方及用法： 瓜蒌 24 克，蒲公英 18 克，银花 9 克，白芷 6 克，归尾、乳香、没药各 4.5 克，甘草 2.4 克。上药水煎服，每日可服 2 次。另用酒水各半热敷患部。

功效： 消炎散肿优于抗生素，不管患部未溃已溃用之疗效均佳。局部已切开者用之，伤口亦很快愈合。

【荐方人】福建叶永云。

【出处】广西医学情报研究所《医学文选》。

用全蝎馒头治乳腺炎 >>>>

配方及用法： 全蝎 2 只，馒头 1 个。用馒头将全蝎包入，饭前吞服。

验证： 用此方治疗 308 例，痊愈 307 例。

【出处】《中医杂志》（1986 年第 1 期）、《单味中药治病大全》。

芒硝外敷治乳腺炎 >>>>

配方及用法： 芒硝适量。根据患处面积大小，以能敷满患处，厚度约 0.25 厘米为宜。将芒硝用凉水搅拌均匀，敷于患处，外用白布裹之。药干燥时可撒之以凉水，务使经常保持湿润。每天换药 1 次，一般约 3 天可见肿消痛止。

功效： 治乳腺炎有奇效。

备注： 凡皮肤破溃者禁用。

【出处】《当代中医师灵验奇方真传》。

用夜合草治乳腺炎 >>>>

方法： 取夜合草（又名一枝箭、截叶、铁扫帚、夜关门、一炷香，属豆科植物）鲜根切成 1 厘米长，用青布包好，黑线捆成书包带样，如小学生背书包一样佩带在身上，将药袋贴近于乳房。左侧乳痛药袋贴于左乳房，而佩带线则挂右肩；右乳痛药袋贴于右乳房，佩带线则挂左肩。一般1次即好，严重者2～3次痊愈。若发热恶寒严重，要取鸡蛋2个加黄酒或白酒（45度）30～50毫升和少许姜末，搅拌均匀放于蒸锅内蒸热，凉至不烫嘴时一次服用，其效果更速。

【出处】《老年报》（1996年10月3日）。

用鹿角粉治早期乳痈 >>>>

配方及用法：取鹿角1根，以刀或锉刮取粉末，保存备用。每次取鹿角粉3～5克，清水煎沸5分钟，吞服，每日早晚各1次。一般服用2～3次即可收效。如乳痈红肿热痛较甚，可配合蒲公英、天花粉、贝母、银花、连翘、地丁草等清热解毒、消肿散结药同用。

验证：治疗早期乳痈35例，均治愈。

【荐方人】江西黄雪萍。

【出处】《当代中医师灵验奇方真传》。

橘叶、蒲公英可化解乳痈肿毒 >>>>

配方及用法：橘叶20克，蒲公英30克。将上药加水适量煎煮15分钟左右，撇药汁加水再煎15分钟取汁，同前药汁混合，分2次温服。

【出处】《小偏方妙用》。

妇科其他杂证

白芍等治女性更年期综合征 >>>>

配方及用法：白芍20克，仙灵脾、菟丝子、覆盆子、女贞子、生地、紫草、桑寄生、钩藤、制香附、生麦芽各 15 克，全当归、甘草各 10 克。若烦躁不安者，加大枣 5 枚，淮小麦、炙甘草、柏子仁、远志各 10 克；若神疲乏力、大便稀溏者，加怀山药、茯苓、党参、白术各 10 克；若头晕耳鸣者，加女贞子、石决明、夏枯草、墨旱莲各 10 克；若失眠心悸者，加酸枣仁、制何首乌、麦门冬、北沙参、五味子各 10 克；若自汗、盗汗者，加北黄芪 30 克，浮小麦、糯稻根各 20 克。将上药水煎，每日 1 剂，分 2 ~ 3 个疗程，以巩固疗效。

验证：用本方治疗女性更年期综合征患者 125 例，其中治愈者 122 例，有效者 3 例。治疗过程中未见不良反应。

何首乌等治女性更年期综合征 >>>>

配方及用法：何首乌 15 克，怀山药、山萸肉、仙茅、益母草、生地黄、熟地各 12 克，茯苓、丹皮、炒当归、炙甘草各 10 克。将上药水煎 3 次后合并药液，分 3 次口服，每日 1 剂。1 周为 1 个疗程。

验证：用本方治疗妇女更年期综合征患者 76 例，经用药 1 ~ 2 个疗程，其中治愈者 73 例，好转者 2 例，无效者 1 例。

玫瑰花、浮小麦等治女性更年期综合征 >>>>

配方及用法：玫瑰花 10 克，浮小麦 20 克，红枣 15 克，益母草 10 克，川断 10 克，鸡血藤 20 克，山萸肉 10 克，泽泻 10 克，丹参 15 克，水煎服。

功效：可治中年女性经水将断，经行前后不定期，量多少不一，伴烦热，心悸怔忡，夜寐不宁，全身困倦乏力等。

【出处】《大国医》。

第十三章
男科疾病

阴茎肿胀、阴囊湿疹、龟头炎

芒硝、明矾可治阴茎水肿 >>>>

配方及用法： 芒硝 50 克，明矾 5 克。上药用水 500 毫升冲化，用干纱布浸吸药液后趁热敷阴茎，凉后再绞干纱布重新浸吸药液敷之。每天敷 3～5 次，每次约 10 分钟。

验证： 此方治疗阴茎水肿 30 例，均获痊愈。

【出处】《陕西中医》（1986 年第 6 期）、《单方偏方精选》。

用威灵仙汁可治阴茎肿胀 >>>>

荐方由来： 一人在山亭裸体而卧，其阴茎被飞丝缠绕，龟头肿欲断，以威灵仙汁入水浸洗而愈。

【出处】《古今医案按》《中医单药奇效真传》。

用马鞭草可治阴茎肿大 >>>>

荐方由来： 一男子阴茎肿大，核痛，医莫能治，捣马鞭草涂之而愈。

【出处】《古今医案按》《中医单药奇效真传》。

用猪脚黄米汤可治阴茎肿 >>>>

配方及用法： 公猪后脚净瘦肉 1.5 千克，酒、老米各若干。腿肉去皮、油、肥肉，切薄片，将锅擦洗极净烧红，放肉和酒炒干，加酒再炒，如此 7 次候用。次将老米炒黄、煎汤，送肉来吃。

【出处】山西人民出版社《补肾回春万金方》。

用鱼腥草治阴囊湿疹 >>>>

配方及用法： 取鱼腥草 100 克（或干品 15 克），放入烧开的 1000 毫升沸水中，煎煮 3 ~ 5 分钟，待凉后用纱布蘸药液洗阴囊（注意不要烫破皮）。每天早晚各 1 次，一般连用 5 ~ 7 天即可治愈。

验证： 陕西蔺恒健，男，62 岁，干部。他说："一位干部患阴囊湿疹，经多方治疗效果不佳。后来通过朋友介绍找到我，我用本条方为他治疗，用药 1 周后便痊愈了。"

【出处】《家庭医生报》（1996 年 12 月 16 日）。

用苦参洗药治阴囊湿疹 >>>>

配方及用法： 苦参 15 克，蛇床子 15 克，蝉蜕 20 克，川椒 10 克，黄柏 10 克，苍术 10 克，地骨皮 10 克，五倍子 10 克，防风 10 克，白矾 10 克。加水煎熬，沸后 15 分钟左右滤出药液，趁热熏蒸患处，待温而不烫时坐浴浸洗。熏洗时间不应少于半小时，每日早晚各 1 次。

【荐方人】山东梁兆松。

黄花蒿、紫苏治阴囊湿疹 >>>>

配方及用法： 黄花蒿 100 克，紫苏、艾叶各 50 克，冰片 10 克。前 3 味药加水适量，煎取药液约 100 毫升，再加入研细的冰片粉，混匀备用。用时取纱布或药棉蘸药液湿敷患处 30 分钟，若洗浴 30 分钟则效果更好。另外，每天以此药外搽患处 4 ~ 6 次。

备注：治疗期间，忌饮酒及辛辣鱼腥。

验证：此法治疗阴囊湿疹 165 例，痊愈 161 例，好转 4 例。

【出处】《浙江中医杂志》（1989 年第 7 期）、《单方偏方精选》。

用蛋黄油治阴囊湿疹 >>>>

配方及用法：鸡蛋 1 个，煮熟。将熟鸡蛋黄放勺内压碎，用文火熬出油，用鸡毛揩擦患处，每日早晚各 1 次，连擦四五天即愈。

验证：湖北陈志明说："本市教师熊军患阴囊湿疹一年半时间了，夜间痒得睡不了觉，用本条方试治，一星期就好了。"

【荐方人】河南方明魁。

用柚子皮可治龟头炎 >>>>

配方及用法：晾干的柚子皮 200 克，置于 2 千克热水中煮沸 3 ~ 5 分钟，晾至 50℃，将柚子皮捞出弃掉，用剩下热水淋洗阴茎，每天早晚各洗 1 次，每次 10 分钟。治疗 7 天为 1 个疗程，红肿消失，溃烂全部愈合。

【荐方人】刘述礼。

【出处】《家庭医生报》（1996 年 11 月 18 日）。

苦参、蛇床子等可治龟头炎 >>>>

配方及用法：苦参 30 克，蛇床子 20 克，黄柏 15 克，荆芥 12 克，生苍术 12 克。每剂水煎 2 次，滤渣，两煎混合，待温度适宜洗患处。每日 1 剂，每日洗 3 ~ 4 次，每次约 20 分钟。药液凉后反复加热至沸。对局部渗液脓性分泌物较多者，洗后再以煎液浸湿消毒纱布包裹患处 1 小时左右。

验证：治疗 32 例，全部治愈。

【出处】《中医杂志》（1990 年第 2 期）、《实用专病专方临床大全》。

用草蜜膏治阴茎龟头溃疡 >>>>

配方及用法：甘草 10 克，蜂蜜 100 毫升。先将生甘草放入砂锅内，加 200 毫升水浸泡 20 分钟，再煎煮 30 分钟，滤去渣，浓缩至 20 毫升，然后加入蜂蜜，煮沸，去除浮沫，装入消毒容器内备用。用生理盐水清洗局部患处，拭干，用草蜜膏适量局部外敷。

【荐方人】河南朵志刚。

【出处】《当代中医师灵验奇方真传》。

用威灵仙液治龟头炎 >>>>

配方及用法：威灵仙 15 克，用水 500 克浓煎半小时，去渣候冷洗患处。用脱脂棉花蘸药汁洗患处三四次，肿退炎消，不久即愈，花费少，收效大。

【荐方人】李人翊。

【出处】广西医学情报研究所《医学文选》。

香油石燕子糊可治龟头炎 >>>>

配方及用法：石燕子 9 克，香油适量。将石燕子与香油放入碗内，共研成糊状，涂擦患处。

【出处】《实用民间土单验秘方一千首》。

用莲房煎水熏洗治龟头炎 >>>>

配方及用法：莲房 7 个，煎水，熏洗患处。

【出处】《实用民间土单验秘方一千首》。

前列腺炎

按摩会阴穴治前列腺炎 >>>>

荐方由来：某一天我突然出现尿急、尿频、尿痛。经医生诊断，确诊为前列腺炎，我先后服用多种药物，又按报纸上的介绍，服用过三七粉、西洋参等，症状一直不减。今年春节后，军分区干休所的一位医生告诉我按摩会阴穴治疗该病。从那时起，我将药全停了，按照他说的办法，每天早晨大便后坐在便池上，用左右手的中间三个指头，分别顺时针和逆时针按摩 100 ~ 120 次。说也怪，病情竟然慢慢有些缓解。至上述症状消失，我仍然坚持每天早晨按摩，以防止复发。

验证：甘肃邓双喜，男，61 岁，教师。他说："我于 1998 年 2 月 25 日突然出现尿急、尿频，并有遗精的感觉，特别难受。我当即用气功疗法治，但尿急、尿频的症状仍然存在。我随后用本条方治疗 2 天，小便恢复正常。"

【荐方人】河南张焕宇。

按摩小腹治前列腺炎 >>>>

荐方由来：20 世纪 80 年代初，刚过不惑之年的我患上了中老年人的常见病、多发病——前列腺炎。我用自我按摩小腹的方法，治好了这一疑难病症。

当时，我不知道什么叫前列腺，前列腺炎是什么病更是一无所知，只是感到小腹下部阵阵发凉，隐痛难受，尿频尿急。我服用了好几种消炎药，治疗一段时间后，不但疗效不明显，还由于消炎药物的刺激，胃病反而更加严重了。那时，又听说前列腺在体内的部位深，药物的作用不易达到，因此，无好办法治疗。时间长了，还可能发展成前列腺肥大而得尿毒症。我的思想负担很重，甚至失去了生活的勇气。

正当我迷茫之时，在一本杂志上看到了介绍自我按摩治疗疾病的文章。于是，我开始试着用自我按摩小腹部的方法治疗前列腺炎，竟然取得很好的疗效。

方法：每晚睡前和起床前，排空小便，平卧屈腿，小腹放松，双手搓热，右手平放于脐下，左手压在右手背上，顺时针方向缓慢转动。

从开始每次按摩 50 圈，逐渐增加到 100 圈、200 圈，后来每次坚持按摩 300 圈以上。

【荐方人】张建华。

黄柏、车前子治慢性前列腺炎 >>>>

配方及用法：黄柏 20 克，车前子 30 克，苦参 20 克，龙胆草 30 克，柴胡 20 克，吴茱萸 50 克，肉桂 30 克，小茴香 50 克，生姜 30 克，地肤子 50 克，麸皮 50 克，三棱 30 克，乌药 20 克，当归 20 克，莪术 30 克，食醋适量。将生姜捣烂，诸药加工成粗末，放锅内混合炒热，加适量食醋，干湿度以手握成团、松手即散为宜，趁热以布包敷于会阴穴，秋冬季可加棉垫护外以保温。每次热敷 30 分钟，早晚各 1 次。每剂中药可反复加醋炒 4 次，继用 2 天。7 天为 1 个疗程，连用 4 个疗程，每个疗程可间隔 2 天。

备注：治疗期间忌食辛辣刺激性食物；性生活要节制、和谐、规律；穿宽松洁净柔软内裤，注意保持外阴清洁及大便通畅。

按摩肚脐两旁治前列腺炎 >>>>

荐方由来：我 1994 年患前列腺炎，经医生检查需做手术治疗。因是春节故迟迟未做。不久我二弟介绍按摩疗法，如法行之，月余而愈，至今未复发。

方法：呈仰卧姿势，先将两手搓热，放在肚脐两旁，向下按摩 120 次，每日早晚各按摩 1 次，以病好为度。

【荐方人】河南孙在东。

用大黄汤治慢性前列腺炎 >>>>

配方及用法：大黄 50 克。取生大黄放入砂煲内加水 400 毫升，煎至 200 毫升左右，倒入瓷盆中熏洗会阴部。待药液不烫手时，再用毛巾浸药液擦洗会阴处，同时用手指在局部做顺时针的按摩，早晚各 1 次，每次 30 分钟。熏洗完毕后取中极、会阴二穴，敷以生姜汁调制的熟大黄细末 20 克，胶布固定。此外，若体质强壮或有热象者，每天可用 3 ～ 6 克生大黄泡茶饮；年高体弱无明显热象者，每天可用 3 ～ 6 克制大黄水煎 20 分钟后饮用。以上各法同时治疗 15 天。

验证：此方治疗慢性前列腺炎 60 例，痊愈 56 例，显效 3 例，有效 1 例。

【出处】《浙江中医杂志》（1992 年第 11 期）、《单方偏方精选》。

用马齿苋治前列腺炎 >>>>

方法：选新鲜马齿苋 500 克，洗净捣烂，用纱布分批包好挤出汁，加少许白糖和白开水一起喝下，每天早晚空腹喝，1 周后即愈。

【荐方人】北京王秀山。

乌药、麝香等可治慢性前列腺炎 >>>>

配方及用法：乌药 6 克，麝香 1 克，香附 9 克，延胡索 6 克，小茴香 6 克。将上药共研为粉末，瓶装备用，取适量水调匀，敷于肚脐，外用胶布固定，2 天后取下，每周 2 次，4 次为 1 个疗程，一般需 3 个疗程。如兼有尿频、尿急者，加木通 6 克；兼有腰膝酸软、失眠多梦、遗精者，加枸杞 6 克；兼有腰酸膝冷、阳痿、早泄者，加补骨脂 6 克。

备注：忌不良饮食及生活习惯；忌辛辣或烟酒；保持有规律的性生活。

验证：李某，男，53 岁。患前列腺炎，常尿频、尿急兼腰膝酸软，失眠多梦，阳痿、早泄，用此法治愈，多次追访，未见复发。

服南瓜子治前列腺增生 >>>>

荐方由来：我已是 75 岁的老人，患前列腺增生 4 年有余，由于体弱多病而不愿手术治疗。对于激光治疗，听说有人几个月后又复发，令我也不敢问津。而服各种药物，或用"脐疗法"等，也无多少效果。后来看到报刊发表了马文学的《南瓜子治疗前列腺增生有奇效》一文，我即去信向他请教服用方法，很快就收到他的回信。我按他介绍的方法试用后，效果不错。每天服用 100 克生南瓜子（分 3 次服），才 3 天，原有的尿频、尿急、尿痛甚至尿失禁等症状大有缓解。原来每夜要小便三四次甚至五六次，近半个月每夜只尿 1 次，最多 2 次。由于睡眠好转，食欲增强，精神也好了，心里有说不出的高兴。这也说明中国的民间秘方对某些疾患确有神效。

验证：吉林李在田，男，77 岁，离休干部。他说："我曾患前列腺增生 10 余年，昼夜排尿困难，尿急、尿不尽、尿等待，吃过很多中西药，花费 3000 多元仍未完全康复。后来我用本条方治疗，花 30 元钱治疗 5 天就见效了，又继续治疗 1 个月，原来每夜要尿三四次，近 1 个月来每夜只尿 1 次，而且尿急现象也有很大改善。"

【荐方人】林肇祥。

【出处】《云南老年报》（1996 年 3 月 7 日）。

用熟地、山茱萸治前列腺肥大 >>>>

荐方由来：我是一名退休教师，患有前列腺肥大多年，尿频、尿急、尿痛、尿线细。3 年前多次犯病，因小便不通而数次导尿，非常痛苦。一个偶然的机会得知此配方，经服 6 剂药，疾病痊愈，3 年没再犯过，现在和正常人一样。为了解除前列腺肥大患者的痛苦，特荐此方。

配方及用法：熟地 40 克，山茱萸 20 克，山药 20 克，丹皮 15

克，云苓 15 克，泽泻 15 克，制附片 10 克，肉桂 10 克，车前子 10 克，牛膝 15 克。水煎服，每日服 2 次。

验证：辽宁刘艳伟说："我一同事患腰痛，小便短而频，尿不净，小腹酸痛，经市医院确诊为前列腺肥大，用本条方仅服药 10 剂就痊愈了。为了巩固疗效，又继续服用几剂，现在前列腺症状全没了。"

【荐方人】辽宁贾明坤。

疏肝散结方治老年性前列腺肥大 >>>>

配方及用法：柴胡、牛膝各 10 克，生牡蛎（先煎）30 克，丹参、当归、赤芍、海浮石（先煎）、海藻、昆布、夏枯草、玄参各 15 克，川贝粉（分冲）3 克，肾精子 5 粒（肾精子即牛膀胱之结石，以桂圆肉包裹，于第 1 次服药时吞服）。水煎服，每日 1 剂。

功效：治疗老年性前列腺肥大。

验证：李某，男，78 岁，1980 年诊治。素有高血压史，又患小便淋漓不尽多年。1 年前，因突然不能排尿入院治疗。经查诊断为"老年性前列腺肥大"。因血压高不适于手术，故作留置导尿管处理，并建议求治中医。经多方医治，效果不显。尿管长期留置，常常诱发尿道感染。故 1 年之中，几经住院治疗，甚感痛苦。患者形体瘦弱，精神萎靡，舌苔黄腻，脉弦重按有力。乃投以疏肝散结 5 剂。服药 2 剂后，自觉诸症减轻，并有排尿感；服 3 剂后，取出尿管已能自行排尿。5 剂服毕，尿道通畅无阻。患者为巩固疗效，又自照原方进服 5 剂，共服药 10 剂，多年之苦疾告愈，多次追访，未见再发。

用云母片治前列腺肥大 >>>>

荐方由来：我 1993 年小便难解，经检查是前列腺炎。服了前列康等药物无效。1995 年复查，前列腺已肥大如鸡蛋。医生说，既然服药无效，只好动手术。我已75岁，对动手术有顾忌。后来，同病房的老同志杨经学向我介绍了一老人用云母片和绿珠叶根混煮当茶饮的单方，治好了严重的前列腺肥大症的经过。我立即按他介绍的方法试服，服了1个月时间，我的前列腺肥大就痊愈了。

配方及用法：云母片25克，绿珠叶根多少不限，混煮约半小时分3次服。连续3天共服9次后换新药。按上述方法服半个月后，如效果显著，再继续服即可痊愈，否则停服。

备注：绿珠（又叫"芦竹"）叶根，即中药苡仁（家种、野生均可）的根。苡仁的根具有清热利尿功效，可用于治疗肾炎等症。变性和野生的苡仁，各地叫法不同，如昆明等地叫数珠果（过去用其果实穿制念经用的灵敏珠），有的地方称为鸡嗦子果。果实比豌豆稍大，果壳坚硬。如找不到苡仁的根，也可用苡仁代替。云母片，系鳞片状的矿物，化工商店有售。中药店有中药云母石一味，也有清热利尿作用。

【荐方人】云南冯才隆。

用王不留行、天竺黄等治前列腺增生 >>>>

配方及用法：王不留行150克，天竺黄、虎杖、土贝母、没药各100克，蜂房50克。将上药用4000毫升水浸泡2小时，煎30分钟后，取滤液，然后再加水复煎1次，2次滤液混合，浓缩成稠液，加益智仁100克，烘干压粉，装瓶备用。每次取药0.3克，放入肚脐中，上压一个棉球，用胶布固定，24小时换药1次。用药5天停2天，2周为1个疗程，连续治疗1～4个疗程。

【荐方人】山西孙生德。

喝桃树叶水可治前列腺肥大 >>>>

荐方由来：我患前列腺肥大病3年多了，白天症状好些，到夜晚尿憋胀痛，排尿细长又淋漓不净。

1996 年夏天得一方：用土桃树叶熬水喝。每天晚上熬 20 ~ 30
片鲜叶子水，秋冬熬干叶，一次喝大半碗。经 2 个多月治疗就有
明显好转，症状基本消失。坚持服用 8 个多月后，排尿时不舒服
的感觉彻底消失。

【荐方人】河南白凤昌。

【出处】《老人春秋》（1997 年第 9 期）。

用大葱白、白矾治前列腺肥大性尿闭 >>>>

配方及用法： 大葱白 5 根，白矾 9 克。将白矾研成细末，再
混入葱白，捣成糊状，取一块 6.5 厘米见方的塑料薄膜，将药全部
撒在膜上，敷于肚脐处。

验证： 河南杨朝本，男，76 岁，退休。他说："我患前列腺病，
尿频，夜尿每晚 3 ~ 4 次，而且小便困难，有尿等待、尿不尽等
症状。有一天突然出现尿闭，难受至极。我用本条方自治，不到 1
小时，小便就通了。"

【出处】广西中医学院《广西中医药》增刊（1981 年）。

睾丸炎、鞘膜积液

山楂核、海藻治急性睾丸炎 >>>>

配方及用法： 山楂核 20 克，海藻 15 克，桃仁 10 克，杜仲炭
15 克，防己 10 克，荔枝核 20 克，公英 20 克，木香 25 克，牛膝
10 克，泽泻 15 克，橘核 20 克。每日 1 剂，水煎分 2 次服。

验证： 临床观察 32 例，均有效。其中，睾丸肿痛消失时间，
2 天内者 14 例，3 ~ 5 天者 18 例；睾丸肿大消失时间，2 周内者
18 例，半个月至 1 个月者 14 例。

【出处】《当代中医师灵验奇方真传》。

鲜酢浆草、油松节治急性附睾炎 >>>>

配方及用法：鲜酢浆草 100 克，油松节 15 克，加水 1500 毫升，煎取 600 毫升。每天 1 剂，分早、中、晚 3 次服。

验证：治疗急性附睾炎 56 例，均痊愈。

【出处】《四川中医》（1986 年第 4 期）、《单方偏方精选》。

用黑胡椒、白面治睾丸炎 >>>>

配方及用法：黑胡椒 7 个，白面 1 把。将胡椒捣烂，用白面调成糊状。将药糊摊于青布上，贴在会阴部，外垫棉花，用胶布固定。

【荐方人】河北刘志中。

【出处】广西医学情报研究所《医学文选》。

萹蓄草、生薏苡仁治鞘膜积液 >>>>

配方及用法：萹蓄草、生薏苡仁各 30 克。每天 1 剂，加水 500 毫升煎煮，早晚各服 1 次。

验证：此方治疗鞘膜积液 50 例，痊愈 46 例，有效 4 例。

【出处】《浙江中医杂志》（1982 年第 8 期）、《单方偏方精选》。

党参、白术等治睾丸鞘膜积液 >>>>

配方及用法：党参、白术、泽泻、谷麦芽、制半夏、逍遥丸各 9 克，陈皮 4.5 克，炙甘草 3 克，左牡蛎 30 克。水煎，每周 3 剂。

备注：左牡蛎先煎，逍遥丸包煎。

验证：施治 33 例，全部痊愈。

【出处】《上海中医药杂志》（1988 年第 6 期）、《实用专病专方临床大全》。

川红丹参汤治睾丸痛 >>>>

配方及用法： 白芍 50 ~ 60 克，木通、枳实、川牛膝、红花、桃仁、丹参各 15 ~ 20 克，茯苓、车前子、青皮、生甘草各 10 ~ 15 克。将上药水煎，每日 1 剂，分 3 次口服。

验证： 用本方治疗睾丸痛患者 91 例，均获治愈。其中 1 剂治愈者 25 例，2 剂治愈者 34 例，3 剂治愈者 21 例，4 剂治愈者 11 例。

用青芒散治睾丸炎 >>>>

配方及用法： 青黛 30 克，芒硝 60 克。上药研细拌匀，加入适量面粉，使之有黏性，开水调匀，敷在洗净的肿大阴囊上。

【出处】《四川中医》（1989 年第 1 期）、《单方偏方精选》。

荔枝核可止睾丸痛 >>>>

配方及用法： 荔枝核 5 粒，加入 180 毫升的水，煮至水量剩一半。煎煮约 20 分钟即可，故极为简单。

【出处】山西人民出版社《补肾回春万金方》。

遗精

蒸白果鸡蛋治遗精 >>>>

配方及用法： 生白果仁（即银杏仁）2 枚，鸡蛋 1 个。将生白果仁研碎，把鸡蛋打一小孔，将碎白果仁塞入，用纸糊封，然后上笼蒸熟。每日早晚各吃 1 个鸡蛋，可连续食用至愈。

功效： 滋阴补肾。用治遗精、遗尿。

用桑螵蛸治遗精症 >>>>

荐方由来：遗精是男性中较多见的一种病，对身体健康不利。我曾患此病，当时甚为苦恼，后来从中草药图谱中学到了桑螵蛸治遗精病良方，我用它治疗，获得了满意的疗效。我又将此方介绍给几十位遗精患者，他们用后个个痊愈，无一人复发。

配方及用法：干桑螵蛸研末，早晚用盐汤各送服 1 次，每天服 5 ~ 10 克，连服 2 ~ 3 天即愈。

备注：桑螵蛸别名螳螂子、刀螂子、团螵蛸，生于桑树上，秋末至来春均可采收。将采下的桑螵蛸去净树皮，放在蒸笼中蒸死螳螂子，取出晒干备用。

验证：重庆张万财，男，66 岁，退休干部。他说："我于 1990 年 3 月患了很严重的遗精症，经中西医治疗，花了几百元也不见效。后来我用本条方治疗，仅花 9 元钱就治好了遗精症，而且再未复发。"

【荐方人】四川周光庆。

【出处】广西科技情报研究所《老病号治病绝招》。

核桃、猪肾治梦遗滑精 >>>>

配方及用法：核桃仁 30 克，猪肾（腰子）2 个，葱、姜各 5 片，食油、盐、酱油、味精各适量。将猪肾片煸炒，取出沥尽污水。再次将锅烧热加食油，用葱、姜爆锅，放入猪肾片、核桃仁、盐、酱油等调料翻炒片刻，起锅前下味精即可。连服 1 周有效。

功效：滋阴补肾。用治腰酸腿痛、梦遗滑精等。

荷叶治疗梦遗滑精 >>>>

配方及用法：荷叶 50 克（鲜品加倍），研末。每服 5 克，每日早晚各 1 次，热米汤送服。轻者 1 ~ 2 剂，重者 3 剂可愈。

功效：清热止血，升发清阳。用治梦遗滑精。

验证：据《新中医》介绍，效果显著。

煅龙骨、糯米、红糖可治遗精 >>>>

配方及用法：煅龙骨 30 克，糯米 100 克，红糖适量。将龙骨捣碎，入砂锅内加水 200 毫升，煎 1 小时去渣取汁，入糯米再加水 600 毫升、红糖适量，煮至米烂粥稠。早晚空腹热食，5 天为 1 个疗程，两三个疗程奏效。

功效：镇惊潜阳，收敛固涩。用治遗精等。

用海金沙藤治遗精 >>>>

配方及用法：鲜海金沙藤（连叶）45 ~ 60 克。上药煅存性，研末，每晚临睡前用开水冲服 1 剂。

验证：治疗 80 例，全部治愈。

【出处】《福建中医药》（1963 年第 6 期）、《单味中药治病大全》。

白茯苓末可治遗精 >>>>

配方及用法：白茯苓末 3 克左右，用热水汤冲服，每天清晨皆服之，便会有奇效。

备注：用此方期间，宜中断房事半年左右。

【出处】陕西人民教育出版社《中国秘术大观》。

用金樱子、萹蓄治遗精 >>>>

配方及用法：金樱子、萹蓄各 30 克（鲜品加倍）水煎内服，每剂服 2 日，每日服 2 次。发作频繁者服 2 剂即可控制症状。症状控制后，为巩固疗效，可再用 5 剂。

验证：曾治 63 例。病程最长者 25 年，最短者 5 个月，平均7.9 年；服药时间最短者 2 天，最长者 12 天，平均 6.1 天。其中，31 例随访 2 年，有 2 例复发，2 例在服药 1 个月后出现性欲减退，

3 个月后康复。

【出处】《湖南医药杂志》（1979 年第 2 期）、广西中医学院《广西中医药》增刊（1981 年）。

鲜铁线藤可治遗精 >>>>

配方及用法： 采鲜铁线藤（又名蔓蔓藤）连叶 46 ~ 62 克，煅存性研末，开水冲服。每天临睡前服用 1 次。

验证： 曾治疗 86 例，服药 1 次症状消失者占 98% 以上，服药 2 次症状消失者仅占 2%，且无副作用。

【荐方人】福建夏东僧。

【出处】广西医学情报研究所《医学文选》。

刺猬皮散治遗精 >>>>

配方及用法： 刺猬皮 100 克。将刺猬皮焙干研成细末，分为 7 包，每日 1 包，甜酒汁兑服。

备注： 本品其性收敛固涩，适用于肾虚、精关不固引起的遗精，对阳火旺盛、梦遗患者则不适宜。

验证： 治疗患者 11 例，均获痊愈。

【荐方人】湖南胡达坤。

【出处】《当代中医师灵验奇方真传》《中医单药奇效真传》《中医杂志》（1962 年第 3 期）。

早泄

知母、黄柏等可治早泄 >>>>

配方及用法： 知母 10 克，黄柏 10 克，五味子 6 克，金樱子 10 克，杞子 10 克。每天 1 剂，煎 2 遍和匀，早晚分服，或研细末炼蜜为丸，每粒 10 克，每服 1 粒，每日 2 次。

功效：知母、黄柏滋肾阴泻相火；五味子、金樱子固肾涩精；杞子补肾益精。

备注：适当节制房事，加强体能锻炼。

五倍子治早泄 >>>>

配方及用法：五倍子 20 ~ 30 克。将上药用文火水煎 30 分钟，再加入适量温开水，趁热熏蒸龟头，待水温降至 40℃左右，可将龟头浸入其中 5 ~ 10 分钟。每晚 1 次，半个月为 1 个疗程。治疗期间忌房事。

验证：用本方治疗早泄患者 21 例，经用药 1 ~ 2 个疗程后，治愈者 18 例，显效者 3 例。

五倍子、白芷等治早泄 >>>>

配方及用法：五倍子 15 克，白芷 10 克。将上药共研为细末，用醋及水各等份，调成面团状，临睡前敷肚脐（神阙穴），外用纱布盖上，胶布固定，每日 1 次，连敷 3 ~ 5 日。

验证：用本方治疗早泄患者 39 例，经用药 2 ~ 6 日后，均获痊愈。

芡实莲子饮治早泄 >>>>

配方及用法：大米 500 克，莲子 50 克，芡实 50 克。将大米淘洗净。莲子温水泡发，去心、皮。芡实也用温水泡发。大米、莲子、芡实同入铝锅内，搅匀，加适量水，如焖米饭样焖熟。食时将饭搅开，常食有益。

功效：健脾固肾，涩精止遗。

锁阳鸡治男子早泄 >>>>

配方及用法：锁阳、金樱子、党参、怀山药各 20 克，五味子 15 克，小公鸡 1 只。将鸡开膛去内脏杂物，洗净，连同上述药物一并放入大炖盅内，注入开水八成满，盖上盅盖，放入滚水锅中，隔水炖 4 小时即成。

功效：固肾止遗，滋阴壮阳。

用细辛、公丁香等治早泄 >>>>

配方及用法：细辛、公丁香、海马各 5 克，蛇床子、淫羊藿各 3 克，泡入 75% 医用酒精 50 毫升内 30 天，而后将药液过滤装入空瓶或带喷嘴的花露水瓶中。每次房事前 2 ~ 3 分钟，向阴茎龟头涂擦或喷洒香露 1 ~ 2 次，每次用 0.5 ~ 1 毫升，一次可奏效。健康人应用，可增进夫妻性生活质量。

【荐方人】广西林中

蜂白散治早泄 >>>>

配方及用法：露蜂房、白芷各 10 克。将 2 药烘干发脆，共研细末，醋调成面团状，临睡前敷肚脐（神阙穴）上，外用纱布盖上，橡皮膏固定，每天敷 1 次，或隔天 1 次，连续 3 ~ 5 次。

验证：此方治疗早泄 43 例，经敷 5 ~ 7 次全部有效。

【出处】《浙江中医杂志》（1991 年第 2 期）、《单方偏方精选》。

用细辛、丁香泡酒精治早泄 >>>>

配方及用法：细辛、丁香各 20 克（中药房有售），加入 95% 酒精 100 毫升，浸泡半个月即成。使用时，以此药液涂搽阴茎之龟头部，经 2 ~ 3 分钟后行房事。

【荐方人】钟久春。

【出处】《广西科技报》（1995 年 4 月 1 日）。

用韭菜、地龙治早泄 >>>>

配方及用法：韭菜全株适量洗净切段，大地龙（即蚯蚓，以韭菜田里掘出者最佳）2 条，剖腹洗净切段。2 味药物与油、盐适量拌匀，隔水蒸熟，即可食用，无腥味，可常年服用。

【荐方人】上海杜桧。

不射精症

黄芪、党参等治不射精 >>>>

配方及用法： 黄芪、党参各 30 克，菟丝子、覆盆子、韭菜子、枸杞子、山萸肉、淫羊藿、熟地黄、山药、白花蛇舌草各 15 克，路路通、补骨脂、牛膝、石斛、仙茅各 10 克，马钱子 0.5 克，蜈蚣 2 条。将上药水煎 3 次后合并药液，分 2 ~ 3 次口服，每日 1 剂，15 剂为 1 个疗程。

验证： 用本方治疗不射精症患者 186 例，经用药 1 ~ 3 个疗程后，其中治愈者 169 例，好转者 10 例，有效者 3 例，无效者 4 例。

用巴戟天、仙灵脾治不射精 >>>>

配方及用法： 巴戟天、仙灵脾各 20 克，山萸肉、枸杞子、菟丝子、桑葚子、生地各 12 克，远志、炙甘草各 10 克。将上药水煎，每日 1 剂，分 2 ~ 3 次口服，20 天为 1 个疗程。

验证： 用本方治疗不射精症患者 46 例，经用药 1 ~ 3 个疗程后，其中痊愈者 38 例，显效者 4 例，好转者 3 例，无效者 1 例。

枸杞、菟丝子等治不射精 >>>>

配方及用法： 枸杞子、菟丝子、山茱萸各 25 克，紫河车（冲服）2 克，鹿茸（冲服）1 克，锁阳、龟板、何首乌、全当归各 10 克，川续断、桑寄生、补骨脂各 15 克。将上药共水煎，每日 1 剂，分 2 ~ 3 次口服。20 天为 1 个疗程。

【荐方人】河南贺元龙。

桑螵蛸、熟地黄等治不射精 >>>>

配方及用法： 桑螵蛸、熟地黄、仙灵脾各 15 克，巴戟天、肉苁蓉各 12 克，菟丝子、枸杞子各 10 克，甘草 4 克。将上药水煎，分 2 次服，每日 1 剂。

验证： 用上药治疗不射精患者，一般连服 20 余剂即获治愈。

用酸枣仁散治愈不射精症 >>>>

配方及用法： 酸枣仁 30 克，细茶末 60 克。上药研细，每天服 2 次，每次 6 克，以人参须 6 克煎汤送服。

【出处】《浙江中医杂志》（1987 年第 5 期）、《单方偏方精选》。

阳痿

当归牛尾汤治阳痿 >>>>

配方及用法： 当归 30 克，牛尾 1 条，盐少许。将牛尾巴去毛，切成小段，与当归同锅加水煮。后下调料。饮汤吃牛尾。

功效： 补血，益肾，强筋骨。用治肾虚阳痿、腰痛、腰酸、腿软无力。

雀蛋羊肉汤治阳痿不举 >>>>

配方及用法： 麻雀蛋 2 个，羊肉 250 克，盐少许。先煮羊肉至八成熟，后打入雀蛋再煮，用时加盐。分 2 次吃完。

功效： 补肾温脾，壮阳填精。用治脾肾阳虚之阳痿、腰膝冷痛、饮食不振等。

【出处】《食疗保健》。

炖虫草鸡大补肾精 >>>>

配方及用法： 冬虫夏草 5 枚，母鸡 1 只，盐、味精适量。将鸡开膛取出杂物，洗净，冬虫夏草放入锅内加水炖一个半小时，待鸡肉熟烂时下味精少许。吃肉饮汤，每日服 2 次，可连续服食 3 ~ 5 天。

功效：补肺，益肾。用于肾虚之阳痿、遗精及腰痛、腿软等。

雄鸡肝、鲫鱼胆可治阳痿 >>>>

配方及用法：雄鸡肝 4 个，鲫鱼胆 4 个，菟丝子粉 30 克，麻雀蛋清（蛋黄不用）适量。将上药拌匀，做成黄豆大药丸烘干或晒干。每日 3 次，每次 1 粒，温开水送服。

功效：补肾助阳。专治阳痿。

山药桂圆炖甲鱼可治阳痿 >>>>

配方及用法：怀山药 15 ~ 20 克，桂圆肉 15 ~ 20 克，甲鱼（鳖、团鱼）1 尾。先用沸水冲烫甲鱼，使其将尿排出，然后切开去掉内脏，洗净，再分切成小块。将甲鱼肉、甲壳、山药、桂圆肉放入炖盅内加水适量，隔水炖熟。喝汤吃肉，每周 1 剂。

备注：补肾益脾，固精扶阳。

验证：本方经《卫生报》推荐应用，效果确切。

泥鳅枣汤治阳痿不举 >>>>

配方及用法：泥鳅 400 克，大枣（去核）6 枚，生姜 2 片。泥鳅开膛洗净，加水与枣、姜共煮，以一碗水煎煮至剩一半即成。每日 2 次，连服多日。

功效：补中益气，滋养强身。用治阳痿、遗精。

蛤蚧鹿茸治阳痿 >>>>

配方及用法：蛤蚧（完整）2 对，鹿茸 20 克。将蛤蚧置清水中浸透，捞起后去头足、黑皮（但不要损坏尾部），隔纸微火烤干。鹿茸切片，微烤，共研末备用。临睡前用黄酒适量送服 2 克，每晚 1 次，服完为止。

验证：此方治疗阳痿（阳虚阳痿）57 例确有疗效。

【出处】《四川中医》（1986 年第 11 期）、《单方偏方精选》。

海参羹治阳痿 >>>>

配方及用法：水发海参 100 克，冬笋片 20 克，水发冬菇 5 克，熟火腿末 3 克，猪油 3 克。海参切片，冬笋切碎，猪油烧熟，放入葱、姜末爆焦，倒入白汤，然后加入海参、冬菇、冬笋、盐、料酒、味精等，煮沸勾芡，倒入火腿末并洒上胡椒粉即成。

功效：补肾益精。用治肾虚阳痿。

海螵蛸、生龙骨等煎治阳痿 >>>>

配方及用法：海螵蛸、生龙骨、生牡蛎各 30 克，公丁香 5 克，鹿角霜、阳起石各 15 克，蛇床子、怀牛膝、韭菜子各 10 克，硫黄（研碎）1 克。每天 1 剂，7 天为 1 个疗程，连服 2 个疗程无效者，改用他法。若服后胃部不适者，可加少量健胃药如砂仁、淮山药。硫黄亦可装入胶囊内，以汤药送服。

验证：7 例中，6 例痊愈（症状消失，恢复正常性生活）。其中服药 3 剂者 1 例，服药 9 剂者 2 例，服药 13 剂者 3 例，1 例无效。

蜈蚣、当归、白芍等治阳痿 >>>>

配方及用法：蜈蚣 18 克，当归、白芍、甘草各 60 克。先将当归、白芍、甘草晒干研细，过 90 ~ 120 目筛，后将蜈蚣研细，再将 2 种药粉混合均匀，分为 40 包。

备注：本方中蜈蚣不得去头足或烘烤，以免减效。每次半包或 1 包，早晚各 1 次，空腹用白酒送服，15 天为 1 个疗程。此外，用药期间，忌食生冷食物，忌气恼。

验证：治疗 737 例，治愈 655 例，好转并继续治疗 77 例。

【出处】《中医杂志》（1981 年第 4 期）。

蜈蚣当归酒治阳痿 >>>>

配方及用法：将蜈蚣 18 克焙干研细粉，再取当归、白芍、甘草各 60 克焙干，研粗粉。将上药分成 4 份，放入 4 个酒瓶内，最后把 2000 克粮食酒分别倒入瓶中，摇晃均匀即可。此药酒可饮服 40 天，每天早晚空腹服 25 克。

【荐方人】余昌礼。

【出处】《老年报》（1996 年 4 月 2 日）。

肉苁蓉、荜茇等可治阳痿 >>>>

配方及用法：肉苁蓉 50 克，荜茇 10 克，草果 10 克，陈皮 5 克，胡椒 10 克，白羊肾 4 个，羊脂 200 克，盐、葱、酱油、酵母粉各适量。将白羊肾、羊脂洗净，放入锅内。将肉苁蓉、荜茇、草果、陈皮、胡椒用纱布包扎好，放入锅内，加水适量置于炉火上烧沸，水开后改用文火炖熬，待羊肾熟烂时，下葱、盐、酱油、酵母粉，如常法做羹。

功效：补肾温阳。用治阳痿、遗精、腰膝无力、脾虚食少、胃寒腹痛等。

清炒虾仁治阳痿 >>>>

配方及用法：虾仁 250 克，鸡蛋清 1 个，淀粉 5 克，盐少许，白汤 30 个，熟猪油适量。虾仁、蛋清、盐、淀粉和匀。用熟猪油烧热锅，倒入和好的虾仁等。用筷子搅散成粒并至颜色变白时，倒入漏勺内沥去油。炒锅置旺火上，油 10 克烧热，倒入虾仁，再加黄酒、白汤、味精，煮沸勾芡，翻炒，撒上胡椒面即成。

功效：温肾壮阳。用治肾虚引起的遗精、阳痿、早泄、头晕目眩、身体倦怠等。

验证：据《新中医》介绍，本方疗效确切。

对虾酒治阳痿遗精 >>>>

配方及用法：新鲜大对虾 1 对，白酒（60 度）250 毫升。将虾洗净，置于瓷罐中，加酒浸泡并密封，约 10 天即成。每日随量饮酒，待酒尽后，将对虾烹炒。单独食用或佐餐。

功效：温阳填精。用治阳痿、遗精等。

烫活虾壮阳 >>>>

配方及用法：活虾 100 克，热黄酒半杯。将活虾洗净，用滚热黄酒烫死。吃虾喝酒，每日 1 次，连吃 7 天为 1 个疗程。

功效：补肾壮阳。用治阳痿、遗精。

海虾仁、葱叶治阳痿 >>>>

配方及用法：海虾仁 7 克，大葱叶（取粗绿含黏液多者为佳）3 条。将虾仁装入葱叶内，晒干，轧成粉。每日服 2 次，茶水送下。

功效：补肾益精，通阳利气。用治阳痿不举、早泄等。

麻雀蛋治肾虚阳痿 >>>>

配方及用法：麻雀蛋 6 个，盐末。将麻雀蛋蒸熟剥皮蘸盐末吃。每次吃 3 个，每日吃 2 次，可连续吃 3 ~ 5 天。

功效：补肾，壮阳，强身。用治肾虚阳痿不举、举而不坚及早泄。

核桃、鸭子可治阳痿 >>>>

配方及用法：核桃仁 200 克，荸荠 150 克，老鸭 1 只，鸡泥 100 克，油菜末、葱、姜、盐、蛋清、味精、料酒、玉米粉（湿）、花生油各适量。将老鸭宰杀去毛，开膛去内脏，洗净，用开水烫一下，装入盆内，加入葱、姜、料酒、盐调成糊，再把核桃仁、荸荠剁碎，加入糊内，淋在鸭子膛内肉上。将鸭子放入锅内，用温油炸酥，捞出沥去余油，用刀割成长条块，摆在盘内，四周撒些油菜末即可。

【荐方人】山西张采和。

练提耳治阳痿 >>>>

荐方由来：我的一位朋友进入不惑之年时，由于伏案工作，少运动以及心理因素，患上了使他难于启齿的阳痿病。多方求医，病情不见好转，十分苦恼。后来，我教给他早晨"提耳法"，即每日清晨起床洗漱后，静心凝神，排除杂念，用左手绕过头顶将右耳向上提49次，然后再换右手绕过头顶将左耳向上提49次。最初，他抱着试试看的心理，每天练习（治疗期间夫妻分床），想不到半年后，阳痿症竟完全治愈了。这几年来，他坚持练此简易功法，病已彻底根除。

【荐方人】刘彦骅。

用龟鸽汤治阳痿 >>>>

配方及用法：活乌龟1个，约600克，以淡水龟为佳，野鸽1只，党参、白术、山药、黄芪各30克，当归、陈皮各15克。将乌龟灌白酒醉死，鸽以水淹死，去其羽毛及内脏，洗净，与上药放入砂锅内用文火炖，加盐少许，食肉喝汤，每日1剂，分3次服。

【荐方人】新疆邓龙。
【出处】《新疆中医药》（1996年第4期）。

用揉脐壮阳法治阳痿 >>>>

配方及用法：淫羊藿52克，蛇床子36克，蜈蚣15克，冰片9克。上药共研细末，用时取适量药物，捣葱汁将药搅匀，至药粉湿润即可，再将药物纳入脐中，然后用双手拇指交替揉按脐中。

睡前与晨起各做 1 次，每次揉按 10 ~ 20 分钟，月余始效。

备注：使用本方如时有恶心、腹部不适宜暂停，脐中破溃者忌用。

【荐方人】黑龙江王克非。

【出处】《亲献中药外治偏方秘方》。

鹿茸、僵蚕、制附子治性功能障碍 >>>>

配方及用法：鹿茸、僵蚕、制附子、柏子仁各 60 克。共研细末后，装入 1 号空心胶囊内，紫外线常规消毒备用。每日 3 次，每次 5 粒，黄酒或温开水送下。

【荐方人】湖南王俊侠。

【出处】《当代中医师灵验奇方真传》。

白糖炒黑糯米治老年性阳痿 >>>>

配方及用法：白糖 500 克，熟猪油 150 克，炒黑糯米 1000 克，黄精 100 克，臭牡丹根 50 克。将 3 味药烘干研极细末，再用箩筛筛过，把白糖和熟猪油熔化放入药内拌匀、备用。空腹内服，每日服 3 次，每次约 50 克，用温开水冲服。

备注：此方属彝族家传秘方。

【荐方人】贵州王荣辉。

【出处】《当代中医师灵验奇方真传》。

老虎须草、香花草治阳痿 >>>>

配方及用法：老虎须草 248 克，香花草 62 克，过江龙、木贼各 46 克。将上药分别研为细末，混合。即研即用，不宜久置。每次用 31 克，调酒服。服前先使患者饮酒至微醉后，临卧前再服药。

【荐方人】广西韦炳莲。

【出处】广西医学情报研究所《医学文选》。

蜈蚣、鸽卵治阳痿 >>>>

配方及用法：蜈蚣 1 条，鸽卵 1 个。先将蜈蚣研细末，再将鸽蛋打开，放在碗内同蜈蚣面搅匀，然后放油内煎服。每日 3 次，早、午、晚饭前食用，15 天为 1 个疗程。

【出处】国际文化出版公司《首批国家级名老中医效验秘方精选》。

吴茱萸、细辛敷脐治阳痿 >>>>

配方及用法：吴茱萸 30 克，细辛 10 克，共为细末。用上药适量，加温水调成糊状，每晚睡前敷于脐部，用胶布固定，晨起取下。治疗期间忌房事。

【荐方人】吉林冷长春。

【出处】《中国民间疗法》（1997 年第 3 期）。

用小茴香炮姜敷脐治阳痿 >>>>

配方及用法：小茴香、炮姜各 5 克，食盐少许。上药共研细末，用少许人乳（也可用蜂蜜或鸡血代替）调和敷于肚脐上，外加胶布贴紧，一般 5 ~ 7 天后去除敷料。

【荐方人】江西熊鹏飞。

【出处】《新中医》（1985 年第 12 期）。

桂枝、牡蛎等治老年体弱之阳痿 >>>>

配方及用法：桂枝、牡蛎、蛇床子各 15 克，细辛、零陵香各 5 克，胡椒 49 粒，麝香（研细）1 克。上药共研为极细末。房事前，取药末 2 克，用唾液调和，涂阴茎。

备注：此方能使阴茎迅速勃起，用后有立竿见影之效。对于年老体衰及精神因素所致的阳痿有独特疗效。唯方中麝香价昂难得，临用时可以冰片代替。

【出处】知识出版社《中国皇室秘方大全》。

韭菜子、淡盐治肾阳虚衰性阳痿 >>>>

配方及用法：韭菜子 100 克。每日不拘时空腹生吞 10 粒，淡盐水送下。每周服 5 天，停服 2 天，常年服用，可得阳事强健。

备注：本方单用韭菜子是取其力专功雄之意，韭菜子味甘、辛，性温，有温肾壮阳、固精的功效。盐味咸可引韭菜子直入肾经。故而治疗肾阳虚衰引起的阳痿、遗精、腰膝酸软、小便频数、遗尿等症实有效验。

【出处】《小偏方妙用》。

淫羊藿、茯苓、枣可治阳痿 >>>>

配方及用法：淫羊藿 60 克，茯苓 30 克，枣 9 枚一同蒸过，然后在阳光下晒干，以同法反复作 3 次。3 次以后，将晒干的药料置放在 1 千克的烧酒里，加入 100 克蜂蜜，然后密封，过 1 个月即可取用。

【出处】《男女回春秘诀》。

用红参、鹿茸等治阳痿 >>>>

配方及用法：红参 15 克，鹿茸 15 克，韭菜子 25 克，蛤蚧 1 对，淫羊藿 25 克，巴戟 25 克，生黄芪 50 克，肉桂 10 克，60 度白酒 400 毫升。每日 2 ~ 3 次，每次 10 ~ 20 毫升。

验证：曾治疗 725 例，治愈 680 例，有效 25 例。

【荐方人】辽宁于芝伟。

【出处】《当代中医师灵验奇方真传》。

茴香姜调敷脐治阳痿 >>>>

配方及用法：取中药小茴香 5 克，炮姜 5 克，共研末，加入食盐少许，兑入少量人乳汁调为糊状（亦可用鸡血或蜂蜜调），外

敷于肚脐眼（神阙穴），外用大胶布封盖贴紧，一般 5 ～ 7 日去掉
胶布及药，即见良效。

【出处】《辽宁老年报》（1997 年 11 月 24 日）。

葱种秆筒猪鬃可治阳痿 >>>>

配方及用法：葱种秆筒（只用秆和蒂，不要子）62 克，猪鬃
（猪背脊上的长毛）62 克，白酒（纯粮酒）500 克。把猪鬃装在葱
种秆筒内，放锅内烧成炭（不能过火，起烟，无明火即可，按医
学术语叫去存性）。将锅端下倒出、晾凉，研细末放酒内 7 天即可
用，每次饮 25 ～ 50 毫升，根据个人体质可增加或减少。也可午饭
时少饮，晚饭时多饮，经试饮后可掌握正常使用量。

备注：葱种，系指菜园里种植专结葱子的葱种（不是家庭常
吃的大葱）。葱秆筒，系指葱种开花朵下边的长秆而言，开花结子
后其秆都是空心的，所以叫葱秆筒。葱蒂，系指葱秆筒上边开花
的骨朵而言。猪鬃不分公母猪，只要是猪背脊上的长毛均可用。

【荐方人】河南郭秀卿。

常食泥鳅鱼子参可治阳痿 >>>>

配方及用法：泥鳅 250 克，鱼子 250 克，海参 250 克。3 味调
食佐膳，即日见效。

【出处】山西人民出版社《补肾回春万金方》。

酒煮鲜河虾可治阳痿 >>>>

配方及用法：鲜河虾、黄酒各 372 克，白酒 186 克。将河虾
用白酒浸泡 24 小时，去掉白酒，用黄酒把虾煮熟，吃虾，喝黄
酒，一次服下，每日 1 剂，连服 3 ～ 5 剂，服药期间忌房事。

【出处】《山东昌潍赤脚医生杂志》（1976 年第 3 期）。

枸杞海马酒可治阳痿 >>>>

配方及用法：枸杞子60克，海马3克，鹿茸2克，红参10克。将上药浸入1500毫升好白酒中，密封，14日即成，每晚临睡前服20毫升。

【出处】《小偏方妙用》。

水蛭、雄鸡可治阳痿 >>>>

配方及用法：水蛭30克，雄鸡（去杂肠）1只同煮，喝汤吃鸡肉，隔3天1剂。

【出处】《四川中医》（1985年第12期）、《中医单药奇效真传》。

人参、白术等可治阳痿 >>>>

配方及用法：人参15克，白术30克，巴戟天30克，黄芪15克，五味子3克，熟地60克，肉桂3克，远志3克，柏子仁3克，茱萸10克。以上10味药水煎服。

【荐方人】安徽张守田。

鲤鱼汤可强精 >>>>

配方及用法：200克的鲤鱼1条，去皮，以布擦净，去水分。在180毫升酒中放入红豆50～60粒，糯米5克，枣1个，以及拍碎的姜（原长10厘米）。在酒中加入360毫升水，煮1小时，然后按个人所好，调以盐、胡椒等，即可供食。

【出处】山西人民出版社《补肾回春万金方》。

食苦瓜子炖小公鸡可增强性功能 >>>>

配方及用法：苦瓜子不拘多少，小公鸡1只。小公鸡留头和睾丸，同苦瓜子一起入锅加水，用温火炖约1小时后服下。

【出处】山西人民出版社《补肾回春万金方》。

第十四章
各种癌（瘤）症

鼻咽癌、肺癌、喉癌

用石竹根治鼻咽癌 >>>>

配方及用法： 石竹根30～60克，生用，水煎服，每日30～60克。

备注： 如寻找不到石竹根，也可用石蝉草代替，剂量与用法均不变。

【出处】《中级医刊》（1986年第9期）、《癌症秘方验方偏方大全》。

白花蛇舌草、半枝莲等可治鼻咽癌、胃癌、肝癌 >>>>

配方及用法： 白花蛇舌草60克，半枝莲3克，金果榄9～12克。水煎服，每日1剂，分2～3次服。

验证： 治鼻咽癌肺部广泛转移1例，胃癌1例，肝癌1例，均收到显著效果。服药1周疼痛明显减轻，食欲增加。肝癌合并腹水者，腹水迅速消失。

【出处】《中草药单方验方新医疗法选编》（湖南卫生厅编）、《癌症秘方验方偏方大全》。

用连翘、荆芥等治晚期鼻咽癌 >>>>

配方及用法：连翘、荆芥、双花、白芷、黄芩、桑皮、玄参、地丁各15克，防风、薄荷、栀子各10克，射干、生地各20克，甘草7.5克，水煎服，每日1剂。同时，将硇砂25克、黄连15克研末后以2个猪胆汁调匀，用于滴鼻，每天3～5次。

验证：山东王学庆说："本乡谢金明，男，54岁，患晚期鼻咽癌，曾在济南、滨州、河北沧州等地的肿瘤医院治疗，共花医药费1400多元，病情却日益严重，最后不能进食水，医生说最多还能活1个月。后来，其家人抱着试试看的想法找我医治。我用本条方为其治疗一年零三个月，肿瘤自行脱落消失。到医院检查，已无癌细胞存在。目前能从事轻体力劳动。"

南、北沙参等可治肺癌 >>>>

配方及用法：南、北沙参各12克，天、麦冬各10克，百部12克，八月札12克，半枝莲30克，守宫10克，干蟾皮10克，白花蛇舌草30克，鱼腥草30克，七叶一枝花15克，生牡蛎30克，橘核、橘红各10克，白英30克，海藻30克，鳖甲15克，望江南30克，山海螺30克，白茅根30克，阿胶（烊化冲服）30克，冬虫夏草10克，铁树叶300克。上药煎20～30分钟（文火慢煎），取汁200～250毫升，每日服2次（早晚服），服药后需卧床（平卧）1小时。

验证：治疗肺癌患者4例。用药25剂，临床症状消失，地区肿瘤医院摄片复查与痰检均正常者1例，服药35剂痊愈者2例，服药45剂痊愈者1例。

【荐方人】江苏张玉和。

【出处】《当代中医师灵验奇方真传》。

用垂盆草白英治肺癌转移 >>>>

配方及用法： 垂盆草、白英各 30 克，水煎服，每日 1 剂。

【出处】《千家妙方》（解放军出版社）、《癌症秘方验方偏方大全》。

用五叶汤可治肺癌 >>>>

配方及用法： 玉米叶 60 克，桑叶 15 克，竹叶 6 克，枣叶 30 克，大青叶 15 克。用新鲜玉米叶先煎，再和其他叶煎。文火煎 10 分钟，或开水泡当茶饮。每日可饮数次，每日量为 500 毫升。

【出处】《偏方治大病》。

用石上柏治喉癌 >>>>

配方及用法： 石上柏全草（干用）10 ~ 60 克，加瘦猪肉 30 ~ 60 克或红枣数个，清水 8 ~ 9 碗煎 6 小时成 1 碗左右，内服，每天 1 剂。

验证： 江西陈日林说："我表哥患上了喉癌，自按本条方坚持服药，病情已大大好转了。以前我表哥病得很严重，家人已为其准备了后事。当时是水米不进，体弱无力，全身浮肿，家里人和村里人都说没有几天活头了。本条方挽救了我表哥的生命，他现在饭量大增，体力逐步恢复，已能到处走动了，精神特别好。"

【出处】《癌症秘方验方偏方大全》。

食管癌

用炙华蟾皮等治食管癌 >>>>

配方及用法： 炙华蟾皮、炙守宫、生全蝎、土元、三七、人参各 9 克，泽漆、炒白术、炙黄芪、熟地、半枝莲、白芍各 10

克，鳖甲、炙莪术、炙三棱、川芎、当归尾、金不换、生大黄、茯苓、重楼、炙元胡、姜南星、天花粉、生甘草各15克，八月札、八角莲、蒲公英、赤芍各20克，蜈蚣、白花蛇各2条。加水约1千克煎服，每日早晚各服1次，饭后服用，每剂药可煎3次，20天为1个疗程。

验证：218例患者，治愈108例，基本治愈39例，显效41例，无效30例。该方经观察应用，对胃癌也有一定的效果。

【荐方人】安徽马斌。

【出处】《农村百事通》（1998年第7期）。

吃苹果加土豆治食管癌 >>>>

荐方由来：我母亲78岁时经台州地区医院拍片查实为食管贲门部肿瘤，肿体大如鹅蛋。院方认为我母亲年事已高，不宜开刀。因难以进食、上吐下泻，母亲几近奄奄一息。我们全家不得不为母亲的后事做打算。

后来，有位朋友向我介绍，苹果、土豆可以治食管癌。于是我每天给母亲服用苹果与土豆（苹果、土豆各等量，捣成泥状，生食，频服）。10天后，母亲的呕吐次数减少，进食量增加；1个月后，母亲已能每餐吃一碗稀饭，每日四餐，身体大大复原，并能在房前屋后走动了。

验证：辽宁许发之说："广西庞英清，女，患食管癌，医院认为已无法治疗。回到家中，食管疼痛，吞咽困难，声音沙哑，体重由60千克降到35千克，已成恶病质状态。2月25日，我用本条方为她治疗，至3月20日回访，疼痛明显减轻，吞咽基本顺利，已能发出声音，原来灰白的脸上也有了血色，体重增至43千克。"

【荐方人】刘金荣。

【出处】《老年报》（1996年8月13日）。

用当归、川芎、青陈皮等治食管癌 >>>>

配方及用法： 当归、川芎、青陈皮、南星、牙皂、沉香、制乳没、三棱、莪术、三七、槟榔、桃仁、朱砂、琥珀、川贝、半夏、枳壳各 10 克，金礞石（另包）30 克，小麦面粉 80 克，好醋 500 克。上药共研细末后，用醋和小麦面粉拌匀，用铁锅文火打成熟面糊，晾凉后和上药末拌匀，做成绿豆大小的丸，金礞石末为衣，然后晒干，装瓶备用。每晚睡前凉开水冲服 5 粒为基础数，以次日晨肚内打咕噜为标准。大便稀溏为药物作用，不必处理。如果服药后肚内无感觉，第二晚可服 7 粒，直到肚内有感觉为止（视病情而定，每晚增 2 粒）。忌绿豆、小米、南瓜、凉饭。

【荐方人】 河南薛宗远。

用石竹根、党参等治食管癌 >>>>

配方及用法： 石竹根 30 克，党参、茯苓、白术、甘草各 9 克，每日 1 剂，2 次煎服。

备注： 上方亦可单用石竹根加少许红糖。

验证： 经治 52 例，近期改善症状 44 例，痊愈 2 例。

【出处】《安徽单验方选集》（安徽人民出版社）、《癌症秘方验方偏方大全》。

用生地、麦冬、玄参等治食管癌 >>>>

配方及用法： 生地、麦冬、玄参、丹参、黄芪、黄芩、桔梗、茯苓、山楂、甘草各 12 克，大枣 250 克。上药研末后，把大枣煮熟去皮、核留肉共捣，做成绿豆大小的丸，晒干备用。每日早晨空腹 30 粒。1 个月为 1 个疗程，一般 10 天见效。

【荐方人】 河南薛宗远。

斑蝥蛋治晚期食管癌 >>>>

配方及用法：斑蝥 1 只（去头、足、翅、绒毛），鸡蛋 1 枚。将鸡蛋敲一小洞，放进斑蝥，于锅中蒸，取出斑蝥，分作 3 块吞服，鸡蛋也分成小块同服。对晚期食管癌吞咽困难者，可将斑蝥与糯米同炒，以糯米炒黄为准，然后将斑蝥研粉，每日用蜜水调服，每日 1 次，每次 1 只。

验证：无锡市第一人民医院用上述"斑蝥蛋"治疗晚期食管癌 38 例。其中，病程 1 年以上者 21 例，2 年以上者 16 例，3 年以上者 1 例。38 例经 X 线检查无一例恶化。坚持服用时间越长，疗效越好。

【荐方人】广西谭训智。

【出处】《江苏医药》（1977 年第 9 期）。

用蜈蚣鸡蛋治食管癌 >>>>

荐方由来：湖南郭旭山，1986 年 8 月患病，到西安治疗，经陕西省陆军医院确诊为食管癌。冶金部文峪金矿供销科工人郭龙堂回家探亲得知后，就将自己在河南省二门峡市住院时听到的治食管癌方法告诉了他，郭旭山按法服药后疗效颇佳。

配方及用法：蜈蚣 7 条，鸡蛋 7 个。每次用 1 条蜈蚣放在瓦上焙黄研成面（粉），取 1 个鸡蛋在一端打个小孔将蜈蚣面装入，用小棒搅匀。然后用纸将小孔糊好，再用绿豆面和成面片（约 1 厘米厚），将鸡蛋全部包严放在锅里蒸熟（蒸 10 分钟左右）即可。第二天清晨把糊的纸、豆面和蛋壳去掉，空腹将里面装的蜈蚣面、蛋白和蛋黄全部用水冲食。若用黄酒冲服，效果更佳。服后 7 天，患者会感到肚子饿，想吃饭。若口内痰能自然吐出（因患此病者多黏痰），证明见效，可连续服用，7 天为 1 个疗程。若发现有口麻木、头痛和口渴等现象，应停药。发生此现象，可能是药没有焙好，可另焙。

【出处】广西科技情报研究所《老病号治病绝招》。

用童母鸡汤治中晚期食管癌 >>>>

配方及用法： 童母鸡 7 只，烹熟烂成汤，适量频服。另用生大黄 3 克煎水与飞炼后的蜂蜜兑匀频服，并艾灸食管的体表部位，每日 1 次。至患者能咽下半流质食物，再依法治疗半年可恢复健康。

【荐方人】宁夏孙希圣。

用水煎煮鸡蛋核桃叶可治食管癌 >>>>

荐方由来： 河南张秀梓之妻，61 岁。经医院确诊为食管癌，曾服中药 50 剂无效。打华蟾素针 10 盒不愈，又在郑州用争先霉素、环磷酰胺、冬凌草等药物治疗，结果越治越重，水米难进，枯瘦如柴。后经此单方试治，获良效。

配方及用法： 鸡蛋 2 个（针扎数孔），核桃叶（或枝条）50克，水煎煮，然后吃蛋喝药汤。服药 30 分钟后，喉中吐出黏痰（状如蛋清）约 100 毫升，连进 2 剂，逐渐能进食，现已吃胖，病症全无。

【出处】广西科技情报研究所《老病号治病绝招》。

用壁虎酒治全梗阻食管癌 >>>>

配方及用法： 活壁虎 5 条，白酒 500 克，以锡壶盛酒，将壁虎泡入，2 天后即可服用。每次服 10 毫升（慢慢吮之），早、中、晚饭前半小时服。

验证： 观察 10 多例食管部全梗阻患者，除 1 例不能饮酒外，其余病例均在服酒后 20 分钟达到开通食管的效果，立即饮水无阻，部分病例第二天可吃米粑、面包、半流汁。壁虎酒开道的效果肯定，但不能根治肿瘤。

【出处】《中草药单方验方新医疗法选编》（湖南省卫生局编）、《癌症秘方验方偏方大全》。

用复方壁虎酒治食管癌 >>>>

配方及用法：黄酒 1000 毫升，泽漆 100 克，壁虎 50 克，蟾皮 50 克，锡块 50 克。将泽漆、壁虎、锡块、蟾皮装入消毒的容器内（禁用铁、铝制品），再将黄酒加入，每日搅动 2 次，注意密封，浸泡 5 ~ 7 天，滤过药渣，静置 2 天即可服用。每日 3 次，每次 25 ~ 50 毫升，饭前半小时服。天冷时可温服。能进食后，每次再调服壁虎粉 2 克及蟾皮粉 1 克。

验证：许某，男，46 岁。1979 年 10 月因吞咽困难加重，经当地医院 X 线拍片及胃镜细胞学检查，确诊为食管下段癌。患者接受复方壁虎酒治疗 1 周后，饮食明显好转，自觉症状消失。拍片复查：食管未见异常，此后健康如常，一直参加体力劳动。

【出处】《北京中医杂志》（1986 年第 3 期）、《癌症秘方验方偏方大全》。

用紫硇砂治食管癌 >>>>

配方及用法：紫硇砂。紫硇砂放入瓷器内研成细末，（避金属）加水煮沸，过滤取汁，按 1：1 加醋，再煎，先武火，后文火，煎至干燥，成灰黄色结晶粉末。每日服 3 次，每次服 0.6 ~ 1.5 克，最大剂量每次不超过 2.4 克。

验证：某男，79 岁。1968 年 2 月起吞咽困难，进食困难，经诊断为食管癌，服抗癌片无效。后服用紫硇砂，治疗 3 个月后，疗效明显，现已上班工作。

【出处】《中草药单方验方新医疗法选编》（湖南省卫生局编）、《癌症秘方验方偏方大全》。

胃癌

用云苓、鸡宝等可治胃癌 >>>>

荐方由来：黎克忠，63岁，患胃癌数年，经过几家医院治疗无效而回家。多方打听后，从山西亲戚家传来个验方。初不信，通过亲友劝说，服5剂药试试，药后病情好转。后把此方传给了30名患者，疗效很好。

配方及用法：云苓、鸡宝、台党、白及、酒白芍、黄奉天各10克，甘草、藿香、干白各6克，砂仁、炮姜各5克，生苡仁、白花蛇舌草、孩儿喜食草、红糖各30克。上药清水煎，每日分2次，每隔6小时1次，饮前温服，每日1剂，一般3剂见效。

【荐方人】江苏宋成宽。

【出处】广西科技情报研究所《老病号治病绝招》。

用僵蚕末和白马尿治胃癌 >>>>

荐方由来：已经74岁的蔡老依然精神抖擞，红光满面，在家啥活都干。而4年前，医生却判了他"死刑"。那时，他的整个腹部硬得像石块，动不得，一动就疼痛难忍，当地一家大医院切片化验后诊断为胃癌。他不相信，立即到省城大医院检查，也同样诊断是胃癌。

"怎么办，等死吗？"他反复思索着，忽然他想起了李时珍的《本草纲目》。深夜，一行醒目的字句出现在他的眼帘："腹内龟病不堪言，肚内生成硬石砖，僵蚕末纯白马尿送下，即时软如绵"。蔡老高兴地叫起来："我有救了，我可能是腹内龟病。"僵蚕末有售，可纯白马尿难找，听说当地有一马场，于是他请朋友帮忙，终于弄到了纯白马尿。按上法服用后，果真"即时软如绵"，病情大有好转。

验证：四川喻学翰、陈金英夫妇，均 68 岁。他们说："马边县国土局干部宋质柏患胃癌，到四川乐山做手术，未能取得预期的疗效。回来后不愿吃任何药，就准备等死。我们建议他用本条方试试看。他服药 2 个月后，由便血转为大便正常，病情稳定有好转。"

【荐方人】安徽刘其才。

【出处】《安徽老年报》（1995 年 11 月 29 日）。

服向日葵秆芯汤可治胃癌 >>>>

荐方由来：张德培于 1974 年 4 月初觉胃内不适，继而发现大便发黑。起先医院按胃病治疗，经拍片发现十二指肠球部有一肿物，因而赴津求医。他在火车上听到有人谈及一位胃癌患者康复经过：患者采用偏方，即单以向日葵秆芯（剂量：干者 10 克或湿者 20 克）煎汤一杯内服，每日 1 剂，连服百日胃癌全消。他到天津市一中心医院诊治，发现在十二指肠球部有拳头大小的恶性肿瘤。院方虑及摘除会伤到小肠导致扩散，征询其亲属意见，其亲属希望保守治疗。张德培想起途中有人说起向日葵秆芯治胃癌的事，愿以身一试。并觅得向日葵秆，取芯晾干，以每日 10 克煎服，汤呈茶色，味如泔水。治疗期间除曾服用过中医的有限数剂汤药外，日日服此汤，服百日后，病情转轻。后经医院拍片，癌瘤竟踪影皆无。张德培康复后又投入了工作。

验证：湖北赵前根，男，50 岁。他说："我十二指肠球部有一肿物，用本条方治愈。"

【出处】《黑龙江老年报》（1995 年 7 月 27 日）。

饮鹅血可治胃幽门窦部癌 >>>>

荐方由来：一胃幽门窦部癌患者，消瘦如柴。进食后胃部撑胀疼痛，甚则呕吐夹有血液的食物。经服用白鹅血，7 日 1 次，治疗 4 个多月，饮食每餐能进 93 克，肌肤日渐润泽，面有喜色，症状逐步消失。观察 2 年一如常人，仍参加农业劳动。

【出处】《长江医话》《中医单药奇效真传》。

用燕窝羊肉治晚期胃癌 >>>>

配方及用法：用燕窝（5 年者佳）1 个，羊肉 2.5 千克。先将燕窝煎取水，再用水煮羊肉至烂，每次喝汤适量，随意服。另用伏天蛇（无毒者）1 条焙干研末，与等量鸡蛋壳粉混合，每次服 1 小匙（约 5 克），每日 2 次。服药期间患者逐渐好转，服至 3 个月，症状已基本消失，又服 3 个月停药，身体健康。

【荐方人】宁夏孙希圣。

用六神丸治上消化道晚期肿瘤 >>>>

配方及用法：口服六神丸，每次 10 ~ 15 粒，空腹温开水送服，每日 4 次。服药后卧床休息 1 小时，7 天为 1 个疗程，连用 4 个疗程，服药期间停止化疗、放疗。

【荐方人】张志辉。

【出处】《中医药信息报》（1989 年 10 月 21 日）、广西科技情报研究所《医学文选》（1990 年 4 月第 2 期）。

用人参、白术、茯苓等治中晚期胃癌 >>>>

配方及用法：人参 10 克，白术 20 克，茯苓 10 克，甘草 5 克，陈皮 10 克，半夏 5 克，三棱 15 克，莪术 15 克，枳实 10 克。每剂加水适量煎 2 次，药液合一，分 2 次口服。早饭后、午饭后停一个半小时各服半剂药液，如不能口服可一次直肠灌注。1 个月为 1 个疗程，每天 1 剂，一般需 3 个疗程以上。肿块消失减去三棱、莪术，再加以巩固。脾肾阳虚加干姜 5 克，肉桂 3 克；胃阴不足加百合 10 克，沙参 10 克，枸杞子 10 克；肝郁脾虚加柴胡 6 克，香附 6 克，山药 10 克；余毒盛加半枝莲 30 克；肿块难消加天龙 5 克，鸡内金 15 克。

验证： 本组 22 例晚期胃癌患者，年龄 45～67 岁，经服上药 3 个疗程，生存率 1 年占 26.3%，3 年生存率 50.2%，5 年以上生存率占 23.5%。

【荐方人】山东姜华南。

【出处】《当代中医师灵验奇方真传》。

大黄可治胃癌出血 >>>>

配方及用法： 单味大黄粉或片，每日 2～4 次，每次 3 克，温开水送服。

验证： 治疗 31 例胃癌病人，坚持服用单味大黄止血，平均止血时间是 49 小时，大黄平均用量为 21 克。止血失败者 2 例。服大黄后，平均 5 小时排便，腹泻 6～7 次后大便隐血试验转为阴性。

【出处】《肿瘤》（1983 年第 4 期）、《癌症秘方验方偏方大全》。

皮肤癌

大蒜可治疗皮肤癌 >>>>

荐方由来： 美国有一位叫柯尔比·阿伦的男子在手指甲受感染溃烂时，采用大蒜头治疗，发现效果极好。当他患皮肤癌时，就决定用大蒜头与癌魔对抗。他把大蒜头捣烂，放在纱布上，然后把包了蒜头的纱布包在患处。一天之后，患处流出水来，气味难闻。2～3 天后患处便结了小疤。在 10 天内，共换了 4 次蒜头药料，那个疤就好了，患处不痛了。再用大蒜头包扎 7 天便痊愈。他又用大蒜头捣烂敷其他患处，全部治愈。

【出处】广西民族出版社《农村致富技术精选》。

用白砒条、一效膏治皮肤癌 >>>>

配方及用法： 白砒条：白砒 10 克，淀粉 50 克。一效膏：朱砂 50 克，炙甘石 150 克，冰片 50 克，滑石粉 500 克，淀粉 100 克。将白砒条方加水适量，揉成面团，捻成线条状，待自然干燥备用。将一效膏方加麻油适量，调成糊状。局部常规消毒后，于肿瘤周围间隔 0.5 ～ 1.0 厘米处刺入白砒条，深达肿瘤基底部，在肿物周围形成环状，外敷一效膏。

【荐方人】 辽宁田素琴。

【出处】《中国当代名医秘验方精粹》。

用大枣、信石治颜面皮肤癌 >>>>

配方及用法： 大枣、信石。取大枣 10 枚，去核后将信石置于大枣内，于恒温箱内烤干，研细混匀（以含信石 0.2 克为宜）密封于瓶中备用。用时与麻油调成糊状外敷。根据肿瘤直径大小，采用分次敷药、依次递减的方法。肿瘤直径 2 厘米以内者，第一次用药 0.2 ～ 0.3 克即可治愈；2 ～ 5 厘米者可酌情分次用药，第一次用 0.5 克，间隔 2 ～ 3 周（最好待第二次药痂脱落后）再涂 0.25 ～ 0.3 克；5 厘米以上者第一次用药 1 克，2 ～ 3 周后再涂 0.1 ～ 0.5 克；如药痂脱落，边缘尚有肿瘤残留，可第三次用药 0.1 ～ 0.25 克。若肿瘤组织脱落创面较大者，可采用游离植皮覆盖创面，以缩短疗程和避免感染。敷药范围应达癌面外缘健康组织 0.5 厘米。

备注： 本药同样适于经其他治疗而复发的病例。根据临床实践结果，肿瘤直径 3 厘米以上者疗效最好，5 厘米以上者疗程较长，肿瘤面积大者需辅以外科手术缩短疗程。有消化、泌尿系统疾患或肝肾功能不良者禁用本药。癌肿累及骨质者慎用。

验证： 22 例敷药后，癌肿组织脱落时间分别为 20 ～ 60 天不等，20 例创面愈合良好，局部无复发。其中，获得 5 年以上治愈者 7 例，4 年以上者 3 例，3 年以上者 3 例，2 年以上者 5 例，1 年以上者 2 例（均死于其他疾病），2 例失败。

【出处】《中西医结合杂志》（1986 年第 3 期）、《癌症秘方验方偏方大全》。

用红砒石、指甲等治皮肤癌 >>>>

配方及用法：红砒石 30 克，指甲 15 克，头发 15 克，大枣 10 枚，碱发面 310 克。先将红砒石做成细粉，再将指甲、头发、红砒粉混合一处，分别放入 10 个去核的大枣内，外用碱发面包好，放入桑木炭火上烧，稍冒白烟成炭为度。大约烧 1 小时左右，要存性，千万不可烧成灰，成灰就失去作用了。制好后用香油调药粉成糊状，视癌肿大小涂于患处，千万不可涂在好肉处，以防砒中毒，每日 1 次外用，不可内服。

验证：冯某，男，64 岁，河北人。1974 年 6 月，患者右大拇指上长一肿物，如馒头大菜花状，经常流血水，右下腿肿如象腿，全身无力，行动困难。经河北省二院、赞皇县医院、元氏县医院确诊为皮肤癌。经多方求医，久治不愈后用本条方外用 3 日后消肿，表皮发干，瘤体缩小。治疗 1 个月后瘤体萎缩如枣大，坚硬如铁球，3 个月后瘤体脱落痊愈，未用其他任何方法治疗。

【荐方人】河北高书辰。

【出处】《当代中医师灵验奇方真传》。

蟾酥软膏治皮肤癌 >>>>

配方及用法：取蟾酥 10 克，溶于 30 毫升清洗液中，再加入 40 克磺胺软膏。上药调匀，每次适量外敷癌瘤处。

验证：13 例病人获治愈，一般用药 3 天后癌组织开始坏死脱落，约 18 天左右创面可基本愈合。

【出处】《千家妙方》（解放军出版社）、《癌症秘方验方偏方大全》。

白血病（血癌）

水煎半枝莲、夏枯草等可治急性淋巴细胞白血病 >>>>

配方及用法： 半枝莲、夏枯草、白花蛇舌草、天冬、鳖甲、蒲公英、紫花地丁、生地、熟地、太子参、玉竹、旱莲草、猫爪草各30克，龙葵、丹参、地骨皮各15克，胡黄连、全蝎各10克，三七粉2克。上药水煎2次，早、中、晚分3次服。

验证： 治疗30例，治愈26例，有效控制4例。

【荐方人】 河北金芝玉。

【出处】《当代中医师灵验奇方真传》。

生石膏、知母等可治急性白血病高热 >>>>

配方及用法： 生石膏（先煎）45克，知母12克，甘草10克，粳米15克，人参6克，双花30克，连翘15克，蛇舌草30克。上药煎15~30分钟，取汁约300毫升，每日服3次。伴有头痛者加菊花15克；咽痛者加牛蒡子10克；周身疼痛者加葛根12克；鼻黏膜、牙龈或其他部位出血者加三七参（捣）6克，生地炭1.5克，丹皮10克。

验证： 治疗患者27例。6例高热患者在3小时内体温降为正常；20例高热者在3天内体温降至正常，临床症状消失，出血渐止；1例高热者在4天内体温降至正常。

【荐方人】 山东颜丽、梁茂芬。

【出处】《当代中医师灵验奇方真传》。

夏枯草、生地等可治急性白血病 >>>>

配方及用法： 夏枯草、生地、紫草、山豆根各12~18克，白花蛇舌草20~30克，重楼9克，金银花15~24克，土茯苓

30克，山慈姑 9 克，半边莲 18 ~ 24 克。水煎服，每日 1 剂。

验证：用本方配合化疗治急性白血病 18 例，完全缓解 10 例，部分缓解 4 例，进步 2 例，无效 2 例。

【出处】《抗癌中草药制剂》（人民卫生出版社）、《癌症秘方验方偏方大全》。

用蟾蜍酒治白血病 >>>>

配方及用法： 蟾蜍 15 只（每只重 125 克），黄酒 1500 毫升。将蟾蜍剖腹去内脏洗净，与黄酒放入瓷罐中封闭，置入铝锅内加水蒸 2 小时，将药液过滤即得。每天服 3 次，每次服 15 ~ 30 毫升，饭后服。一般服药 15 天，间隔 15 天，连续用药直至症状完全缓解。其后维持缓解治疗。在治疗过程中不用其他抗白血病药，但需配合抗感染、输血、补液、纠正电解质紊乱等支持疗法。

验证：此方治疗白血病 32 例，以急性淋巴细胞白血病疗效最好，早幼粒细胞白血病及急性单核细胞白血病疗效较差。

【出处】《辽宁中医杂志》（1984 年第 4 期）、《单方偏方精选》。

壁虎治急性淋巴细胞白血病 >>>>

配方及用法： 壁虎适量。焙干研末为散，每服 2 ~ 3 只，每日服 3 次，开水送服。

验证：治疗急性淋巴细胞白血病 2 例，服药 3 周，食欲增加，疼痛减轻，精神好转，面色红润，1 个月后肿大的淋巴结消失，复查骨髓象 3 次均正常。随访 1 年，不见复发。

【出处】《辽宁中医杂志》（1984 年第 8 期）、《单味中药治病大全》。

羚羊骨、水牛角等可治急性淋巴性白血病 >>>>

配方及用法： 羚羊骨 18 克，水牛角 30 克，白花蛇舌草 30

克，半枝莲 30 克，山慈姑 30 克，玄参 15 克，紫草根 30 克，细叶蛇泡 30 克，土鳖虫 12 克，青黛末 15 克。加减：齿衄、皮下出血者加三七 9 克，白茅根 30 克，白及 15 克；心悸头昏者加九节菖蒲 18 克，珍珠母 30 克，辰砂 3 克。水煎服。

验证：某男，51 岁，1981 年 9 月 18 日就诊。因发热、头昏、牙龈出血、全身无力月余就诊，经临床及实验室检查，诊断为急性淋巴细胞白血病前期。服上方 25 剂后，病者症状显著缓解。继服 130 余剂，于 1982 年 10 月随访时患者一切正常，已能胜任日常工作。

【出处】《奇难杂证》（广东科学技术出版社）、《癌症秘方验方偏方大全》。